循環器内科グリーンノート

[第 版]

伊藤 浩 編著
岡山大学循環器内科教授

中外医学社

執筆者（執筆順）

吉田賢司	岡山大学 CKD・CVD 地域連携包括医療学講座 講師
三好　亨	岡山大学 循環器内科 講師
森田　宏	岡山大学 先端循環器治療学講座 教授
杉山洋樹	岡山済生会総合病院 循環器内科 医長
谷山真規子	岡山大学大学院 医歯薬学総合研究科 岡山県南東部（玉野）総合診療医学講座 講師
麻植浩樹	桜橋渡辺病院 循環器内科
伊藤　浩	岡山大学 循環器内科 教授
大澤和宏	岡山大学 循環器内科
三木崇史	岡山大学 循環器内科
小出祐嗣	岡山大学 循環器内科
福家聡一郎	岡山赤十字病院 循環器内科 副部長
多田　毅	倉敷中央病院 循環器内科 部長
片山祐介	国立病院機構 岩国医療センター 循環器内科 医長
渡邊敦之	岡山大学 循環器内科 講師
時岡浩二	国立病院機構 岡山市民病院 循環器内科 医長
齋藤博則	岡山赤十字病院 循環器内科 副部長
河合勇介	岡山市立市民病院 循環器内科 医長
柚木　佳	津山中央病院 循環器内科 部長
高谷陽一	岡山大学 超音波診断センター
土井正行	香川県立中央病院 循環器内科 部長
大河啓介	香川県立中央病院 循環器内科 医長
更科俊洋	岡山大学 循環器内科
中川晃志	岡山大学 循環器内科
橘　元見	心臓病センター榊原病院 循環器内科
三好章仁	岡山大学 循環器内科
和田匡史	国立病院機構 岩国医療センター 循環器内科
赤木　達	岡山大学 循環器内科

櫻木　悟	国立病院機構 岩国医療センター 循環器内科 診療部長
丸尾　健	倉敷中央病院 循環器内科 部長
久保元基	福山市民病院 循環器内科 科長
上岡　亮	福山循環器病院 循環器内科
中村一文	岡山大学 循環器内科 准教授
村上正人	医療法人沖縄徳洲会 湘南鎌倉総合病院 循環器科 部長
平松茂樹	福山循環器病院 循環器内科 医長
宮地晃平	国立病院機構 岡山医療センター 循環器内科
杜　徳尚	岡山大学 循環器内科
小川愛子	国立病院機構 岡山医療センター 臨床研究部
宗政　充	国立病院機構 岡山医療センター 循環器内科 医長
荒井靖典	福山市民病院 循環器内科 科長
赤木禎治	岡山大学 循環器内科 准教授
中濱　一	なかはまハートクリニック 院長
酒谷優佳	公立豊岡病院 循環器内科
岡　岳文	津山中央病院 循環器内科 院長補佐
吉田雅言	岡山大学 循環器内科
橋本克史	よつば循環器科クリニック 循環器内科 部長
戸田洋伸	岡山大学 循環器内科
細木信吾	高知県・高知市病院企業団立 高知医療センター 循環器内科
木島康文	聖路加国際病院 循環器内科
永瀬　聡	国立循環器病研究センター 不整脈科 医長
杉山弘恭	福山市民病院 循環器内科 科長
西井伸洋	岡山大学 先端循環器治療学講座 講師
江尻健太郎	岡山大学 循環器内科
宮田昌明	鹿児島大学 心臓血管・高血圧内科 准教授

第2版の序

　心不全，冠動脈疾患そして不整脈など循環器疾患は患者数が多く，最も診療する機会が多いcommon diseaseです．人口減少が進行する我が国においても，今後，患者数の増加が予測されています．他科の患者でも，高齢者であれば心不全や動脈硬化性疾患あるいは心房細動など何かしら循環器疾患をもっていることが多く，コンサルトという形で循環器医が関わることも増えています．さらに，患者数が多いため，他科の医師やかかりつけ医であっても循環器診療にかかわらざるを得ない状況も増えています．

　ところが，循環器はハードルが高いと思われているのも事実です．疾患が多彩である，検査や治療が多く専門性が高い，一人前になるには時間がかかる，などがその理由です．しかし，循環器にはそれらを凌駕する素晴らしい魅力があります．結果がクリアなため，自分で治療した実感そして達成感を持つことができます．さらに，ガイドラインが整備されているため，若手医師であっても自信を持って一定水準の診療ができるようになってきています．"自分の手で患者を治す"，医師として何ごとにも代えがたい幸せでしょう．

　では，循環器医としてスキルアップするにはどのようにしたら良いのでしょうか？　研修施設間でカリキュラムやできることに歴然とした差があるのも事実です．難しい症例を前に立ちすくんで，循環器への興味を失ってしまうことも懸念されます．そのような時に頼りになるように作られたのが，"循環器内科グリーンノート"です．研修医や若手医師に寄り添い，ベッドサイドで困った症例に出会った時に活用してもらえるように企画しました．執筆者には自分が若手であったころを思い出し，何がわからなかったか，必要な知識は何か，そしてどう実践すれば良いのか，わかりやすく記述してもらっています．今回の改訂では，最新データを盛り込むとともに，新たな領域として「腫瘍循環器学」，「奇異性脳塞栓と卵円孔」を加筆しました．

　本書が若手医師の循環器バイブルになることができたら，執筆者一同の大きな喜びです．

　　平成30年2月

　　　　　　　　岡山大学大学院循環器内科学　　伊藤　　浩

目　次

I. 総　論

1. 解剖	〈吉田賢司〉	1
2. 基準値一覧	〈吉田賢司〉	5
3. 循環器疾患のバイオマーカー	〈吉田賢司〉	9
4. 身体所見	〈吉田賢司〉	12

5. 基本検査

1. 胸部X線	〈三好　亨〉	17
2. 心電図	〈森田　宏〉	20
3. Holter心電図	〈杉山洋樹〉	30
4. ループ式心電計	〈杉山洋樹〉	33
5. 運動負荷心電図	〈杉山洋樹〉	34
6. 加算平均心電図とTWA	〈杉山洋樹〉	39
7. ABI, SPP	〈三好　亨〉	42
8. FMD	〈三好　亨〉	44
9. PWV, CAVI	〈三好　亨〉	45
10. CPX	〈三好　亨〉	47
11. 24時間血圧計	〈三好　亨〉	49
12. 睡眠ポリグラフ検査	〈谷山真規子, 伊藤　浩〉	50
13. Head-up-tilt試験	〈谷山真規子, 伊藤　浩〉	53
14. 心エコー図検査	〈麻植浩樹, 伊藤　浩〉	56
15. 経食道心エコー図検査	〈麻植浩樹, 伊藤　浩〉	69
16. 血管エコー	〈麻植浩樹, 伊藤　浩〉	77
17. MDCT	〈大澤和宏〉	84

18. 心臓 MRI …………………………〈三木崇史, 伊藤 浩〉 90

19. 核医学検査 ………………………〈小出祐嗣, 伊藤 浩〉 93

20. FDG-PET ………………………〈三木崇史, 伊藤 浩〉 98

21. 右心カテーテル検査 ………………………〈福家聡一郎〉 101

22. 冠動脈造影, 左室造影 ………………………〈多田 毅〉 108

23. IVUS, OCT, 血管内視鏡 ………〈片山祐介〉 122

24. 電気生理学的検査 ………………………〈渡邊敦之〉 127

25. 心筋生検 ………………………〈時岡浩二〉 138

Ⅱ. 救急外来編

1. 救急初期対応

1. 診察, トリアージ …………………………〈齋藤博則〉 141

2. 一次救命処置 …………………………〈齋藤博則〉 149

3. 二次救命処置 …………………………〈齋藤博則〉 153

2. 救急で必須の手技

1. 胸骨圧迫 …………………………〈河合勇介〉 157

2. カウンターショック …………………〈河合勇介〉 159

3. 気道確保 …………………………〈河合勇介〉 162

4. 動静脈穿刺 …………………………〈河合勇介〉 167

5. 一時ペーシング …………………………〈河合勇介〉 173

6. 心嚢ドレナージ …………………………〈河合勇介〉 175

3. 緊急を要する疾患

1. 急性心不全 …………………………〈伊藤 浩〉 178

2. 急性冠症候群, 急性心筋梗塞 ……〈柚木 佳〉 186

3. たこつぼ心筋症 …………………………〈高谷陽一〉 197

4. 急性心筋炎, 劇症心筋炎 …………〈高谷陽一〉 200

5. 大動脈の緊急症（急性大動脈解離,
大動脈瘤破裂）…………………………〈土井正行〉 203

6. 心タンポナーデ …………………………〈河合勇介〉 208

7. 重症心室不整脈 …………………………〈大河啓介〉 212

8. 急性肺血栓塞栓症・深部静脈血栓症
……………………………〈更科俊洋〉 216

9. 急性期乏尿・無尿の機序とその対策
……………………………〈伊藤　浩〉 226

Ⅲ．一般外来・入院編

1. このような患者を診たら―外来で―

1. 労作時の息切れ …………………〈中川晃志〉 231
2. 胸痛 ……………………………〈中川晃志〉 233
3. 動悸，脈が飛ぶ …………………〈中川晃志〉 237
4. 失神，前失神 ……………………〈中川晃志〉 240
5. 浮腫 ……………………………〈中川晃志〉 244
6. 健診での異常 ……………………〈橘　元見〉 247
7. 他科術前 …………………………〈三好章仁〉 252
8. デバイス外来 ……………………〈三好章仁〉 256

2. 慢性管理を要する疾患

1. 慢性心不全 ………………………〈和田匡史〉 259
2. 慢性心不全：拡張不全 …………〈伊藤　浩〉 266
3. 右心不全 …………………………〈赤木　達〉 272
4. 労作性狭心症，無症候性心筋虚血
……………………………〈櫻木　悟〉 277
5. 冠攣縮性狭心症 …………………〈櫻木　悟〉 281
6. 大動脈弁狭窄症 …………………〈丸尾　健〉 284
7. 大動脈弁閉鎖不全症 ……………〈丸尾　健〉 293
8. 僧帽弁閉鎖不全症 ………………〈丸尾　健〉 298
9. 僧帽弁狭窄症 ……………………〈丸尾　健〉 307
10. 感染性心内膜炎 …………………〈久保元基〉 311
11. 心膜炎 ……………………………〈上岡　亮〉 318
12. 心筋疾患 …………………………〈中村一文〉 321
13. 心房細動 ………………〈村上正人，中川晃志〉 329

14. 頻脈性不整脈 …………………………〈平松茂樹〉 336

15. 徐脈性不整脈 …………………………〈宮地晃平〉 342

16. 成人先天性心疾患 ……………………〈杜　德尚〉 347

17. 心腔内血栓と心臓腫瘍 ………………〈時岡浩二〉 355

18. 肺高血圧症 ……………………………〈小川愛子〉 360

19. 二次性高血圧 …………………………〈橘　元見〉 368

20. 腎動脈狭窄症 …………………………〈宗政　充〉 372

21. 末梢動脈疾患 …………………〈荒井靖典，中濱　一〉 374

22. 頸動脈狭窄症 …………………………〈宗政　充〉 383

23. 奇異性脳塞栓と卵円孔 ………………〈赤木禎治〉 386

24. 神経調節性失神 ………〈谷山真規子，伊藤　浩〉 388

25. 妊娠と出産 ……………………………〈赤木禎治〉 390

3. 心臓リハビリテーション …………………〈岡　岳文〉 393

4. リスク因子のコントロール

1. 2型糖尿病，インスリン抵抗性

　　………………………………………〈伊藤　浩〉 401

2. 高血圧 …………………………………〈伊藤　浩〉 406

3. 脂質異常症 ……………………………〈伊藤　浩〉 410

4. 慢性腎臓病 ……………………………〈伊藤　浩〉 415

5. 睡眠障害の病態—診断と治療

　　………………………………〈谷山真規子，伊藤　浩〉 419

6. 腫瘍循環器学 …………………………〈吉田賢司〉 423

Ⅳ. 治療編

1. 薬物療法

1. 抗血小板薬 ……………………………〈吉田雅言〉 425

2. 抗凝固薬 ………………………………〈大河啓介〉 430

3. β遮断薬 ………………………………〈橋本克史〉 437

4. ACE阻害薬・ARB ……………………〈橋本克史〉 440

5. Ca拮抗薬 ………………………………〈橋本克史〉 444

6. ミネラルコルチコイド受容体拮抗薬
　　　　　　　　　　　〈戸田洋伸, 伊藤　浩〉447

7. 利尿薬の使い方 ………〈戸田洋伸, 伊藤　浩〉450

8. スタチン …………………………〈橋本克史〉454

9. ω-3 多価不飽和脂肪酸 …………〈橋本克史〉457

10. 抗不整脈薬の使い方 ……………〈森田　宏〉460

11. 硝酸薬, ニコランジル
　　　　　　　　　　　〈戸田洋伸, 伊藤　浩〉465

12. 強心薬 …………………〈戸田洋伸, 伊藤　浩〉468

13. 肺血管作動薬 ……………………〈小川愛子〉471

2. 非薬物療法

1. 経皮的冠動脈インターベンション
　　　　　　　　　　　　　　　〈細木信吾〉474

2. Structural intervention …………〈木島康文〉486

3. カテーテルアブレーション ………〈永瀬　聡〉492

4. ペースメーカー ……〈杉山弘恭, 西井　伸洋〉500

5. ICD, CRT(D) ……………………〈西井　伸洋〉504

6. 人工呼吸器 ……………………〈福家聡一郎〉511

7. 非侵襲的陽圧換気療法 …………〈福家聡一郎〉514

8. 大動脈内バルーンパンピング, インペラ,
　　経皮的心肺補助装置
　　　　　　　　　　　〈江尻健太郎, 中川晃志〉518

9. 左室補助人工心臓 ………………〈更科俊洋〉525

10. 心臓移植 …………………………〈更科俊洋〉528

11. 和温療法 …………………………〈宮田昌明〉531

索引 ……………………………………………………… 533

本書の QR コードにつきまして:
本文中の QR コードは日本循環器学会ガイドラインの図表等の参照用ですのでご利用ください.

I 総論

1 ▶ 解剖

POINT
① 構造的な異常を知るためには正常な心臓の解剖を理解しておく必要がある.
② 心臓は使用する画像モダリティで心臓の見え方が変わってくる. 頭の中で二次元画像から三次元に再構築して理解する必要がある.

心臓の解剖

- 心臓と大血管の基部は心膜とよばれる結合組織の袋に包まれている. 漿膜性心膜は心臓に接する臓側板と線維性心膜に接する壁側板に分かれる. この漿膜性心膜は大血管基部で折り返され心膜腔を形成する. 心嚢液貯留は心膜腔に多量の液体がたまった状態である.

心膜

- 心臓と大血管の外観を図1に示す (A は腹側, B は背側から).

図1 心臓と大血管

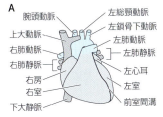

心臓の内部 (図2)

- 右房は静脈洞由来の大静脈洞と右房固有の部分から成り立ち, 分界稜で分けられる. 大静脈洞は上・下大静脈, 冠動脈洞が開口し, 内面が平滑である. 右房固有部分の内

図2 心臓の内部構造

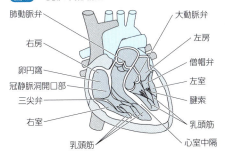

I 総論

面は櫛状である．右室は左室の前方にある．左房の中でも肺静脈由来の部分は平滑であるが，左房固有部分の壁は櫛状となっており，左心耳もその一部である（図2）．

冠動脈（図3） 冠動脈は基本的に溝を走る．左冠動脈は左冠尖より起始し左房と肺動脈幹の間を通り，前室間溝を心尖部に進む左前下行枝と左房室間溝を心臓後面に廻る左回旋枝に分かれる．左前下行枝からは中隔枝と左室前壁を養う対角枝が分枝する．左回旋枝からは左室側壁および後壁を養う鈍角枝が分枝する．右冠動脈は右冠尖より起始し右房室間溝を反時計方向に走行し，右室枝を分枝するとともに，房室結節を養う房室結節動脈と左心室下壁および心室中隔を養う後下行枝に分かれる．

図3 冠動脈
A. 腹側から見た冠動脈．B. 心尖部から見た冠動脈（両心室筋は弁輪部で取り除く）．

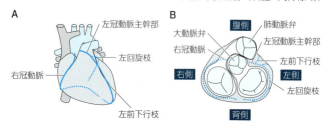

冠静脈（図4） 冠静脈は基本的に冠動脈に並走する．左室前壁・中隔領域は前室間静脈，左室側壁領域は大心静脈，左室下壁領域は中心静脈，右室領域は小心静脈に集まり，それぞれ冠静脈洞から右房に開口する．

図4 冠静脈
A. 腹側から見た冠静脈．B. 心尖部から見た冠静脈（両心室筋は弁輪部で取り除く）．

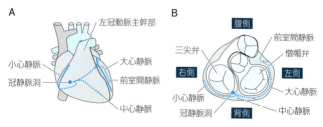

刺激伝導系（図 5）
- 洞房結節で作られた心拍リズムを心房から心室心筋に伝え，有効な心拍出を行わせるための構造であり，特殊心筋で構成される．洞房結節は上大静脈と右房の境界領域にある．そこで生じた電気刺激は心房内の結節間路を通って房室結節に伝わる．房室結節の遠位側には His 束があり心室中隔を後方に貫通し，左脚と右脚に分かれる．左脚は前肢・後枝に分かれ，それぞれ前乳頭筋領域・後乳頭筋領域で心内膜下叢を形成する．心内膜下叢は心筋にプルキンエ線維を送り房室結節からの電気刺激が心筋に伝わる．

図 5　刺激伝導系の構造

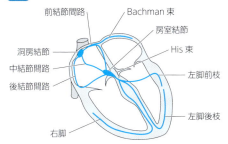

交感神経・副交感神経による心臓支配（図 6）
- 心臓は求心性および遠心性の交感神経系と副交感神経系の二重支配を受けている．交感神経刺激はβ1 刺激による収縮力増強・心拍数増加である．一方，副交感神経刺激は心拍数および房室間伝導速度の減少である．これは

図 6　交感神経と副交感神経による心臓支配

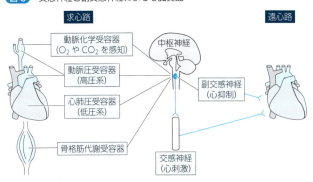

I 総論

副交感神経終末が主に心房筋・洞房結節・房室結節に分布し，心室筋に見られないためである．

血管系

- 全身の動脈を図7，静脈を図8に示す．

図7 全身の動脈

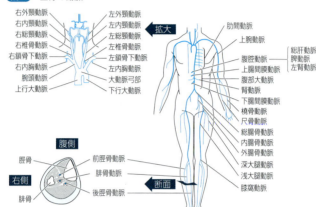

図8 全身の静脈

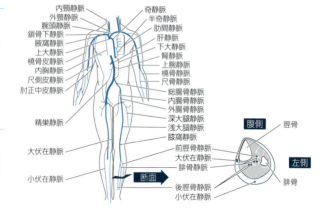

〈吉田賢司〉

2 ▶ 基準値一覧

■ POINT
① 基準値は必ずしも正常値ではない．そのため基準値を外れることが異常（病気）ではない．
② 基準値を外れる結果を認めた場合，他の検査結果も考慮し病的意味があるかどうか検討する．

1. 心電図

心拍数，beats/min		60〜100
軸，度		−30〜90
P 波	幅，sec	0.06〜0.10
	高さ，mV	0.25 未満
PR 時間，sec		0.12〜0.20
QRS 幅，sec		0.06〜0.10
T 波	高さ	同一誘導の R 波の高さの 1/10 以上
QTc，sec	成人男性	0.44 以下
	成人女性	0.46 以下
U 波	高さ，mV	0.20 未満

2. 血管の硬さ：血圧脈波検査と CAVI がある

上腕-足首脈波伝播速度（baPWV），cm/sec					
男性	20-29 歳	1150±130	女性	20-29 歳	982±110
	30-39 歳	1176±128		30-39 歳	1037±110
	40-49 歳	1211±142		40-49 歳	1106±123
	50-59 歳	1280±155		50-59 歳	1221±161
	60-69 歳	1392±186		60-69 歳	1370±186
	70 歳以上	1553±261		70 歳以上	1552±259

CAVI（Cardio-Ankle Vascular Index）：心臓から足首までの動脈の硬さを反映する指標

CAVI<8.0	正常範囲
8.0≦CAVI<9.0	境界域
9.0≦CAVI	動脈硬化の疑い

3. 心エコー指標 [1] 〔平均（標準偏差）で記載〕

1）心臓構造の長さおよび面積

	男性			女性		
年齢，歳	20-39	40-59	60-79	20-39	40-59	60-79
大動脈径，cm						
大動脈弁輪径	2.2(0.2)	2.2(0.3)	2.3(0.3)	1.9(0.2)	2.0(0.2)	2.0(0.3)
Valsalva 径	3.0(0.3)	3.2(0.3)	3.4(0.4)	2.6(0.3)	2.8(0.3)	3.0(0.3)
ST 接合部径	2.4(0.3)	2.7(0.3)	2.9(0.3)	2.2(0.3)	2.5(0.3)	2.6(0.3)
左房径，cm						
左房径(傍胸骨長軸)	3.1(0.4)	3.3(0.5)	3.3(0.5)	3.0(0.3)	3.0(0.4)	3.3(0.4)
横径(心尖四腔)	3.6(0.5)	3.6(0.4)	3.5(0.6)	3.5(0.5)	3.5(0.5)	3.4(0.5)
縦径(心尖四腔)	4.8(0.8)	4.9(0.7)	4.8(0.8)	4.5(0.7)	4.6(0.7)	4.8(0.7)
左室径，cm						
中隔壁厚	0.8(0.1)	0.8(0.1)	0.9(0.1)	0.7(0.1)	0.8(0.1)	0.8(0.1)
後壁壁厚	0.8(0.1)	0.9(0.1)	0.9(0.1)	0.8(0.1)	0.8(0.1)	0.9(0.1)
左室拡張末期径	4.9(0.4)	4.8(0.4)	4.6(0.4)	4.4(0.3)	4.5(0.4)	4.4(0.3)
左室収縮末期径	3.1(0.3)	3.0(0.4)	2.8(0.3)	2.8(0.3)	2.8(0.3)	2.7(0.3)
右房径，cm						
横径(心尖四腔)	3.6(0.5)	3.4(0.5)	3.2(0.5)	3.2(0.4)	3.0(0.5)	3.1(0.5)
縦径(心尖四腔)	4.5(0.6)	4.5(0.6)	4.6(0.6)	4.2(0.5)	4.1(0.6)	4.4(0.6)
右室						
右室拡張期径，cm	3.1(0.5)	3.0(0.5)	3.0(0.4)	2.9(0.5)	2.7(0.5)	2.7(0.5)
右室面積，cm²						
拡張期面積	17(4)	15(4)	15(3)	14(3)	13(3)	12(3)
収縮期面積	10(3)	9(3)	8(2)	7(2)	7(3)	7(2)
右室面積変化率，%	46(11)	42(15)	43(11)	46(11)	46(11)	44(11)

2）左房容量および左室容量 （modified disk summation 法）

	男性			女性		
年齢，歳	20-39	40-59	60-79	20-39	40-59	60-79
LAVI，mL/m²	24(8)	23(7)	23(8)	24(8)	25(8)	26(7)
LVEDVI，mL/m²	56(10)	51(11)	52(11)	51(11)	48(10)	47(12)
LVESVI，mL/m²	23(6)	18(5)	18(5)	17(4)	17(5)	15(5)
左室駆出率，%	64(5)	64(5)	66(5)	67(5)	66(5)	66(6)

LAVI＝left atrial volume index（最大左房容量/体表面積）
LVEDVI＝left ventricular end diastolic volume index（左室拡張期容量/体表面積）
LVESVI＝left ventricular end systolic volume index（左室収縮期容量/体表面積）

3）左室拡張能指標

年齢，歳	男性			女性		
	20-39	40-59	60-79	20-39	40-59	60-79
僧帽弁血流速						
E，cm/sec	74(14)	69(15)	62(15)	88(13)	76(15)	68(13)
A，cm/sec	42(10)	56(12)	69(15)	45(12)	56(13)	75(15)
E/A	1.8(0.5)	1.3(0.4)	0.9(0.2)	2.0(0.6)	1.4(0.4)	1.0(0.2)
DT，msec	186(34)	195(43)	218(41)	175(32)	186(28)	211(38)
僧帽弁輪移動速度						
中隔側 e'，cm/sec	11.8(2.4)	9.2(2.3)	7.1(2.0)	12.9(2.4)	10.0(2.7)	7.0(2.1)
E/e'	6.5(1.6)	7.8(1.9)	9.2(2.9)	6.9(1.6)	8.0(2.1)	10.0(2.6)

E: early diastolic velocity. A: atrial filling velocity.
DT=deceleration time of E wave

4．頸動脈エコー

	総頸動脈	内頸動脈	椎骨動脈
動脈径，mm	7.0(0.9)	5.4(1.0)	3.1(0.6)
内中膜壁厚(IMT)，mm	0.5～1.0	0.5～1.0	−
最高血流速度(PSV)，cm/sec	90(20)	63(20)	56(17)
平均血流速度(EDV)，cm/sec	47(12)	37(13)	30(10)
拡張末期平均血流速度，cm/sec	21(7)	21(7)	15(7)

5．腎動脈エコー

収縮期加速時間，msec	70 未満
腎動脈最大血流速度(PSV)，cm/sec	100 前後

I 総論

6. 左心・右心カテーテル検査

左心室	収縮期圧, mmHg	90〜140
	拡張末期圧, mmHg	4〜12
左房	平均圧, mmHg	4〜12
肺動脈楔入圧	平均圧, mmHg	6〜15
肺動脈	収縮期圧	15〜28
	拡張期圧	5〜16
	平均圧, mmHg	10〜22
右室	収縮期圧, mmHg	15〜28
	拡張末期圧, mmHg	0〜8
右房	平均圧, mmHg	−1〜8
下大静脈	平均圧, mmHg	1〜10
心係数(CI), L/min/m^2		2.8〜4.2
1回心拍出量係数(SVI), mL/m^2/拍		30〜65
左室1回仕事係数(LVSWI), g・m/m^2/拍		40〜60
右室1回仕事係数(RVSWI), g・m/m^2/拍		5〜9
動脈血酸素飽和度, %		95〜100
混合静脈血酸素飽和度, %		68〜77
血管抵抗	全身血管抵抗, dyn·sec/cm^5	900〜1400
	肺血管抵抗, dyn·sec/cm^5	150〜250

■参考文献

[1] Dimon M, Watanabe H, Abe Y, et al. Normal values of echocardiographic parameters in relation to age in a healthy Japanese population: the JAMP study. Circ J. 2008; 72: 1859-66.

〈吉田賢司〉

3 ▶ 循環器疾患のバイオマーカー

POINT

① バイオマーカーは絶対的な指標ではなく，所見の一つとして参考にする．
② 同じバイオマーカーでも病態により解釈が異なることがある．

**バイオマーカー
とは**

- バイオマーカーとは病態を客観的に評価できる指標と定義され，血液・尿の検査値だけでなく血圧や心電図・心エコーの生体情報全てを含むものである．本項では血液検査で測定でき，循環器診療に欠かせないバイオマーカーについて述べる．

**ナトリウム利尿
ペプチド1
（ANP, BNP,
NT-proBNP）**

- ナトリウム利尿ペプチドは主に心房筋から分泌される A-type natriuretic peptide（ANP: 基準値～43pg/mL）と心室筋より分泌される B-type natriuretic peptide（BNP: 基準値～18.4pg/mL）がある．心負荷が亢進することで産生され，動静脈の拡張，Na や水利尿，抗アルドステロン効果を有するホルモンである．心不全に伴う神経体液性因子の亢進に比例して分泌が亢進する．
- N-terminal pro BNP（NT-proBNP: 基準値～125pg/mL）は pro BNP から BNP が作られる時にスプリットされたもう片方の蛋白である．生理活性がなく，半減期も BNP の約 20 分に比べて 120 分と長いため，BNP よりも高値を示す．NT-proBNP は腎排泄のため腎不全ではさらに高値を示す．
- BNP 40～100pg/mL（NT-proBNP 125～400pg/mL）では軽度の心不全の疑いがあるので，精査もしくは経過観察で対応する．
- BNP 100pg/mL 以上（NT-proBNP 400pg/mL 以上）で治療の対象となる心不全の疑いあり，精査もしくは専門医へ紹介で対応する．
- 慢性心不全と既に診断されている症例で BNP（NT-proBNP）は治療経過の良し悪しの指標となる．BNP が低値になるのを目指した治療では，脱水による腎機能悪化のリスクがある．個々の症例で最適な BNP（NT-proBNP）値を見つける必要がある．
- 注意点:
  ① BNP（NT-proBNP）は心室負担が少ない収縮性心膜炎や僧帽弁狭窄症などでは心不全の程度を過小評価す

I 総論

る恐れがある.
② 特に NT-proBNP は腎排泄のため高齢者や慢性腎臓病症例では異常に高値を示すことがある.
③ 肥満（BMI＞35）では測定値が低下することが多い.

高感度トロポニン

- トロポニンは心筋・骨格筋収縮調節蛋白で心筋障害の指標と考えられる. 心筋トロポニンはトロポニン I（cTnI: 基準値 0.04ng/mL 以下）・トロポニン C（cTnC）・トロポニン T（cTnT: 基準値 0.014ng/mL 以下）の 3 つのサブユニットからなる. このうち cTnI と cTnT は心筋特異性が高い.
- 高感度トロポニンは測定精度が向上し低値でのバラつきが少ないため, 基準値（健常人の 99 パーセンタイル値とした場合）を超えた場合に, 心筋虚血を示す所見が一つ以上認められれば急性心筋梗塞と診断できる. ちなみに基準値は高感度 cTnI で 0.006ng/mL と高感度 cTnT で 0.014ng/mL である.
- 高感度 cTnI と cTnT は急性心筋梗塞の診断だけでなく, 心不全や心疾患に伴う微小心筋傷害を検出できる指標として注目されている.

高感度 C 反応蛋白 3 (high-sensitive CRP: hs-CRP)

- C 反応蛋白（CRP: 基準値 0.2〜0.3mg/dL 以下, もしくは検出感度以下）は肝臓で作られる蛋白で急性炎症のバイオマーカーである.
- hs-CRP は 0.01mg/dL まで測定可能となり, 正常範囲内であっても慢性炎症, 特に動脈硬化（血管レベルの微小炎症）の指標となっている.
- 心疾患における CRP の基準値は明確なものは存在しないが, 2 回測定した平均値の hs-CRP が① 0.1mg/dL 未満は低リスク, ② 0.3mg/dL 超過はハイリスクと考えてよい. 治療により hs-CRP が低下すればリスクも低下すると考えることができる. ただし, 1mg/dL 以上は感染症など詮索すべきである.

■参考文献

❶日本心不全学会「BNP に関する学会ステートメント」

❷Thygesen K, Alpert JS, Jaffe AS, et al. Third universal definition of myocardial infarction. Circulation 2012; 126: 2020-35.

❸Pearson TA, Mensah GA, Alexander RW, et al. Markers of inflammation and cardiovascular disease: application to clinical and public health practice: A statement for healthcare professionals from the Centers for Disease Control and Prevention and the American Heart Association. Circulation 2003; 107: 499-511.

〈吉田賢司〉

I 総論

4 ▶ 身体所見

■ POINT
① 循環器診療にとって正確な身体所見をとることが基本である.
② 特に救急診療において身体所見は疾患の状態を簡便に把握するために重要である.

視診

チアノーゼ
- 皮膚毛細管内の酸素飽和度が低下し, 皮膚が蒼白になる状態である. 重症の貧血がなければ動脈酸素飽和度85%未満で生じる. 中枢性チアノーゼ (心肺内右左シャント・肺疾患など) と末梢型チアノーゼ (低心拍出・末梢血管収縮など) とがある.

ばち指
- 手指末端がばち状肥大を呈した状態で, チアノーゼ性先天性心疾患などによる慢性の動脈酸素飽和度低下で生じる. 慢性肺疾患・慢性肝疾患・慢性消化器疾患でも生じ, 特異的ではない.

頸静脈怒張
- 静脈圧亢進のサインである. 臥位で認められた頸静脈怒張と拍動が半座位にしても存在すれば静脈圧の亢進を示唆する. 45°の半座位で胸骨角から内頸静脈拍動の最高点までの高さを測定し, 5cmを加えたものが実際の中心静脈圧 (基準値: 5～10cmH$_2$O) である. 簡便には, 座位で頸静脈を観察し, 怒張を認めた場合は右房圧の上昇 (15cmH$_2$O以上) を疑うとよい.

触診

胸部の触診
- 心尖拍動: 左鎖骨中線第4肋間付近である. 左室肥大, 拡大があればそれよりも外側に収縮期に持続が長く押し出すように触れる (heaved).
- 傍胸骨拍動: 右室が拡大すると前胸壁と接する範囲が拡がり, 胸骨に接する面積が大きくなるため, 胸骨左縁で傍胸骨拍動として認められる. 傍胸骨拍動は右室の拡大, 肥大のサインである.

腹部
- 腹部大動脈瘤の拍動はチェックする必要がある. 右心不全では右季肋部での肝腫大の有無と腹水のチェックが必要である.

浮腫
- 顔や手足の末端が体液貯留により腫れた状態である. 痛みは伴わない. 最初は足背から下肢に出現し, 進行すると全身に認められる. 圧痕が重症度評価と鑑別に有用である. 脛骨前面は骨の前に皮膚しかないため, 拇指で圧迫して指を離した後でも圧痕が残るようであれば体液貯留による浮腫である. 圧痕が残らずに速やかに回復する

場合には，甲状腺機能低下症やリンパ管性浮腫を疑う．眼瞼のしわがなくなることも浮腫のサインである．

・浮腫の原因は静脈圧の上昇と血症膠質浸透圧の低下の相対関係によって決定される．低アルブミン血症による浮腫は静脈圧が高くないため頸静脈の怒張は認めない．

動脈触知

・橈骨動脈の脈拍の性状から予想される左心室の状態を表1に示す．

表1 脈拍の原因と疾患

脈拍の状態	脈の状態	考えられる病態・疾患
頻脈	脈拍数 100 回/分以上	頻脈性不整脈，ショック，心不全，甲状腺機能亢進症・運動・貧血・発熱など
大脈	脈圧の増大	大動脈弁閉鎖不全症，動静脈シャント，動脈硬化，甲状腺機能亢進症など
小脈	脈圧の減少	大動脈弁狭窄症，心タンポナーデ 低心拍出など
速脈	脈が急に大きくなって急に小さくなる感じ	大動脈弁閉鎖不全症など
遅脈	脈の立ち上がりが緩徐	大動脈弁狭窄症など
奇脈	吸気時に呼気時よりその収縮期圧が 10mmHg 以上低下するもの．	心タンポナーデ，収縮性心膜炎
交互脈	大きな脈と小さな脈が交互に出現	低心拍出

・末梢動脈が触知不良の場合，急激な症状がある場合は大動脈解離や動脈塞栓を疑い，慢性的な症状であれば慢性閉塞性動脈硬化症や動脈炎症候群を疑う．

・皮膚ツルゴール低下・舌の乾燥：これらは脱水の所見である．皮膚ツルゴール低下は皮膚の張りが低下し，皮膚をつまんでもしわが元に戻らない状態である．また舌の乾燥は舌の表面が水気なくざらざらした状態である．

・臨床所見による急性心不全の分類：急性心不全の症例ではうっ血所見の有無と低灌流所見の有無から病態を分類し，急性心不全の治療戦略を決定する（Nohria-Stevenson 分類）．詳細は急性心不全の項を参照．

I 総論

聴診

- 心音: 正常心音と過剰心音（図1, 表2）がある.

図1 正常心音と過剰心音

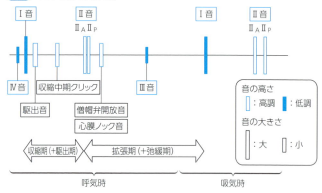

表2 心音の原因と疾患

正常心音	音の原因	心音の異常と考えられる病態・疾患
Ⅰ音	房室弁の閉鎖	亢進: 僧帽弁狭窄症, 甲状腺機能亢進症, 貧血など
		減弱: 僧帽弁閉鎖不全症, 左室収縮力減弱（心筋梗塞・心筋炎など）
		完全房室ブロックでは時に巨大なⅠ音（cannon sound）
Ⅱ音	大動脈弁と肺動脈弁の閉鎖 通常はⅡ$_A$ → Ⅱ$_P$	固定性分裂（呼吸によらず分裂が一定）: 心房中隔欠損症
		病的分裂（吸気・呼気ともに幅広く分裂）: 肺高血圧や完全右脚ブロックによるⅡP の遅延が多い.
		奇異性分裂（吸気時に分裂がはっきりする）: 大動脈弁狭窄症, 完全左脚ブロックなど
過剰心音	音の原因	心音の異常と考えられる病態・疾患
Ⅲ音	拡張早期における心室壁の振動	心不全のサインである.
		心室コンプライアンスの低下: 拡張型心筋症・肥大型心筋症, 心筋炎など
		房室血流の増加: 僧帽弁閉鎖不全症など
Ⅳ音	心房収縮における心室壁の振動	稀である. 心室拡張末期圧の上昇に加わる過度の心房収縮: 肥大型心筋症など
特徴的な過剰心音	音の原因		心音の原因疾患
僧帽弁開放音	肥厚・硬化した僧帽弁が開くときに生じる		僧帽弁狭窄症
心膜ノック音	心膜硬化により左室急速充満が妨げられて生じる		収縮性心膜炎
収縮中期クリック	僧帽弁が突然心房側に張り出すために生じる		僧帽弁逸脱症

心雑音 ── 収縮期雑音・拡張期雑音・連続性雑音があり，また駆出性と逆流性がある（図 2, 表 3）．拡張期雑音と連続性雑音は全て病的である．聴取部位と雑音の音量，性状を記載する．

図2　心雑音

A. 収縮期雑音，拡張期雑音および連続性雑音．B. 駆出性雑音と逆流性雑音．

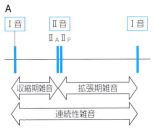

表3　心雑音の原因と疾患

心雑音	音の原因	考えられる病態・疾患
収縮期駆出性雑音	弁の狭窄 機能的心雑音	大動脈弁狭窄症（右胸部に放散）など 甲状腺機能亢進症・運動・貧血・発熱など
汎収縮期雑音	房室弁の閉鎖不全 左→右シャント	僧帽弁閉鎖不全症，三尖弁閉鎖不全症など 心室中隔欠損症
拡張期雑音	弁の閉鎖不全	大動脈弁閉鎖不全症など
拡張期ランブル	房室弁の狭窄 機能的 MS	ベル型で聴取できる低音：僧帽弁狭窄症 大動脈弁閉鎖不全症に伴う相対的 MS： Austin-Flint 雑音
連続性雑音	動静脈シャント	動脈管開存症，大動脈肺動脈中隔欠損症， Valsalva 洞破裂

呼吸音 ── 座位で大きく呼吸をさせながら左右対称に聴取していく．背面の聴取も必ず行う．ラ音は健常者で聴取されることはない．

① 湿性ラ音：肺静脈圧，左房圧上昇を疑う重要な所見である．これは中等度以上の肺静脈圧上昇があると肺胞への水分が漏出し，肺胞内で吸入された空気と撹拌される音である．聴取範囲は心不全の Killip 分類に用いられる．肺炎でも聴取されることがある．

② 捻髪音（fine crackle）：吸気の最後に聴取される細かく高い音（パリパリ）である．肺間質の肥厚により閉じていた肺胞が吸気により開く時の音である．間質

性肺炎や肺線維症で聴取される.

③ Wheeze（笛音）: 気管支喘息や右心不全に伴う心臓喘息で聴取される, 気道狭窄を反映した音である.

④ Stridor（喘鳴）: 気道閉塞に伴う呼吸音.

〈吉田賢司〉

5. 基本検査

1 ▶ 胸部 X 線

POINT

① 心血管の陰影と解剖学的位置関係を対比することが重要である．
② 急性の実質性肺水腫では，肺門部を中心とした butterfly shadow を認める．
③ 右肺動脈が 15mm 以上ある場合は肺高血圧を疑う．

読影の基本

正面像
- 右第 1 弓は上大静脈，右第 2 弓は右房，左第 1 弓は大動脈弓，左第 2 弓は肺動脈，左第 3 弓は左心耳，左第 4 弓は左心室である（図 1）．
- 肋骨横隔膜角（CP angle）は両側 sharp である．
- 心胸郭比（CTR）は呼吸，横隔膜位置により心臓の傾きが変わるため，十分な吸気で評価する．正常は 50％以下である（図 2）．

側面像
- 右室，左室の評価に有用である．前縁は右心より構成され，右室が胸骨背面に接するのは胸骨の 1/3 の高さまでである．
- 左室後縁は下大静脈の後縁と交差する．

図 1 胸部 X 線　正面像

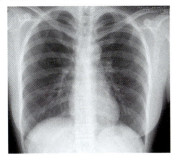

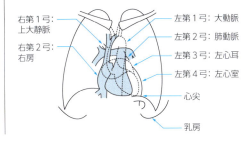

I 総論

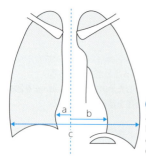

図2 心胸郭比（CTR）の計測
a: 正中線より心陰影最右縁までの距離
b: 正中線より心陰影最左縁までの距離
c: 胸郭最大内径
CTR＝ (a+b)/c

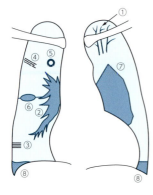

図3 心不全のX線所見
① 肺尖部への血流の再分布
② 肺血管周囲の浮腫（Perivascular cuffing）
③ Kerley B line
④ Kerlry A line
⑤ 気管周囲の浮腫（Peribronchial cuffing）
⑥ Vanishing tumor
⑦ Butterfly shadow
⑧ Costphrenic angle の鈍化

異常所見とその評価

- CTR増大から心陰影の拡大がみられるときは、左室と右室のいずれの拡大であるかを確認する．

心陰影の拡大

- 左室拡大の場合，正面像では左第4弓の左下方への拡大を認め，側面像では左室後縁と下大静脈の交点が下方へ移動する．
- 右室拡大では心陰影前縁と胸骨の接する部分が増加する．
- 左房が拡大すると，左第3弓が突出し，気管分岐角が増大する．さらに，右第2弓の内側にdouble shadowが認められ，下行大動脈が外側に偏位することがある．
- 心嚢液が多量に貯留すると心陰影は拡大する．

肺うっ血

- 肺野がうっ血すると，上肺野の血管を末梢まで追うことができ，上肺野と下肺野の血管陰影が同等となる（血流の再分布）（図3）．
- 肺間質の浮腫によって，下肺野の網状影，Kerley B line，気管支壁の肥厚を認め，胸水出現によるCP angleがdullとなる（図4）．

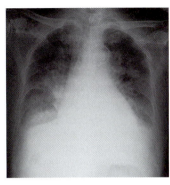

図4
実質性肺水腫症例の胸部X線像
正面像で，心拡大や肺血管陰影の増強を認め，両側のCP angleはdullとなっている．また，肺門部から肺野中層部に向かって広がる蝶形陰影（butterfly shadow）を認める．

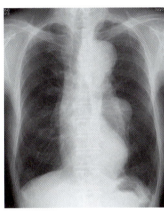

図5　胸部大動脈瘤の胸部X線像
正面像で，左第1弓の突出と気管の右への偏位を認める．さらに，左第2弓の外側にも突出病変を認める．大動脈弓部ならびに下行大動脈瘤の症例である．

- 急性の実質性肺水腫では肺門部を中心とした斑状陰影（butterfly shadow）を認める．

縦隔陰影の拡大
- 大動脈瘤（左第1弓の拡大を認める），縦隔病変（腫瘍・血腫）などによる（図5）．

〈三好　亨〉

5. 基本検査
2 ▶ 心電図

POINT
① 心電図判読を行うときは P 波，QRS の関係に注意すべきである．
② 心原性失神が疑われる例では十分に心電図を評価する必要がある．
③ 急性心筋梗塞の診断と病態評価に必須である．

心電図の基本

① 電極の装着部位

- 心電図の電極は 4 カ所の四肢誘導，6 カ所の胸部誘導からなる（図 1A）．四肢誘導は通常，左右の手首，足首に電極を配置するが，運動負荷試験などでは四肢近位部に貼付することがある．四肢誘導の右下肢は不関電極となる．
- 胸部誘導は V_1-V_6 で，$V_{1, 2}$ はそれぞれ第四肋間胸骨右

図 1 胸部誘導における電極の装着部位

A
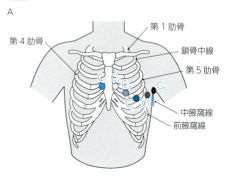

B
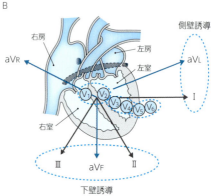

左縁，V_4 は第 5 肋間と鎖骨中線の交点，V_3 は V_2 と V_4 を結ぶ直線の中点に配置する．V_5, V_6 はそれぞれ V_4 の高さの左前腋窩線および中腋窩線の位置となる（図 1B）．

- 肋間の位置は，胸骨角（胸骨上 1/3 の高まり）に付着する肋骨が第 2 肋骨で，その下の肋間腔が第 2 肋間で，そこから第 4 肋間の位置を確かめる．

② 心電図誘導
および波形解釈

正常心臓調律は洞結節より興奮が始まり，心房，房室結節，His 束，左右脚，プルキンエ線維，心室筋へと広がる．心電図診断を進めるにあたって，基本的には各波形の向き，間隔，高さ，部位を考えていく必要がある．

a) 波形の向き：脱分極波（P 波，QRS 波）は電極に近づく場合は上向き（陽性）の波，電極から遠ざかる場合は下向き（陰性）波となる．電極の前を横切る場合，近づく時相は陽性，電極の前を通り過ぎ遠ざかる時相は陰性波となり，プラスマイナスの 2 相性の波形を形成する．

b) 間隔（時間）：時間的指標は短縮・延長のいずれかである．P〜QRS 波形の延長は房室ブロックなど興奮伝導が遅いことを示し，短縮は伝導速度が速いか，遅い部分を short cut して興奮が次の部位に進むことを示す（WPW 症候群の PQ 短縮など）．

c) 高さ：波形の高さが変化する場合として，増高，減高ないし陰転化がある．脱分極波形の増高（主に R 波増高）は心臓肥大・拡大または心臓が胸壁に近接していることを示す．減高は心筋障害，電極–心臓間の遮蔽物（水，空気，脂肪など）により，電位が小さくなることを示す．

d) 部位：心電図誘導は 6 つの四肢誘導（I-Ⅲ，aV$_R$，aV$_L$，aV$_F$）および 6 つの胸部誘導（V_1-V_6）からなる．心臓を中心に，胸部，四肢誘導を配置すると図 1B に示す位置関係となる．マイナス電極を心臓の中心とし，各誘導（プラス電極）へ，ベクトルが横切る心臓壁の部分の変化をそれぞれの誘導が捉えている．誘導部位と近接した心室の変化をあらわすのが基本であるが，対側で大きな変化（心筋梗塞や肥大など）が起こると，鏡像的変化（逆向きの変化）を示す（後壁梗塞の V_1 誘導の高い R 波形など）．

各誘導と心房・心室の位置関係

V_{1-2}: 右室・心室中隔・左室後壁（裏側）・
　　　　左房（裏側）

V_{3-4}: 左室前壁

I 総論

V$_{5-6}$: 左室（側壁）

I・aV$_L$: 左室（高位側壁）

II・III・aV$_F$: 下壁・右房

③ 心電図所見・診断順序

心電図判読は各波形の異常を見落とさないように，順序立てて診断していく必要がある．診断の流れとして，1) リズム，2) P 波，3) PQ 間隔，4) QRS 波形　幅，軸，高さ，5) ST 偏位，6) T 波，7) U 波の順に波形を確認し，診断をすすめる．代表的な診断基準を表 1 に示す．

a) 調律の異常: リズムの異常は，まず，P 波と QRS 波形の関連性を確認することが必要である（II 誘導ないし V$_1$, V$_2$ 誘導）．正常洞調律は心拍リズムが整で，心拍数が 50〜100 回/分で各心電図波形が正常で，全体のリズムを乱す異常波形がないものと定義される．

b) QRS 波: QRS 波は幅，軸，高さの所見を確認する．完全左脚ブロック・WPW 症候群では肥大，虚血の診断は困難となる．

c) ST 部分: 虚血に伴う ST 上昇・低下をまず鑑別すべきである．回旋枝領域の心筋梗塞では，心電図変化が出にくいため, ST 異常がなくとも心筋梗塞を否定できない．

d) T 波: 全誘導を確認する．通常，QRS 波形の主極性が陽性の誘導では陽性 T 波を示す．成人では通常 V$_{3-6}$・II で陽性 T，aV$_R$ で陰性 T 波を示し，III は陰性 T 波のことがある．

e) QT 間隔: QT 間隔は通常 V$_5$ 誘導ないし II 誘導で計測する．心拍数により補正が必要であり，成人では Bazett 式が用いられる．

f) U 波: U 波は健常人でも V$_{2-4}$ でみられ，通常は 0.15mV 未満である．低カリウム血症，徐脈，QT 延長をきたす薬剤などの影響で増高する．陰性 U 波は虚血，左室肥大などでみられる．

気をつけるべき所見

注意すべき所見を表 2 に示す．

心房細動，心房粗動は，左房内血栓形成から脳塞栓，全身性塞栓を起こしうるため，心電図での確実な診断が必要である．心房細動では心電図の基線，RR 間に不規則な f 波を認める．RR 間隔は不整となり，絶対性不整脈を示す．頻拍時は，RR 間隔が一見，整にみられることがあるが，心電図を長めに記録することで，RR 間隔の不整を確認できる．

① 塞栓症予防

心房粗動は四肢誘導の基線上に鋸歯状波を認める．2:1

表1　代表的な心電図波形と診断基準

P波	正常値	幅 0.12 秒未満
	左房負荷	V₁ P 波が 2 相性、陰性部分が幅≧0.04 秒、深さ≧1mm
	右房負荷	Ⅱ P 波高≧2.5mm
PQ 間隔	正常値	幅 0.12~0.20 秒
	延長・QRS 脱落	房室ブロック　幅≧0.2 秒ないし QRS 脱落
	短縮	デルタ波 (+)　WPW 症候群
		デルタ波 (-)　房室結節伝導亢進、LGL 症候群
QRS 波	正常値	幅 0.1 秒未満、軸 -30~+90°
	幅延長	右脚ブロック　V₁ rsR' 型、V₆ で幅広い S 波　QRS 幅 0.1~0.12 秒　不完全右脚ブロック
		完全左脚ブロック　QRS 幅≧0.12 秒、左側胸部誘導で R ないし RR' 型のノッチ、スラーあり　QRS 幅≧0.12 秒　完全右脚ブロック
		WPW 症候群　QRS 幅延長、QRS 初期のデルタ波、PQ 短縮
		左脚前枝ブロック
		左脚後枝ブロック　QRS 幅<0.12 秒、aVL qR 型、Ⅲ・aVR qR 型　中隔性 q 波消失
	軸	軸 -45~-90°、QRS 幅<0.12 秒、aVL rS 型
		軸 +90~-180°、QRS 幅<0.12 秒、aVL rS 型、Ⅲ・aVR qR 型
	高さ	左室肥大　RV₅・V₆≧30mm、R aVL≧11mm、SV₁+RV₅・V₆≧35mm
		右室肥大　RV₁・V₆≧30mm、R/S>1、右軸偏位
		異常 Q 波　幅≧0.04 秒、深さ R 波高の≧1/4 または≧1mm
		低電位　QRS 全高 四肢<5mm、胸部<10mm
ST 部分	ST 上昇異常値	男性≧40 歳　J 点 V₂・V₃≧2mm、他誘導≧1mm
		男性<40 歳　J 点 V₂・V₃≧2.5mm、他誘導≧1mm
		女性　J 点 V₂・V₃≧1.5mm、他誘導≧1mm
	ST 低下異常値	J 点 V₂・V₃≧-0.5mm、他誘導≧-1mm
T 波	正常	QRS 主軸性が陽性の誘導では陽性 T 波.
		成人では V₃₋₆、Ⅱで陽性 T、aVR で陰性 T、Ⅲ、V₁・₂ では陰性・2 相性 T 波.
		高さ 四肢<5mm、胸部<10mm
QT 間隔	正常値	男性 QTc≦0.45 秒、女性≦0.46 秒
	QT 延長	(Bazett 式 QTc=QT/√RR)
	QT 短縮	QTc≦0.39 秒
U 波	正常値	U 波高 (V₂₋₄)<1.5mm
	増高	U 波高≧1.5mm
	陰性 U 波	全て異常（左室肥大、虚血）

I 総論

表2 注意すべき所見

Wide QRS complex（正常心拍数）

1. 内因性伝導障害
   - 左脚ブロック
   - 右脚ブロック
   - 心室内伝導障害
2. 外因性伝導障害
   - 高カリウム血症
   - 薬剤性　I群抗不整脈薬
   - 　　　　他のNaチャネル遮断薬（三環系抗うつ薬、フェノチアジン）
3. 心室期外収縮・心室補充収縮
   - 早期脱分極症候群
   - WPW症候群とその亜型

軸偏位

右軸偏位
1. 誘導付け間違い（左右上肢が逆）
2. 正常亜型（小児、若年者）
3. 右室負荷
   - 急性　肺塞栓、重症喘息
   - 慢性　慢性閉塞性肺疾患
   - 　　　肺高血圧症（一次性、二次性）
4. 側壁梗塞
5. 左脚後枝ブロック

左軸偏位
1. 左室肥大
2. 左脚前枝ブロック
3. 下壁梗塞
4. 心内膜床欠損、一次孔心房中隔欠損症

V_1誘導のR波増高

1. 生理的位置変化
   - 誘導付け間違い
   - 正常亜型
   - 心臓右方位
2. 心筋梗塞
   - 後壁梗塞
   - Duchenne型筋ジストロフィー
3. 心室拡大・肥大（通常右軸偏位を伴う）
   - 肥大型心筋症
4. 心室興奮伝播変化
   - 右脚ブロック
   - WPW症候群

深い陰性T波

1. 正常亜型
   - A. 若年性T波変化
   - B. 早期再分極
2. 心筋虚血、心筋梗塞
3. たこつぼ心筋症
4. 脳血管障害
5. 心室負荷所見
   - A. 左室・右室負荷
   - B. 心尖部肥大型心筋症
6. 特発性広範性T陰性波
7. 二次性T波変化（脚ブロック、WPW症候群など）
8. 間欠的なQRS変化（間欠性WPW・左脚ブロック）
   - 心室ペーシング（Cardiac memory）

で房室伝導を示す場合，鋸歯状波が QRS-T に重なり上室頻拍と鑑別が必要である．1：1房室伝導となった場合，しばしば変行伝導を伴い，心室頻拍との鑑別が困難になる．

② 発作性上室頻拍の診断と鑑別

発作性上室頻拍は房室結節リエントリーないし房室リエントリー性頻拍である．心房頻拍は心房内の異所性頻拍または障害心房筋や心房手術切開線と関連したマクロリエントリー頻拍である．頻拍波形は洞調律と同様の QRS 波形と RR の間に頻拍の異所性 P 波を認める．通常は幅の狭い QRS 波形を示すが，脚ブロックや変行伝導がある．QRS 幅は延長し，洞調律と異なる波形を示すことがある．

異所性 P 波は QRS と重なるか直後（房室結節リエントリー）または頻拍中の RR 間隔の中央付近にみられる（房室リエントリー）．房室結節リエントリー頻拍では異所性 P 波はしばしば V1 誘導の QRS 終末部に notch，棘波としてみられるが，洞調律波形では QRS 終末部の異常がみられない．頻拍中の異所性 P 波が RR 間隔中央より後方（次の QRS に近い部位）にみられる場合，long R-P' 頻拍と称し，心房頻拍，非通常型房室結節リエントリー性頻拍，slow Kent を介した房室リエントリー性頻拍が鑑別にあげられる．

③ 左室収縮機能の保たれた心不全

拡張不全による心不全（HFpEF）が非常に増加している．HFpEF の原因として，高血圧は重要な因子であり，心電図では左室肥大および左房負荷所見が多い．

緊急を要する不整脈，異常所見

心原性失神，特に不整脈性失神をきたす可能性のある心電図変化を表3に示す．心原性失神では突然死を起こす可能性があり，対処が必要となる．失神の前兆が全くない場合や胸痛・動悸が先行する場合は心原性失神の可能性が高い．

① 心原性失神の心電図

幅の広い QRS を伴う頻拍症は wide QRS 頻拍とされ，その鑑別法のためのアルゴリズムが提唱されている（図2）．

② 心室頻拍・心室細動

心室頻拍（VT）では幅の広い QRS 波形が連続して出現する．頻拍中に，洞調律の P 波が RR とは独立した間隔で出現していれば（房室解離），心室頻拍と診断してよい．また，頻拍中に洞調律波形が1拍入り込むことがあり，これも心房と心室が独立して興奮している証拠となる（心室捕捉）．頻拍中の P 波が同定できない場合や，心室興奮が房室結節を逆伝導する場合は，この方法では確定

表3 心原性失神をきたす心電図変化

1. 徐脈性不整脈
    - 洞不全症候群
        - 洞房ブロック
        - 徐脈頻脈症候群
    - 房室ブロック
        - Mobitz II型2度房室ブロック
        - 発作性房室ブロック
        - 完全房室ブロック
    - 房室ブロック進行を示唆する所見
        - 徐脈性心房細動
        - 2枝・3枝ブロック
    - 徐脈に伴う頻脈性不整脈
        - 徐脈による後天性QT延長症候群
2. 頻脈性不整脈
    - 上室性不整脈（血圧低下を伴う場合）
    - 心室頻拍
3. 器質的心疾患
    - 左心室の異常（弁膜症，虚血，心筋症など）
        - 左室肥大，左房負荷，異常Q波，低電位，ST-T異常
    - 右心室の異常（肺塞栓，肺高血圧）
        - 右室肥大，右房負荷，T波異常，イプシロン波

図2 Wide QRS 頻拍の鑑別

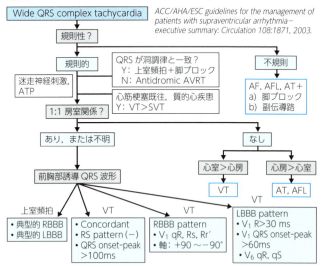

ACC/AHA/ESC guidelines for the management of patients with supraventricular arrhythmia – executive summary: Circulation 108:1871, 2003.

表4 心室頻拍の分類

QRS波形	単形性	同一の形のQRS波形が持続
	多形性	QRS波形が次々と変化．Torsades de pointesはQT延長を伴う多形性VT
持続時間	持続性	持続時間が30秒以上
	非持続性	持続時間が30秒未満
	反復性	非持続性VTが断続的に発生
起源	右室起源	左脚ブロック型QRS波形を示す（V$_1$でrS型）
	左室起源	右脚ブロック型QRS波形を示す（V$_1$で高いR波形）
	流出路起源	四肢誘導で，下方軸
	心内膜起源	QRS幅が比較的狭く，初期成分が鋭いR波
	心外膜起源	QRS幅が広く，R波の立ち上がりがなだらか
重症度	QRS形	多形性 ＞ 単形性
	持続時間	持続性 ＞ 反復性 ＞ 非持続性
		＊重症不整脈が頻発するストーム（嵐）は非常に危険性が高い
	心拍数	頻拍の拍数が早い ＞ 遅い
	心機能	低心機能（基礎心疾患あり）＞ 心機能良い
		＊急性虚血に伴うもの（ST上昇・低下）
	症状	めまい・失神 ＞ 軽い動悸，無症状
	血圧	血圧低下あり ＞ 血圧低下なし

診断ができず，より心室頻拍らしい波形を探す必要がある（図2）．表4に心室頻拍の分類，重症度を示す．

・心室細動ではQRS-T波の区別が困難となり，基線のない連続的な不規則な振幅の波となる．

③　急性心筋梗塞

・ST上昇は急性心筋梗塞をまず念頭に置くべきであるが，発症時期，部位によっては診断が難しいことがある．

・発症早期：ST上昇よりも早期にT波が尖鋭化，増高する（hyperacute T）．

・後壁梗塞：後壁の鏡像変化として，V$_{1\cdot2}$で高いR波とST低下がみられる．経過中の後壁の陰性T波はV$_{1\cdot2}$で高い左右対称の陽性T波となる．

・右室梗塞：右側胸部誘導でST上昇（V$_{4R}$のSTが0.5mm以上上昇）．下壁梗塞の20〜30％に合併する．

・左回旋枝末梢：側壁，下壁の変化としてあらわれるが，ST上昇がみられないこともある．

・左主幹部病変：左室に広範な虚血を生じるためST-T変化は相殺され，ST上昇がはっきりみられない場合がある．aV$_R$のST上昇は主幹部病変に特徴的とされる．

・Lambda波：J点よりSTが右下がりになり，"λ"型を示す場合，心室細動の合併が多いとされる（図3）．

④　高カリウム血症

・高カリウム血症は最終的に心停止をきたすため，緊急処

図3　急性心筋梗塞でみられる ST 上昇波形

a. 水平型

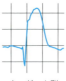
b. ドーム型

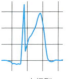
c. 上行型

d. 弧状型

e. 正常型

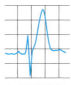
f. 超急性期 T 波

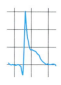
g. Lambda 型

置が必要である．テント状 T 波（高い，尖鋭化した幅広い陽性 T 波），PQ 延長，伝導障害，心房静止，QRS 幅延長がみられる．一般的にはカリウムが 12〜14mM になると心停止となるとされるが，実際にはこれよりも遙かに低いカリウム濃度でも心停止をきたすことがある．

⑤ 薬剤性心電図異常

抗不整脈薬の副作用が問題となることが多い．高齢者や，肝・腎機能障害のもので起こりやすい．薬剤性不整脈を疑った場合，直ちに薬剤中止と，吸収抑制・体外への早急な排泄措置をすべきである．

- QT 延長，多形性心室頻拍：カリウムチャネル遮断作用を有する抗不整脈薬（Ⅰa 群薬，Ⅲ群薬），抗うつ薬などで多い．心電図での QT 延長と失神発作が特徴的で，失神は多形性心室頻拍（Torsades de pointes）による．U 波の増大もしばしばみられる．女性に多く，低カリウム血症，徐脈により助長される．
- 洞不全症候群，房室ブロック：心房細動などで Na チャネル遮断作用を有する抗不整脈薬投与でみられる（Ⅰ群薬，アミオダロン）．
- QRS 幅延長，心室頻拍：Na チャネル遮断作用を有する抗不整脈薬により発生する．著明な QRS 幅の延長から，心拍数の遅い心室頻拍が発生する．

■参考文献

❶ Goldberger AL, Goldberger ZD, Shvikin A. Golberger's Clinical Electrocardiography. A simplified approach. Elsevier, 2013.

❷ Rimmerman CM. Electorcardiography Review. A case-based approach. Wolters Kluwer/Lippincott Williams & Wilkins. 2012.

❸ ACC/AHA/ESC guidelines for the management of patients with supraventricular arrhythmias — executive summary. Circulation. 2003; 108: 1871.

〈森田　宏〉

Ⅰ 総論

5. 基本検査

3 ▶ Holter 心電図

■ POINT

① 原因不明の動悸や失神および前失神，めまい，全身倦怠感，息切れなどにおいては，不整脈との関連を疑う必要がある.

② 外来での自然な状態における日中・夜間の不整脈の発生を把握することが可能となる.

注意すべき所見

- 携帯型心電計を用い，日常生活を送りながら長時間連続記録を行う.

① 不整脈と自覚症状

- 治療・検査方針を立てる上で，自覚症状と心電図所見の関連を客観的に評価（心原性の否定も含め）する.
- 存在診断のみならず，発作のきっかけとなるイベント（労作，睡眠，排泄，興奮，体位など）も併せて評価可能である.

② 徐脈性不整脈

- 洞徐脈，洞停止，房室伝導障害（Ⅱ度およびⅢ度）に加え，non-conducted PAC なども念頭において評価する.
- 特定の状況が発症誘因となるケースが比較的多いことから，生活状況との関連に注目する.
- 徐脈の誘因として，1）頸部の伸展屈曲，圧迫など（頸動脈洞症候群），2）排尿，排便，3）嚥下，4）咳嗽，5）長時間の立位（血管迷走神経反射），6）精神的興奮後などに注目して評価する.
- 健常者においても迷走神経の活性亢進（特に睡眠時）に伴い種々の徐脈性不整脈を認める. 例として 1）洞徐脈：時に 40bpm 未満まで低下，2）洞停止による 3 秒程度のポーズ：時に心室補充調律を伴う，3）ウェンケバッハ（モビッツⅠ）型 2 度房室ブロックなどがあげられる.
- 自覚症状を伴わない場合，これらの病的意義の解釈には注意を要する.

③ 頻脈性不整脈

- めまい，失神は，徐脈のみならず頻脈性不整脈にても生じることに留意する.
- 頻脈発作の開始時の状況に注目する. 1）心拍数依存性：交感神経誘発性 or 副交感神経誘発性の鑑別など，2）トリガーとなる期外収縮の有無：short-long-short sequence, R on T, 3）QT 間隔の変化などが治療方針の決定に有用である.
- 同様に，頻脈発作停止時の状況も有用な情報をもたらす. 体位変換，Valsalva 手技などの施行と頻脈停止との関連に注目する.

④Holter 心電図による自律神経評価（心拍変動解析）

- 自律神経活性と不整脈の発生には密接な関係がある．
- 副交感神経は不応期の延長，激発活動の抑制などを介し，不整脈リスクを減少する．
- Holter 心電図を用いた心拍変動解析が，心疾患や糖尿病の予後推定に応用される．

副交感神経と心拍変動

- 呼吸サイクルに伴い，胸壁の伸展，静脈還流の変化と続発する血圧変動，圧受容器反射活性の変動などが生じ，副交感神経活性を介して洞機能を変化させる．
- 心拍変動周期が呼吸周期に一致しており，また迷走神経ブロックにより心拍変動が減弱することから迷走神経が心拍変動の主因とされる．

心拍変動の解析法

① 時間領域解析 (time-domain analysis)

- RR 間隔（注：心拍変動の理論上は PP 間隔の評価である）そのものについての変動幅を解析する．時間領域解析 (time-domain analysis) として代表的な指標に，
  - SDNN: standard deviation of normal to normal RR/SDANN: standard deviation of the average normal to normal RR（総合的な心拍変動評価の指標となる）
  - pNN50: percent normal to normal intervals > 50ms different from the prior interval（先行する RR 間隔に比し 50ms 以上変化する RR 間隔の出現頻度を表す）

などがある．

図1　心拍変動のスペクトル解析

a. 中年者
b. 老年者：各周波数領域の成分が減少している．

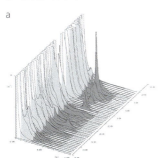
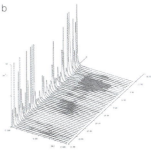

Ⅰ 総論

② 周波数領域解析 (frequency domain analysis)

RR 間隔を縦軸，時間経過を横軸として記録することにより，経時的な RR 間隔変動の推移が曲線として得られる．この曲線の中には，前述した呼吸サイクルによる変動を含めた多くの周波数成分が含まれているため，フーリエ変換を用いて周波数帯毎の成分に分離する（スペクトル解析）．代表的な指標として以下が用いられる．

a) HF 成分 (high frequency)：呼吸周期による変動に一致し，副交感神経機能を表す（0.15〜0.4Hz）．

b) LF 成分 (low frequency)：圧受容器反射に影響され，交感および副交感神経双方の活性を表す（0.04〜0.15Hz）．

c) VLF 成分 (very low frequency)：生理的意義についての詳細は明らかでない（0.0033〜0.04Hz）．

d) LF/HF 比：上記成分の比をとることにより，交感神経と副交感神経の相対的なバランスを評価可能である（交感神経優位の状態では比が上昇する）．

〈杉山洋樹〉

5. 基本検査

4 ▶ ループ式心電計

■ POINT

① 24時間を超えて連続的な心電図監視を行いつつ、イベント発生時の短期間のみのECG記録を保存していくシステムである.

② 動悸, 失神などの発作頻度が低く通常の短期間記録では発作を捉え得ない場合に用いられる.

植込み型ループ式心電計

- 植込み型ループ式心電計 (implantable loop recorders: ILR) は皮下に極小の心電計を植込むことで, 年余にわたる長期間の心電図記録が可能
- 電極は心電計に内蔵されており, リードが不要である.
- 記録されたイベントはテレメータ法で確認することが可能.
- ILR植込み部の感染事例は, 稀ではあるが (対象症例の1%程度) 報告されている.

イベント発生による心電図記録の開始

- 自覚症状出現後に患者自身で心電図記録を行うイベントレコーダー (post-event recorders) と異なり, プログラムされた条件に合致する不整脈出現に合わせ, 自動的に記録が開始される (pre-event recorder).
- 自覚症状の出現に合わせ, 手動で記録を開始 (設定により一定時間, 遡ったうえで) することが可能である.

臨床的有用性のエビデンス

- 原因不明の失神症例の約1/4ではILRを用いた診断確定に18カ月以上を要し, 長期間の心電図監視の必要性が示された.
- 従来の短期間心電図記録を含めた診断法に比し, ILRの使用により原因不明の失神, 動悸の診断率が約3倍に改善し, 結果として費用対効果の改善に寄与することが示された.
- 心筋梗塞後の患者を対象にした研究で, 心房細動発作の約90%が無症状であること, 心房細動の存在が心血管事故の増加と関連した.

〈杉山洋樹〉

I 総論

5. 基本検査

5 ▶ 運動負荷心電図

POINT

① 安静時検査では検出不可能な虚血性心疾患・不整脈の検出が可能である.
② 偽陰性,偽陽性を認める疾患についての理解が必要である.
③ 致死的合併症が起こりうることを常に念頭において検査を行う必要がある.

運動負荷の方法	

- 検査精度を向上するため,10〜12分以内に負荷を終了できるプロトコルを選択する.
- 必要とする最大運動強度,負荷中の心電図監視の必要性,転倒リスク,運動器障害の有無などを考慮し,1) マスター二階段法,2) トレッドミル,3) エルゴメーターから選択する.
- 目標心拍数を設定する.例:[予測最大心拍数(220−年齢/分)の85〜90%の心拍数]
- 転倒事故は負荷開始時および中止時に多いことに留意する.
- 運動負荷を始める前に,最終診察から検査までの間に改めて病歴を聴取する.
- 急性発症が疑われる,虚血性心疾患・心不全・不整脈などに対しての運動負荷は合併症リスクが高いため,禁忌と考えられる.
- その他,運動に対する自覚症状が強いもの,バイタルの変動を伴うものなども禁忌症例に該当する可能性が高い.
- 運動負荷の禁忌については,循環器病の診断と治療に関するガイドライン(2009年度合同研究班報告).慢性虚血性心疾患の診断と病態把握のための検査法の選択基準に関するガイドライン(2010年改訂版)表2,p.5を参照.
- 検査前心電図所見の確認,負荷時の医師の立会い,除細動器の設置と適切な管理,救急処置スペースの確保,適切なプロトコルの選択,可能な限りのバイタル監視手段の確保,適切な中止基準の熟知などについて確認することが必須である.
- 264,000検査に1回の死亡,43,000検査に1回の緊急入院のリスクがあり,事前の説明と承諾が望ましい.

疾患別評価法

① 虚血性心疾患

運動負荷試験における虚血判定基準は以下のとおりである〔慢性虚血性心疾患の診断と病態把握のための検査法の選択基準に関するガイドライン（2009年度合同研究班報告）〕

1) ST下降:
- 水平型ないし下降型で0.1mV以上（J点から0.06〜0.08秒後で測定する）で陽性（図1）.
- 安静時にST下降がある場合, 付加的な0.2mV以上のST下降（水平型ないし下降傾斜型）をもって陽性と診断する.
- 虚血性心疾患では冠動脈狭窄枝が多いほどST下降が高率に出現（1枝63%, 2枝75%, 3枝88%）.
- 0.2mV以上のST下降, および低運動量でのST下降は予後不良の指標である.

2) ST上昇:
- 0.1mV以上で陽性.
- 異常Q波を認める誘導におけるST上昇は, 確定基準とならない. 同様に, 異常Q波を認める誘導におけるST上昇の対側誘導に出現するST下降は虚血と断定できない.

3) 陰性U波:
- 前胸部誘導での陽性U波陰転化は虚血を示唆する所見である.

【ST変化部位による虚血の部位診断】
- ST上昇, 陰性T波, 陰性U波の出現部位により, 虚血の部位診断が可能である（図2-1）.

  V_{1-2}: 右室, 中隔　　上位肋間 V_{1-2}: 右室流出路
  V_{3-4}: 前壁　　　　V_{3R}-V_{4R}: 右室
  V_{5-6}: 左室（側壁）
  I, aV_L: 左室（高位側壁）

図1　運動負荷心電図におけるST低下のパターン

Up-sloping Junction（上行型・J型）　　Horizontal（水平型）　　Sagging/Down-sloping（下降型・サジング型）

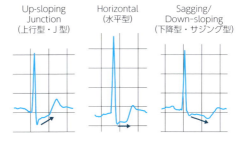

図 2-1 心電図の各誘導と解剖学的関係

a) 四肢誘導

b) 胸部誘導

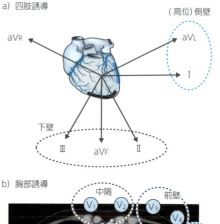
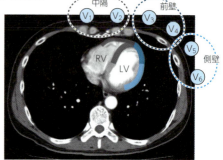

Ⅱ, Ⅲ, aVF: 下壁, 右房

- 運動負荷による ST 下降は V4-6, Ⅱ, Ⅲ, aVF 誘導で多く認められるが, この変化は虚血領域, 責任血管によらず共通である (全ての冠動脈が心尖部に向かう). このため, ST 下降を認める誘導の局在性から虚血部位を診断することは困難である (図 2-2).

【運動負荷試験における虚血診断の注意点】

- 左脚ブロック, WPW 症候群, ジギタリス服用例においては, ST 低下を虚血性心疾患の判定基準としてはならない.
- ただし右脚ブロックの場合は, V5,6 などの左側前胸部誘導とⅡ・aVF の下壁誘導の ST 低下は虚血の徴候と考えてよい.
- 女性の運動負荷試験は感度と特異度が低く, 解釈が困難な場合が多い.

図 2-2 ST 変化と虚血部位

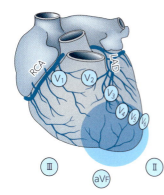
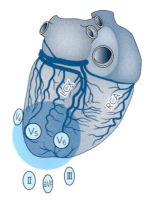

② 不整脈
- 上室期外収縮:健常人の 5〜16％で誘発される.
- 上室頻拍:誘発されることは稀である.
- WPW 症候群:運動負荷によりデルタ波が消失する場合は低リスクである.虚血性変化は偽陽性の可能性が高い.
- 心房細動・粗動:運動負荷で誘発されることは稀である.
- 心室期外収縮:負荷の増大とともに頻度が減少する場合は低リスクである.頻度が増悪する場合は基礎心疾患の検索を要する.
- 持続性心室頻拍/心室細動:心疾患患者の 0.1％で認められる.器質的心疾患によるものの場合は高率にショック状態となる.

③ 遺伝性疾患

1) 先天性 QT 延長症候群
- 臨床的には労作時の失神・心室頻拍(Torsades de pointes)が特徴的であるが,運動負荷で心室性不整脈が誘発されることは稀である.
- 運動負荷に対する QTc の反応の違いにより,遺伝子型の推測が可能.
- 代表的な例として,LQT1 においては交感神経刺激に対する QT 延長が著しく,LQT3 においては逆に QTc が改善する傾向がみられる.

2) カテコラミン感受性多形性心室頻拍
- 薬効評価のために施行される.高率に多源性期外収縮,心室頻拍が出現するため細心の注意が必要.

3）Brugada 症候群
- 通常運動負荷により ST 上昇が軽減し，心室性頻拍・細動は誘発されない．
- 負荷後に ST 上昇が増悪するものは将来的な心室細動リスクが高い．

〈杉山洋樹〉

5. 基本検査

6 ▶ 加算平均心電図と TWA(T wave alternans)

■ POINT

① 加算平均心電図は，微細な心室遅延電位を検出することにより心室性不整脈の機序および重症度判定に利用される.

② TWA は，心筋再分極過程の不均一性に伴うリエントリー基質を検出する.

加算平均心電図とは

- デジタル技術で多心拍の心電図波形を加算することによりノイズを除去し，通常の 12 誘導心電図では記録できない非常に微細な電位を検出する非侵襲的な心電図記録法である.

「遅延電位」の検出によるリエントリー基質の評価

- 心筋障害部位の内部および周辺領域では残存心筋がモザイク状に存在し，心筋の興奮は複雑に隔てられた心筋部位を，伝導遅延を伴いながら進行していく．その結果，QRS の終末部に低電位で高い周波数成分をもつ興奮波が生じ，遅延電位として記録される.

- これらの異常伝導を示す部位では期外収縮などをきっかけに一方向性ブロックや興奮伝播の回路を形成し，リエントリー性の心室頻拍を引き起こす.

- 遅延電位の検出はあくまでリエントリー回路の基質の存在を示すのみであり，直接的に不整脈を催すものではない．しかし，遅延電位陰性例ではリエントリー回路の存在は否定され，リエントリー性不整脈が生じる可能性は低い（陰性的中率が高い）.

記録法

- 専用の心電機器を用い，100～500 拍程度の波形（X・Y・Z 誘導）を加算記録し，ベクトルマグニチュード法にて表示する．心室遅延電位（late potential）の有無は，QRS 波形の幅（f QRS），終末部の大きさ（RMS40），持続時間（LAS40）を計算することで判定する（基準値は使用する心電計の機種により異なる）.

適応

- 器質的心疾患における重症心室不整脈および心臓性突然死のリスク評価に用いられる．心筋梗塞，心室瘤，各種の心筋症，原因不明の失神，Brugada 症候群などである.

- 主として陰性的中率の高さが重要である.

- 心筋梗塞は心筋に瘢痕形成をきたす代表的な疾患であり，心室不整脈発生に対する陰性的中率は非常に高い．しかし，加算平均心電図単独でのイベント予測効果は低く，心機能や心拍変動解析などと併せて総合的に評価することが大切である.

- その他，不整脈源性右室心筋症や拡張型心筋症など，様々

I 総論

図1 心室遅延電位

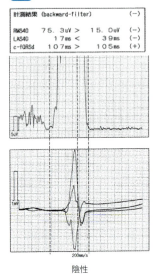

陰性

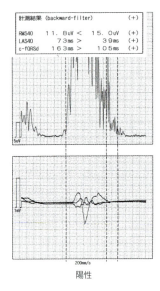

陽性

な疾患において不整脈発生の予測に対する有用性が報告されている.

TWA (T wave alternans) とは

- 体表面心電図における, 1心拍毎のT波形態, 波高, 幅, 極性などの変動を指す (QRS波形の変化を伴う場合を除く).
- 虚血性心疾患やQT延長症候群において重症心室不整脈との関連が報告されている.

心筋活動電位持続時間および再分極のばらつきによる, リエントリー基質の評価

- 主にM cellにおける不応期からの回復および心筋興奮伝導の時間的なばらつきを反映し, リエントリー性不整脈の基質となる.
- 重症心不全における心筋の機械的伸展あるいはイオン動態 (カルシウムハンドリング) の異常によってもTWAが生じる.

記録法

- 運動負荷あるいは心房ペーシングによって心拍数を100〜120bpmに維持し, 体表面からの心電図波形を連続記録する.
- 巨視的に確認できるalternansのみならず, 波形をデジタル化した上で体動などのノイズを除去することで, 微細なalternansの検出も可能となる.

適応 ・心不全，心筋梗塞などにおける致死性不整脈発症のリスク判定に使用される.
・TWA 陽性例では，重症不整脈との関連が報告されている.
・QT 延長症候群においては巨視的な TWA が観察され，診断の一助となる.

〈杉山洋樹〉

5. 基本検査

7 ► ABI, SPP

① ABI (ankle brachial index: 足関節/上腕血圧比)

POINT

① ABI＝足首の収縮期血圧/上腕の収縮期血圧である．
② ABIは通常1.0以上，0.9未満で下肢の閉塞性動脈硬化症を疑う．
③ ABIは下肢動脈の狭窄・閉塞を評価する指標である．
④ 閉塞性動脈硬化症患者の早期発見に有用とともに患者のリスク層別化にも有用である．

検査の概要

- 健常人では，足首での収縮期血圧は上腕動脈の収縮期血圧より10mmHg程度高い値を示すため1.00より大きい値を示す．
- 正常値は1.00〜1.40であり，0.9以下が末梢動脈性疾患と診断される．0.91〜0.99は境界域とされ，追加検査を行うなど慎重に経過をみる．
- 1.4を超える場合には，脛骨動脈の石灰化による圧迫不良での偽上昇と考えられ，足趾上腕血圧比（TBI）測定，容積脈波記録，画像検査などの追加検査を行う．
- 局所での血流障害が起こる血管炎などでは，症状とABI値が解離することがある．

図1 下肢閉塞性動脈硬化症の診断

(TASCII Working Group, 日本脈管学会訳: 下肢閉塞性動脈硬化症の診断・治療指針II, 2007より)

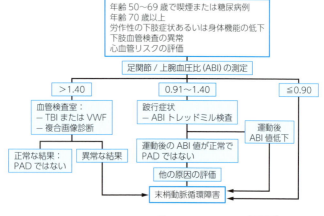

| 運動負荷 ABI の方法 | ・安静時の ABI 測定の後，トレッドミルで 3.5kg/h，傾斜 12％で 5 分歩行させた直後の ABI を再度測定する．前値と比較し 20％以上低下する，もしくは 20mmHg 以上低下する場合は末梢動脈性疾患と診断される． |

② SPP (skin perfusion pressure: 皮膚灌流圧)

POINT

① 皮膚レベルの還流圧であり，微小循環を評価する．
② SPP＜30mmHg で重症下肢虚血と診断する．
③ ABI の正常例でも血管炎などの微小循環障害を検出できる．
④ 血管内治療や下肢バイパス術の血流評価に用いる．

| 方法 | ・測定部位に対してレーザーセンサプローブを設置し，その上からカフを巻き加圧．駆血後，一定の速度で減圧し，遮断されていた血流が再び灌流し始めた時のカフ圧を SPP とする． |

図2 SPP 測定の 1 例

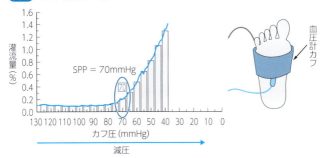

| SPP の適応 | 1. 重症虚血肢の血流評価
2. 血行再建後の血流評価
3. 難治性潰瘍の治療予測
4. 下肢切断レベルの判定
5. 糖尿病性足病変などの石灰化症例の重症度評価 |

| SPP 結果の判定 | SPP＜30mmHg　重症虚血肢
SPP≧40mmHg　潰瘍治癒の可能性が高い |

〈三好　亨〉

5. 基本検査

8 ▶ FMD (flow-mediated dilation: 血流依存性血管拡張反応)

POINT

① 血管内皮機能障害は動脈硬化の初期段階である.
② FMD は血管内皮機能を評価する方法の 1 つであり, 通常 FMD 検査は上肢の血管で行われる.
③ 血管をエコーでキレイに描出し, 駆血前後で同じ位置での測定に注意する.
④ 食事やカフェインなどの影響を受けるため, 午前中に前夜からの絶食の状態で行うことが望ましい.

FMD とは

- 血圧カフを上腕に巻いて圧をかけ（収縮期血圧＋50mmHg）, 5 分間の一過性虚血状態とする. その後, 一気にカフを緩めることで虚血を解除し, 反応性過血流によって生じるずり応力に対して, 血管内皮細胞から出る一酸化窒素によって血管平滑筋が弛緩し, 血管が拡張する. FMD 検査は, その血管の拡張の程度を評価する.
- 駆血解除後, 1～2 分で最大血流となり血管の拡大も最大となる. 7～10％程度の拡大を認めるのが正常であるが, 動脈硬化リスク因子をもつ患者では内皮機能が障害されるため, FMD は低下する.
- FMD 検査は, 動脈硬化疾患の早期マーカーであり, 糖尿病, 高血圧や冠動脈疾患患者では低下している. また, Framingham リスクスコアとよく相関する.
- 薬剤治療により数カ月で改善をみることができるため, 薬物治療のガイドに用いることもできる. ARB やスタチンによる血管内皮機能改善の報告は多い.

図 1 Flow-mediated dilatation (FMD)

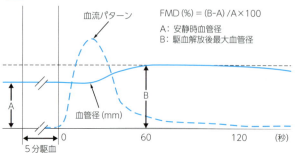

FMD (%) = (B-A)/A×100
A: 安静時血管径
B: 駆血解放後最大血管径

〈三好 亨〉

5. 基本検査

9 ▶ PWV (pulse wave velocity: 脈波伝播速度), CAVI (cardio ankle vascular index: 心臓足首血管指数)

POINT

① 動脈の硬さの指標（動脈スティフネス）を測定する方法がPWVとCAVIであり、硬く弾性が退化した血管では脈波の血管伝播速度が上昇する.

② 動脈の硬化は加齢やリスク因子によって、血管の構成成分のエラスチンが減少しコラーゲンが増加することを反映している.

③ 侵襲性のない簡易な検査であるが、適当な室温の場所で安静後に測定することが重要である.

PWVとは

- PWVは動脈を心拍に伴う拍動が伝播する速度であり、動脈が硬くなるほど速くなる. 具体的には動脈の異なる2点で脈波を測定し、その立ち上がりの時間差（Δt）からPWV＝D/Δtとして求められる.
- 欧米では頸動脈-大腿動脈間脈波伝播速度（cfPWV）が用いられるが、本邦では上腕-足首間脈波伝播速度（baPWV）が普及している. baPWVでは鼠径部に触れることなく、血圧用カフを上下肢に巻くだけで測定できるため、患者への負担が少ない.
- baPWVは、加齢とともに高血圧、糖尿病、慢性腎臓病など様々な動脈硬化リスク因子によって増加する.
- 心房細動、腸骨動脈や大腿動脈などに狭窄がある場合は不正確となる.

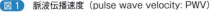

図1 脈波伝播速度 (pulse wave velocity: PWV)

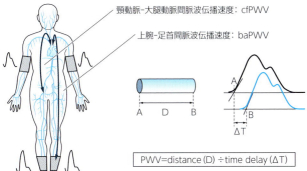

頸動脈-大腿動脈間脈波伝播速度: cfPWV
上腕-足首間脈波伝播速度: baPWV

PWV=distance (D) ÷ time delay (ΔT)

- baPWV 高値はその後の心血管イベント発症と関連があるとされ,カットオフ値としては約 1,800cm/秒以上とするものが多く報告されている.

CAVI とは

- CAVI は血管局所の血管弾性 stiffness parameter β の考えをもとに計算される.計算式は下記となる.
  CAVI＝2×(血液粘度)/脈圧×[ln(収縮期血圧/拡張期血圧)]×PWV^2
- CAVI も baPWV と測定方法はほぼ同様であり,患者への負担は少ない.
- CAVI は測定時の血圧の影響を受けにくい.
- CAVI は年齢とともに増加し,男性では女性より約 0.2 高く,10 年毎に約 0.5 増加する.
- CAVI は,脳梗塞や冠動脈疾患をもつ患者,また,糖尿病,高血圧,肥満などの動脈硬化リスクをもつ患者では高値である.
- CAVI は薬剤の介入によって比較的短期に改善するという報告もあり,動脈の器質的変化だけでなく,血管平滑筋の緊張などの機能的変化もとらえることができる可能性がある.

〈三好 亨〉

5. 基本検査

10 ▶ CPX (cardio-pulmonary exercise test: 心肺運動機能検査)

■ POINT

① CPX は，運動負荷試験に連続呼気ガス分析を併用したもの．

② CPX で得られた分時換気量（VE），酸素摂取量（VO_2），二酸化炭素排出量（VCO_2）をもとに各指標を求める．

③ Peak VO_2 は予後の指標になりうる．

④ 心臓病患者に対する運動処方での運動強度は，嫌気性代謝閾値（AT）を指標とする．

運動負荷試験の適応	・心臓リハビリテーションでは，急性心筋梗塞後あるいは心不全入院または心臓術後のベッドサイドでの離床訓練が順調に経過して，病棟内の廊下歩行が確実に行えるようになった時点で開始する．
	・運動療法の認められている冠動脈疾患や心不全，糖尿病，高血圧などの生活習慣病を有する者では，原則として心肺運動負荷試験を受けて運動耐容能の評価を行う．
運動負荷試験の禁忌	・2 日以内の急性心筋梗塞，不安定狭心症
	・コントロール不良の不整脈，うっ血性心不全
	・高度大動脈弁狭窄症
	・急性肺塞栓
	・急性心筋炎または心膜炎
絶対的禁忌	・急性大動脈解離またはその疑い
	・Ⅲ度房室ブロック
相対的禁忌	・中等度の狭窄性弁膜症
	・収縮期血圧 200mmHg または拡張期血圧 110mmHg 以上の高血圧
	・頻脈性不整脈または徐脈性不整脈，高度房室ブロック
	・肥大型心筋症またはその他の流出路狭窄
	・コントロールされていない代謝性疾患（甲状腺機能亢進症，粘液腫など），電解質異常
CPX の評価	・Peak VO_2（最大酸素摂取量）は，運動耐容能の最も良い指標であり，予後の指標となりうる．
	・Peak $VO_2 \leqq 14mL/kg/$分であると死亡率が高く，アメリカでは心移植適応の基準とされてきた．
	・VE/VCO_2 slope は心不全の重症度が高いほど高値を示し，予後不良である．心不全では間質の浮腫によって

肺胞拡張のコンプライアンスが低下し1回換気量が低下する．その代償として呼吸数が増加し，浅い呼吸のために解剖学的死腔が増加し，結果的にVE/VCO_2 slopeが高値となる．

- 運動処方を負荷量で設定する場合，負荷に応答する時間を考慮しATレベルの1分前の負荷量を処方する．
- ATレベル以下の運動であれば，交感神経活動の亢進が少なく安全に行うことができる．

〈三好　亨〉

5. 基本検査

11 ▶ 24 時間血圧計

■ POINT

① 血圧日内変動の評価には適する.

② 通常は覚醒時に高値を示し, 睡眠時に低値を示す.

③ 24 時間血圧計は白衣高血圧や仮面高血圧の診断に有用である.

④ 自由行動血圧は診察室血圧よりも高血圧臓器障害の程度とよく相関している.

⑤ 1 回の検査で多数の測定値が得られる利点はあるが, 測定日の活動性や睡眠状態にも影響をうけることに留意する.

24 時間血圧計とは

- 15〜30 分間隔で 24 時間自由行動下に血圧測定することによって診察室以外の血圧情報が得られ, 24 時間にわたる血圧プロフィールや夜間, 早朝などの限られた時間帯における血圧情報も得られる.

表1 自由行動下血圧の適応（高血圧治療ガイドライン 2014 より）

自由行動下血圧測定が利用可能で以下の適応がある場合, 必要に応じてこれを実施する

1. 家庭血圧が 135/85mmHg を前後する, あるいは診察室血圧が 140/90mmHg を前後し, 判断が困難な場合

2. 家庭血圧が 125〜134/80〜84mmHg の正常高値を示す場合

3. 家庭血圧の変動が大きい場合
   a. 家庭血圧で, 白衣高血圧が確定しない場合
   b. 家庭血圧で, 仮面高血圧が確定しない場合
   c. 職場高血圧が疑われ, 職場で血圧自己測定が行えない場合
   d. 家庭血圧で治療抵抗性の診断が確定しない場合
   e. 夜間高血圧, non-dipper, riser が疑われ, 家庭血圧で夜間血圧が測定されない場合

4. 血圧短期変動性を問題にする場合
   a. 偶発的で一過性の高血圧, 低血圧が認められる場合
   b. 家庭血圧, 診察室血圧が大きく動揺する場合

〈三好　亨〉

5. 基本検査

12 ▶ 睡眠ポリグラフ検査
(polysomnography: PSG)

■ POINT
① 眠時無呼吸症候群をはじめとする睡眠障害を正確に診断するための検査.
② 脳波, 呼吸運動, 心電図, いびき音, 酸素飽和度などのセンサーをとりつけ, 一晩中連続して記録する検査.
③ 睡眠の深さや無呼吸の程度, 不整脈, いびきの出現時間がわかる.
④ 簡易 PSG は呼吸センサーとパルスオキシメータのみを装着する外来で施行できるスクリーニング検査である.

PSG とは
- 睡眠中の呼吸状態と循環動態を同時に観察し, 夜間の睡眠状態 (入眠潜時, 睡眠の深さと質, 睡眠中断を引き起こす症状) を評価したり, 異常な生体現象を客観的にとらえるために行われる検査.
- 外来で行われるスクリーニングとしての簡易 PSG と, 1泊2日入院で施行し詳細な解析ができるフル PSG がある.

簡易 PSG
- 鼻の気流 (気流センサー), 血中酸素飽和度 (パルスオキシメータ) をモニターする (図1).

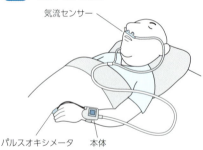

図1 簡易 PSG の装着
気流センサー
パルスオキシメータ　本体

(フル) PSG
- 呼吸状態を気流センサー, 胸部バンド, 腹部バンドでモニター, 睡眠状態を脳波, 眼球運動, 筋電図でモニター, 心電図で不整脈と心拍数を, パルスオキシメータで酸素飽和度をモニターする. 睡眠時呼吸障害の確定診断が可能である (図2).
- **脳波**: 睡眠の深さ, **眼球運動**: レム, ノンレム睡眠の判定, **あご筋電図**: 睡眠状態の判定, **下肢筋電図**: むずむず足などの睡眠障害の判定.

図2 フル PSG の装着

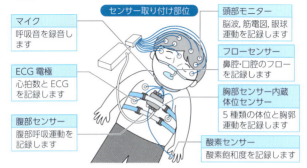

対象	・閉塞性あるいは中枢性の睡眠時無呼吸症候群（sleep apnea syndrome: SAS）が疑われる患者．睡眠時低換気が疑われる患者．
施行とデータの解釈	・問診で睡眠障害が疑われる患者はメモリー機能付きパルスオキシメータで睡眠中低酸素の回数および低下の程度から oxygen desaturation index（ODI）を求める．ODI は後述する AHI と相関する（図3）．
スクリーニングその1 スクリーニングその2	・簡易 PSG を用いると1時間当たりの無呼吸あるいは低呼吸の頻度〔無呼吸・低呼吸指数，AHI（apnea hypopnea index）〕を求めることができる．昼間の眠気やいびきなど症状があり AHI が5以上か，または症状の有無に関わらず AHI が15以上の患者を SAS と診断する（図4）．
（フル）PSG	・閉塞性睡眠時無呼吸（obstructive sleep apnea: OSA）と中枢性睡眠時無呼吸（central sleep apnea: CSA）の鑑別に必須である．スクリーニング検査で AHI または 3% ODI が5未満だが $SpO_2 < 90\%$ が5分以上持続するような症例，AHI または 3% ODI が5以上15未満および Epworth sleepiness scale（ESS）11未満の症例，

図3 酸素飽和度の低下と ODI の定義

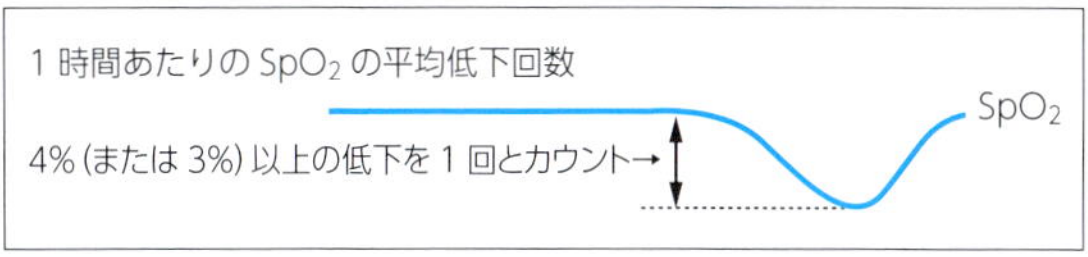

```
1 時間あたりの SpO₂ の平均低下回数
4%（または 3%）以上の低下を1回とカウント→          SpO₂
```

12 睡眠ポリグラフ検査

図4 気流センサーパターンと無呼吸，低呼吸

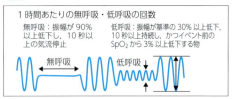

1時間あたりの無呼吸・低呼吸の回数

無呼吸：振幅が90%以上低下し，10秒以上の気流停止

低呼吸：振幅が基準の30%以上低下，10秒以上持続し，かつイベント前のSpO₂から3%以上低下する物

図5 PSGの気流波形，呼吸運動と酸素飽和度からみた OSAとCSAの相違

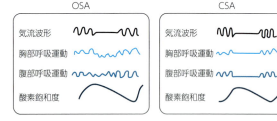

あるいはAHIまたは3% ODIが15以上またはESS≧11の症例で施行する．OSAは吸気努力が，気流停止している時間全てで認められる．CSAは吸気努力が，気流が停止している時間全てで消失している（図5）．

- OSAパターンが半分以上あればOSAS，CSAが半分以上あればCSASと診断される．
- 漸増漸減型の気流波形が10分以上続けばCheyne-Stokes呼吸と診断される．
- AHIが5未満の場合は治療適応のない軽症か，あるいはナルコレプシー，特発性過眠症など別の睡眠障害の機序を考える．その判定には入眠してから15分以内に現れるレム睡眠の回数，入眠までにかかった平均時間などの情報が有用である．

■参考文献

1. 日本循環器学会 循環器領域における睡眠時無呼吸障害の診断・治療に関するガイドライン．2010．
2. 麻野井英次，編．睡眠時無呼吸症候群―循環器科医必須知識．東京：メジカルビュー社；2008．
3. 榊原博樹，編．睡眠時無呼吸症候群診療ハンドブック．東京：医学書院；2010．
4. 松浦雅人，編．睡眠とその障害のクリニカルクエスチョン200．東京；診断と治療社；2013．

〈谷山真規子，伊藤 浩〉

5. 基本検査

13 ▶ Head-up tilt 試験

▌ POINT

① Head-up tilt（チルト）試験は起立性低血圧, 反射性失神（神経調節性失神）, 体位性起立頻脈症候群の診断と機序の解明に用いられる.

② 神経調節性失神の確定診断に必須である.

適応	・単回の失神であるが, ハイリスク（外傷の危険性, 職業上問題がある場合）症例.
	・器質的心疾患のない原因不明の失神.
	・器質的心疾患があっても, 心原性失神が除外された原因不明の失神.
	・失神の原因が確認できても, 心臓神経性の素因が治療に関係してくる場合.
	・運動負荷で再現できない労作後の失神.
	・てんかん発作と痙攣を伴う失神の鑑別.
	・再発性の原因不明の失神.
前処置と準備	・神経調節性失神の診断には, 以下のように前処置と準備, プロトコールを用いる.
	・検査前は絶食とし, 心血管作動薬は可能なら前日から休薬.
	・チルト台（フットサポートのあるもの）を準備する. 救急カートを用意する.
	・部屋は静かで薄明かりであること.
	・被検者が失神を起こして転倒する危険があるため, 介助者とともに 2 人以上で検査を行う.
	・静脈ルートを生食で確保する.
	・開始前 30 分は安静とする. チルト台までは車椅子で移動する.
	・被検者にチルト台に仰向けに寝てもらい, 体幹（胸部, 腰部）と下肢（膝）をベルトで台に固定する. 胸部はあまりきつくしないように注意する.
記録	・検査開始前および終了後に 12 誘導心電図を記録する.
	・検査中記録可能な心電図モニター, 自動血圧計を装着する.

I 総論

プロトコール

①安静仰臥位で1分毎に脈拍と血圧を測定し，5〜20分経過観察する．血圧，脈拍が安定したら，head up へ進む．

②チルト台を60〜70°に上げる．1分毎に血圧，脈拍を測定し記録する．30分まで施行．

③この時点で症状や血圧低下もなく陰性の場合は，下記のイソプロテレノール負荷を行う．

〈イソプロテレノール負荷〉

①チルト台を一旦水平に戻し，10分間安静とし，その後心拍数が安静時の20〜25%増加するまでイソプロテレノールを点滴静注する（1μg/分より開始．3μg/分まで）．

〔例：プロタノールL注1A（0.2mg/1mL）＋生食で→計50mL（＝4μg/mL）とし，シリンジポンプで→15.0mL/時（＝1μg/分）より開始．心拍数が安静時コントロールより20〜25%増加するまで，心拍数をみながら3μg/分まで微調整する〕

②心拍数が増加し，安定したところでイソプロテレノールを点滴したまま再度チルト台を60〜80°に上げる．1分毎に血圧，脈拍を15分まで測定し記録する．

検査陽性基準

• 悪心，嘔吐，眼前暗黒感，めまいなどの失神の前駆症状や，失神を伴う血圧低下と徐脈を認めた場合．

• 収縮期血圧60〜80mmHg未満や，収縮期血圧または平均血圧が20〜30mmHg以上低下した時．

終了ポイント

• 上記の陽性所見を満たした時点，またはイソプロテレノール負荷を行っても失神症状がみられなかった場合終了．

• 検査終了後，5分間安静とし，最終のバイタルサインを測定した後終了．

• チルト試験で誘発される神経調節性失神の分類（詳細はⅢ-2. 24. 神経調節性失神の項参照）

Type 1 (混合型)	血圧は上昇後，心拍数が減少する前に低下．心拍数は 40/分以下にならないか，なっても 10 秒未満．心停止は 3 秒未満．
Type 2 (心抑制型)	心拍数は増加した後減少し，40/分以下が 10 秒以上あるいは心停止 3 秒以上． 2A: 血圧は上昇後，心拍数が低下する前に低下． 2B: 血圧は心停止時あるいは直後に 80mmHg 以下に低下．
Type 3 (血管抑制型)	心拍数は増加した後不変のまま血圧低下，心拍数は低下しても 10％未満．

■参考文献

❶日本循環器学会ガイドライン　失神の診断・治療ガイドライン. 2012 年改訂版.

❷今泉　勉, 監. 失神の診断と治療. 東京: メディカルレビュー社; 2006.

❸今泉　勉, 編. 臨床医のための循環器自律神経機能検査法. 東京: メディカルレビュー社; 1997.

〈谷山真規子，伊藤　浩〉

5. 基本検査

14 ▶ 心エコー図検査

■ POINT

① 心エコー図検査は循環器疾患のスクリーニング，病態評価，治療方針の決定，治療効果の判定に有用である．
② 適切な断面の設定とガイドラインに準じた標準的な計測を心がける．
③ 再現性のよい画像の描出に基づく定量的な評価が大切である．

心エコー図法の対象

- 全ての心疾患が対象となる．
- 心臓の構造的異常の検索，心腔サイズ・心肥大の評価，左室壁運動，収縮能評価，拡張能評価に加え血流速，血流量，圧の推定などの血行動態の総合的評価ができる．
- 検査前に聴診することで心臓弁膜症などの見逃しを減らすことができる．

心エコー図基本断面

【基本断面・冠動脈支配】
- 左側臥位，呼気止めでの記録を基本とする．
- 傍胸骨左室長軸像（図 1）：基本断面であり，大動脈，左房，左室，右室サイズの計測，左室壁運動，壁厚，および僧帽弁，大動脈弁の評価を行う．ドプラでは大動脈弁，僧帽弁，左室流出路狭窄をチェックする．
- 左室短軸像　大動脈弁レベル（図 2）：大動脈弁の観察とともに，右室流出路から肺動脈，肺動脈弁，三尖弁を観察する．
- 左室短軸像　僧帽弁レベル（図 3）：僧帽弁を観察する．僧帽弁逸脱症，狭窄症の評価に有用である．

図 1　傍胸骨左室長軸像

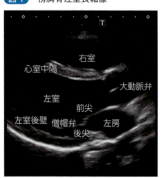

図 2　左室短軸像　大動脈弁レベル

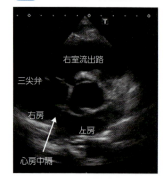

- 左室短軸像　左室乳頭筋レベル（図4）：冠動脈支配領域が明瞭であり，左室壁運動評価に用いる．右心系の拡大や右室肥大の評価も必要時行う．
- 心尖四腔像（図5）：4つの心腔が描出される．右室の観察には右室が最も大きくなるように描出するとよい．心腔サイズとともに僧帽弁や三尖弁の評価ができる．
- 心尖二腔像（図6）：四腔像から反時計方向に約30〜60°回転させると左室と左房が描出される．左室前壁と下壁の壁運動評価，僧帽弁後尖逸脱の部位評価に有用である．
- 心尖部長軸（三腔）像（図7）：二腔像から反時計方向に約90°回転させて描出する．左室流入血流や左室流出路のドプラ評価に有用である．
- 心窩部アプローチ（図8）：仰臥位で下肢を軽く曲げてもらい，剣状突起下から下大静脈，肝静脈，右房が観察さ

図3　左室短軸像　僧帽弁レベル

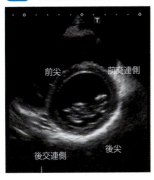

図4　左室短軸像　左室乳頭筋レベル

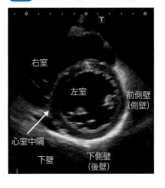

図5　心尖四腔像

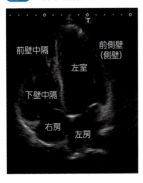

図6　心尖二腔像

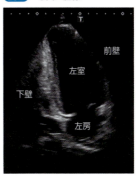

図7 心尖部長軸(三腔)像

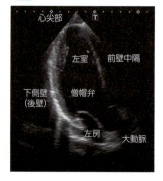

図8 心窩部アプローチ

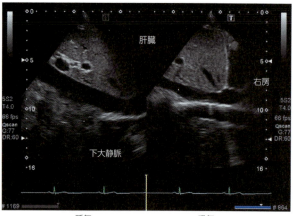

呼気　　　　　　　吸気

表1 右房圧の推定法

下大静脈径とその呼吸性変動から右房圧が推定できる.

最大下大静脈径 (mm)	呼吸性変動	推定右房圧 (mmHg)
≦21	≧50%	3 (0-5)
≦21	<50%	8 (5-10)
>21	≧50%	8 (5-10)
>21	<50%	15

(ASE guidelines. J Am Soc Echocardiogr. 2010; 23: 685-713)

図9 冠動脈の支配領域

- ■ 右冠動脈
- ■ 左前下行枝
- ■ 左回旋枝
- ■ 右冠動脈 or 左回旋枝
- ■ 左前下行枝 or 左回旋枝
- ■ 右冠動脈 or 左前下行枝

① 心尖四腔像

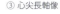
③ 心尖長軸像

④ 短軸像僧帽弁レベル   ⑤ 乳頭筋レベル   ⑥ 心尖レベル

れる（表1）. 四腔像, 左室短軸像も観察できる.

冠動脈支配と局所壁運動の評価法

- 心エコーの基本断面における冠動脈の支配領域を理解しておく必要がある.
- 心筋虚血は冠動脈の支配領域に一致した壁運動異常として観察される（図9）. 冠動脈支配と一致しない場合には心筋疾患を疑う.
- 心内膜面は心腔に向かって一様に移動する. その動きの低下の程度から壁運動異常は normal, mild hypokinesis, severe hypokinesis, akinesis, dyskinesis に分類される.
- 健常領域に引っ張られて動いているように見えることもある. その時は, 収縮期に心筋壁厚が増加するか否か観察して判断する. 壁運動低下と心内膜エコー輝度の増加は心筋梗塞のサインである.
- 左室長軸断面からの計測（図10）: 左房径は収縮末期, 左室径と壁厚は収縮・拡張末期に計測する. 左室形態が正常で局所壁運動異常がないときに限り, 左室を回転楕円体と仮定して左室径から左室容積を求めることができる.
- Teichholtz 式: LV (mL) = $7.0D^3/(2.4+D)$
  D: 左室径（収縮期または拡張期）

計測そして定量的評価

- 日本人における心エコーパラメータの正常値を表2に示す.
- 日本人における心エコー図検査の正常値は欧米人と異なる.
- 年齢や体格などを考慮する必要があるが, 左室壁厚は10mm, 左房径40mm, 左室拡張末期径50mm程度, また左房容積係数は 35mL/mm^2 を超えてくると大きいと判断できる.

I 総論

図10 左室長軸断面からの計測

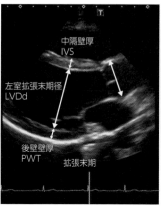
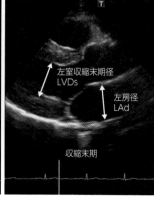

表2 日本人における心エコーパラメータの正常値

	男性	女性
大動脈径（2D 法）		
大動脈弁輪径, cm	2.2±0.3	2.0±0.2
Valsalva 洞径, cm	3.1±0.4	2.8±0.3
ST 接合部径, cm	2.6±0.3	2.4±0.3
左室壁厚（2D 法）		
中隔壁厚, cm	0.9±0.1	0.8±0.1
後壁壁厚, cm	0.9±0.1	0.8±0.1
左室内径（2D 法）		
左室拡張末期径, cm	4.8±0.4	4.4±0.3
左室収縮末期径, cm	3.0±0.4	2.8±0.3
左室拡張末期径/体表面積, cm/m^2	2.7±0.2	3.0±0.2
左室収縮末期径/体表面積, cm/m^2	1.7±0.2	1.8±0.2
左室容量（Simpson 変法）		
左室拡張期容量, mL	93±20	74±17
左室収縮期容量, mL	33±20	25±7
左室拡張期容量/体表面積, mL/m^2	53±11	49±11
左室収縮期容量/体表面積, mL/m^2	19±5	17±5
左室駆出率, %	64±5	66±5
左室心筋重量（area-length 法）, g	133±28	105±22
左室心筋重量/体表面積, g/m^2	76±16	70±14
右室拡張期径, cm	3.1±0.5	2.8±0.5
右室面積		
右室拡張期面積, cm	16±4	13±3
右室収縮期面積, cm	9±3	7±2
右室面積変化率, %	44±13	46±11
左房径（2D 法）		
左房横径（心尖四腔像）, cm	3.6±0.5	3.5±0.5
左房縦径（心尖四腔像）, cm	4.9±0.7	4.6±0.7
左房横径（傍胸骨長軸像）, cm	3.2±0.4	3.1±0.3

表2 続き

	男性	女性
右房径（2D法）		
右房横径（心尖四腔像），cm	3.4±0.5	3.1±0.5
右房縦径（心尖四腔像），cm	4.5±0.6	4.2±0.6
左房容量（Simpson変法）		
最大左房容量，mL	42±14	38±12
最小左房容量，mL	20±9	17±7
最大左房容量/体表面積，mL/m^2	24±7	25±8
最小左房容量/体表面積，mL/m^2	11±5	12±5
左室 Tei index	0.35±0.10	0.33±0.09

(吉川純一，編．臨床心エコー図学，第3版．東京：文光堂；2008．p.746 より)

図11 左室相対的壁肥厚と左室心筋重量係数を用いた左室肥大の4つの分類

求心性肥大＞遠心性肥大＞求心性リモデリング＞正常の順に心血管イベントが多いと言われる．

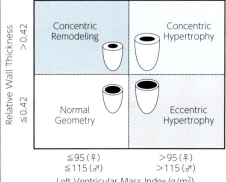

- 左室心筋重量（図11）：左室心筋重量と体表面積で補正した左室心筋重量係数（LVMI g/m^2）を求めるとよい．LVMIの増加とともに心不全や冠動脈疾患の発症が増加し，生命予後が不良となる．高血圧患者では高血圧の重症度とその持続時間を反映する指標となる．Relative wall thickness（＝2×拡張末期後壁厚/左室拡張末期径）は左室求心性肥大の指標である．

左室容積の評価
- 左室収縮能の評価には左室駆出率（LVEF）が用いられることが多い．正常は55%以上である，とされる．
- 左室肥大例や僧帽弁閉鎖不全症例などではLVEFは収縮能を過大評価することがある．
- LVESVを体表面積で補正したLVESVIは左室収縮能の

図12 左室容積と LVEF 計測

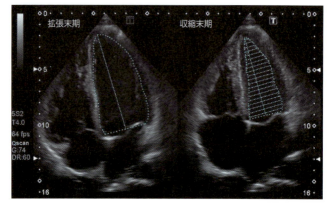

指標である.
- 左室容積と LVEF 計測（図 12）：心尖部四腔像と二腔像を用いて，心内膜をトレースし，MOD 法（Methods of disks）を用いて算出することが推奨されている.
- LVEF＝（LVEDV－LVESV）/LVEDV×100（％）
- MOD 法は左室が長軸方向に最も大きく描出される断面を用い，僧帽弁輪から対側の弁輪部まで左室心筋内膜面をトレースする．肉柱や乳頭筋は除く．これを拡張期と収縮期で行い，LVEDV と LVESV を算出する．
- これを心尖部四腔像と二腔像で行う．ただし，2 断面間での左室長軸の長さの違いが 10％未満になるように断面を描出する．
- 左室が均一に肥大した場合は左室壁厚と内径から算出される．
- 左室心筋重量＝0.8×{1.04[(LVDd＋PWTd＋SWTd)3－(LVDd)3]}＋0.6g
- 左室が不均一な肥大をしているときは Area-length 法を用いて計測する．

左房容積計測の評価（図 13）
- 僧帽弁疾患や心房細動のない症例においては左房容積は左房圧を反映する．
- 加齢によってのみでは左房容積係数は増加しない．
- 左房容積の計測：左房容積（LAV）も心尖部四腔像，二腔像から MOD 法で求めることができる．トレースの際には肺静脈・左心耳は省いて最内側をトレースするとよい．体表面積で補正した LAVI は 28mL/m^2 までが基準

図13 左房容積の計測

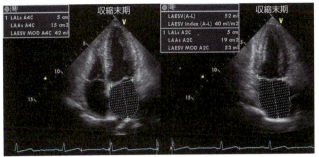

収縮末期

図14 左室流入血流速波形の計測と波形

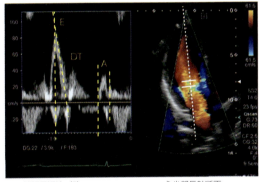

心尖部長軸断面

- 拡張早期波（E）
- 心房収縮期波（A）
- E波の減速時間（DT）

値，34mL/m^{2}以上は拡大とし，大きくなるほど心血管事故のリスクが増加する．

【左室拡張能の評価】

左室流入血流速波形（図14）

- 左室拡張能は左室流入血流速波形から評価される．
- 心尖部長軸あるいは四腔断面で僧帽弁尖部にサンプルボリュームを置き記録する．
- E/Aは年齢の影響を受ける．
- 若年者は1.0以上であるが55～60歳以上で1.0以下となる．
- 左室流入血流速波形の計測と波形：正常では拡張早期波E波が，心房収縮波A波より大きい（E/A<1.0）．

I 総論

図15 僧帽弁輪部移動速度波形（心室中隔側）

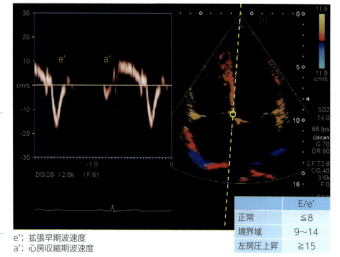

e'：拡張早期波速度
a'：心房収縮期波速度

	E/e'
正常	≦8
境界域	9〜14
左房圧上昇	≧15

- 左室弛緩障害が生じるとE波よりA波のほうが高くなる（異常型）．健常人でも65歳以上でE/Aは1.0以上となることが多い．
- 拡張障害が進行すると偽正常型（E/A＞1.0），拘束型（E/A＞2.0）となる．

僧帽弁輪部移動速度（e'）（図15）

- 心尖四腔断面で心室中隔側の僧帽弁輪部にサンプルボリュームを置き記録する．
- e' 8cm/s以上が正常であり，左室弛緩障害の進行とともに低下する．
- e'は正常波形と偽正常波形の鑑別に有用である．
- E/e'は左室充満圧の指標である．
- E/e'≧15であれば平均左房圧上昇が疑われる．
- 僧帽弁輪部移動速度波形（心室中隔側）：心尖四腔断面で心室中隔側の僧帽弁輪部にサンプルボリューム（SV幅＝10mm程度）を置き記録する．僧帽弁輪部移動速度（e', cm/s）：8cm/s以上が正常であり，左室弛緩障害の進行とともに低下する．
- e'は正常波形と偽正常波形の鑑別に有用である．E/e'は左室充満圧の指標である．E/e'≧15であれば平均左房圧上昇が疑われる．
- 拡張不全の進行による左室流入波形僧帽弁輪移動速度の変化（図16）：拡張障害が進行し，左心房圧が上昇して

図16 拡張不全の進行による左室流入波形僧帽弁輪移動速度の変化
(Redfield MM, et al. JAMA. 2003; 289: 194-202 より)

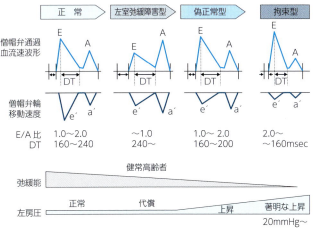

くるとE波は増高し，DTも正常値を示すなど，正常と同様となる（偽正常化）．組織ドプラ法により検出される僧帽弁輪の移動速度波形 e' 波（拡張早期波に相当）と a' 波（心房収縮期波に相当）では，経僧帽弁血流速度波形が偽正常型であっても e' 波は著明に低下するため正常型との区別が容易となり，より正確な拡張不全の評価が可能となる．

- バルサルバ負荷による正常型と偽正常型の鑑別（図17）：バルサルバ負荷は息ごらえにより胸腔内圧を上げて静脈灌流を減らす負荷法である．左室流入血流速波形を計測中に行うことでE波が減高すれば（ΔE/Aで0.5以上）偽正常化パターンの可能性が高い．正常ではE, A波ともに減高し，E/Aは変化しない．

肺静脈血流速波形
（図18）

- 心尖四腔断面で右肺静脈内にサンプルボリュームを置いて記録する．
- 収縮期と拡張期の血流速比（S/D比）で評価する．
- 拡張障害が進行するとS波減高，D波増高し，S/D<1となる．
- 左房圧が上昇すると心房収縮期に肺静脈に逆流が認められる．
- 肺静脈血流速波形：心尖四腔断面で右肺静脈内にサンプルボリュームを置いて記録する．収縮期と拡張期の血流速比（S/D比）で評価する．拡張障害が進行するとS波

I 総論

図17 バルサルバ負荷

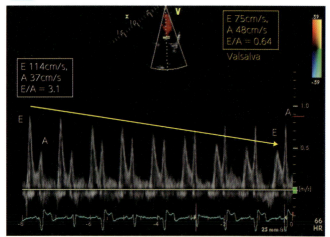

図18 肺静脈血流速波形

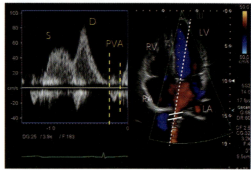

- 収縮期波（S）
- 拡張期波（D）
- 心房収縮による逆流波形（PVA）

減高，D波増高し，S/D<1となる．左房圧が上昇すると心房収縮期に肺静脈に逆流が認められる．

血行動態の評価
- 左室流出路における心拍出量の測定．
- 右室収縮期圧（RVSP），肺動脈圧の推定（図19）：三尖弁逆流（TR）の最高流速から右室右房間圧較差を算出し，推定右房圧を加えることで右室収縮期圧を推定する．右房圧は下大静脈径と呼吸性変動から推定する．
RVSP（mmHg）＝（TR最高流速）^{2}＋右房圧

図19 右室収縮期圧の計測

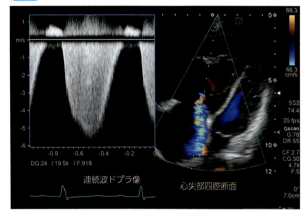

連続波ドプラ像　心尖部四腔断面

図20 右室面積変化率（FAC）

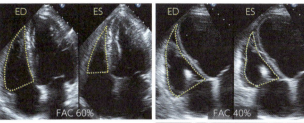

FAC(%)
$= \dfrac{\text{enddiastolic area(area ED)} - \text{endsystolic area(area ES)}}{\text{areaED}}$
×100%

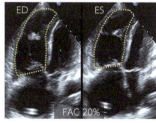

右室機能の評価	・右室はその複雑な3次元構造のため，2次元エコーで駆出率を求めることは困難である．

- 右室面積変化率 RV fraction area change（FAC）の計測：心尖部四腔断面から右室面積を求め，RV−FAC＝(area ED−area ES)/area ED×100%，として算出する．RVFAC＜35%で右室収縮能低下ありとする（図20）．
- 右心収縮には長軸方向の動きが重要である．

図21　三尖弁輪部収縮期移動距離（TAPSE）

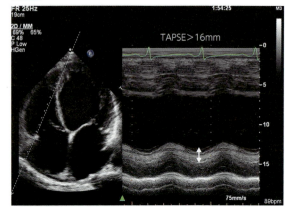

図22　左室流出路における心拍出量の測定

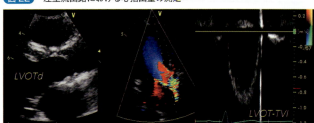

左室流出路径　　　　　　　　　パルスドプラ法

- TAPSE（tricuspid annular plane systolic excursion）：右室自由壁側の三尖弁輪部に M-mode カーソルをあて，拡張期からどの程度移動したか計測する．右室長軸方向の収縮能指標であり，TAPSE＜17mm で右室収縮能低下ありとする（図21）．
- 左室流出路における心拍出量の測定（図22）：一回拍出量（SV）は左室流出路における断面積と時間流速積分値（LVOT-TVI）の積で求められる．
  SV（mL）＝ π（LVOTd/2）² × (LVOT-TVI)
  ＊AVA＝(LVOTd/2)² × π × (LVOT-TVI)/(AOV-TVI)

■参考文献

❶ JASE 2010. Rudski LG, et al. Guidelines for echocardiographic assessment of the right heart in adults.

〈麻植浩樹，伊藤　浩〉

5. 基本検査

15 ▶ 経食道心エコー図検査
(trans-esophageal echocardiography: TEE)

POINT

① 経食道心エコー図検査は心血管の鮮明な画像を得ることが可能である.
② 僧帽弁閉鎖不全症の解剖学的評価, 感染性心内膜炎における疣贅の検出そして左心耳血栓の検出に有用である.
③ カテーテル治療, 心臓外科術中のモニターにも用いられる.
④ 3次元エコーは特に僧帽弁の解剖学的異常の把握に有用である.
⑤ 探触子を口から挿入することに伴う苦痛の緩和などの事前の準備が重要である.

適応・禁忌	・TEEの適応については, 循環器病の診断と治療に関するガイドライン (2009年度合同研究班報告). 循環器超音波検査の適応と判読ガイドライン (2010年改訂版) 表41, p.37を参照されたい. ・禁忌については絶対禁忌と相対禁忌を表1に示す.

表1 TEEの禁忌事項

絶対的禁忌	相対的禁忌
・消化管穿孔 ・食道狭窄 ・食道腫瘍 ・食道穿孔および食道断裂 ・食道憩室 ・活動性の上部消化管出血	・頸部および縦隔への放射線治療歴 ・上部消化管手術歴 ・最近の上部消化管出血 ・バレット食道 ・嚥下障害歴 ・頸部の可動制限 ・症状のある食道裂孔ヘルニア ・食道静脈瘤 ・凝固障害および血小板減少症 ・活動性の食道炎 ・活動性の胃十二指腸潰瘍

(Hahn RT, et al. J Am Soc Echocardiogr. 2013; 26: 921-64 より改変)

施行法とその手順 (図1)	・オーダー時に検査の必要性と施行法について十分な説明を行い, 被験者の苦痛や不安を少なくする. ・検査前4時間は絶飲食とし, できれば点滴ルートを確保する. ・2%キシロカイン®ゼリーを口に含ませて口腔内を麻酔する. 2回繰り返す. ・8%キシロカイン®スプレーを口腔内に噴霧し, さらに後咽頭壁も麻酔する (鎮静が必要な場合はプロポフォール200mg/20mLを少量ずつ静注する).

- 左側臥位で膝を軽く屈曲，前屈させ，マウスピースを噛ませる．義歯は外す．検査中は心電図モニターとSpO₂モニターを装着する．
- TEEプローベの先端を軽く前屈させた状態で後咽頭に向けて15cmほど進める．その後，被験者に軽く嚥下運動をさせながら進め，食道を通過させる．決して無理に押さないこと．
- TEEプローベの操作を図1に示す．
- 経食道心エコーの基本断面を図2に示す．

図1　TEEプローベの操作 (Hahn RT, et al. J Am Soc Echocardiogr. 2013; 26: 921-64 より)
① プローベの出し入れと回転
② エコー断面の回転
③ プローベ先端の前屈・後屈
④ プローベ先端の左右への屈曲
を用いて適切な断面を得る．

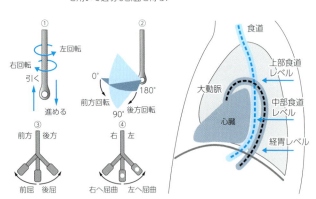

図2 TEE の基本断面 (Hahn RT, et al. J Am Soc Echocardiogr. 2013; 26: 921-64 より)

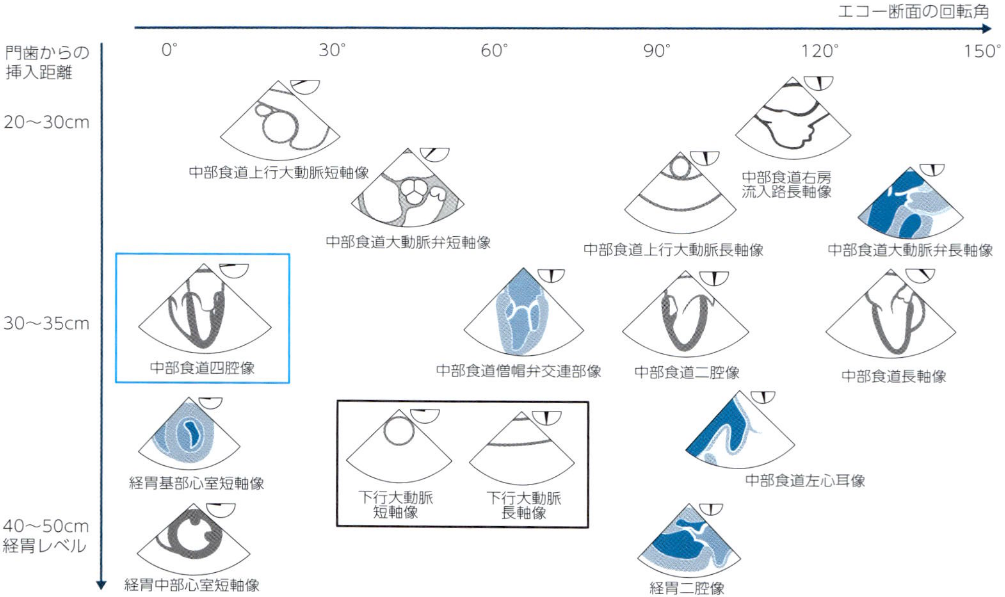

エコー断面の回転角

門歯からの挿入距離	0°	30°	60°	90°	120°	150°
20〜30cm		中部食道上行大動脈短軸像	中部食道大動脈弁短軸像	中部食道上行大動脈長軸像	中部食道右房流入路長軸像	中部食道大動脈弁長軸像
30〜35cm	中部食道四腔像	中部食道僧帽弁交連部像	下行大動脈短軸像／下行大動脈長軸像	中部食道二腔像	中部食道二腔像／経胃二腔像	中部食道長軸像／中部食道左心耳像
40〜50cm 経胃レベル	経胃基部心室短軸像／経胃中部心室短軸像					

15

経食道心エコー図検査

I 総論

基本断面 (図2)

- 基本断面は門歯から30〜35cm進めた中部食道から観察される四腔像（0°：先端探触子の回転角度）である．この後も，オリエンテーションがわからなくなったらこの画像に戻ること．
- 90°では画面左がプローブ遠位（下方），画面右が近位（上方）となる．

僧帽弁の評価 (図3)

- Surgeon's view 3D：右房から左室を眺めるview．
  外科医のみならずハートチームの基本画像に．
  おおまかな位置関係の把握，局所の詳細な観察にも用いられる．
- 中部食道僧帽弁交連部像
  両乳頭筋の見えるview，特にP1，P3の観察に有用．
  逸脱の範囲を観察し，同部位を中部食道長軸像で前後尖の弁尖の位置のずれをMedialからLateralにかけて観察する．ここで時計回転で内側，反時計回転で外側の観察を行うことができる．
- 経胃基部心室短軸像
  交連部，特に内側病変の診断に有用．

図3 経食道心エコーによる僧帽弁の評価

3次元心エコー図
Surgeon's view

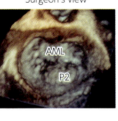

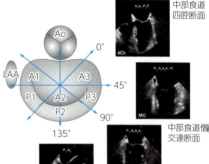

中部食道四腔断面

中部食道僧帽弁交連断面

中部食道二腔断面

中部食道長軸断面

症例
(図 4 〜 11)

- 左心耳血栓と同部位の血流計測: 中部食道二腔像で左房内血栓の好発部位は左心耳である. 本症例も左心耳血栓 (白矢印) を認める.
- さらに左房内には spontaneous echo contrast (もやもやエコー) が認められる. 左心耳血流速が 20cm/sec 以下になると血栓を生じやすいとされる.
- 左心耳内の櫛状筋 pectinate muscles はしばしば血栓と間違われるため注意が必要である.

図 4 　左房（左心耳）内血栓

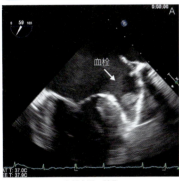

中部食道二腔像

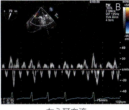

左心耳血流

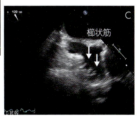

正常例

I 総論

図5 僧帽弁逸脱による僧帽弁逆流症（MR）

僧帽弁逸脱の診断と病態評価，手術方法の決定に有用である．
図の症例は僧帽弁後尖の lateral scallop（P1）の逸脱を認め（A），同部位より大きな吸い込み血流を伴う偏移した severe MR jet を認める．
リアルタイム3次元経食道心エコー図を用いると Surgeon's view で P1 の逸脱部位や範囲を容易に診断できる．

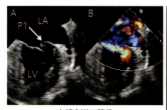

2次元経食道心エコー図
A：断層像，B：カラードプラ法

中部食道二腔像

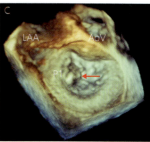

リアルタイム3次元経食道心エコー図

AoV：大動脈弁
LAA：左心耳

図6 感染性心内膜炎；大動脈弁

感染性心内膜炎における疣贅の診断に有用である．
図の症例は大動脈弁尖（無冠尖・左冠尖）に疣贅を認める．

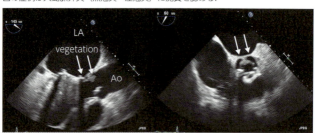

大動脈弁長軸像　　　　　　　　　　　大動脈弁短軸像

図7 感染性心内膜炎；僧帽弁

図の症例は僧帽弁後尖に疣贅を認める．そして，後尖は広範囲の逸脱を認め，高度のMRが認められた．

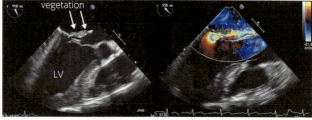

中部食道長軸像　　　　　　　　　　　カラードプラ法

図8　心房中隔欠損症

心房中隔欠損症の診断と治療方針の決定に有用である．
図の症例は約 20 mm の ASD を認める．TEE では欠損孔の大きさ，辺縁 Rim の長さや性状などの評価が可能であり，経カテーテル的閉鎖術の適応決定には必須である．

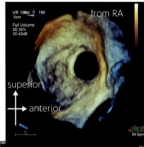

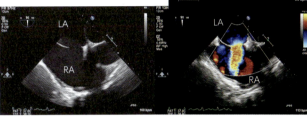

図9　大動脈弁逸脱による 大動脈弁閉鎖不全

外科的弁輪径 28 mm，左冠尖の右冠尖側が逸脱しており，同部と中心部より偏心性の AR jet を認めた．
大動脈弁閉鎖不全の正確なメカニズムの診断に TEE は有用である．

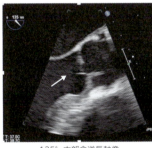

135°中部食道長軸像

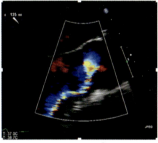

135°カラードプラ法

図10　急性大動脈解離

68歳男性．突然発症の胸背部痛で来院．下行大動脈に解離を認めた．

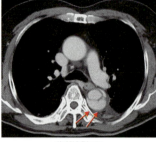
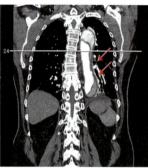

胸部造影CT

図11　急性大動脈解離

TEE下行大動脈長軸像では内腔に可動性に富む内膜フラップが描出される．カラードプラ法を用いることでentryを猫出することもできる．
TL：真腔，FL：偽腔

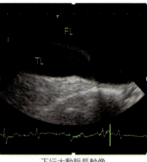
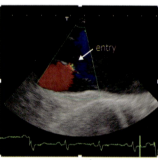

下行大動脈長軸像　　　　　　　　　カラードプラ法

〈麻植浩樹，伊藤　浩〉

5. 基本検査
16 ▶ 血管エコー

POINT
① 血管エコーは動脈硬化などの血管疾患の診断や末梢動脈インターベンションなどの適応決定そして治療効果判定に用いられる.
② 血管エコーは様々な血管に適応され,日常臨床において血管造影に代わり必須の検査法となっている.
③ 血管エコーにより血管の形態評価のみならず血管機能評価も可能である.

| 腎動脈エコー | ・腎血管性高血圧のスクリーニングと治療方針決定に有用である.
・腎動脈は体表面から深い位置にあるため,形態学的診断は困難なことが多く血流ドプラによる機能的診断が中心となる.
・仰臥位からの心窩部アプローチが基本で,軽く膝を立てて行うとよい.可能なら絶食(6時間以上の絶食が望ましい)で実施する.
・コンベックス(中心周波数 3.5〜5MHz)探触子を使用する.
・セクタ探触子を使用すると腎血流シグナルを描出しやすく高流速の測定が可能である.
・腎動脈本幹の収縮期最高血流速度(peak systolic velocity: PSV)が 180cm/sec 以上かつ腎動脈・大動脈の PSV 比(renal/aorta ratio: RAR)が 3.5 以上なら有意な腎動脈狭窄の存在が疑われる(図1).
・腎内動脈(区域動脈)波形において収縮期の立ち上がりが緩徐(acceleration time≧150msec)であれば腎動脈狭窄の可能性が高い. |

図1 腎動脈狭窄例(左腎動脈分岐部)

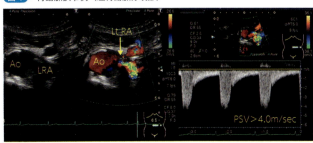

Bモード　　　カラードプラ法　　　左腎動脈分岐部

- PSVと拡張末期血流速度（end-diastolic velocity: EDV）の割合〔resistance index; RI=（rPSV-EDV）/PSV〕は腎障害の程度を反映し，RI＞0.8では高度障害が示唆される．

頸動脈エコー

- 脳血管疾患のみならず全身の動脈硬化の指標となりうる有用かつ簡便な検査である．
- 総頸動脈から内頸動脈，そして椎骨動脈を左右で観察する．
- 仰臥位で高い枕は使用せず，顎を軽く上げた状態で施行する．顔を軽く反対に向けてもらうと観察しやすい．
- リニア（中心周波数6〜10MHz）探触子を使用する．探触子で過度に圧迫しないこと．
- 観察項目は，動脈硬化の有無，プラーク性状の評価そして頸動脈狭窄度の測定である．
- **内膜中膜複合体厚 intima-media thickness（IMT）**：頸動脈を観察すると内腔側から高低高エコーの3層構造に描出される．総頸動脈の遠位壁で計測し，動脈硬化の指標として用いられる．1.1mm以上を肥厚と判定し，プラークとする（図2）．
- **プラーク**：1.1mm以上の明らかな隆起性病変を指す．プラークのエコー性状の評価も行う．低エコー輝度や潰

図2　正常例

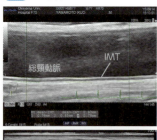
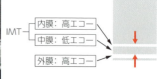
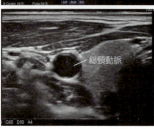
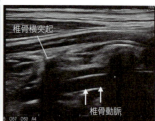

瘤形成を伴うものでは脳梗塞のリスクが高いとされる.
- **血管径**: 総頸動脈, 内頸動脈, 椎骨動脈の外膜間距離を拡張期に計測する.
- **狭窄率算出**: 以下の3つの方法がある.
  1. ECST (European Carotid Surgery Trial) 法: 狭窄部を計測する
  2. NASCET (North American Symptomatic Carotid Endarterectomy Trial) 法: 遠位の内頸動脈に対する最小内径を計測する.
  3. Area 法: 血管の断面積の比から求める (図3).

図3 狭窄率の計測
狭窄率は Area 法 > ECST 法 > NASCET 法の順に大きくなる.

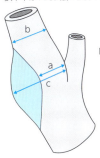

- NASCET 法
- ECST 法
- Area 法

$$\text{NASCET}: \frac{b-a}{b} \times 100\%$$

$$\text{ECST}: \frac{c-a}{c} \times 100\%$$

Area 法
径と面積による狭窄率の違い

| 44% | 75% | 94% | 99% |
| 25% | 50% | 75% | 90% |

ECST 法

- NASCET 法で 70〜99%を高度狭窄, 50〜69%を中等度狭窄とする. 狭窄率は Area 法 > ECST 法 > NASCET 法の順に大きくなる.
- 血流速から狭窄度を評価する: 狭窄部の収縮期最高血流速が 150cm/sec 以上は NASCET 法で 50%以上, 200cm/sec 以上は 70%以上の狭窄が疑われる.

下肢動脈エコー

- 下肢動脈の解剖の理解が重要である (図4).
- 閉塞性動脈硬化症の診断と治療方針の決定には必須である. 治療効果の判定や経過観察にも有用である.
- プローブはリニア型とコンベックス型を用いる.
- 血流速とその波形と血管径により診断する.
- 病変部の石灰化の有無, 動脈瘤, 血管の屈曲などの血管

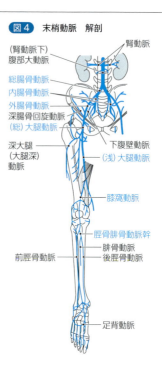

図4 末梢動脈 解剖

性状とドプラ法による狭窄の程度や病変の範囲などの形態的・機能的評価が可能である.
- **血流速波形による狭窄の評価**：血流速波形の観察とともに収縮期最高血流速波形 PSV や収縮期開始から最高流速に達するまでの加速時間（acceleration time：Act）を計測する（図5）.
  1. D-1 型以外の波形を示した場合は中枢側の観察を行うこと.
  2. Act が 120msec 以上の場合は該当動脈の中枢側病変が疑われる.
  3. 病変部の PSV が 2.0m/s 以上の場合は狭窄を疑う.
- カテーテルによる血管内治療のガイドとしても用いられる.
- 血管内治療の合併症である仮性動脈瘤や動静脈瘻の診断, 治療においても有用である.

図5　下肢動脈血流速波形と狭窄の重症度

血管長軸断層像では画面に向かって左を心臓（中枢）側とする．
狭窄がなければ常に3相性の血流波形が得られる．

- D-1: 急峻な立ち上がりの収縮期波とそれに続く逆流成分を伴う正常波形
- D-2: ピークの形成はあるが収縮期波の幅が正常より広くなり，内部エコーが見られ逆流成分が消失している
- D-3: 収縮期はなだらかとなり，ピークの形成がないもの
- D-4: 緩やかな連続波形 D-2から4にいくほど重症である．

D-1

D-3

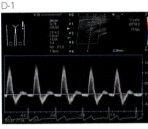
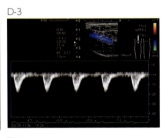

D-2

D-4

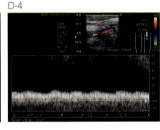

下肢静脈エコー

- 下肢深部静脈は深筋膜下を同名の動脈と伴行している．下腿の深部静脈は前脛骨静脈，後脛骨静脈，腓骨静脈があり，それぞれ2本が対となって同名の動脈を挟むように走行している（図6）．
- 下腿には腓腹静脈とヒラメ静脈という筋肉内静脈があり，静脈血栓の初発部位として重要である．
- 下肢静脈エコーは静脈瘤や深部静脈血栓の診断に用いられる．
- 静脈血栓の診断基準（図7）：直接所見として静脈内血栓エコーの存在と圧迫時の静脈の非圧縮性，間接所見として静脈内血流欠損と血流誘発法での血流増加不良反応がある．直接所見を認めれば静脈血栓の確定診断とし，間接所見のみの場合は静脈血栓疑いとする．
- 血栓の部位診断とともに血栓性状（free-floatingの有無，血栓の輝度や石灰化の有無など）も評価すること．

I 総論

図6 末梢静脈 解剖

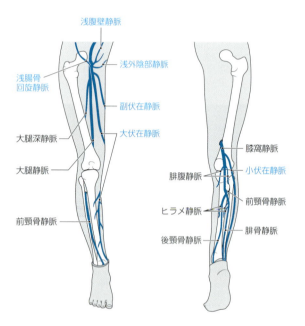

図7 深部静脈血栓症

血栓がなければ静脈（V）内腔は完全に虚脱する（上段）が，
血栓が存在する場合，圧迫しても静脈（V）内腔は完全には虚脱しない
（下段）．

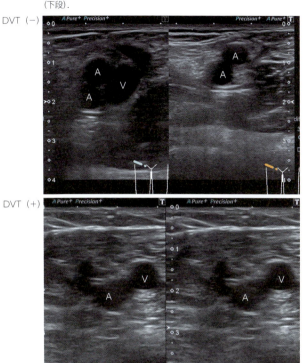

〈麻植浩樹，伊藤 浩〉

I 総論

5. 基本検査

17 ▶ MDCT

■ POINT

① 非造影心臓CT検査で評価できる冠動脈石灰化スコアは冠動脈全体の動脈硬化を反映し, 患者のリスク層別化に有用である.

② 造影心臓CT検査により冠動脈狭窄の診断とプラークの性状評価が可能である. 不安定プラークは狭窄が軽度であっても, ハイリスクである.

③ 造影心臓CT検査による心筋造影の観察から心筋虚血の評価も可能である. 冠動脈狭窄の評価と併せて解剖学的・機能的評価が同時に可能である.

MDCTとは

- MDCT (multi-detector row computed tomography) は, 冠動脈狭窄だけでなく, 患者の予後の推定まで実に様々な情報を得ることができる診断モダリティーである. 心臓CT検査は非造影検査, 造影検査に分けられる.

非造影心臓CT検査

- 1mSV以下と低被曝で検査可能であり, 循環器診療においては主に冠動脈石灰化スコアの評価を目的に撮像することが多いが, 心臓周囲脂肪, 肺野, 縦隔, 肺門のリンパ節の情報も得られる.

- 冠動脈石灰化は動脈硬化のプロセスでできる病的変化である. 石灰化は動脈硬化の存在を, その量は動脈硬化プラーク量を示唆する.

- 無症状患者で冠動脈石灰化がなければ冠動脈疾患をほぼ否定することができる. ただし, 有症状患者の場合は冠動脈石灰化がなくても冠動脈疾患は否定できないため, 注意を要する.

- 冠動脈石灰化の定量的評価は冠動脈石灰化スコアで行う. 代表的スコアにアガストン (Agatston) スコアがある. Agatston スコアは, CT値が130 Hounsfield Unit (HU) 以上で1mm^{2}以上の面積をもつ病変を対象とし, 石灰化の面積×石灰化のCT値による重み付け (1: 130〜199HU, 2: 200〜299HU, 3: 300〜399HU, 4: 400HU以上) の総和として自動的に算出される. 冠動脈全体の病的変化を反映する.

- Agatston スコアは心血管イベントや生命予後を予測する有用なマーカーである. Agatston スコア＝0の12年生存率は99.4%である. スコアが高くなるに従って生存率は低下し, スコア1000以上になると77%であった[1] (図1). 一般的にAgatston スコアが400以上の高値を示す患者はハイリスクと考えられ, 十分な注意を

図1 冠動脈石灰化スコアと生存率の関係（Budoff MJ, et al. J Am Coll Cardiol. 2007; 49: 1860-70[1] より一部改変）

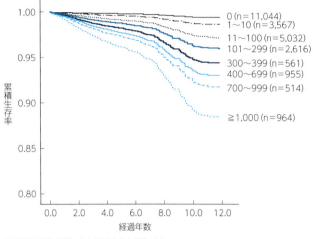

冠動脈石灰化が増加すれば死亡率も増加する

図2 非造影心臓 CT 検査で見つけることができる注意すべき所見

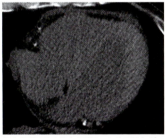

貧血症例では左室と心筋のコントラストが目立つ．本症例は Hb 8.0 と高度の貧血を呈していた．

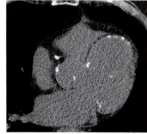

心筋内脂肪変性，石灰化沈着を認められる症例では陳旧性心筋梗塞の可能性がある．

払う必要がある．
- 非造影心臓 CT 検査のその他の所見：
  ①左室心筋と心腔内のコントラストが強い場合は貧血の可能性がある（図2）．
  ②心筋内の低 CT 値領域は脂肪変性や高 CT 値領域は石灰化変性を示し，陳旧性心筋梗塞で認められることがある．無症候性に心筋梗塞を発症している可能性もあり，注意を要する（図2）．

I 総論

③同時に臍部レベルの腹部 CT を撮影し腹部内臓脂肪面積を測定するとメタボリック症候群の診断に有用である.男女とも腹部内臓脂肪面積が 100cm^2 を超えるとメタボリック症候群の診断基準となる.

造影心臓 CT 検査

- 造影剤を静注して冠動脈 CT を撮影することにより冠動脈狭窄の診断と冠動脈プラークの性状評価ができる(図3).冠動脈 CT の画像には以下のものがある.
  - VR(volume rendering):冠動脈を含めた心臓全体を任意の方向から観察することができ冠動脈の走行とその異常を把握できる.
  - MIP(minimum intensity projection):冠動脈造影に類似した画像が得られ,冠動脈の狭窄の有無を評価するのに適している.MIP には angiographic view と slab MIP の 2 種類がある.Slab MIP は slab と言われる厚みをもった板状の範囲を投影し,最も CT 値の高い情報から作られる画像である.PCI の手技を検討する際に有用である.
  - CPR(curved multiplanner reformation):長く蛇行した冠動脈を連続的に 1 枚の画像で描出したもの.狭窄やプラークの情報を評価するのに適している.
  - 直行断面像(cross section image):冠動脈に直交する断面を描出したもの.冠動脈のリモデリング,狭窄率の評価やプラークの性状の評価に適している.
- 冠動脈 CT の冠動脈狭窄の診断能は高く,特に陰性的中率はほぼ 100%である.冠動脈 CT 検査で冠動脈狭窄を否定することができる.
- 冠動脈 CT でバイパス術後のグラフト開存の評価が可能である.また冠動脈ステントは 3mm 以上の比較的大きなステントであれば再狭窄の有無の評価が可能である.
- 冠動脈 CT 検査は冠動脈プラークの性状を評価できる.安定・不安定プラークの診断,冠動脈リモデリングの評価は冠動脈疾患の予知,治療方針の決定,薬剤による治療効果判定などに有用である(不安定プラークの評価はどこまで可能か? 88 頁を参照).
- 冠動脈狭窄の重症度を心筋灌流異常あるいは冠血行動態から評価することができる.
  - アデノシン負荷心臓パーフュージョン CT:通常の冠動脈 CT 時の心筋造影画像と,血管拡張剤であるアデノシン負荷後の心筋造影画像を比較し,心筋虚血を診断する.冠動脈狭窄があるとアデノシン負荷時の心筋

図3 造影心臓CT検査で描出される画像

Napkin-ring signは急性冠症候群を予見する所見と考えられている．黄色の部分はnecrotic coreであり，脆弱なプラークの存在を示唆する．灰色の部分はfibrous plaqueで安定したプラークと考えられる．白色の部分は血管内腔である．

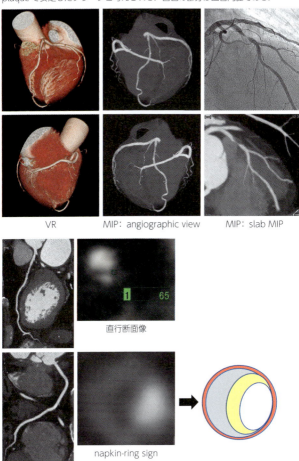

I 総論

図4 造影心臓CT検査では心筋虚血の評価が可能である

アデノシン負荷心筋パーフュージョンCT　　　　FFR-CT

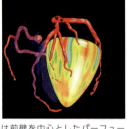

負荷時

安静時

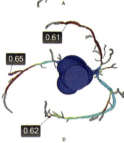

負荷時は前壁を中心としたパーフュージョン低下が認められる．安静時は同部位にfill inが認められ前壁の心筋虚血と診断できる．

本症例は3枝病変の症例である．FFR-CTは通常のCT画像を元に作成されるため，非侵襲的にFFR値を測定することができる．

灌流が低下するため，心内膜側を中心として造影欠損領域が出現する（図4左）．

- FFR-CT：心筋虚血評価のゴールドスタンダードはカテーテル検査時に狭窄による冠動脈内圧の低下を評価したFFR（fractional flow reserve）である．冠動脈CTによる冠動脈構築から流体力学をもとにFFRを算出することができ，FFR-CTとよばれている（図4右）．

> **不安定プラークの評価はどこまで可能か？**

- 冠動脈CTで急性冠症候群の原因となる不安定プラークはlow attenuation plaque（低吸収性プラーク），positive remodeling（冠動脈サイズの拡大），プラーク内のspotty calcification（微小石灰化）が特徴的である[2]．冠動脈の短軸断面ではnapkin-ring sign（リング様所見）が特徴的である．
- 不安定プラークをlow density＜30HU，正常冠動脈径よりも10％以上の拡大（remodeling index≧1.10）と定義した検討では，不安定プラークを有する群は有さな

い群と比較して有意に急性冠症候群の発症有意に多かった（22.2％ vs. 0.5％）．冠動脈プラークを有さない場合は急性冠症候群の発症はゼロであった[3]．心臓 CT で不安定プラークを認めたら将来的に急性冠症候群の責任病変となる可能性があるため十分注意が必要である．

■参考文献

[1] Budoff MJ, Shaw LJ, Liu ST, et al. Long term prognosis associated with coronary calcification: observations from a registry of 25253 patients. J Am Coll Cardiol. 2007; 49: 1860-70.

[2] Motoyama S, Kondo T, Sarai M, et al. Multislice computed tomographic characteristics of coronary lesions in acute coronary syndromes. J Am Coll Cardiol. 2007: 50: 319-26.

[3] Motoyama S, Sarai M, Harigaya H, et al. Computed tomography angiography characteristics of atherosclerotic plaques subsequently resulting in acute coronary syndrome. J Am Coll Cardiol. 2009; 54: 49-57.

〈大澤和宏〉

5. 基本検査

18 ▶ 心臓 MRI

■ **POINT**

① 心臓 MRI は心臓や大血管の解剖学的形態，左室や右室の収縮能や心筋障害の程度を評価できる．
② ガドリウムを用いた造影 MRI で認められる遅延造影は炎症，心筋梗塞，心筋線維などの病的変化を反映する．
③ 非造影 MRI で冠動脈が観察可能である．

MRI を心臓に応用する

- 核磁気共鳴画像法（magnetic resonance imaging: MRI）は外部から（強い）静磁場を作用させると，磁場をかけた向きに巨視的磁化ができる．照射をやめて定常状態に戻るまでの緩和課程における各組織における戻り方の違いを画像化したものである．
- MRI を用いて心臓を撮影する検査を心臓 MRI あるいは cardiac MR ともいう．

シネ MRI
- 心臓の拍動を 1 心拍 16〜40 コマの動画で表示する方法であり，心臓の形態や収縮能の評価におけるゴールドスタンダードである．心室や心房容量の計測，駆出率の算出，心筋重量の算出に用いられる．心エコーに比べて，空間分解能が高く，再現性の高さやアーチファクトによる死角がない点で優れている．

造影 MRI
- ガドリニウム造影剤を静脈注射し撮像する．早期造影不良は血管床の減少を反映し，10〜15 分後に撮影した時

図1　心サルコイドーシス

a. T2 強調像では心筋の浮腫・活動性炎症を反映して，側壁領域の心筋が高信号となっている（赤矢印）．
b. LGE では側壁の心尖部寄りの心内膜側に高信号域を認め，心筋障害により線維化をきたした部位と考えられる（黄矢印）．

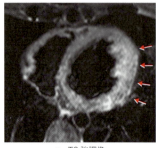
a. T2 強調像

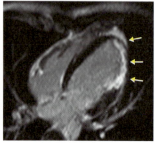
b. 遅延造影（LGE）

の遅延造影（late gadolinium enhancement: LGE）は心筋線維化による細胞外スペースの拡大とガドリウムの間質蓄積（wash out 遅延）を反映する．急性心筋梗塞や心筋炎では心筋細胞膜の破綻および浮腫，陳旧性心筋梗塞や心筋症では線維化による間質増大を反映する．

T2 強調像 ● 心筋内の浮腫や炎症が高信号域として描出される（図1）．

冠動脈 MRI ● 冠動脈 CT アンギオグラフィに比べて撮影時間が長く，空間分解能に劣るものの，冠動脈石灰化の影響を受けずに非造影で撮影できる冠動脈 MRI のメリットがある．

心臓 MRI で診断する

● 心筋梗塞（急性期・慢性期）：急性心筋梗塞患者の再灌流後における心臓 MRI の T2 強調像での心筋浮腫領域が虚血にさらされた部位である．造影 MRI の早期画像で心筋造影のない領域は微小循環のため心筋血流が得られなかった領域である．

心筋梗塞 ● 心筋梗塞慢性期の LGE は病理学的梗塞領域をよく反映し，急性期の心筋虚血領域との差がサルベージされた心筋と評価できる．

● 空間分解能が高いため，心内膜下梗塞の診断も可能である．LGE が壁厚の何％まで広がっているか，梗塞の貫壁性を評価できる（図2）．50％未満であれば心筋バイアビリティありとし，貫壁性に近い場合にはバイアビリティなしと判定する[1]．

心筋症 ● 拡張型心筋症，心サルコイドーシス，心アミロイドーシスなどはシネ MRI で心室拡大や壁厚，心収縮能を評価する．心筋障害により線維化や炎症瘢痕化をきたした部位が LGE で高信号に描出される（図3）．

図2　陳旧性心筋梗塞
陳旧性心筋梗塞患者の MRI 画像．左室の後側壁の心内膜側に遅延造影を認める（赤矢印）．貫壁性心筋梗塞ではなく心内膜下梗塞と判断される．

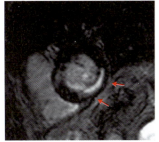 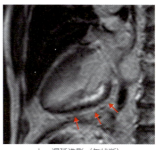

a. 遅延造影（短軸像）　　　　b. 遅延造影（矢状断）

I 総論

図3 肥大型心筋症

肥大型心筋症の MRI 画像.中隔壁の左室・右室接合部や心尖部に中層性〜貫壁性の遅延造影効果を認める(赤矢印).本患者には心室頻拍もみられており,植え込み型除細動器(ICD)の適応と判断された.

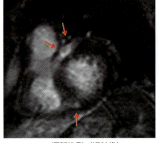
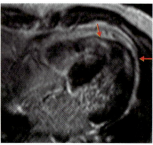

a. 遅延造影(短軸像)　　　　b. 遅延造影(水平断)

- 心筋症における LGE 所見は心臓死・致死性不整脈・心不全など心血管イベントとの間に有意な関連性がある[2]).
- 心サルコイドーシスでは,心筋浮腫や炎症が T2 強調像での高信号域として描出される(図1).

心筋炎
- 急性期には心筋浮腫を反映し,T2 強調像で高信号域が心筋全体に認められることが多い.慢性期には壊死組織が線維化に置換され,LGE で高信号に描出されることがある.

成人先天性心疾患
- MRI による左室および右室容量・機能評価がゴールドスタンダードとされている.Fallot 四徴症術後などの遠隔期には肺動脈弁閉鎖不全を合併することが多く,MRI による右室拡大や右室 EF 低下がみられる場合には再手術の適応となりうる.

■参考文献

① Kim RJ, Wu E, Rafael A, Chen EL, et al. The use of contrast-enhanced magnetic resonance imaging to identify reversible myocardial dysfunction. N Engl J Med. 2000; 343: 1445-53.

② Bruder O, Wagner A, Jensen CJ, et al. Myocardial scar visualized by cardiovascular magnetic resonance imaging predicts major adverse events in patients with hypertrophic cardiomyopathy. J Am Coll Cardiol. 2010; 56: 875-87.

〈三木崇史,伊藤 浩〉

5. 基本検査
19 ▶ 核医学検査

POINT
① 心機能および心筋代謝などを評価する検査法である.
② 冠動脈疾患では心筋虚血, 心筋 viability の評価に用いられる.
③ 腎不全患者における冠動脈疾患のスクリーニングとともに, 冠動脈疾患患者の予後予測にも有用である.
④ 核種の選択により心不全の病態や心筋炎症の評価などもできる.

対象疾患によって使用する核種を使い分ける

- 塩化タリウム201（^{201}Tl）とテクネチウム99m（^{99m}Tc）心筋血流製剤を用いる.
- 検査のプロトコール

心筋虚血の評価: 負荷心筋シンチグラフィ

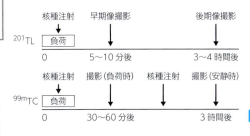

- Tl はカリウム（K）と同じ動態を示し, 心筋細胞膜の $Na^+-K^+-ATPase$ を介した能動輸送により心筋細胞に取り込まれる.
- ^{99m}Tc は γ 線のみを放ち, 放出放射線量が Tl に比べ高く半減期が短い. ^{99m}Tc 血流製剤（テトロフォスミンあるいは MIBI）は冠動脈血流によって心筋の各部に運ばれて受動拡散により心筋細胞に取り込まれ, 冠血流量に比例した分布状態を示す. 負荷時と安静時の2回投与を要する.
- 負荷（運動あるいは薬剤）直後と3～4時間後の安静時画像を撮影する（図1）. 撮像30分間×2回, 全体でおよそ3時間程度かかる.
- 運動負荷: 25～50W から開始し, 3分ごとに 25W 上昇する多段階負荷法を用いる. 運動のピーク時, または胸痛あるいは心電図変化の出現時に心筋血流製剤を静注し, 1分間運動を継続して終了する.
- 薬剤負荷は血管拡張薬によるスティール現象から, 狭窄を判定する.
- アデノシン負荷: 持続注入ポンプを用いて 120 μg/kg/

I 総論

図1 ²⁰¹Tl負荷心筋シンチグラフィ（運動負荷）

負荷時に心室中隔と下壁のmid-apexにかけて血流低下を認める．安静時に同部位に再分布像を認める．下はBull's eye mapである．上が前壁，下が下壁，左が心室中隔，右が側壁，そして同心円の周辺が心基部，中心が心尖部である．
SSS=24, %MI=29.41%と計算され高度の虚血が示唆される．

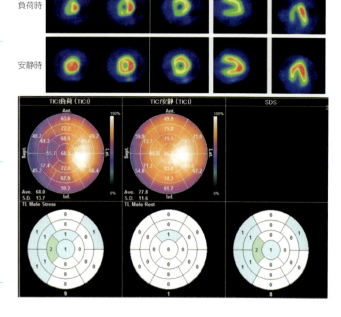

minで6分間静注する．
心筋血流製剤はその間3分後の時点で静注する．
- ジピリダモール負荷：140μg/kg/minで4分間静注し，その3分後に心筋血流製剤を静注する．発作が遷延する時にはアミノフィリンを静注し，効果を中和する．

表1 判定

	負荷後	安静時
正常	染影	染影
虚血	欠損	染影
梗塞	欠損	欠損

心筋 viability 評価: 核種 (201Tl, 123I-BMIPP)	• ^{201}Tl 心筋シンチ: 心筋血流の低下した心筋や壊死心筋部位を欠損を示す. • ^{123}I-BMIPP イメージング: 心筋のエネルギーの 70％は脂肪酸代謝から得られている. 心筋虚血になると脂肪酸代謝からブドウ糖中心の代謝に素早く切り替わる. 虚血性心筋障害を心筋脂肪酸代謝異常から評価するものである. • 通常安静空腹時に ^{123}I-BMIPP を静注し 30 分後に SPECT 像を撮影する. 急性冠症候群など高度の心筋虚血に曝されると染影欠損を示す. 冠攣縮性狭心症の発作後の診断にも有用である.
心筋交感神経イメージング	• ^{123}I-MIBG イメージング: ^{123}I-MIBG はノルエピネフリンと類似の構造を有し, 心筋の交感神経末梢に取り込まれる. • 心臓周囲の交感神経は虚血心筋傷害などで一緒にダメージを受ける. 不全心などで交感神経の機能異常を示す場合にも取り込みは低下する. • ^{123}I-MIBG 静注後 15 分後と 3 時間後の 2 回, 心臓を撮像する. • 心筋障害部位には集積しない. 拡張型心筋症など左室機能低下は洗い出し率低下や心臓−縦隔集積比の低下を認める. たこつぼ心筋症でも心尖部を中心として異常が認められる.
炎症イメージング: 67Ga-citrate	• ^{67}Ga-citrate は悪性腫瘍に限らず良性腫瘍や炎症部位にも集積することから炎症シンチグラムとして使用される. • 心サルコイドーシスや心筋炎の活動期に心筋への集積が認められる.
心筋壊死組織評価: 90mTc-PYP	• 壊死心筋細胞内にカルシウムが沈着し, ^{90m}Tc-PYP はカルシウムと非常に強い親和性を示すことから, 急性心筋梗塞の診断に用いることができる. • 心筋梗塞発症後 3 日目以内に行う. • 梗塞巣の描写のみでは心筋の位置的同定が困難であるため, ^{201}Tl 心筋シンチと同時に検査することが多い.
負荷検査の禁忌を知っておく	• 運動負荷の禁忌: 急性心筋梗塞・不安定狭心症, 重篤な不整脈, 重症大動脈狭窄症, 非代償性心不全, 急性肺塞栓, 大動脈解離など. • 薬剤負荷 (アデノシン, ジピリダモール): 気管支喘息症例.

19 核医学検査

I 総論

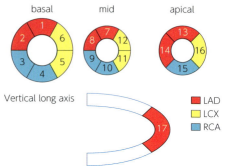

図2 Bull's eye map

心臓核医学検査による診断

- 左室を短軸断面・長軸垂直断面の計17セグメントに分類して判定することが推奨されている.
- 左室心筋を同心円状に展開して,心筋虚血や心筋梗塞をカラーコードで表現する Bull's eye map も用いられる(図2).
- Summed score: セグメント毎に正常を0点,完全欠損を4点として以下のようにスコアを付ける.心筋内の最大カウントの約50%を,中等度低下とみなすとよい.心筋の各セグメントの欠損スコアの合計を summed score で記載する.

0	正常心筋血流
1	軽度の心筋血流低下
2	中等度の心筋血流低下
3	高度の心筋血流低下
4	血流欠損

- Summed Rest Score (SRS): 安静時の欠損スコアであり,心筋梗塞や線維化の広がりに相当する.
- Summed Stress Score (SSS): 負荷時の欠損スコアであり,負荷時の虚血や血流低下を反映する.冠動脈疾患者のリスク層別化に有用である.

0-3	正常
4-7	軽度異常
8-11	中等度異常
12-	高度異常

- Summed Difference Score (SDS): SSS と SRS の差であり,負荷により誘発される虚血に相当する.

- 心筋虚血範囲を求めることもできる．17 セグメントモデルでは最大 68 点になるので，SDS/68×100（%）として左室における虚血領域を定量化できる．
- 左室容量を計測する：QGS ソフトウェアにより心電図同期で左室拡張末期容積，左室収縮末期容積，左室駆出率を算出できる，さらに心筋局所壁運動（mm），心筋局所壁厚変化率（%），拡張能指標も計測できる．

〈小出祐嗣，伊藤　浩〉

5. 基本検査
20 ▶ FDG-PET

POINT
① FDG-PET は心サルコイドーシスの疾患活動性の評価に有用である.
② FDG-PET は心筋梗塞患者における心筋バイアビリティ評価に有用である.
③ 心臓 FDG-PET の撮影においては,心臓への生理的な FDG 集積を抑制するために十分な前処置が重要である.

心臓 FDG-PET 検査とは

- ¹⁸F-FDG(フルオロデオキシグルコース)はグルコースの目印となる陽電子放出核種であり,まわりの電子と反応してγ線を放出することからグルコースを消費する細胞を検出する検査が PET(positron emission tomography)である.

検査の注意点

- 十分な前処置を行い,心筋への生理的なグルコース集積(つまり FDG 集積)を抑制する必要がある(図 1).

① 長時間の絶食:心筋のエネルギー代謝は主にグルコースと脂肪酸による.絶食により心筋のエネルギー代謝を脂肪酸代謝優位に傾け,糖集積を抑制させる.少なくとも 12 時間以上の絶食が必要(当院では約 20 時間の絶食時間を設けている).

② 低炭水化物食(当院では検査前日の夕食は <5g の低糖食)

③ ヘパリンの前投与:未分画ヘパリンの投与によって血中遊離脂肪酸が上昇し,心筋では糖代謝が抑制される.FDG 投与の 15 分前にヘパリンを 50IU/kg 静注する.

図 1 前処置による画像の違い(同一症例)
通常の前処置では生理的 FDG 集積によりあたかも心臓に異常集積があるようにみえるが(赤矢印),心臓 PET 用の前処置を行うと心臓への FDG 集積はないことがわかる.

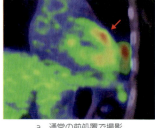

a. 通常の前処置で撮影

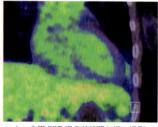

b. 心臓 PET 用の前処置を行い撮影

FDG-PET で診断する

心サルコイドーシス

- サルコイドーシスの中でも心病変の合併例の予後は不良であり早期診断と治療が重要である．FDG-PET では活動性炎症のある心筋部位に集積が認められる．①左室壁に局在性の FDG 集積を認めるもの（focal）や②びまん性の FDG 集積の中に局在性の強い集積が存在するもの（focal on diffuse）を陽性と判定する[1]．
- 従来より使用されてきた炎症イメージングであるガリウムシンチグラフィよりも心サルコイドーシス病変診断の感度が高いと言われている．ステロイド投与による治療効果判定に有用である（図 2）．

図2　心サルコイドーシス

心サルコイドーシスの症例．FDG-PET で心室中隔基部に異常集積がはっきりと確認できる．半年間のステロイド治療により異常集積は認められなくなった．

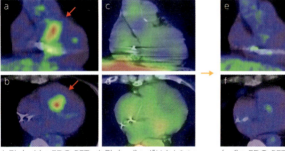

左側（a, b）：FDG-PET，右側（c, d）：ガリウムシンチグラフィ
ガリウムシンチグラフィでは集積がはっきりしないが，PET では心室中隔基部に異常集積が認められる（赤矢印）．

(e, f)：FDG-PET
半年間のステロイド投与後．
異常集積はほぼ認められない．

心筋梗塞

- FDG-PET は心筋梗塞患者の心筋バイアビリティ評価に有用である．心筋血流は低下しているが FDG は保持されているというミスマッチがあればバイアビリティありと判定される．
- このような虚血心筋を有する患者は血行再建術により大きなベネフィットが得られる[2]．
- 心筋バイアビリティの評価法には，ドブタミン負荷心エコー，SPECT（タリウムもしくはテクネシウム），心臓 MRI があり，これらの検査で判断がつかない場合に FDG-PET の適応になる．

■**参考文献**

1. 石田良雄, 他. 心サルコイドーシスの PET 診断のガイドライン. 日本心臓核医学会誌. 2013; Vol.15-3.
2. Allman KC, Shaw LJ, Hachamovitch R, et al. Myocardial viability testing and impact of revascularization on prognosis in patients with coronary artery disease and left ventricular dysfunction: A meta-analysis. J Am Coll Cardiol. 2002; 39: 1151-58.

〈三木崇史, 伊藤 浩〉

5. 基本検査

21 ▶ 右心カテーテル検査（血行動態評価）

■ POINT

① 前負荷，後負荷，心収縮力を数値化できる．
② 心拍出量と肺動脈楔入圧が，血行動態の解釈に重要である．
③ 短絡疾患での肺体血流量比が計測できる．

適応
- 心不全の病態把握や手術適応の決定のため．
- 左右短絡疾患の肺体血流量比の測定および手術適応の決定のため．
- 心不全治療の血行動態モニタリングのため．

挿入方法
- 透視下で，バルーンを拡張し血流にのせ，右房から右室，肺動脈へと挿入する（図1）．
- カテーテル先端圧波形を確認しつつベッドサイドでも挿入可能である．

合併症
- カテーテル刺激による不整脈，肺塞栓，肺動脈穿孔，右室穿孔，感染．

図1 バルーン付カテーテルの挿入

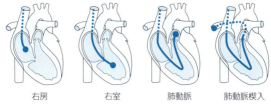

右房　　　右室　　　肺動脈　　　肺動脈楔入

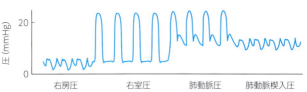

右房圧　　　右室圧　　　肺動脈圧　　　肺動脈楔入圧

圧の計測

- Louis 角（第 4 肋間）の高さで，胸郭前後径の中間点（静脈固定中心線）をゼロ点とする．
- 呼気終末で軽く息止めし，安定状態で計測する．

圧トランスデューサのゼロ較正
圧の測定タイミング

表1　圧と血管抵抗の正常値

圧	平均 (mmHg)	範囲 (mmHg)
右房 (RAP)		
a 波	6	2-7
v 波	5	2-7
平均	3	1-5
右室 (RVP)		
収縮期	25	15-30
拡張末期	4	1-7
肺動脈 (PAP)		
収縮期	25	15-30
拡張期	9	4-12
平均	15	9-19
肺動脈楔入 (PCWP)		
平均	9	4-12
左房 (LAP)		
a 波	10	4-16
v 波	12	6-21
平均	8	2-12
大動脈 (BP)		
収縮期	130	90-140
拡張期	70	60-90
平均	85	70-150
血管抵抗	平均 (dyne·s·cm^{-5})	範囲 (dyne·s·cm^{-5})
総血管抵抗 (SVR)	1100	700-1600
総肺抵抗 (TPR)	200	100-300
総肺血管抵抗 (PVR)	70	20-130

圧波形の解釈

- 肺動脈圧の重複切痕は肺動脈弁の閉鎖時で，右室収縮末期圧 (Pes) とほぼ一致する．
- 重症の僧帽弁逆流や三尖弁逆流では，v 波が増高する．
- 収縮性心膜炎では，特に右室圧は dip-and-plateau パターンを示す．

① 動脈圧波形
② 静脈（心房）圧波形
③ 心室圧波形

心拍出量の計測

- 右房ルーメンより，0℃の液体（5%糖液か生理食塩水）を 5mL もしくは 10mL 急速注入し，カテーテル先端で温度変化を感知し，心拍出量 (CO) を自動計算する．
- 注入する液体の温度，量，カテーテルのサイズにより係数が異なり，事前の設定が必要．

熱希釈法
- 標準的な心拍出量の計測法だが，三尖弁逆流量が多い場合は過大評価となる．

Fick 法
- 動静脈血酸素飽和度（SaO_2 と SvO_2）を利用して心拍出量を計算する．全身での酸素消費量（$\dot{V}O_2$）は換気に

図2 圧波形

① 動脈圧

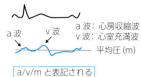

- 収縮期圧 (s)
- 重複切痕≒心室収縮末期圧
- 平均圧 (m) ≒d+(s−d)/3
- 拡張期圧 (d)

s/d/m と表記される

② 静脈(心房)圧

a 波：心房収縮波
v 波：心室充満波
平均圧 (m)

a/v/m と表記される

③ 心室圧

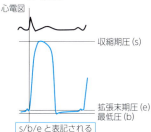

- 収縮期圧 (s)
- 拡張末期圧 (e)：Q 波の開始点で計測
- 最低圧 (b)

s/b/e と表記される

より肺で受け渡された酸素量と等しく，以下の式より心拍出量を求める．

$$\dot{V}O_2 = (CaO_2 - CvO_2) \times CO$$

ただし，酸素含有量（CxO_2）はヘモグロビン値（Hb）を使用して求める．

$$CxO_2\,[mLO_2/L] \approx 10 \times (\frac{SxO_2\,[\%]}{100} \times 1.36 \times Hb)$$

- $\dot{V}O_2$ は実測することも可能であるが，推定式を利用することもできる．

  推定 $\dot{V}O_2\,[mL/min] = (138.1 - 11.49 \times \log_e(age) + 0.378 \times HR) \times BSA$（男性）

  推定 $\dot{V}O_2\,[mL/min] = (138.1 - 17.04 \times \log_e(age) + 0.378 \times HR) \times BSA$（女性）

SvO₂モニタリング

- SaO_2 が一定であれば SvO_2 の増減は，心拍出量の指標である．
- SvO_2 は肺動脈血や右房血から測定し，正常値は 65〜75%である．
- 65%以下は PaO_2 低下や心拍出量低下や貧血．
- 50%以下では致死的な組織の低灌流状態で，治療介入が

必要である.
- 75%以上は組織の酸素利用障害時にみられ, 重症敗血症を意味する.

血行動態の評価

- 心拍出を決定するのは, 前負荷・後負荷・心収縮力である.
- 左室前負荷は左室拡張末期圧であり, 左房圧, 肺動脈楔入圧, 肺動脈拡張期圧とほぼ一致する.

前負荷の計測
- 右室前負荷は右室拡張末期圧であり, 右房圧と一致する.

後負荷（血管抵抗）の計算
- 血管抵抗の単位は, 成人では dyne·s/cm^5 を用いることが多いが, 肺高血圧や小児循環器領域では Wood 単位を用いる.

$$体血管抵抗[Wood 単位] = \frac{(\overline{BP} - \overline{RAP}) \, [mmHg]}{CO \, [L/min]}$$

体血管抵抗[dyne·s/cm^5]
= 体血管抵抗[Wood 単位] × 80

$$肺血管抵抗[Wood 単位] = \frac{(\overline{PAP} - \overline{LAP}) \, [mmHg]}{Qp \, [L/min]}$$

- 左房圧は肺動脈楔入圧で代用でき, 左右短絡がない場合は肺血流量 (Qp) は心拍出量と同一である.
- 体血管抵抗は心拍出量が低下すると著明に上昇する. これは骨格筋や腎や消化管血流量を低下させ, 中心循環を保つためである. 低心拍出量状態では, たとえ血管抵抗が高くても, 血管拡張薬の使用で循環破綻につながるので, まずは心拍出量を上昇させる治療を優先させる.

心収縮力の計算
- 動脈圧や一回拍出量 (SV) や左室一回仕事量係数 (left ventricular stroke work index: LVSWI) で心収縮力を評価する.

LVSWI[g·m/beat/m^2]
≈ SV × ($\overline{LVSP} - \overline{LAP}$) × 0.0136/BSA

- ここで $\overline{LVSP}$ は左室駆出期平均圧であるが, 収縮期血圧 (SBP) と拡張期血圧 (DBP) を使用して推定する.
$\overline{LVSP}$ ≈ SBP − (SBP − DBP) × 0.32
- LVSWI の正常値は 50g·m/beat/m^2（範囲: 32〜72）で, 20g·m/beat/m^2 を下回ると IABP などのメカニカルサポートを考慮する.

肺高血圧時の評価
- 肺高血圧時は, transpulmonary pressure gradient: TPG（平均肺動脈圧−肺動脈楔入圧）や diastolic pulmonary gradient: DPG（拡張期肺動脈圧−肺動脈楔入圧）で, 肺血管病変の首座を判定する（表2）.

表2 肺高血圧時の評価

前毛細血管性肺高血圧

	平均肺動脈圧≧25mmHg
	肺動脈楔入圧≦15mmHg

後毛細血管性肺高血圧

	平均肺動脈圧≧25mmHg
	肺動脈楔入圧>15mmHg
受動的肺高血圧	TPG≦12mmHg
≒孤立性後毛細血管性肺高血圧	DPG<7mmHg, 肺血管抵抗≦3単位
反応性肺高血圧	TPG>12mmHg
≒混合性前および後毛細血管性肺高血圧	DPG≧7mmHg, 肺血管抵抗>3単位

TPG(transpulmonary pressure gradient): 平均肺動脈圧−肺動脈楔入圧
DPG(diastolic pressure gradient): 拡張期肺動脈圧−肺動脈楔入圧

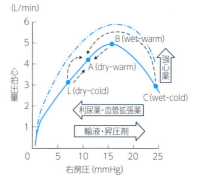

図3 Starlingの法則とNohria分類の対比

Starlingの心臓法則とNohria-Stevenson分類

- Starlingの心臓法則とは「心拍出量は前負荷(右室拡張末期圧)に比例して増加するが,過度に前負荷がかかると減少に転じる」ということである.
- 急性心不全の病型分類Nohria-Stevenson分類と重ね合わせると,治療方針が理解しやすい(図3).急性期心不全治療の目標は,分類A(dry-warm)を目指すことである(破線).
- 強心薬は心収縮力を上昇させ心拍出量曲線を上方に変位させ(1点鎖線),利尿薬は前負荷,血管拡張薬は後負荷を減らし,曲線上を左に移動させる(図3).

血行動態の解釈

- 重要な指標は,心拍出量と肺動脈楔入圧である.
- 血行動態の計測値を一覧表に記録すれば,経過や治療効果がよく把握できる.

I 総論

図4 Forrester 分類と Nohria-Stevenson 分類の対比

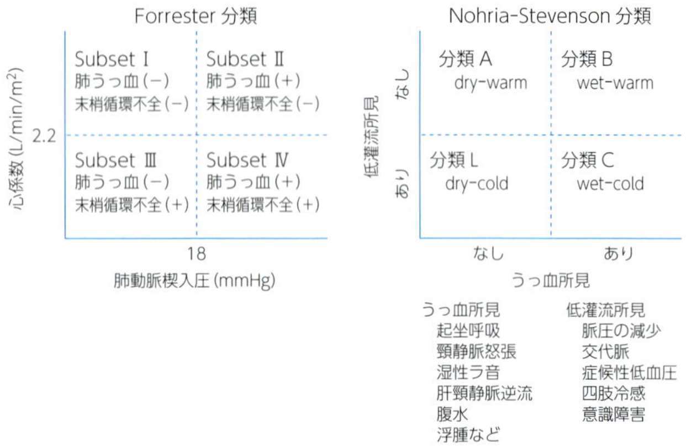

Forrester 分類

心係数 (L/min/m²)		
	Subset I 肺うっ血 (−) 末梢循環不全 (−)	Subset II 肺うっ血 (+) 末梢循環不全 (−)
2.2	Subset III 肺うっ血 (−) 末梢循環不全 (+)	Subset IV 肺うっ血 (+) 末梢循環不全 (+)

18
肺動脈楔入圧 (mmHg)

Nohria-Stevenson 分類

低灌流所見		
なし	分類 A dry-warm	分類 B wet-warm
あり	分類 L dry-cold	分類 C wet-cold

なし　　　あり
うっ血所見

うっ血所見	低灌流所見
起坐呼吸	脈圧の減少
頸静脈怒張	交代脈
湿性ラ音	症候性低血圧
肝頸静脈逆流	四肢冷感
腹水	意識障害
浮腫など	

血行動態の解釈の例

- 肺動脈楔入圧は上昇し心拍出量は保たれ，Nohria 分類 B（wet-warm）に相当する．右房圧も上昇していることが多い．左房圧上昇に伴い，肺高血圧となる．
- 利尿薬や血管拡張薬で加療する．

Forrester II
Forrester IV

- 肺動脈楔入圧は上昇しているものの心拍出量は低下し，Nohria 分類 C（wet-cold）に相当する．末梢血管は収縮し，ショックを伴い，強心薬使用で改善しなければ，迅速なメカニカルサポート導入を必要とする．

Forrester III

- 右房圧が低く，心拍出量は低下し，Nohria 分類 A（dry-warm）あるいは分類 L（dry-cold）に相当する．
- 脱水症状や低拍出量症候群があれば，Norhia 分類 L（dry-cold）であり輸液や利尿薬の減量が必要となる．経口強心薬を使用せざるを得ない場合もある．

肺動脈性肺高血圧

- 平均肺動脈圧が 25mmHg 以上に上昇し，肺動脈楔入圧と 12mmHg 以上乖離する場合には，肺動脈性肺高血圧が示唆される．肺血管拡張薬が必要となることがある．

短絡疾患の評価

- Swan-Ganz カテーテルでバルーンを拡張させて採血した肺動脈血は肺静脈血を反映する．閉塞が不十分で肺動脈血が混入した場合に，PVO_2 として 98％を代用する．
- 短絡疾患の手術適応の決定のためには肺体血流量比（Qp/Qs）が重要で，混合静脈血酸素飽和度（MVO_2）

採血

を使用して求める．

$$Qp/Qs = \frac{SaO_2 - MVO_2}{PVO_2 - PAO_2}$$

- 混合静脈血の選択は疾患により異なる.

  動脈管開存: 右室の平均値

  心室中隔欠損: 右房の平均値

  心房中隔欠損: $(3 \times SVCO_2 + IVCO_2)/4$

  (SVC: 上大静脈, IVC: 下大静脈)

- 肺高血圧を合併して Eisenmenger 化が疑われる場合は, 一酸化窒素負荷や高濃度酸素負荷 (15L/min リザーバーマスク) などで肺血管を拡張させ, 再度短絡量や圧測定を施行し, 手術適応を慎重に判断する.

ピットフォール

- 肺動脈楔入圧が肺動脈拡張期圧より高い場合, 慎重にカテーテルを末梢に進めるか, 肺動脈拡張期圧や左室拡張末期圧で代用する.

- カテーテル先端が壁にあたっているので, 穿孔の危険があり直ちにカテーテルを引く.

バルーンが肺動脈に楔入しない

圧が平坦になり右肩上がりに上昇する

- 臨床の感覚と違う不自然な圧が記録される場合は, ゼロ点較正を再確認する.

圧のドリフト

息止めによるバルサルバ負荷

- 呼気終末で息止めを促しても, 吸気で息こらえとなりバルサルバ負荷となる場合は, 自発呼吸下記録で呼気終末の圧を採用する.

■参考文献

❶ Davidson CJ, Bonow RO. Cardiac Catheterization. In: Bonow RO, et al. editors. Braunwald's Heart Disease: A Textbook of Cardiovascular Medicine. 9th ed. Philadelphia: Elsevier, Saunders; 2012. p.383-405.

❷ Moscucci M editor. Grossman & Baim's Cardiac Catheterization, Angiography, and Intervention. 8th ed. Philadelphia: Wolters Kluwer Health, Lippincott Williams & Wilkins; 2014.

❸ Peacock AJ, Naeije R, Rubin LJ. Pulmonary Circulation: Diseases and their Treatment. 3rd ed. London: Hodder & Stoughton Ltd.; 2011.

〈福家聡一郎〉

I 総論

5. 基本検査

22 ▶ 冠動脈造影，左室造影

■ POINT
① 冠動脈造影は冠動脈疾患診断のゴールドスタンダードである.
② 冠動脈の機能的狭窄度評価としての FFR，iFR は PCI 適応判定に重要である.
③ 冠攣縮を常に念頭において検査・診療にあたる.
④ 左室造影の有用性は低下しているが，依然必要な場面も多い.
⑤ カテーテル検査合併症とその対策の引き出しを多くもっておく必要がある.

| 冠動脈の走行 | • 冠動脈の走行と American Heart Association（AHA）分類による部位の名称を図 1 に示す. |

LMT: Left main trunk　　　　　左主幹部
LAD: Left anterior descending coronary artery
　　　　　　　　　　　　　　　左前下行枝
SB: Septal branch　　　　　　中隔枝
D1・D2: Diagonal branch　　対角枝（第 1・第 2）
LCX（CX）: Left circumflex coronary artery
　　　　　　　　　　　　　　　左回旋枝
OM: Obtuse marginal branch　鈍縁枝
PL: Posterolateral branch　　　後側壁枝
RCA: Right coronary artery　　右冠動脈
SNB: Sinus nodal branch　　　洞結節枝
CB: Conus branch　　　　　　円錐枝
RVB: Right ventricular branch　右室枝
AM: Acute marginal branch　　鋭角枝
4AV: Atrioventricular nodal branch
　　　　　　　　　　　　　　　房室結節枝
4PD: Posterior descending branch
　　　　　　　　　　　　　　　後下行枝

• 左前下行枝は心臓前面の右室と左室の境界にある前室間溝に沿って上方から下方に走行し，中隔を灌流する中隔枝（SB）と前壁を灌流する対角枝（D1・D2）を分枝する. 左前下行枝遠位部（LAD8）は前方から心臓下面に向かって心尖部を回り込むように走行する.

• 左回旋枝は左房と左室の境界にある房室間溝に沿って上方から心臓後面に向かって走行し，側壁を灌流する鈍縁枝（OM）や，側壁および後壁を灌流する後側壁枝（PL）を分枝する. 左回旋枝遠位部（CX15）は左室後壁基部に灌流する.

図1　左右冠動脈の走行と冠動脈 AHA 分類

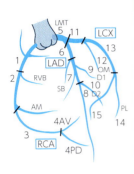

番号	部位
1	右冠動脈 (RCA) 起始部から右室枝 (RVB) まで
2	右室枝 (RVB) から鋭縁枝 (AM) まで
3	鋭縁枝 (AM) から後下行枝 (PD) まで
4AV	房室結節枝 (AV)
4PD	後下行枝 (PD)
5	左主幹部 (LMT)
6	左前下行枝 (LAD) 起始部から第一中隔枝 (SB) まで
7	第1中隔枝 (SB) から第2対角枝 (D2) まで
8	第2対角枝 (D2) から左前下行枝 (LAD) 末梢まで
9	第1対角枝 (D1)
10	第2対角枝 (D2)
11	左回旋枝 (CX) 起始部から鈍縁枝 (OM) まで
12	鈍縁枝 (OM)
13	鈍縁枝 (OM) から後側壁枝 (PL) まで
14	後側壁枝 (PL)
15	後側壁枝 (PL) から左回旋枝 (CX) 末梢まで

- 右冠動脈は右房と右室の境界にある房室間溝に沿って反時計回りに走行し，右室前面に灌流する右室枝 (RVB) や，下後壁を灌流する後下行枝 (PD) を心尖部に向かって分枝する．右冠動脈末梢 (RCA4AV) は左室後壁基部および房室結節に灌流する．
- 左室下面に関しては右冠動脈が優位 (RCA dominant) か，左回旋枝が優位 (CX dominant) かに個人差を認める．

カテーテルの選択

- Judkins 型，Amplatz 型は古くから使用されているカテーテルである．大腿動脈アプローチ用にデザインされているため，右橈骨動脈アプローチではエンゲージが難しいこともある．
- 左右両用カテーテルは multipurpose 型の歴史が古く，その後，様々な型のカテーテルが開発されている．
- 一つ一つのカテーテルそれぞれに挿入方法のコツがあるが，カテーテルを入れ替える手間や入れ替えによる脳梗塞発症リスクを考えると，一つ得意な左右両用カテーテルを作っておくのがよい．
- Amplatz Left (AL) や IMA を右冠動脈に使用することがある．
- 慣れた術者が施行しても冠動脈口へのエンゲージ困難なことがある．無理にエンゲージを試みるより，形のあったカテーテルへ変更するほうが，早くて安全にできる．

I 総論

図2　代表的なカテーテルの形状

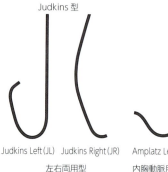
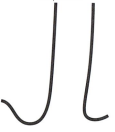

Judkins型　　　　　　　　　　Amplatz型

Judkins Left (JL)　Judkins Right (JR)　　Amplatz Left (AL)　Amplatz Right (AR)

左右両用型　　　内胸動脈用

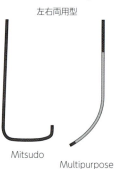

Mitsudo　Multipurpose　　IMA

- カテーテル上達のコツは冠動脈の解剖とカテーテルの特徴を習熟し，カテーテルをゆっくりと細かく動かすこと，経験を重ねることである．

透視角度

- 冠動脈を観察するにはX線管球の左右，上下の振り方を組み合わせることで，評価に適した方向から観察する．
- 左右方向は右前斜位（RAO），正面（AP）および左前斜位（LAO），上下方向には頭側（Cranial）および尾側（Caudal）を組み合わせる．

冠動脈造影と透視角度

- 基本的な透視角度とそれにより評価に適する部位を示す．

左冠動脈

- カテーテルのエンゲージは正面（AP）で行うことが多い．困難な場合は左前斜位（LAO）に振ってエンゲージを試みることもある．

  - RAO 30°（図3）: 左前下行枝，左回旋枝とも全体像が評価できる．しかし，左前下行枝は対角枝と重なりが多くなる．また左回旋枝近位部が短縮されるため同

部位の評価には適していない.

- **LAO 45°-Cranial 25°**（図 4）：左前下行枝と対角枝の分離がよく，対角枝分岐部の評価に適する．左回旋枝近位部は観察しやすいが，中間部以降は重なりが多く評価が難しい.

- **AP-Cranial 30°**（図 5）：左前下行枝が画像の中心を上下に走行するため，起始部は回旋枝と重なるものの，左前下行枝全体の評価に適する．左主幹部入口部も観察しやすい．左回旋枝の遠位端の評価に用いることもある.

- **LAO 50°-Caudal 30°**（図 6）：蜘蛛の足に似ているため spider view と称される．左主幹部から左前下行枝と回旋枝にかけての分離がよく，左主幹部近位部が進展して観察されるため，左主幹部，分岐部および左回旋枝近位部の評価に適している.

- **RAO 30°-Caudal 25°**（図 7）：RAO の尾側に振ることで左回旋枝全体が進展され評価に適している．左前下行枝近位部の観察にも適している.

- **LAO 55°**（図 8）：左前下行枝中間部以降が画像の左縁を上方から下方に走行し観察できる．左回旋枝近位部も側枝の重なりなく観察できるが，左前下行枝，回旋枝とも側枝との分離はよくない.

- **RAO 40°-Cranial 30°**（図 9）：左前下行枝中間部から遠位部が進展され狭窄度の評価に適している．左回旋枝は左前下行枝近位部と重なり評価が難しい.

- **AP-Caudal 35°**（図 10）：左主幹部から前下行枝，回旋枝への分岐部が観察でき，それぞれの枝の近位部の評価にも適している．左回旋枝も全体が観察できる．左前下行枝遠位部の観察に用いることもある.

右冠動脈 カテーテルのエンゲージは左前斜位（LAO）で行うことが一般的である．困難な場合は左前斜位（RAO）から前後方向の位置を確認する.

- **LAO 50°**（図 11）：右冠動脈のほぼ全体が観察できる．特に右冠動脈入口部から中間部にかけては観察に適している．房室結節枝，後下行枝にかけての分岐部の分離はよくない.

- **AP-Cranial 30°**（図 12）：右冠動脈遠位部から房室結節枝，後下行枝にかけての分岐部を観察する．また房室結節枝，後下行枝自体の観察にも適している．近位部から中間部は短縮され観察しにくい.

- **LAO45°-Cranial 25°**（図 13）：上記 2 方向の特徴を

I 総論

図3 RAO 30°

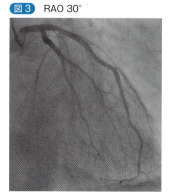
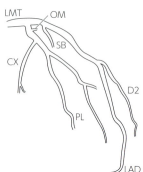

図4 LAO 45°-Cranial 25°

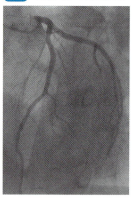
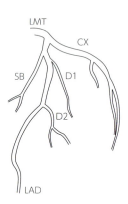

図5 AP-Cranial 30°

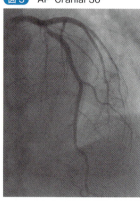
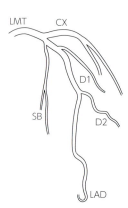

図6 LAO 50°-Caudal 30°

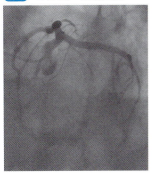
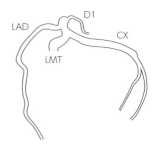

図7 RAO 30°-Caudal 25°

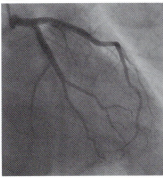
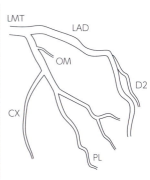

図8 LAO 55°

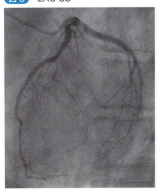
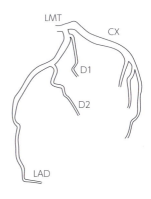

I 総論

図9 RAO 40°-Cranial 30°

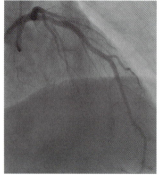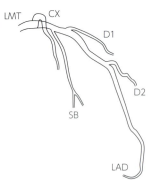

図10 AP-Caudal 35°

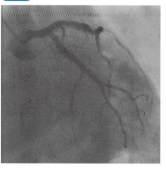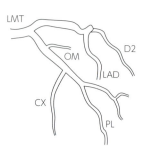

図11 LAO 50°

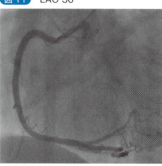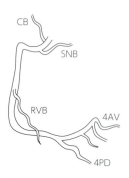

図12 AP-Cranial 30°

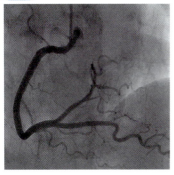
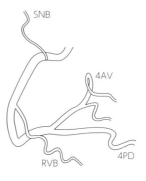

図13 LAO 45°-Cranial 25°

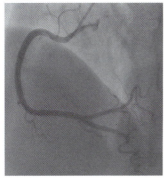
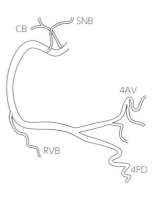

図14 RAO 30°-Caudal 25°

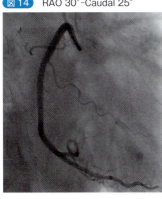
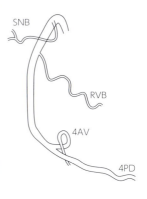

I 総論

合わせもつ．一方向のみの観察であればこちらからが
よい．

- **RAO 30°-Caudal 25°**（図 14）: 右冠動脈近位部の
屈曲部（いわゆる肩部分）以降の中間部が進展され，遠
位部までの観察に適する．

**狭窄度の評価
QCA, FFR,
iFR**

- 冠動脈造影術が QCA（quantitative coronary arte-
riography）を用いた解剖学的狭窄度評価であるのに対
し，冠血流予備量比（fractional flow reserve: FFR）や
瞬時血流予備量比（instantaneous wave-free ration:
iFR）は機能的狭窄度評価である（表 1）．

表 1 冠動脈狭窄度評価法の分類

	解剖学的狭窄度評価	機能的狭窄度評価
非侵襲的評価	冠動脈 CT	負荷心電図 負荷心エコー 負荷心筋シンチ
侵襲的評価	冠動脈造影術 血管内超音波（IVUS） 光干渉断層法（OCT）	冠血流予備量比（FFR） 瞬時血流予備量比（iFR）

- PCI の適応決定にあたり，冠動脈造影での解剖学的狭窄
度評価のみでは過小・過大評価してしまう可能性がある．
近年，プレッシャーワイヤーを用いた FFR や iFR により
機能的狭窄度評価が勧められている．
- FAME[1]，DEFER[2] 試験では，FFR<0.75 は PCI 適応，
FFR>0.80 は薬物療法，FFR 0.75〜0.80 はグレーゾー
ンとして症例毎に検討が必要とされている．
- FFR は心筋シンチと異なり多枝疾患でも評価できる．冠
動脈造影時の使用に保険適応を得たこともあり，その使
用頻度は増加している．
- iFR は血管拡張薬を用いずに測定できるため FFR より
侵襲度が低く，簡便に測定できる．以前は，iFR を測定
し，必要な症例に FFR 測定を追加する「iFR/FFR ハイブ
リッド治療戦略」が用いられていたが，最近 DEFINE
FLAIR[3] と iFR SWEDEHEART[4] 試験により，iFR0.89
をカットオフとした iFR ガイドの血行再建は FFR ガイ
ドの血行再建に対して非劣性であることが証明された．

**FFR・iFR
測定の実際**

通常 5Fr 以上のガイディングカテーテルとプレッ
シャーワイヤーを用いる（図 15）．
①ガイディングカテーテルを対象血管にエンゲージする．
②プレッシャーワイヤーを冠動脈内に押し進め，先端か

図15 FFR 測定の実際

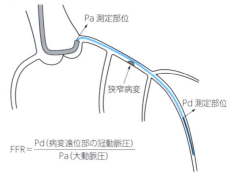

$$FFR = \frac{Pd(病変遠位部の冠動脈圧)}{Pa(大動脈圧)}$$

ら約3cmのところにある圧センサーが冠動脈内に入った時点で，カテーテル先端と圧センサーの圧を等しくする（イコライジング）．

③プレッシャーワイヤーをさらに押し進め対象病変を通過させる．対象血管のできるだけ遠位までプレッシャーワイヤーを挿入する．

④iFRは最大充血状態を得る必要がないため，この時点で測定が可能．

⑤FFR測定のため最大充血状態を誘発する．一般的にATP（アデノシン）の経静脈投与，冠動脈内投与，塩酸パパベリンの冠動脈投与が用いられる．

⑥最大充血状態が得られたらFFRを測定する．

FFR, iFR 測定時の注意点

- 左右の冠動脈の入口部に狭窄があると，ガイディングカテーテルがウェッジし，測定値の信頼性が低くなることがある．
- 測定前にプレッシャーワイヤーとガイディングカテーテルの圧を等しくする（イコライジング）．測定後に再度両者の圧を測定するとずれていることがある（ドリフト）．
- 心房細動例では大動脈圧が不安定であり，測定値の信頼性が下がる．

冠攣縮の誘発

- 冠攣縮性狭心症は欧米人に比べ日本人の発症率が高いとされる．
- 急性冠症候群発症への関与も指摘されている．
- 第一世代薬剤溶出性ステント留置後に血管内皮機能障害をきたし，冠攣縮が起こりやすくなる可能性がある．

誘発法・診断基準[3]

- アセチルコリンおよびエルゴノビンを用いた冠攣縮誘発

試験が一般的である．診断基準は「心筋虚血の徴候（狭心痛および虚血性 ST 変化）を伴う冠動脈の一過性の完全または亜完全閉塞（>90%狭窄）」と定義される[5].

1）アセチルコリン負荷試験

- 徐脈が高頻度に出現するため体外式一時ペーシングを挿入しておく．
- 左冠動脈にアセチルコリン $20\mu g$, $50\mu g$, $100\mu g$ をそれぞれ 20 秒間で注入する．
- 各量の注入開始 1 分後に冠動脈造影を行う．
- 右冠動脈にアセチルコリン $20\mu g$, $50\mu g$ をそれぞれ 20 秒間で注入する．
- 各量の注入開始 1 分後に冠動脈造影を行う．

2）エルゴノビン負荷試験

- 左冠動脈にエルゴノビン $20\sim60\mu g$ を数分間で左冠動脈内に注入する．
- 注入終了後 1〜2 分後に冠動脈造影を行う．
- 右冠動脈にエルゴノビン $20\sim60\mu g$ を数分間で右冠動脈内に注入する．
- 注入終了後 1〜2 分後に冠動脈造影を行う．

左室造影

- 心エコーや心臓 MRI の進歩により左室造影の有用性は低下している．冠動脈支配領域のバイアビリティー評価や，緊急カテーテル検査の際のたこつぼ型心筋障害の診断など，依然必要とされる場面も多い．

左室造影の実際

- 通常は RAO 30°と LAO 60°の 2 方向で行う．カテーテルは一般的に pig-tail カテーテルを用いる．

カテーテル操作

- ①左室への挿入方法は J 型ガイドワイヤーを先行させて大動脈弁付近までカテーテルをもって行く．
  ②左冠尖のバルサルバ洞へカテーテルを進め，ガイドワイヤーを進めて pig-tail カテーテルを J 字型に進展させる．
  ③カテーテルを反時計方向に回しながらカテーテル全体を軽く引く．
  ④カテーテルが無冠尖のバルサルバ洞へ移ろうとするが，その間ガイドワイヤーが常に進展するテンションをもっているため，移る瞬間に弁尖の間をワイヤーが通過する．
  ⑤そのまま左室内にカテーテルを進める．
- 左室造影の際のカテーテルの位置を図 16 に示す．カテーテルは左室内でやや反時計回転のテンションをかけたまま維持し，LAO 60°から見て pig-tail カテーテルの

図16 左室造影の際のカテーテルの位置

RAO 30° 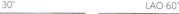　　　LAO 60°

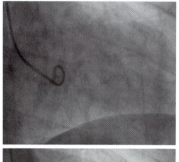 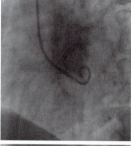

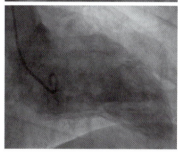 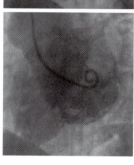

先端が正円に近い状態に位置させる．同部位は左室流入部に位置しやや広い腔をもつため造影による心室期外収縮が少なく，そこで造影剤を注入することで左室全体に速やかに造影剤が満たされる．

合併症

- 冠動脈造影・左室造影の合併症として，造影剤アレルギー，冠動脈解離，脳梗塞，造影剤腎症，出血，不整脈などがあげられる．カテ室内で緊急の処置が必要な下記2つについて述べる．

造影剤アレルギー・アナフィラキシーショック

- 検査中に血圧低下があり，喘鳴や発疹などアレルギーを疑う徴候を伴う場合，もしくはアレルギーを疑う徴候はないがその他に血圧が下がる原因を認めない場合，造影剤アレルギーを疑う．重症例に対する自施設での対応を下記に示す．

  1) バイタルサインのチェック，呼吸や皮膚の状態を確認，人手を集める，患者の経過・治療内容を詳細に記録．
  2) マスクにて酸素投与（10L リザーバマスク）．喉頭，

咽頭浮腫が進行すれば気管内挿管.

3）静脈路の確保.

4）仰臥位での下肢挙上.

5）補液（生理食塩水もしくはラクトリンゲル液）1～2L程度を全開で投与.

6）アドレナリン 1mg/mL を生食で 10mL に希釈.
1mL（アドレナリン 0.1mg）を静注，もしくは 3mL（アドレナリン 0.3mg）を大腿外側部に筋注.

7）ヒドロコルチゾンコハク酸エステルナトリウム 200mg 静注.

8）H_1 受容体拮抗薬（クロルフェニラミンマレイン酸塩）5mg 静注.

9）H_2 受容体拮抗薬（ファモチジン）20mg 静注.

10）β遮断薬の投与を受けており，アドレナリン投与で血圧の改善が乏しい場合，グルカゴン 1～2mg 静注が有効な例がある.

上記 6）から 10）は症状に応じて適宜選択する.

冠動脈解離

- 重篤な合併症になることがある.

- 入口部に狭窄病変があり，カテーテルがウェッジしていたりディープエンゲージであるにもかかわらず，造影剤を注入することで冠動脈解離を生じることがある.

- ウェッジやディープエンゲージの際は造影剤を注入しないということが大原則である. 気づかずに造影して冠動脈解離を形成してしまった際は，まず解離に気づいた瞬間に造影を中止する.

- 小さな解離腔であればそのまま経過観察が可能であるが，左主幹部に形成された解離は PCI による修復が必要なことが多い.

- カテーテルが解離のフラップを抑えて冠血流を確保していることがあるので，むやみにカテーテルは抜去せずそのままにしておく.

- 対側の上肢や下肢から新たに 6～7Fr のガイディングカテーテルを挿入し，造影カテーテルの脇から血管内腔を確保するためのガイドワイヤーを冠動脈内に挿入する.

- 血管内超音波（IVUS）などにてガイドワイヤーが真腔を捉えられていることが確認できたら造影カテーテルを抜去し，引き続き冠動脈解離に対する PCI を施行する.

■参考文献

❶De Bruyne B, Pijls NH, Kalesan B, et al. Fractional flow reserve-guided PCI versus medical therapy in stable coronary disease. N Engl J Med. 2012; 367: 991-1001.

❷Pijls NH, van Schaardenburgh P, Manoharan G, et al. Percutaneous coronary intervention of functionally non-significant stenosis: 5-year followup of the DEFER Study. J Am Coll Cardiol. 2007; 49: 2105-11.

❸Davies JE, Sen S, Dehbi H-M, et al. Use of the instantaneous wave-free ratio or fractional ow reserve in PCI. N Engl J Med. 2017; 376: 1824-34.

❹Gotberg M, Christiansen EH, Gudmundsdottir IJ, et al. Instantaneous wave-free ratio versus fractional flow reserve to guide PCI. N Engl J Med. 2017; 376: 1813-23.

❺循環器病の診断と治療に関するガイドライン（2012年度合同研究班報告）. 冠攣縮性狭心症の診断と治療に関するガイドライン（2013年改訂版）.

〈多田　毅〉

Ⅰ 総論

5. 基本検査

23 ▶ IVUS，OCT，血管内視鏡

■ POINT

① 血管内超音波（intra vascular ultra sound: IVUS），光干渉断層法（optical coherence tomography: OCT），血管内視鏡は侵襲的冠動脈イメージング法である．

② PCI に際して IVUS，OCT によって標的冠動脈の計測を行うことで，適切な冠動脈の拡張，ステント留置を行うことができる．

③ IVUS，OCT ではプラークの病理学的な推定も可能である．

④ 血管内視鏡は冠動脈内面を直視可能な唯一のイメージング法である．

IVUS，OCT，血管内視鏡の使用目的	• IVUS，OCT，血管内視鏡などの侵襲的血管内イメージングを行う目的は，冠動脈造影に加えて，より詳細な解剖学的および病理学的情報を得ることによって，冠動脈病変を理解し，最適な PCI を行うためである． • IVUS，OCT は同じ断層像であるが，音波と光という全く異なる波長を使用するため，観察目的により使い分けを要する（表 1）． • 血管内視鏡は冠動脈内の実像を直視することが可能であるが，使用方法，得られる情報にはさらに制限が多いため，その特徴を理解したうえでの使用が望ましい．

表 1　IVUS，OCT の比較

	血管内超音波 IVUS	光干渉断層法 OCT
方法	超音波	近赤外線
観察時の血液排除	不要	必要 造影剤によるフラッシュなど
解像度	100〜150μm	12〜15μm
深達度	4〜8mm	1〜2mm
プルバック速度	0.5〜1mm/sec	10〜40mm/sec
石灰化病変の観察	音響陰影あり 深部の観察は困難	音響陰影なし 石灰化の厚みを測定可能
Thin-cap fibroatheroma の観察	脂質プール全体の観察が可能 線維性皮膜の厚みは測定不可	信号の減衰のため深部の観察不可 線維性皮膜の厚みを測定可能
血栓の描出	大きな血栓は描出可能	ごく小さな血栓も描出可能 信号減衰を伴う赤色血栓 信号減衰を伴わない白色血栓
ステントの描出	詳細な構造は確認不可能	詳細な構造を描出可能 3 次元再構築も可能

| 血管内超音波法 (IVUS) | ・IVUS はカテーテルが到達する冠動脈内のあらゆる部位で観察可能であり，血液排除を必要としない．
・機械走査型（40～60MHz）とソリッド型（20MHz）で解像度がやや異なるが，いずれも内腔から外径まで血管壁全体を評価できる．最近では高解像度 IVUS（HD-IVUS）といわれる種類も使用可能である．
・プラークや血管，内腔の断面積が測定可能で，イメージングデバイスをプルバックして得られた長軸像と合わせると 3 次元的情報が得られる．
・断層像で狭窄病変部の遠位および近位の対照部血管径，病変部の最小内腔径を，長軸像で病変長をそれぞれ測定し，ステント径，ステント長を決定する（図 1）．
・IVUS，CAG を同時に行うことでステント留置部位を決定できる．
・病変近傍の plaque burden（血管の全断面積に対するプラーク断面積の比率）が＜50％を満たす部位にステント端を置くことで，薬剤溶出性ステントの再狭窄が低率となる． |
| 冠動脈プラーク性状診断 | ・エコー輝度パターンによって，線維性病変，脂質プール，石灰化病変などの性状診断ができる（図 2）．
・冠動脈が拡大し，脂質成分に富んだプラークは不安定プラークであることが多い．
・石灰化病変は音響陰影を伴う高輝度の領域により認識可 |

図1 IVUS ガイド PCI の一例

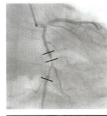
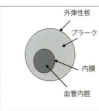

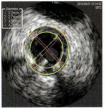
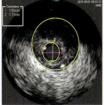
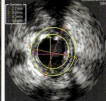

図2 IVUSによる冠動脈病変の性状評価

線維性病変　　　脂質プール　　　石灰化病変

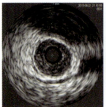
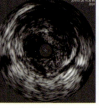
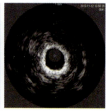

血管外径	血管外径（陽性リモデリング）	不明瞭な血管外径
血管内腔	血管内腔	血管内腔
線維性プラーク	脂質プール	全周性石灰化

能であり，全周性の石灰化であれば，拡張不良が予想される．
- 組織学的診断のための解析法（iMAP, IB-IVUS, VH-IVUS）が各社ハードに付属されており，組織性状をカラー表示することが可能である．

OCT (optical coherence tomography；光干渉断層法)

- 近赤外線を用いた血管内画像法である．SJM社製のFD-OCT（Iluminen Optis™），Terumo社製のOFDI（Lunawave™/FastView™）とシステムの呼び名が異なる．
- 観察には血液排除が必要なため，ガイディングカテーテルからの造影剤フラッシュ（2〜4mL/sec）を行う．
- IVUSと比較して，短時間で精細な血管内構造が描出可能である（図3）．深達度はIVUSと比較すると浅いため，血管の深い構造は観察しにくい．
- 内腔径，病変長の測定はハードに搭載された機能を使用して簡便かつ正確に可能である．IVUSと同様にステント径，ステント長の選択に有用である．
- 病変の輝度や減衰パターンによってプラーク，石灰化，血栓，TCFA（thin-cap fibroatheroma）などの組織診断が推定可能である．
- 高分解能であるため，脂質プールの線維性皮膜が65μm未満に菲薄化したTCFAの診断が可能である．

図3 OCTによる冠動脈病変の性状評価

線維性病変　　　　　TCFA　　　　　石灰化病変

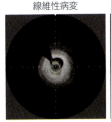

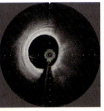
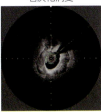

白色血栓　　　　　赤色血栓　　　　留置直後のステント

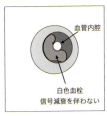
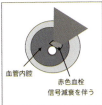
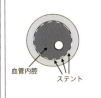

- OCTでは石灰化に後方減衰を伴わないため，石灰化の厚みが測定可能である．全周性かつ厚い石灰化に対してはロータブレータの使用を考慮する．
- 各社OCTハードには3次元再構築機能が搭載されており，分岐部へのステント留置ではステント構造と側枝の位置関係を容易に把握することができる．

I 総論

図4 血管内視鏡による黄色調の評価（yellow plaque grade）

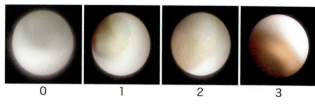

0　　　1　　　2　　　3

IVUSとOCT の使い分け	・IVUSの適応病変：冠動脈ほぼ全体に可能．冠動脈起始部や分岐直後へのステント留置など厳格なステント留置が必要な場合ではIVUSマーキングテクニックが有用． ・OCTの適応病変：血栓や脂質プールの多い不安定病変，石灰化病変，分岐部病変，ステント内再狭窄など． ・OCTの適当でない病変：血流排除が困難な病変（冠動脈起始部，閉塞病変，末梢小血管など）．
血管内視鏡 （Angioscopy）	・主に血管内膜の色調および血栓が観察できる． ・血管内視鏡には血流維持型（6000画素）と血流遮断型（3000画素）の2方式があり，低分子デキストランによる血液を排除しながら，冠動脈内腔を観察することが可能である． ・血流維持型では視野には制限があるが，血流遮断型では視野が広い一方で，虚血が生じることがあるので注意が必要である． ・プラーク色調としてyellow plaque grade 0～3で半定量的に評価し，血栓は白色，赤色，混合に分類される（図4）． ・ステントの慢性期に内膜被覆度を評価する． ・一般的にベアメタルステントの内膜被覆は良好であり，薬剤溶出性ステントでは不完全であることが多い．

■参考文献

[1] Morino Y, Tamiya S, Masuda N, et al. Intravascular ultrasound criteria for determination of optimal longitudinal positioning of sirolimus-eluting stents. Circ J. 2010; 74: 1609-16.

[2] Tearney GJ, Regar E, Akasaka T, et al. Consensus standards for acquisition, measurement, and reporting of intravascular optical coherence tomography studies. J Am Coll Cardiol. 2012; 59: 1058-72.

[3] 上田恭敬．黄色プラーク，血栓と予後．In：平山篤志，編．血管内視鏡最新診療ガイド．1版．東京：メジカルビュー社；2011. p.56-9.

〈片山祐介〉

5. 基本検査

24 ▶ 電気生理学的検査
(electrophysiological study: EPS)

■ POINT

① EPS とは，心腔内に電極カテーテルという細い管を挿入し，各部位の電気的活動を記録，また電気刺激を送ることによって機能を評価する検査である.

② 徐脈性不整脈では洞機能・房室伝導機能を評価することが目的であり，この結果によってペースメーカー植え込みを検討することが多い.

③ アブレーションを前提とした頻拍性不整脈に対する EPS では，頻拍を誘発し，機序を解明することが治療方針を決める上で重要となる.

④ 致死性頻拍性不整脈に対する EPS では主に ICD 植え込みの適応を決める上で施行されることが多い.

⑤ EPS は，植込み型電気デバイス〔ペースメーカー，植込み型除細動器（ICD）など〕の治療方針を決めるために行うこともある.

EPS の適応	• 失神の原因として症状から不整脈が疑われるが，不整脈が証明されていない患者.
	• 非侵襲的検査による評価後も原因不明の失神を有する<u>器質的心疾患を有する患者</u>.
失神	• 心肺蘇生例で心室性不整脈が原因と考えられる例.
心肺蘇生後	• 心肺蘇生例で洞不全症候群，房室ブロックが疑われる例.
	• 心肺蘇生後の心電図が <u>WPW 症候群で失神の既往や動悸を伴う</u>もの.
洞機能不全	• 失神，めまい，眼前暗黒感などの症状を有する洞結節機能不全で，症状との関連が心電図，ホルター心電図の非侵襲的検査では証明できない患者.
房室ブロック	• 失神，めまい，眼前暗黒感などの症状の原因として房室ブロックが疑われるが因果関係が不明な場合.
	• 第 2 度もしくは 3 度房室ブロックに対してペースメーカーが植え込まれた症例で，ペースメーカー治療後も失神，めまい，眼前暗黒感などの症状が存在し，その原因として<u>他の不整脈</u>が疑われる場合.
脚枝ブロックおよび心室内伝導障害	• 脚枝ブロックあるいは心室内伝導障害のある患者で，失神，痙攣，めまい，ふらつきなどの脳虚血症状があるがその原因が不明な患者.
	• Wide QRS 頻拍で脚ブロックあるいは心室内伝導障害を伴う上室性頻拍と心室頻拍との鑑別が必要な患者.
WPW 症候群	• 副伝導路に対するカテーテルアブレーションや手術療法のための評価を受ける患者.
	• 心停止の既往や原因不明の失神発作を有する患者.

I 総論

WPW症候群以外の上室性頻拍	・有症候性の頻拍で治療方針選択のため,頻拍の発生源,機序,電気生理学的特性などの情報が必要な患者. ・薬物治療よりもカテーテルアブレーションを希望する患者.
心房粗動	・心房粗動を含む頻拍発作が疑われるが心電図で確認されていない例に対する診断. ・カテーテルアブレーションを前提とした患者のための高頻度心房ペーシングを目的とした検査.
心室性期外収縮	・クラスⅠの適応はなし.
非持続性心室頻拍	・原因不明の失神発作と左室機能低下を有する冠動脈疾患,拡張型心筋症に伴う非持続性心室頻拍.
持続性心室頻拍	・基礎疾患の有無を問わず単形性持続性心室頻拍が記録された患者. ・心室頻拍に対するカテーテルアブレーションまたは手術を予定している有症候性の単形性持続性心室頻拍. ・Wide QRS頻拍. ・心室頻拍が疑われる失神,めまいを有する患者. ・持続性心室頻拍に対する薬効および催不整脈作用の評価.
ブルガダ症候群	・Coved型(タイプⅠ)ブルガダ心電図(薬剤負荷後を含む)を呈する患者で,心室細動・多形性心室頻拍は確認されていないが,失神,めまい,動悸などの不整脈を示唆する症状を有する場合. ・Coved型(タイプⅠ)ブルガダ心電図(薬剤負荷後を含む)を呈する患者で,心室細動・多形性心室頻拍の確認や,失神,めまい,動悸などの不整脈を示唆する症状はないが,若年~中年者の突然死の家族歴がある場合.
特発性心室細動	・右室流出路起源のVTからVFへの移行が確認されている例においてカテーテルアブレーションを前提としたEPS.
早期再分極症候群	・J波を伴う早期再分極を呈する患者で,VF・多形性VTは確認されていないが,失神,めまい,動悸などの不整脈を示唆する症状を有する場合. ・J波を伴う早期再分極を呈する患者で,VF・多形性VTは確認や,失神,めまい,動悸などの不整脈を示唆する症状はないが,若年~中年者の突然死の家族歴がある場合.
Short coupled variant of torsade de pointes	・Short coupled variant of torsade de pointesが証明されている患者におけるVT/VFの引き金となるPVCの起源同定と根治を目的とした電気生理学的検査.
QT延長症候群	・クラスⅠの適応はなし.
肥大型心筋症	・心停止後蘇生した肥大型心筋症患者の原因検索や植込み

128

型除細動器の適応の決定.
- 加算平均心電図による心室遅延電位を認める症候性の肥大型心筋症.

EPS の評価方法

- 電極カテーテル（図 1）を心腔内の各部位に留置し，電位を記録し，電気刺激を送ることで機能を評価する.
- 電極の挿入は右内頸静脈や両鼠径静脈を使用することが多い.
- 徐脈性不整脈では，洞結節付近と His 束に電極を留置.
- 頻脈性不整脈では，上記に加え，冠静脈，右室を含めた心室内にも電極を留置する（図 2）.
- 局所の電位形態の観察, 特に His 束電位は心房電位 A, 心室電位 V の間の小さなスパイク電位として記録される（図 3）.

図1 電極カテーテル
A) 手元のハンドル操作でカテーテル先端が様々な角度に屈曲する.
B) 主に肺静脈内の電位を観察するリング状カテーテル.
C) 治療用イリゲーションカテーテル（カテーテル先端から生理食塩水を灌流することで治療時の血栓発現リスクを軽減することができる）.

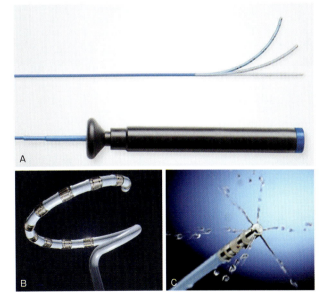

I 総論

図2 電極カテ配置

右前斜位　　　　　　　　　　左前斜位

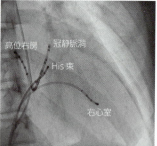
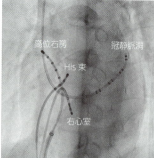

図3 洞調律時の心内心電図

カテ配置は上図のようになっており，AHは80ms，HVは40ms.

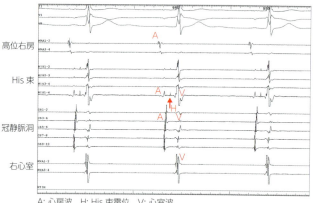

A: 心房波，H: His束電位，V: 心室波

① 洞機能・房室伝導評価

POINT

① 洞結節, 房室結節は自律神経の修飾を強く受けるため正確な評価をするためには, 薬物的除神経 (total autonomic nerve block: TAB) を行って検査することが望ましい.

② TAB プロトコールの一例は, ①プロプラノロール 0.2mg/kg を 1mg/min で投与し, その後, ②アトロピン 0.04mg/kg を 2 分で投与する. その後, 洞機能・房室伝導評価を行っている.

洞機能評価
（図 4）

- 洞機能の評価は心房頻回刺激による overdrive suppression test (OST) を行うことで評価する.
- 洞結節付近（高位右房側壁）に電極カテを留置し, 洞調律より 10 心拍程度早い刺激を 30～60 秒間行う. これを 10 心拍ずつ増加させて, 最大 200 拍/分まで行い, 頻回刺激後に最初に出現する洞性 P 波までの時間を洞結節回復時間 (sinus node recovery time: SNRT) として洞機能の指標とされている.
- SRT から心房頻回刺激前の心房周期を減じた値を修正洞結節回復時間 (corrected sinus node recovery time: CSRT) とし, これも指標の一つ.
- 心房頻回刺激後に頻回刺激前の心拍数まで戻る時間を総洞周期長回復時間 (total recovery time: TRT) も指標となる.

図 4 Overdrive suppression test (OST)

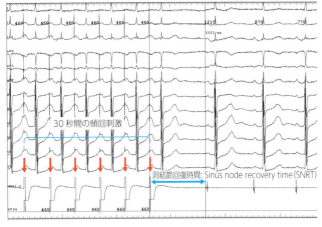

[正常値] SRT：1400ms 未満，CSRT：525ms 未満，TRT：5秒以内

房室伝導評価

- 房室伝導能評価は，まず His 束電位を記録し，心房電位 A と His 束電位間の時間（AH 時間）と His 束電位と体表面 QRS 波の立ち上がりまでの時間（HV 時間）を測定する．
- 心房連続刺激を行い，心室への 1：1 伝導の評価，また房室ブロックが生じる心拍数とブロック部位を詳細に観察する．
- 房室ブロックの重症度を His 束のブロック出現部位にて評価する．

房室ブロック出現する心拍数，および His 束のどの部位でブロックが出現するかが重要！

- ブロック部位が房室結節内（AH ブロック）であれば，AH が徐々に延長し AH 間でブロックが生じる（図 5）．
- His 束内ブロック（BH ブロック）は HH 間で，His 束遠位でのブロック（HV ブロック）であれば HV 間で HV ブロックを生じる．
- His 束以下のブロックでは補充調律がでても心室へのブロックが生じ，心停止になる可能性があるためペース

図 5 頻回刺激法による AH ブロック

①②③と徐々に AH 間隔の延長を認め，④で A 波を認めた後に H 波が脱落している．つまり AH 間での伝導ブロック（AH ブロック）を呈している．

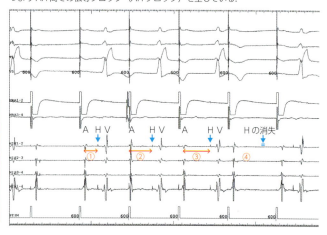

メーカーの適応となる.
- 臨床的に認められた房室ブロックが Wenckebach 型の場合は，AH ブロックの場合が多く，Morbitz Ⅱ型ブロックの場合は His 束以下でのブロックの頻度が多い．また，2：1 房室ブロックの場合は判定が困難であるため EPS にてブロック部位を同定することは意義がある．

［正常値］　1：1 房室伝導 150 拍/分以上
　　　　　　（Wenckebach block を生じた心拍数のことを Wenckebach point とよぶ）
　　　　　　AH 時間 45〜140ms，HV 時間 35〜55ms

② 不整脈の誘発

■ POINT
① 不整脈を誘発する方法として，心腔内の各部位で電気刺激を行う方法と薬物にて誘発する方法，また両者を組み合わせて行う方法がある．
② 電気刺激による不整脈の誘発には電気刺激装置に誘発様式のプログラムが組み込まれ，その形式に沿って行うプログラム刺激という方法がある．
③ プログラム刺激には，頻回刺激法と期外刺激法がある．
④ 薬物による不整脈の誘発は，その不整脈の特性を理解し，薬物の作用機序を十分考慮した上で行う．

電気プログラム刺激（図 6）
- 通常の心拍数より 10 心拍程早い一定の周期，一定時間連続で電気刺激を行う方法．
- 徐々に心拍数を短縮させて最終的には 200/分程まで行う．
- 反応が安定するまで，頻回刺激は一定時間，継続して行う必要がある．

頻回刺激法（図 6A）
- 一定時間頻回刺激を行った直後，もしくは洞調律中に短い連結期の電気刺激を行う方法．

期外刺激法（図 6B）
- 頻回刺激は一定周期で行い，周期は通常 600ms，400ms などで 6〜8 心拍施行後に 10〜20ms 短縮した連結期の刺激を行う．最後の刺激は 10ms 程度で短縮して連続して行う．

I 総論

図6A 頻回刺激法（Burst pacing）

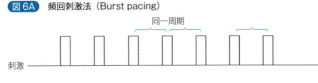

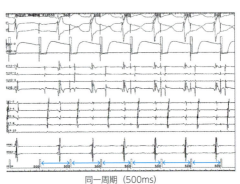

同一周期（500ms）

図6B 期外刺激法（Burst pacing）

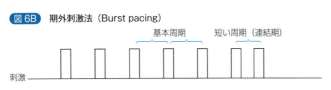

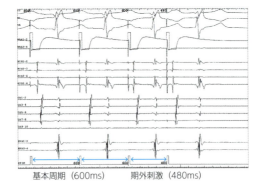

基本周期（600ms）　　期外刺激（480ms）

薬物負荷誘発法（図7）

- 薬物負荷誘発法で最も大切なことは，不整脈と薬物特性を十分に理解することである．
- 不整脈の出現が運動時や日中に認める場合は交感神経の関与を，また夜間睡眠時や運動直後に認める場合は副交感神経の関与を疑う．
- 不整脈の特性を熟知し，自律神経作動薬を選択し薬物誘発を行う．
- 稀に，伝導障害を顕著にすることで出現する不整脈もあり抗不整脈薬の催不整脈作用を逆に利用することもある．

[不整脈誘発に使用する薬物（いずれも緩徐に静注）]
　　イソプロテレノール（プロタノール®）1〜2μg
　　アドレナリン（ボスミン®）1〜2μg
　　フェニレフリン（ネオシネジン®）0.2〜0.4mg
　　アトロピン（アトロピン®）0.5mg

図7 薬物負荷＋期外刺激法によって誘発された頻拍発作

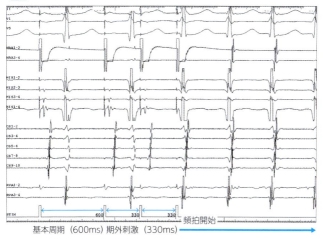

基本周期（600ms）期外刺激（330ms）

③ 不整脈の機序 (図 8, 9)

POINT

① 不整脈の発生には，基質（梗塞後心筋，線維化，脂肪変性など），環境因子（電解質，心不全など），自律神経（交感，副交感神経興奮など）が深く関与している．
② 電気生理学的の不整脈の発生機序にはリエントリー，トリガードアクティビティ，異常自動能などがある．
③ リエントリー性頻拍には緩徐伝導部位と一方向性ブロックの存在が必須である．
④ トリガードアクティビティは，先行する活動電位の後に出現する脱分極で，その発生様式から早期後脱分極（early afterdepolarization: EAD）と遅延後脱分極（delayed afterdepolarization: DAD）がある（詳細は成書参照）．
⑤ 異常自動能は洞結節や房室結節以外の固有心筋からの自発的興奮である．

| リエントリー性
不整脈
(図 8) | ・ある一定の回路を電気興奮が旋回し持続する不整脈．
・心房粗動や発作性上室性頻拍症の機序として最も多い．
・術後心，虚血性心疾患後や心筋症などの障害心筋を有する器質的心疾患にも多く認める．
・緩徐伝導部位内の一方向性ブロックから頻拍が開始する． |

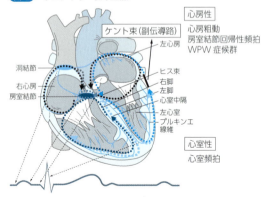

図8 リエントリー性不整脈

洞結節→房室結節→ヒス束→左脚・右脚→プルキンエ線維

図9　トリガードアクティビティ，異常自動能

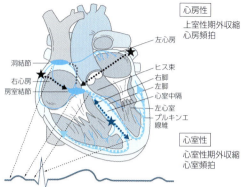

洞結節→房室結節→ヒス束→左脚・右脚→プルキンエ線維

トリガード **アクティビティ** （図9）	・リエントリー性のような回路は有さず，局所の異常脱分極によって生じる不整脈． ・EAD は心筋イオンチャネルの異常，DAD は心筋内 Ca 濃度の異常増加が原因と考えられている．DAD の代表例はジギタリス中毒による頻拍である．
異常自動能	・洞結節，房室結節以外の固有心筋が虚血状態になった際に異常な自動能を有することがある．急性心筋梗塞の心室固有調律も異常自動能と考えられている．

〈渡邊敦之〉

5. 基本検査
25 ▶ 心筋生検

◼ POINT
① 心筋症, 心筋炎, 心移植後あるいは原因不明の心不全における診断に心筋生検は有用である.
② 生検手技に関しては, 各法を十分理解し, 合併症を避ける.
③ 特異的な組織所見を見逃さず, 治療方針決定に役立てる.

適応
- 心筋生検の適応は:
  - 心拡大がない患者に新規に心不全が発症して2週間以内.
  - 2週間以内に心不全で発症し, 臨床経過から心筋炎が疑われる例.
  - 心エコー図などの画像検査から心筋炎（特発性・好酸球性・巨細胞性心筋炎）, サルコイドーシスやアミロイドーシスなどを疑う心不全例.
  - 原因不明の心筋症
  - 心臓移植後の拒絶反応の評価

手技（図1）
- 現在では, 右内頸静脈アプローチによる右室中隔側から採取する方法と, 大腿動脈アプローチで左室後壁より採取する方法がある.
- 右室中隔からの採取である.

図1 右室造影 LAO50°
×採取部位

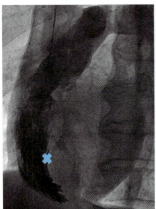 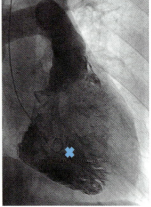

- 合併症が少ないのは右内頸静脈に 8Fr シースを挿入し，pigtail カテーテルにより右室造影を行い，右室中隔採取部位を確認する．心筋生検鉗子を右室中隔に軽く押し当て保持し，生検鉗子が開いたことを透視で確認し組織を採取する．
- サンプリングエラーを減らすため，組織は少なくとも 3 個以上採取するのが望ましい．

合併症

- 脚ブロック，脳塞栓，血管損傷，腱索断裂による弁逆流の悪化を認める場合がある．
- その他重篤な合併症の頻度としては心室壁穿孔が 0.7％（左室壁穿孔 12.9％の死亡率，右室壁穿孔では 5.2％の死亡率），死亡は 0.05％で起こり得る可能性がある[1]．
- 心室壁穿孔は心エコーによって心膜液の貯留が観察される．血圧低下，頻脈を伴う際には，速やかにエコーガイド下ドレナージ，あるいは直視下心膜切開ドレナージを行う必要がある．

理解しておくべき所見（図 2）

- 核の変性像（核の大小不同，核の不整），筋原線維の粗鬆化や空胞変性を示す．
- **肥大型心筋症**：心筋細胞の肥大（心筋細胞径が 20μm 以上）と錯綜配列がみられることが多く，層状の間質線維化を認める．

拡張型心筋症

サルコイドーシス
- 壊死を伴わない類上皮性肉芽腫とラングハンス型多核巨細胞が出現．生検などで肉芽腫を見いだせない場合は，心内膜直下の瘢痕状の線維化やリンパ球集簇が参考所見となり得る．

急性心筋炎
- 多数の大小単核細胞の浸潤（時に少数の多核白血球，多核巨細胞の出現）や心筋細胞の断裂，融解，消失や間質の浮腫（時に線維化）を認める．

アミロイドーシス
- 心筋間や血管周囲のエオジン好性の無構造物として検出される．Congo-red などの特殊染色が必要となる．

不整脈原性右室心筋症
- 著しい脂肪浸潤や置換性線維化を認める．

I 総論

図2 急性心筋炎(a), 不整脈原性右室心筋症(b), アミロイドーシス(c), サルコイドーシス(d)

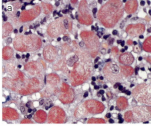
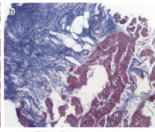

リンパ球浸潤を認める. 　　　　脂肪浸潤と置換性線維化を認める.

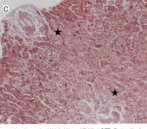
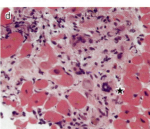

HE染色で無構造様の組織が見られる★. 　肉芽腫内に多核巨細胞などを認める★.

■参考文献

① Hiramitsu S, Hiroe M, Uemura A, et al. National survey of the use of endomyocardial biopsy in Japan. Circ J. 1998; 62: 909-12.

〈時岡浩二〉

Ⅱ 救急外来編

1. 救急初期対応

1 ▶ 診察，トリアージ

■ POINT

① トリアージとは傷病者を重症度によりふるい分けする方法である．

② 平時においては BLS サーベイと拡大型の ACLS EP サーベイを用いれば，ほぼすべての緊急場面にあてはまる評価と処置を行うことができる．

③ 鑑別診断を考える際には評価方法と原因究明のため焦点を絞った病歴聴取（SAMPLE）が有効である．

④ 災害時におけるトリアージは START 方法を用いて，まずは 1 次サーベイから開始する．

トリアージとは	傷病者を重症度によりふるい分けする方法である．
平時の場合	平時においての救急外来でのトリアージは，患者の評価および優先順位づけを行うことで治療をうけるまで患者が安全に待つことができる時間を決定することが重要であり，通常はトリアージ訓練をしている救急外来看護師によってトリアージされている． 　しかし，救急車にて搬送された患者や院内急変患者に対応する場合には医師が初期評価を行う状況がある．まず意識の有無を確認し，意識のない患者に対しては後述するBLS サーベイで初期評価を行い，適切な手順をすべて実施したら，拡大型の ACLS EP サーベイ（表 1）を用いてより高度な評価と処置を行う（図 1）．
① **A: Airway**（気道）	意識があれば通常気道は開通されている．意識がなければ速やかに気道の確保を行い，人工呼吸が必要か評価し，適切でなければ高度な気道確保器具も挿入する必要がある．
② **B: Breathing**（呼吸）	酸素化や換気を含め，気道確保および呼吸補助の有効性について呼吸数，酸素飽和度，連続波形表示呼気 CO_2 モニターから評価する．換気を行う場合は過換気を避けることが重要である．
③ **C: Circulation**（循環）	心血管系や呼吸器系などの緊急事態の症例において，バイタルサインは重要な情報をもたらす．心拍数，血圧，心電図モニターでリズム波形をチェックする．心停止例では CPR の質をモニタリングしながら，薬物投与のためのルートを確保（静脈/骨髄）し，輸液や薬物を投与する．

JCOPY 498-13427 141

表1 ACLS EP サーベイ

評価	適切な処置
気道（Airway） －"気道は開通しているか？" －"高度な気道確保は必要か？" －"気道確保器具の位置が適切であることを確認したか？" －"チューブが適切であり，位置が適切であることを頻繁に確認しているか？"	・頭部後屈－あご先挙上法．口咽頭エアウエイ，または鼻咽頭エアウエイを使用して意識レベルの悪い患者の気道開通を維持する． ・必要ならば高度な気道確保を行う（ラリンゲアルマスクエアウエイ，ラリンゲアルチューブ，食道気管チューブ，気管チューブなど）． ・"ヘルスケアプロバイダーは，高度な気道確保を行う場合．初期のCPRと除細動に患者が反応しないことが確認されるまで，または自己心拍再開まで，高度な気道確保器具の挿入を先送りしてもよい．ラリンゲアルマスクエアウエイ，ラリンゲアルチューブ，食道気管チューブなどの高度な気道確保器具を使用する場合には．胸骨圧迫を継続中でも挿入が可能である"． ・CPRと換気が適切に組み合わされているかどうかを確認する． ・以下を用いて高度な気道確保器具の位置が適切であることを確認する． 　－身体診察 　－定量的波形表示呼気 CO_2 モニター ・気管チューブとの併用に関してはクラスⅠの勧告がある． 　■ 声門上器具との併用も妥当である． ・高度な気道確保器具が偶発的に逸脱しないように固定する． ・連続定量的波形表示呼気 CO_2 モニターにより，気道確保器具の位置をモニターする．
呼吸（Breathing） －"換気と酸素化は適切か？" －"定量的波形表示呼気 CO_2 モニターおよび酸素飽和度はモニターされているか？"	・適応があれば酸素を投与する． 　－心停止患者に対し 100%酸素を投与する． 　－その他の患者に対しては酸素投与量を調節し，パルスオキシメータで測定して 94%以上の酸素飽和度が得られるようにする． ・以下を用いて換気および酸素化が適切かどうかをモニターする． 　－臨床判定基準（胸の上がり，チアノーゼ） 　－定量的波形表示呼気 CO_2 モニター 　－酸素飽和度 ・過換気を避ける．

循環 (Circulation)

- "胸骨圧迫は効果的か?"
- "リズムは何か?"
- "除細動または同期電気ショックの適応となるか?"
- "ROSC が認められるか?"
- "患者は不安定か?"
- "心リズムや血圧の回復に薬物投与は必要か?"
- "蘇生に循環血液量増量 (輸液) は必要か?"

鑑別診断 (Differential diagnosis)

- "この患者はなぜこの症状または心停止を起こしたのか?"
- "治療可能な原因があるか?"
- "何が処置に対する反応で、それにより最も可能性が高い診断の評価がどのように変わるか?"

- CPR の質をモニターする.
  - 定量的波形表示呼気 CO_2 モニター (P_{ETCO_2} が 10mmHg 未満の場合は、CPR の質の向上を試みる)
  - 動脈内圧 [弛緩期] 圧 (拡張期) 圧 (圧迫解除時の動脈圧) が 20mmHg 未満の場合は、CPR の質の向上を試みる
- モニターまたは除細動器を取り付け、不整脈または心停止リズム (心室細動、無脈性心室頻拍、心静止、無脈性電気活動) をモニターする.
- 除細動/骨髄路を確保する.
- 静脈路/骨髄路を確保する.
- 適切な薬物を投与して心リズムや血圧を管理する.
- 必要ならば輸液を静注/骨髄内投与する.
- バイタルサインをチェックする.
- 臨床血液検査を実施する.
- 体温および血糖値を測定する.

- 焦点を絞った病歴聴取 (SAMPLE)
  - 自他覚症状 (Signs and Symptoms)
  - アレルギー (Allergies)
  - 薬物 (Medications)
  - 既往歴 (Past medical history)
  - 最後に摂取した食事 (Last meal)
  - イベント (Events)
- 治療可能な原因を検索し、発見し、治療する (根本的治療): H と T

循環血液量減少 (Hypovolemia)
低酸素症 (Hypoxia)
水素イオン (Hydrogen ion) (アシドーシス)
高/低カリウム血症 (Hyper-/hypokalemia)
低体温 (Hypothermia)

緊張性気胸 (Tension pneumothorax)
心タンポナーデ (Tamponade, cardiac)
毒物 (Toxin)
肺血栓症 (Thrombosis, pulmonary)
冠血栓症 (Thrombosis, coronary)

- 循環の問題 (血液量、血管抵抗、収縮力、心拍数)
  - 血管内血液量の問題
  - 末梢血管抵抗の問題
  - 心収縮力の問題
  - 心拍数の問題

CPR: 心肺蘇生、ROSC: 自己心拍再開、P_{ETCO_2}: 呼気終末 CO_2 分圧

II 救急外来編

図1 EP向けの体系的アプローチのアルゴリズム (American Heart Association: AHA ACLS EP マニュアル・リソーステキスト. 表3, p.16 より)

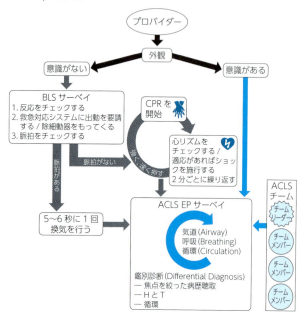

④ D: Differential diagnosis (鑑別診断)	体温や血糖値測定も初期治療の選択に役立つ． 鑑別診断をすすめるためには焦点を絞った病歴聴取が大切であり，患者の症状に関連する質問を行う．SAMPLEを検討する（表2）． 次にHとT（表3）は心停止前後や心肺停止に対する最も一般的で治療可能な原因の暗記法である．素早く検討することで危険かつ該当する可能性が高い診断を見落とさずにすむ． 最後に循環を評価する．HとTの一部が循環に関係するため，バイタルサインから循環障害がみつかることがある．その場合，原因が血管内血液量，末梢血管抵抗，心収縮力，心拍数の4つの項目のどれに起因しているのか評価する．これで診断を絞り込む．

このように作業を迅速に行えば心停止を防止することができ，心停止になったとしてもROSC（自己心拍再開）に

表2 焦点を絞った病歴聴取: SAMPLE（American Heart Association: AHA ACLS EP マニュアル・リソーステキスト. 表4, p.19 より一部改変）

自他覚症状 (Sign and Symptom)	発症初期の症候（胸部不快感，腹痛，呼吸困難，意識レベルの低下，興奮，不安，運動障害，発熱，下痢，嘔吐，出血）の確認と原因の検索
アレルギー（Allergies）	薬物，食物など
薬物（Medications）	服用薬物，最後に服用した薬物の用量と時間，服用期間
既往歴 (Past medical history)	現病歴・既往歴の有無
最後に摂取した食事 (Last meal)	最終食事摂取時間および内容
イベント（Events）	現在の疾病につながる状況

表3 HとT（American Heart Association: AHA ACLS EP マニュアル・リソーステキスト. p.17 より一部改変）

H	T
循環血液量減少 (Hypovolemia)	緊張性気胸 (Tension pnemothrox)
低酸素症（Hypoxia）	心タンポナーデ (Tamponade, cardiac)
水素イオン（Hydrogen ion） (アシドーシス)	毒物 (Toxin)
高/低カリウム血症 (Hyper/Hypokalemia)	肺血栓症 (Thrombosis, pulmonary)
低体温（Hypothermia）	冠血栓症 (Thrombosis, coronary)

つながる.

　このように拡大 ACLSEP サーベイは段階をもったプロセスで手順ごとに評価していくが，プロセスに沿ってすすめることで必要な情報を見逃すことなく迅速な診断を下すことが可能となる.

災害時の場合

　災害時のトリアージの考え方として限られた医療資源のもとで，最大多数の傷病者に最善を尽くすことである. 軽症，救命の見込みのない重症患者に優先を与えない. 医療資源と患者数の不均衡が生じる災害状況では速やかな診療や搬送を行うため，医療資源の分配順位，すなわち治療の順位をつけたトリアージ区分に患者を迅速にふるい分けすることが求められる（表4）.

　トリアージの方法として一次トリアージと二次トリアージの 2 段階で実施される. 本邦では一次トリアージは START（Simple Triage And Rapid Treatment）が，二

II 救急外来編

表4 トリアージ区分

色	区分		
赤	I	緊急治療群	生理学的評価に異常がある 救命処置を必要とする
黄	II	待機治療群	治療の遅延が生命危機に直接つながらない 歩行不能
緑	III	治療不要もしくは 軽処置群	歩行可能 必ずしも専門医の治療を必要としないもの 一般に, 災害時に最大数となりうる
黒	0	I, II, III以外	死亡しているもの 心肺蘇生を施しても蘇生の可能性が低い

次トリアージは PAT (Physiological and Anatomical Triage) が用いられている. 圧倒的多数に対応するためには, トリアージには迅速性が求められ一次トリアージは呼吸, 循環, 意識の 3 つの簡便な生理学的評価を用い 30 秒程度で迅速に評価する必要がある.

一次トリアージ

【START 法】 (図 2)

手順は, ①歩行可能な患者を緑に区分する. ②歩けない患者の B (A), C, D を評価し, ③緊急処置は行わない (例外: 気道確保, 圧迫止血).

二次トリアージ

【PAT 法】 (表 5, 6)

一次トリアージ実施後, 傷病者の評価に, ある程度, 時間的余裕がある場合に実施する. 生理学的評価, 解剖学的評価に受傷機転などを加味して評価される.

①第 1 段階: START 法と同様に生理学的徴候を再度検討する. いずれかに該当すれば区分 1 赤にトリアージされる.

②第 2 段階: PAT 法の第 2 段階は解剖学的な評価による全身の観察である. 第 1 段階同様, いずれかに該当すれば区分 1 赤にトリアージされる.

③第 3 段階: 受傷機転による評価を行う. 特に第 3 段階での受傷機転で重要の可能性があれば待機的治療群 (II) 黄色以上の分類を配慮し引き続き観察を継続することが大切である.

④第 4 段階では必要に応じ災害弱者すなわち小児, 高齢者, 妊婦, 基礎疾患のある傷病者, それから旅行者に配慮する. 以上, 二次トリアージは 1〜2 分程度を目安に可能な限り, 迅速に行う.

図2 START式トリアージ

災害時のトリアージは災害発生後どのタイミングでどの場所で疾病者を対応しているかでやり方が異なる.
発生まもない時は救助者に対して,傷病者の数が多い場合がある.対応できる医療従事者が少ない場合,できるだけ短時間(30秒程度)で客観的な簡素トリアージをする方法である.まず歩行→呼吸→循環→意識の確認を行う.
スタート式トリアージを利用すると簡単である.

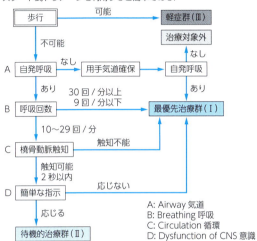

A: Airway 気道
B: Breathing 呼吸
C: Circulation 循環
D: Dysfunction of CNS 意識

表5 二次トリアージ

第1段階: 生理学的評価　第2段階: 解剖学的評価

段階	評価方法	評価項目		区分
第1段階	生理学的評価	意識	JCS 2桁以上	左記項目に該当した場合には区分Ⅰと判断する
		気道	舌根沈下,気道閉塞	
		呼吸	10回/分未満または30回/分以上 呼吸パターンの異常,呼吸音の左右差 SpO_2 90%未満	
		循環	CRT 2秒を超える　橈骨動脈触知せず 脈拍数: 120/分以上,50/分未満 血圧: 収縮期血圧 90mmHg 未満または200mmHg以上 皮膚: 冷たく湿潤	
		体温	35℃以下	
第2段階	解剖学的評価	頭部	開放性頭蓋骨陥没骨折 頭蓋底骨折(輸液鼻漏,輸液耳漏)	左記項目に該当した場合には区分Ⅰと判断する
		頸部	気管損傷(頸部皮下気腫)	

II 救急外来編

表5 続き

段階	評価方法		評価項目	区分
第2段階	解剖学的評価	胸部	心タンポナーデ，緊張性気胸（外頸静脈の著しい怒張） 緊張性気胸（呼吸音左右差　皮下気腫） 血気胸（呼吸音左右差　皮下気腫） フレイルチェスト（胸郭動揺，奇異性呼吸） 開放性気胸（胸部創より気泡混じりの出血）	左記項目に該当した場合には区分Iと判断する
		腹部	腹腔内出血・腹部臓器損傷（腹壁緊張，腹部膨隆）	
		骨盤	骨盤骨折（骨盤圧痛，下肢長差） 両側大腿骨骨折（変形・出血・腫脹・圧痛，下肢長差）	
		四肢	上位脊髄脊椎損傷（四肢麻痺） デグロービング損傷 四肢の切断	
		穿通性外傷	重要臓器損傷，大血管損傷　頭頸部・体幹部・鼠径部への穿通性外傷	
		熱傷	15%以上の熱傷，顔面/気道熱傷	
			クラッシュ症候群　重量物挟まれ・下敷き，ポートワイン尿	

表6 二次トリアージ

第3段階: 受傷機転による対応　第4段階: 災害弱者

段階	評価方法	評価項目	区分
第3段階	受傷機転	・体幹部挟圧 ・1肢以上の挟圧（4時間以上） ・高所墜落 ・爆発 ・異常温度環境 ・有毒ガス ・NBC汚染	左記受傷機転を考慮し，判断する
第4段階	要援護者	・小児 ・高齢者 ・妊婦 ・基礎疾患（心疾患，呼吸器疾患，糖尿病，透析患者など） ・要介護者 ・旅行者	左記要援護者であることを考慮する

　トリアージ後は治療に引き継がれるが，現場救護所で，限られた人的・物的医療資源の中を有効に使い，生理学的徴候の異常を安定化させることを優先させる．根本治療は，災害の超急性期には行わないことが原則である．十分な人的・物的医療資源の供給が確保できたら根本治療を実施していくことになる．

〈齋藤博則〉

1. 救急初期対応
2 ▶ 一次救命処置（BLS）

POINT
①一次救命処置（basic life support: BLS）は『救命の連鎖』における3つ目の輪に相当する．
②BLSでは質の高い胸骨圧迫が必要である．

救命の連鎖とは

- 心停止患者あるいは心停止が切迫し生命の危機的状況に陥っている患者を救命し，社会復帰に導くためには『救命の連鎖』を理解しておかなければならない．救命の連鎖は以下からなる．
- 『救命の連鎖』における最初の3つの輪は，現場に居合わせた市民によって行われることが期待され，医療従事者は主に最後の輪の役割を担う（図1）．
  ① 心停止の予防
  ② 心停止の早期認識と通報
  ③ 一次救命処置（basic life support: BLS）
  ④ 二次救命処置（advanced cardiovascular life support: ACLS）と心拍再開後の集中治療

図1 救命の連鎖（救急蘇生法の指針 市民用 2015. 監修：日本救急医療財団心肺蘇生法委員より）

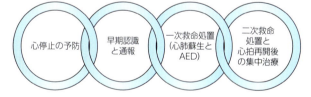

BLSとは

- BLSは呼吸と循環をサポートする一連の処置が含まれている．一連の処置とは，①胸骨圧迫と人工呼吸による心肺蘇生法（cardiopulmonary resuscitation: CPR）と②AED（automated external defibrillator）のことを言う．いずれも誰もがすぐに行える処置であるが，心停止患者の社会復帰においては大きな役割をはたすものである．

II 救急外来編

図2 医療用 BLS アルゴリズム

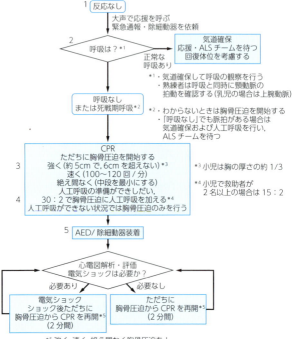

BLS の手順	BLS のアルゴリズム（図2）をもとに BLS の手順を説明する．
	● 傷病者が倒れるのを目撃した，または倒れているのを発見した場合，以下のように対応する．
① 反応の確認と救急通報	① 周囲の安全を確認する． 次に軽く肩を叩きながら大声で呼びかけても何らかの応答や仕草がなければ「反応なし」とみなす． 周囲の者に救急通報（119番通報，院内であれば院内緊急通報）と AED の手配（近くにある場合）を依頼する．
	② 心停止の判断：傷病者に反応がなく，呼吸がないか異常な呼吸（死戦期呼吸：しゃくりあげるような不規則な呼吸）が認められる場合は心停止と判断．ただちに CPR を開始する（呼吸の確認に10秒以上かけないよ

うにする．医療従事者や救急隊員などは呼吸の確認時に気道確保を行うようにする）．

② CPRの開始と胸骨圧迫

以下のような質の高い胸骨圧迫を行うことが重要である．
- CPRの開始は胸骨圧迫からである．
- 傷病者を仰臥位に寝かせ，傷病者の胸の横にひざまずく．可能であれば硬いものの上でCPRを行う．
- 胸骨圧迫部位は胸骨の下半分とする（目安としては「胸の真ん中」）．
- 成人の心停止患者であれば胸が少なくとも5cm以上の深さまで圧迫すべきであるが過度に深く（6cm超）ならないようにする．
- 毎回の圧迫の後で完全に胸壁が元の位置に戻るように圧迫を解除する必要がある．そのためには圧迫と圧迫のあいだ，胸部にもたれないようにする．
- 圧迫は，**1分間に100～120回**の頻度で行う．
- 明らかに自己心拍再開と判断できる反応（正常な呼吸や目的のある仕草）が出現しない限り，胸骨圧迫を中断してはならない．心電図上の適切なリズムが確認できる場合に限り，脈拍の確認をする．
- 疲労による胸骨圧迫の質の低下を最小とするため，救助者が複数いる場合には1～2分ごとを目安に胸骨圧迫の役割を交代する．交代に要する時間は最小にすべきである．

③ 気道確保と人工呼吸

人工呼吸ができる場合は胸骨圧迫と人工呼吸を30：2の比で行う．人工呼吸を行う場合には気道確保を行う必要がある．
- 成人に口対口人工呼吸やバッグ・バルブ・マスク換気を行う場合は，約1秒かけて胸が上がるように行う．

④ CPR中の胸骨圧迫と人工呼吸の比

成人・小児・乳児における胸骨圧迫と人工呼吸の比は30：2とする．ただし，熟練した救助者が2人以上で小児・乳児に対してCPRを行う場合は，胸骨圧迫と人工呼吸の比を15：2とする．気管挿管など高度な気道確保が行われている場合は，人工呼吸中も中断することなく胸骨圧迫を継続する．
- **CPR中の胸骨圧迫の中断は最小にすべき**である．人工呼吸，心電図や脈拍の評価，AEDの装着や電気ショック実施時などは胸骨圧迫の中断はやむを得ないが，これらの場合でも胸骨圧迫の中断は最小にすべきである．
- 訓練を受けていない救助者は，胸骨圧迫のみのCPRを行うべきである．訓練を受けた救助者であっても，気道を確保し人工呼吸をする意志または技術をもたない場合に

II 救急外来編

は，胸骨圧迫のみの CPR を実施する（窒息，溺水，気道閉塞，目撃がない心停止，遷延する心停止状態あるいは小児の心停止では人工呼吸を組み合わせた CPR を実施することが望ましい）．

⑤ **AED**
- CPR を開始し，AED が到着したら，すみやかに AED を装着する．AED には蓋をあけると自動的に電源が入るタイプと電源ボタンを押す必要があるタイプとがある．蓋をあけた時点で音声がなければ電源を最初に押す．基本的には AED の音声通りに操作することで使用可能である）．
- パッドに図示されているように右前胸部と左側胸部にパッドを装着する．

表1 BLS のポイント

- ・胸骨圧迫は 5～6cm の深さ
- ・1 分間のリズムは 100～120 回
- ・胸骨圧迫では，胸をしっかりと元の位置に戻す
- ・胸骨圧迫の中断を最小限に
- ・呼吸の確認に迷ったら，すぐに胸骨圧迫
- ・119 番通報で指示を仰ぐ

〈齋藤博則〉

1. 救急初期対応
3 ▶ 二次救命処置（ACLS）

POINT

① ACLS（advanced cardiovascular life support）は救命の連鎖の中で最後の輪に相当する（前項の図1参照）．
② ACLSにおいても質の高いBLSを継続することが重要である．
③ ACLSで使用する薬剤で生命予後を改善させるものはない．
④ ACLSに引き続き心拍再開後のケアが重要である．

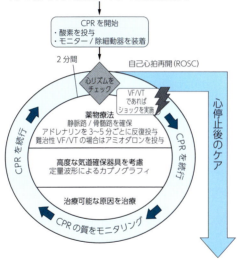

図1 ACLS心停止環状アルゴリズム

CPRの質

- 強く（2インチ［5cm］以上）速く（100回/分）押し，胸壁が完全にもとに戻るまで待つ
- 胸骨圧迫の中断を最小限にする
- 過剰な換気を避ける
- 2分ごとに圧迫担当を交代する
- 高度な気道確保器具を使用しない場合は，30：2の圧迫・換気比
- 定量波形によるカプノグラフィ
  — P_{ETCO_2} が10mmHg未満の場合は，CPRの質の向上を試みる
- 動脈内圧
  —弛緩期（拡張期）圧が20mmHg未満の場合は，CPRの質の向上を試みる

（次頁に続く）

II 救急外来編

図1 続き

自己心拍再開（ROSC）
- 脈拍と血圧
  - P_{ETCO_2} の突発的および持続的な増大（通常は40mmHg以上）
- 動脈内圧モニタリングで自己心拍による動脈圧波形を確認

ショックのエネルギー
- **二相性**: 製造業者の推奨エネルギー量（120〜200J）. 不明な場合は使用可能な最大エネルギー量を使用する. 2回目以降のエネルギー量は初回と同等とし, より大きなエネルギー量を考慮してもかまわない.
- **単相性**: 360J

薬物療法
- **アドレナリン静注/骨髄内投与**: 3〜5分ごとに1mgを反復投与
- **バソプレシン静注/骨髄内投与**: 初回または2回目のアドレナリン投与の代わりに40単位を投与してもよい
- **アミオダロン静注/骨髄内投与**: 初回投与量: 300mgボーラス.
  - 2回目投与量: 150mg.

高度な気道確保器具
- 声門上気道確保器具または気管内挿管
- ETチューブの位置を確認しモニタリングするためのカプノグラフィ波形
- 胸骨圧迫を続行しながら1分あたり8〜10回の人工呼吸

治療可能な原因
- 循環血液量減少 (Hypovolemia)
- 低酸素症 (Hypoxia)
- 水素イオン (Hydrogen ion) (アシドーシス)
- 低/高カリウム血症 (Hypo-/hyperkalemia)
- 低体温 (Hypothermia)
- 緊張性気胸 (Tension pneumothorax)
- 心タンポナーデ (Tamponade, cardiac)
- 毒物 (Toxins)
- 血栓症, 肺動脈 (Thrombosis, pulmonary)
- 血栓症, 冠動脈 (Thrombosis, coronary)

ACLSとは

- 二次救命処置のことを言う. BLSのみでは心拍再開しない傷病者に対し, 薬剤や医療機器を用いて行う処置, 心拍再開後は専門医の医療機関で集中治療により社会復帰を目指す.

ACLSの手順

モニター付き除細動器または心電図モニターにて心停止の調律を確認する. ACLSのアルゴリズムとポイントを図1に示す.

① 心停止調律がショック適応のリズム（VF/pulseless VT: pVT）の場合
- 直ちに除細動を行う. 除細動後にはリズムの確認はせずに直ちに胸骨圧迫を再開する.
- CPRを30 : 2のサイクルで5サイクルまたは2分間行い, リズムを確認する.
- VF, pulselessVTが持続する場合はショックを1回実施し, ショック後ただちにCPRを再開し2分間（5サイクル）続行する.

- 静注・骨髄投与が可能であれば，CPR実施中（ショックの前または後）にアドレナリンを投与する．
- 2分間（5サイクル）の間は質の高いBLSを継続し，高度な気道確保療法を考慮，治療可能な原因を治療することをチームで行う．
- 2分後のリズムでもVF，pulselessVTが持続する場合は抗不整脈薬投与を行う．
- 抗不整脈薬の投与はまずROSC率を改善させるためにアミオダロンの使用を推奨する．
- 自己心拍が再開するまで5サイクル（2分）おきにリズムチェックを行い，アドレナリンの投与を3〜5分おきに投与，抗不整脈薬も投与する．

② 心停止調律がショック非適応のリズム〔無脈性電気活動 pulseless electrical activity（PEA）/心静止（asystole）〕の場合．
- CPRを開始し，直ちにアドレナリンを投与する．
- CPRは30：2のサイクルで5サイクルまたは2分間行い，リズムを確認する．
- アドレナリンの投与を3〜5分おきに投与する．
- 質の高いBLSを継続し，高度な気道確保療法を考慮，治療可能な原因検索を行い治療する．

自己心拍再開（return of spontaneous circulation: ROSC）後の治療（図2）

- 心拍再開後の治療を確実に成功させるため，医療従事者は以下のことを必ず行う必要がある．
  1. 患者の血行動態および換気状態を最適化する．
  2. 低体温を開始する．
  3. PCIによる即時の冠動脈再灌流を行う．
  4. 血糖管理を行う．
  5. 神経学的治療と予後予測，その他の体系的な介入を行う．

主要なポイント

1. ST上昇型心筋梗塞の患者，ST上昇を伴わないが血行動態が不安定または電気的に不安定で心血管病変が疑われる患者に対しては緊急の冠動脈造影が推奨．
2. 心停止後にROSCが認められた，昏睡状態にある患者に対し32〜36℃から目標体温を選び，その体温に達したらそれを少なくとも24時間維持する体温管理療法（targeted temperature management: TTM）を施行

II 救急外来編

図2 成人の心拍再開後治療 (ACLS プロバイダーマニュアル p73 Amieirican Heart Association: AHA 著. 2012 シナジー 東京)

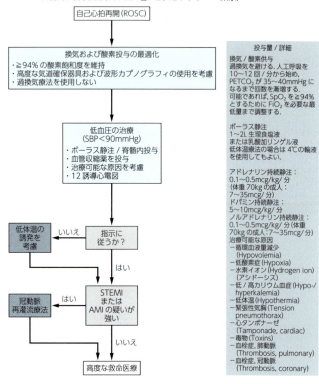

すべきである.

3. TTM 後に昏睡状態にある患者に対し,積極的な発熱予防は妥当である.
4. ROSC 後の冷却輸液急速注入によるルーチンの病院前冷却は推奨されない.
5. 心拍再開後の患者を対象にした複数の試験では,収縮期血圧 90mmHg 未満,平均動脈圧 65mmHg 未満を避け,ただちに是正することは妥当である.
6. TTM を施行していない患者において臨床所見から神経学的予後不良を予測できるのは最も早い場合での心拍再開ら 72 時間後であるが,鎮静薬などの影響が疑われる場合はさらに遅くなる可能性がある.

〈齋藤博則〉

2. 救急で必須の手技

1 ▶ 胸骨圧迫

■ POINT

① 心停止あるいはショック時においては，1秒でも早い胸骨圧迫開始が生死を分ける．判断にはむやみに時間を費やさず，疑わしい場合は直ちに胸骨圧迫を開始する．

② 力の伝わらない胸骨圧迫は無意味であり，数分おきに交代しながらでも力強く有効な胸骨圧迫を心がける．姿勢も重要である．

心停止・ショックの判断

- 反応がなく，かつ呼吸がないか異常な呼吸（死戦期呼吸：gasping）を認める状態であれば，心停止の可能性を考え頸動脈の拍動を確認する．
- 明らかに頸動脈拍動を触知でき，かつ橈骨動脈など末梢動脈の拍動も十分触知可能であれば，呼吸や意識の観察に専念する．
- 頸動脈の拍動が確認できない，あるいは微弱な場合にはむやみに時間を費やさず（10秒以内に判断），直ちに胸骨圧迫を開始する．

有効な胸骨圧迫

- 胸骨圧迫で有効な心拍出量が得られる理由としては，胸骨圧迫により胸骨と脊椎の間で心臓が物理的に圧迫されて血液が駆出され，さらに胸腔内圧の上下がポンプ作用の役割を果たしている．その効果が十分に発揮されるように，以下の条件を確認する（表1）．

表1 成人への質の高いCPRのためにすべきこと，すべきでないこと（文献1を参考に作成）

すべきこと	すべきでないこと
100〜120回/分のテンポで胸骨圧迫を行う	100回/分より遅い，または120回/分より早いテンポで圧迫する．
2インチ（5cm）以上の深さで圧迫する	2インチ（5cm）未満または2.4インチ（6cm）超の深さで圧迫する
圧迫を行うたびに胸郭が完全にもとに戻るようにする	圧迫と圧迫の間，胸部にもたれる
圧迫の中断を最小限にする	圧迫を10秒超中断する
適切に換気する（胸骨圧迫を30回行ってから，1回につき1秒かけて胸の上がる人工呼吸を2回行う）	過剰な換気を行う（回数が多すぎる，または力を入れすぎる人工呼吸）

正しい姿勢 (図1)

- 胸骨の下半分に両手を重ねて，手掌基部で圧迫する．
- 両肘を伸ばし，垂直に体重をかけて押し下げる．
- 手を胸骨から離すことなく，速やかに力をゆるめる．

図1 胸骨圧迫の正しい姿勢

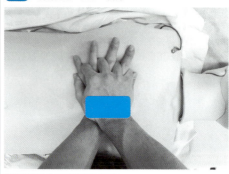

胸骨の下半分を手掌基部で圧迫

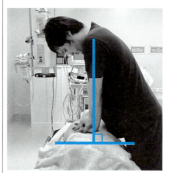

肩-肘-手掌基部が一直線
地面と垂直

■参考文献
❶ AHA guidelines for CPR & ECC 2015.

〈河合勇介〉

2. 救急で必須の手技

2 ▶ カウンターショック

■ POINT

① 不整脈の種類によって電気的除細動（非同期式），カーディオバージョン（同期式）を使い分ける（表1）.

② 心静止，無脈性電気活動（pulseless electrical activity: PEA）は適応外である.

分類と目的

- **電気的除細動（defibrillation）**: 非同期式. 心筋組織全体を一気に脱分極させることにより細動を停止させる.
- **カーディオバージョン（cardioversion）**: 同期式. 頻拍の原因となっている心筋内の反復性リエントリー回路の電気的循環を停止させる.
- ※いずれも DC（direct current: 直流）とよばれることが多い.

表1 カウンターショックの適応・方法

	電気的除細動	カーディオバージョン
適応	致死性不整脈 　心室細動（VF） 　無脈性心室頻拍（pulseless VT）	非致死性頻脈性不整脈 　心房細動（AF） 　心房粗動（AFL） 　発作性上室性頻拍（PSVT） 　有脈性心室頻拍（VT）
同期	なし	あり
エネルギー	単相性: 360J 二相性: 150〜200J 除細動されなければ繰り返す	単相性: 100J 二相性: 50〜100J 止まらなければ 50〜100J ずつ up
手順	除細動器の準備ができるまで CPR を継続. 充電: 危険防止のため，除細動器の上か患者の胸の上に当てた状態で行う. 通電: 周囲の人の接触がないことを確認し，通電.	1. ルート確保，救急カート準備. 2. AF の場合はヘパリン投与（エビデンスなし）. 洞調律復帰後の再発予防のため抗不整脈薬を投与しておくこともある. 3. 人を集める（医師は 2〜3 人）. 4. 鎮静（バッグバルブマスクで補助換気）. 5. 十分な鎮静を確認し，電極パドルを充電（危険防止のため，除細動器の上か患者の胸の上に当てた状態で充電）. 6. 補助者の接触がないことを確認し，通電. 7. 繰り返す場合は，抗不整脈薬などで再発予防を考える. 8. 12 誘導心電図で洞調律を確認. 9. 意識がはっきりするまでは酸素投与を継続.

II 救急外来編

電極パドルの位置（図1）	・胸骨側：第2-3肋間，鎖骨中線上 ・心尖部側：第5肋間，中腋窩線上 ・心臓を挟み込むようなイメージで，約10kg程度の力で押し当てる．ペースメーカ植え込み後の場合は，植え込み部から8cm以上離れた部位にパドルを当てる．

図1 電極パドルの位置（右はAEDパッド）

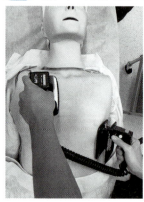 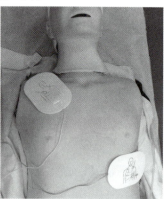

適応にならないケース	・心静止，無脈性電気活動（PEA） ・高度房室ブロックや洞不全症候群の存在が判明している例で，ペーシングによるバックアップがない状況下でのカーディオバージョン ・持続が48時間以上の心房細動（AF）で，抗凝固療法が未施行で，経食道心エコーなどで血栓の存在が否定されていない例での緊急を要しないカーディオバージョン
AFに対して除細動を考慮するケース	・発症からそれほど時間が経っていない（数年以内）． ・左房が大きくない（45mm未満）． ・薬が効かない，あるいは使えない（低左心機能など）． ・洞不全症候群などの徐脈性不整脈を伴わない． ・発症から48時間以上経過している場合は，時間的余裕があれば3週間以上の抗凝固療法を継続した後，経食道エコーで心内血栓のないことを確認して除細動を行う（文献1を参考）．

AED
(automated
external
defibrillator)

- パッドを貼る位置は手動電極パドルと同じ（図1）.
- 自動的に解析を行い，必要に応じて除細動させる医療機器．指示音声もついており，一般市民でも使用できるように設計されている.
- AEDによる除細動の実行と併せて，CPRを継続することが救命のためには重要である.

■参考文献

❶日本循環器学会，他．循環器病の診断と治療に関するガイドライン（2012年度合同研究班報告）．心房細動治療（薬物）ガイドライン（2013年改訂版）．

〈河合勇介〉

II 救急外来編

2. 救急で必須の手技
3 ▶ 気道確保

■ POINT

① 気道確保には体位や基本的な手技が非常に重要.
② バッグバルブマスク (BVM) での人工呼吸ができれば, 気管内挿管はできなくてもよい. 挿管困難なケースでは BVM 換気をしながら上級医との連携を.
③ どうしても気道確保が困難な場合は外科的気道確保も検討する.

気道開放	● 高めの枕を頭の下に入れ (肩枕ではない), 匂いを嗅ぐ (sniffing) 時のような体位 (図1).
① Sniffing position	

図1 Sniffing position

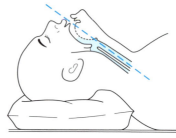

② Triple airway maneuver	● 開口・下顎前方突出・頭部後屈の 3 つを組み合わせた手技. 両手で行う. ただし頸椎損傷などの疑いがある場合は頭部後屈は**禁忌**.

エアウェイの使用	● **サイズ**: 口角から下顎角を少し超える程度の長さ ● **手技**: 凸の方が足側になる向きで硬口蓋に沿わせながら挿入し, 徐々に 180 度回転させて根元まで押し込む. 初めから凸の方を頭側にして入れると舌を押し込んで気道閉塞する可能性がある.
① 口咽頭エアウェイ	● **禁忌**: 半覚醒の場合. 嘔吐の危険があるため.
② 鼻咽頭エアウェイ	● **適応**: 半覚醒状態など, 口咽頭エアウェイが使用できない場合. ● **サイズ**: 耳たぶから口角までの長さ ● **手技**: 傷つけないよう真下に進める (鼻出血をきたすと挿管困難に).

バッグバルブ マスクの使用 (図2)	・片手の拇指と示指でマスクを上から圧迫し，中指から小指で下顎を保持する方法．もう一方の手でバッグを加圧する． ・一人法で十分な換気が行えない場合は，応援を呼び二人で行う．一人がマスクの圧迫，もう一人がバッグの加圧を行う方法．
① 一人法（EC法）	
② 二人法	

図2 BVMの使用

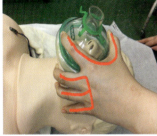
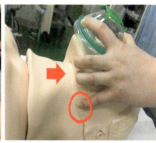

一人法（EC法）
・拇指と示指でCを作ってマスクを圧迫．
・中指から小指でEを作って下顎を挙上．

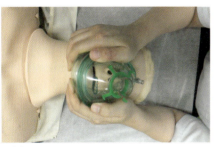

二人法
・拇指でマスクを顔にフィットさせる．
・母指を除く4指を下顎にかけて下顎挙上．

気管内挿管	・まずはバッグバルブマスク（BVM）で確実に人工呼吸が行えることを確認する． ・気管内挿管は侵襲が大きく，挿管困難なケースではBVM換気をしながら速やかに上級医と連携とること．
① 挿管困難の予測	・外観所見：肥満，猪首，小下顎 ・口腔内所見：巨舌，歯牙変形，門歯突出

- 併存疾患：口腔内腫瘍，口腔内出血，甲状腺腫瘍，喉頭狭窄
- 頸部運動制限：ハローベスト装着，頸椎症

② **準備**
- 義歯があればはずす．
- チューブサイズ（男性：7.5～8.5mm，女性：6.5～7.5mm）を選択しカフの破損の有無を確認する．
- チューブ先端にキシロカインゼリー®を塗布する．
- チューブにスタイレットを挿入し，先端がチューブから出ないように固定する．
- ブレード（成人：4）を選択し，喉頭鏡の明るさを確認する．

③ **手技**
- 気道開放（sniffing position, triple airway maneuver）
- BVM で十分な酸素化の後，右手で指交差法により開口する．
- 喉頭鏡を左手に持ち，右口角よりブレード先端を挿入し，舌を左によけながら喉頭蓋の付け根（喉頭蓋谷）まで先端を進める．
- ブレードのハンドル長軸方向に軽く力をかけて喉頭展開し，声門を確認する（図3）．
- 気管チューブを右口角から声門に挿入する．
- 気管チューブのカフ全体が声門を通過したことを直視下で確認した後，気管チューブが抜けないようにスタイレットを抜く．
- 深さを確認後（カフが声帯を2cm超える位置：成人では男性は門歯で21～24cm，女性は19～22cmを目安），気管チューブ先端のカフを膨らませる（空気漏れがなくなる量：緊急時は10mLが目安）．

＊**BURP法**

喉頭展開しても声帯が十分見えない場合，補助者が甲状

図3 ブレード先端挿入部位と力をかける方向

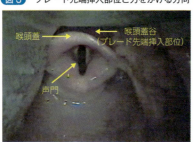
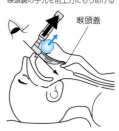

軟骨を背中側（Backward），上側（Upward），右側（Rightward）に押さえる（Pressure）と観察しやすくなる．頭文字から BURP 法とよばれる．

④ **確認**
- 身体診察による確認
  胸郭の動き：換気に伴う胸郭の挙上を確認する．
  気管チューブ内の曇り（水蒸気）
  聴診：5 点聴診（腹部→左右上肺野→左右下肺野）
- 器具による確認
  呼気炭酸ガス検知器
  食道挿管検出器（EDD）

⑤ **換気**
- 気管内挿管後の胸骨圧迫と人工呼吸は非同期とし，1 分間に約 10 回の人工呼吸を行う．

声門上気道確保デバイス（SGA）
- 最適の体位，エアウェイ，二人法などの努力にも関わらず換気困難な場合，ラリンジアルマスクなどの SGA（supraglottic airway）の使用を検討する．
- 院内にある SGA の特徴や使い方を知っておく必要がある．

外科的気道確保（輪状甲状靱帯穿刺・輪状甲状靱帯切開）
- 適応，禁忌を以下に示す．具体的な手技に関しては成書を参照されたい．

① **適応**
（文献 1 を参考）
- 気管内挿管が禁忌もしくは不可能な場合
- 喉頭展開が禁忌もしくは不可能な場合
- 生命維持が切迫した状況下での気管内挿管困難例
- 外傷などで顔面での挿管チューブ固定が困難な場合

② **禁忌**
（文献 1 を参考）
- 輪状甲状靱帯より遠位に気道狭窄がある場合
- 輪状甲状靱帯切開を受けた既往がある場合
- 凝固異常がある場合
- 前頸部に血腫や腫瘍がある場合
- 気管に腫瘍がある場合

換気困難時の対応
- マスク，声門上気道確保デバイスを用いても換気ができず（can't ventilation），気管内挿管もできない（can't intubation）状態を CVCI という．発生率は約 5％とも言われており，決して稀ではない．
- 図 4 のアルゴリズムを参考に，気道確保に全力を尽くさねばならない．

II 救急外来編

図4 換気困難時のアルゴリズム（文献2を参考に作成）

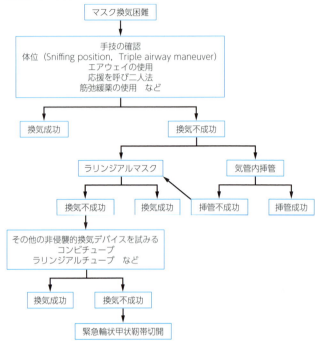

■参考文献
1. 児玉貴光. 外傷と呼吸. In: 最新整形外科学大系5 運動器の外傷学. 東京: 中山書店; 2007. p.58-67.
2. El-Orbany M, Woehlck HJ. Difficult mask ventilation. Anesth Analg. 2009; 109: 1870-80.

〈河合勇介〉

2. 救急で必須の手技

4 ▶ 動静脈穿刺

POINT

① 穿刺による合併症は時に生命に関わる．各部位における穿刺のコツ，起こりうる合併症を事前に理解し，合併症が起こった場合の対応をシミュレートしておく必要がある．

② 静脈穿刺については可能な限りエコーガイド下で行うべきだが，エコー装置がない状況もありうるため，解剖学的な血管走行も把握しておく必要がある．エコーガイドは動脈穿刺困難時にも有効である．

| **動脈穿刺**
（表1，図1） | ・主な穿刺部位は橈骨動脈，上腕動脈，大腿動脈．
・それぞれのメリットとデメリットを十分理解し，適した穿刺部位を選択するべきである． |

表1 各動脈における穿刺の適応・方法・穿刺困難時の対応法など

	橈骨動脈	上腕動脈	大腿動脈
適応	・挿入するデバイスが6Fr（外径2mm）以下 ・Allenテスト*1 正常 （利点） ・安静時間が短い ・患者の精神的負担少ない ・出血性合併症少ない ・神経障害少ない （欠点） ・太いデバイスは入らない ・穿刺に熟練を要する ・攣縮を起こしやすい	・挿入するデバイスが8Fr（外径2.7mm）以下 ・なんらかの理由で大腿動脈と橈骨動脈からのアプローチができないとき （利点） ・橈骨動脈アプローチより太いデバイスが使用できる （欠点） ・血腫や神経損傷を起こしやすい	・挿入するデバイスの太さは問わない （利点） ・穿刺が容易 ・多くのデバイスが使用可能 ・神経障害はほぼない （欠点） ・出血性合併症が比較的多い ・安静時間が長い
穿刺部位	手根管のわずかに中枢側	前肘窩の皺より若干遠位側	鼠径靭帯（上前腸骨棘と恥骨結合とを結ぶ線）から3〜5cm遠位部）
方法	Seldinger法*2	同左	同左
コツ	手首の下に枕を入れ，手を反らす．拇指にテープをかけて固定すると，手首が水平になり穿刺がしやすくなる．	前肘窩を水平にして，針を立てて穿刺する（回外位では正中神経と近くなりやすい）．	透視で大腿骨頭の位置を確認し，大腿骨頭の下1/3〜下端の高さから穿刺する．針の角度は45〜60°くらいで，大腿骨頭の中心の高さで血管に当たるイメージ．

II 救急外来編

表1 各動脈における穿刺の適応・方法・穿刺困難時の対応法など（続き）

	橈骨動脈	上腕動脈	大腿動脈
穿刺困難時	脈が減弱しているようなら，3～4cm 中枢側を穿刺（少しずらしただけでは難しい場合が多い）．無駄に時間を費やさず，早めに穿刺部位を変更する決断も必要．エコーガイドも有効．	高齢者などは筋肉量が少ないため血管の固定が困難なことが多く，左の拇指と示指で血管をはさんで固定すると血管に当たりやすくなる．エコーガイドも有効．	穿刺部位が遠位すぎると浅大腿動脈から深大腿動脈の方向にワイヤーが進みやすい．血管の後壁に当たってワイヤーが進まない場合は，穿刺部を左手指で軽く圧迫すると外筒の角度が変わって進みやすくなることがある．エコーガイドも有効．
止血	TR バンド	とめ太くん 用手圧迫＋枕子	クローザー アンジオシール エクソシール 用手圧迫＋枕子
合併症	血管攣縮 血管解離	血腫・仮性瘤 血管解離 動静脈シャント 正中神経損傷	血腫・仮性瘤 血管解離 動静脈シャント 後腹膜出血

*1 Allen テスト：尺骨動脈側の血流に問題ないかどうかを評価するテスト
　①まず橈骨動脈・尺骨動脈を双方とも圧迫し，血流を完全に遮断．
　②患者に拳を強く握らせて，手掌から血液を排除．
　③患者にゆっくりと拳を開いてもらい，同時に尺骨動脈側の圧迫を解除．
　④10秒以内に手掌の色が回復すれば正常．
*2 Seldinger 法（図1）

図1 Seldinger 法

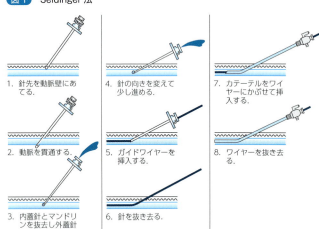

1. 針先を動脈壁にあてる．
2. 動脈を貫通する．
3. 内蓋針とマンドリンを抜去し外蓋針を徐々に引き戻すと血液が噴出する．
4. 針の向きを変えて少し進める．
5. ガイドワイヤーを挿入する．
6. 針を抜き去る．
7. カテーテルをワイヤーにかぶせて挿入する．
8. ワイヤーを抜き去る．

静脈穿刺 (図2, 表2)	・主な穿刺部位は内頸静脈, 鎖骨下静脈, 大腿静脈. ・事前にエコーを準備しておく.	

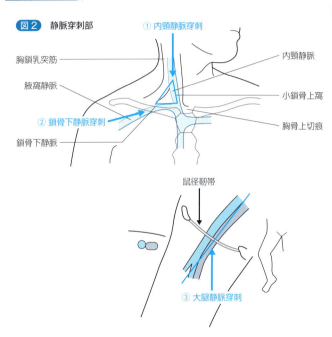

図2 静脈穿刺部

① 内頸静脈穿刺
② 鎖骨下静脈穿刺
③ 大腿静脈穿刺

胸鎖乳突筋／腋窩静脈／鎖骨下静脈／内頸静脈／小鎖骨上窩／胸骨上切痕／鼠径靭帯

表2 各静脈における穿刺の方法

	内頸静脈	鎖骨下静脈	大腿静脈
解剖学的穿刺法	1. 穿刺部の反対側に顔を向けさせ(45°程度), 穿刺部となる小鎖骨上窩の頂点を確認する. 2. 総頸動脈の拍動を触知し, その外側5〜10mmを穿刺部とする. 3. 局所麻酔 4. 皮膚に対し30〜45°の角度で, 同側乳頭の方向に向けて試験穿刺. 5. 以後は図3を参照.	1. 穿刺部位は鎖骨中線上で鎖骨から1横指足側. 2. 局所麻酔 3. 胸骨上切痕に向けて鎖骨直下をくぐらせるように試験穿刺. 4. 以後は図3を参照.	1. 穿刺部位は鼠径靭帯(上前腸骨棘〜恥骨結合)の2〜3横指足側. 2. 大腿動脈の拍動を触知し, その内側5〜10mmを穿刺部とする. 3. 局所麻酔 4. 皮膚に対して30〜45°の角度で試験穿刺. 5. 以後は図3を参照.

II 救急外来編

表2 各静脈における穿刺の方法（続き）

	内頸静脈	鎖骨下静脈	大腿静脈
コツ	・動脈穿刺を恐れるあまり動脈を圧迫しすぎると，静脈も圧迫され穿刺困難になりやすい．穿刺時には動脈に触れないほうがよい．	・ガイドワイヤーを進める時には，内頸静脈への迷入を避けるため頸部を穿刺側に向かせる．	・通常，穿刺部は鼠径溝のあたりになる． ・左大腿静脈は大動脈を乗り越えて下大静脈に流入するため，角度がついてガイドワイヤーがスムーズに進みにくいことがある．できる限り右側穿刺とする．
穿刺困難時	穿刺困難なケースでは合併症の頻度が多く，早めに術者変更，穿刺部変更，エコー下穿刺などに切り替える．	同左	同左
合併症	動脈穿刺 血腫による気道圧迫	動脈穿刺 気胸	後腹膜出血 仮性動脈瘤 動静脈シャント

図3 静脈穿刺法

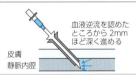

①軽く陰圧をかけながら穿刺．
試験穿刺で静脈血の逆流が確認できれば，同じ方向で本穿刺．
血液逆流を認めたところで少し針を寝かせて2mmほど進める．

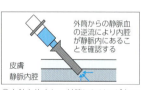

②内針を抜去し，外筒にシリンジをつけて静脈血の逆流を確認する．
逆流がなければ，軽く陰圧をかけながら少しずつ外筒を引いてくる．

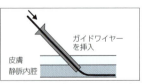

③静脈血の逆流が確認できたら，ガイドワイヤーを挿入する．
抵抗があれば無理に進めず，再度シリンジをつけて逆流を確認する．

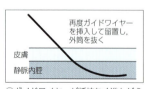

③ガイドワイヤーが抵抗なく進んだら外筒を抜く．
必要に応じてメスで皮切，ダイレーターを挿入後，カテーテル等を挿入する．

エコーガイド下穿刺法

- 静脈穿刺においては, 可能な限りエコーガイド下で行うとよい.
- 動脈穿刺においても, ショック症例や閉塞性動脈硬化症例などではエコーガイドが必要になることがある.
  ① 超音波プローブで皮膚を圧迫すると, 静脈は容易に潰れるので動脈と鑑別できる (図4).
  ② 局所麻酔を行う.
  ③ 静脈の短軸像が画面の真ん中になる部位でプローブを固定.
  ④ プローブの中心部から真下に入るように針入し試験穿刺. 角度はプローブと同じ角度.
  ⑤ 穿刺針はエコーで見えにくいが, 静脈壁に当たると静脈が変形するのがわかる.
  ⑥ 静脈血の逆血が確認できたら, 同様の手技で本穿刺.
  ⑦ 以後は図3を参照.

図4 エコープローブでの圧迫による動静脈の鑑別

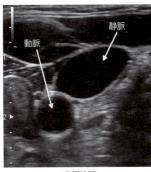
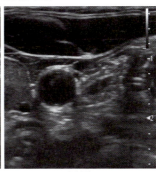

非圧迫時　　　　　　　　　　　　圧迫時

合併症を起こさないコツ・起こった時の対応 (表3)

- 合併症を起こさないに越したことはないが, 起こった時の対応法を熟知して万が一の時に慌てないことも大切である.

【ワンポイントアドバイス】
- 穿刺には姿勢と呼吸が非常に大事である. 穿刺のみに関わらず, 手技全般に言えることかもしれない. 武道においても姿勢と呼吸が乱れると, 有効な技を出すことは不可能である. 常に姿勢よく保つことを意識し, 広い視野で手技をするよう心がけよう.

II 救急外来編

表3 穿刺に伴う合併症

	起こさないコツ	起こった時の対応
橈骨動脈攣縮	①十分な局所麻酔 痛みが攣縮を誘発する 貼付型麻酔薬の使用 ②確実な穿刺 1回で動脈をゲットする！ ③ガイドワイヤーを優しく操作 少しでも抵抗があれば押さない	硝酸薬，Ca拮抗薬を投与するが効きにくく，寛解には時間がかかることが多い．ひとたび起こったら穿刺部位を変更するのが無難である．
血管解離・損傷	ガイドワイヤーの操作は透視を見ながら極めて軽く，優しく行う．少しでも抵抗があるようなら決して無理な操作はせず，造影をして血管走行を確認する．血管蛇行が強ければガイドワイヤーの変更や穿刺部位の変更を考慮する．ロングシースの使用も検討する．	血管損傷が圧迫可能な部位であれば圧迫止血．圧迫不可能な部位であれば外科的止血を考慮する．
上腕動脈血腫・仮性瘤	動脈穿刺部が近位側になりすぎないよう，針を立てる（前肘窩より近位の動脈は筋肉内に深く入っていくため止血困難）	エコーで仮性瘤内に入るジェット血流が確認できたら，その部位を圧迫止血する．ジェットが抑えきれなければ外科的処置を考慮する．
正中神経損傷	前肘窩を水平にする（回外位では正中神経と近くなりやすい）	必要に応じて薬物療法（アミトリプチン，ガバペンチンなど），神経ブロック，理学療法など．
後腹膜出血	穿刺部が近位になりすぎないよう，大腿骨頭の位置を透視で確認する．穿刺針を寝かせ過ぎる（穿刺角度が小さ過ぎる）と，外腸骨動脈を刺してしまうことがありうる．	CTでextravasationがなく血行動態が安定していれば保存療法．extravasationが認められる場合は血管内治療．コントロール不可能なら開腹手術を検討．適宜凝固能の補正，輸血を行う．
静脈穿刺時の動脈穿刺・血腫	出血傾向や線溶療法施行患者には原則穿刺は行わない． できる限りエコー下で行い，動静脈の重ならない部位を選択する．	圧迫止血

■参考文献

❶光藤和明．PTCAテクニック 第2版．東京：医学書院；2003. p.47-9.
❷森脇龍太郎，中田一之．必ずうまくなる！中心静脈穿刺．東京：羊土社；2007.
❸箕輪良行，児玉貴光．ビジュアル 救急必須手技ポケットマニュアル．東京：羊土社；2015.

〈河合勇介〉

2. 救急で必須の手技

5 ▶ 一時ペーシング

POINT

① 緊急時には経皮ペーシングで橋渡しを行い，速やかに経静脈ペーシングに移行する．

② 徐脈のみでなく，頻脈性不整脈でも適応となることがある．

体外式経皮ペーシング

◦ 主に緊急時
- 症状を伴う高度徐脈．
- 体外式経静脈ペーシングまでの橋渡しとして行うことが多い．

適応
方法

◦ 除細動器の心電図モニター電極を貼る．
- 電極パッド（右鎖骨下と左乳頭下中腋下線上）を貼る．
- 除細動器をペーシングモードに切り替え．
- 同期してペーシング開始（波形がでるまで刺激電流量を徐々に上げる）．
- ペーシング波形が出たら，それより 5mA 高い電流量に設定．
- 末梢動脈の拍動を確認．
- 体動が激しい時は，必要に応じて鎮痛・鎮静．

体外式経静脈ペーシング

◦ 症状を伴う徐脈
　高度房室ブロック
　洞不全症候群
　徐脈性心房細動・粗動
- 徐脈のリスクがある時のバックアップ
　左脚ブロック症例における右心カテーテル検査
　洞不全症候群症例における電気的除細動
　急性心筋梗塞
　心臓術後

適応

- 頻拍のコントロール
　リエントリー性の頻脈性不整脈（薬剤抵抗性の場合）
　QT 延長に伴う torsades de pointes の予防

方法

◦ 穿刺部は主に内頸静脈か大腿静脈．穿刺法は「動静脈穿刺」の項を参照．
- X 線透視下でリード先端を右室下部中隔に固定させる（LAO view でも確認）．図 1 を参照．
- 本体と接続．
- 感度を下げていき（mV に相当する数字を大きくし），センシング閾値を決定（5mV 以上が望ましい）．

`JCOPY` 498-13427　　　173

図1 経静脈ペーシングリードの位置

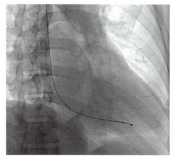
右斜位（RAO）30°

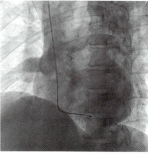
左斜位（LAO）50°

　　→実際の感度は閾値より 2～3mV 下げて設定.
- 出力電圧を 3～5mV として，自己心拍より 2～3 割高い数で刺激開始.
- 電圧を下げていき，ペーシング閾値を決定（1mV 以下が条件）.
　　→実際の出力は 3～5mV に設定.
- 心拍数は 60～80 回/分（バックアップの場合は 40～60 回/分）.

※ X 線非透視下での挿入
- 血管損傷や心筋損傷のリスクがあり，原則として行わない
- どうしても緊急で必要な場合は以下の手順で行う
　①バルーンを inflate して，抵抗がないことを確認しながら 30cm ほどゆっくり挿入.
　②心室性期外収縮が確認できたら，バルーンを deflate して 1cm ほど挿入.
　③本体と接続し，その後は上記と同様に設定.
　④X 線撮影で位置確認.

〈河合勇介〉

2. 救急で必須の手技

6 心嚢ドレナージ

POINT

① 血行動態に余裕があれば透視下, エコーガイド下で行う. どのような状況下であれ, 心電図モニターや血圧頻回測定は必須である.
② 手技中に血行動態が急激に悪化することも比較的多く, 必ず熟練した医師を含めた複数のスタッフで行うべきである.

適応および目的

- 心タンポナーデによる血行動態悪化の改善.
- 心嚢内貯留液の分析による原因疾患の補助的診断 (詳細は心タンポナーデの項参照).

方法

- 血行動態的に余裕があれば透視室で行う (緊急時はベッドサイドもやむを得ない).
- 体位は半座位 (ショック時は臥位).
- 心電図モニター, 血圧頻回測定, 除細動器の準備.
- エコーで穿刺可能部位を確認 (胸壁と心膜との間に他臓器がなく, 拡張期で 10mm 以上のスペース必要).
- 前胸部〜心窩部を消毒.
- 局所麻酔後, エコーガイド下で試験穿刺 (吸引できた時点での針の挿入長を確認).
- 本穿刺 (図 1). 必ずエコーガイド下で行う (図 2).
  a) 左剣状肋骨角下部 (穿刺ルートに肝臓がないことを確認)

図1 穿刺部位

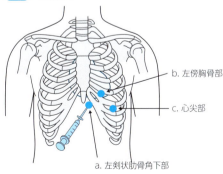

b. 左傍胸骨部
c. 心尖部
a. 左剣状肋骨角下部

II 救急外来編

図2 エコーガイド下心嚢穿刺法

エコープローベと針の角度は同じにして,常に針先端の位置を確認しながら進める.

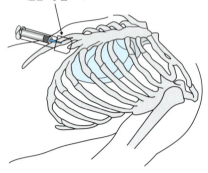

エコープローベ

- 左剣状肋骨角下部より1cm下から,患者の左肩方向へ穿刺.
- 針の角度は30〜45°で20G以上の留置針を陰圧をかけながらゆっくり挿入.
- 心嚢液が吸引されたら数ミリ進めて内筒を抜去,外筒からの吸引を確認.
- ドレーンを留置する場合はガイドワイヤーを挿入し,透視で心嚢内であることを確認.
- 心嚢液が最も多い部位でドレーン留置,固定.
- 短期間での再貯留を防ぐため,排液がなくなるまで数日間留置する.

b) 左傍胸骨部

胸骨左縁第5または第6肋間の肋骨上縁をほぼ垂直に穿刺.

内胸動脈損傷のリスクを考慮し,できるだけ内側を穿刺する.

c) 心尖部(穿刺ルートに肺がないことを確認)

第6または第7肋間の肋骨上縁を,患者の右肩方向へ穿刺.

気胸に注意.

合併症 (1～1.5%)

- 心臓穿刺による心膜血腫や心筋梗塞
- 気胸
- 心室性不整脈，徐脈，心停止
- 冠動脈・内胸動脈・肋間動静脈損傷
- 腹腔内臓器損傷
- 感染

★頻度は少ないが重大な合併症のリスクもあり，安全に穿刺できない状況（心嚢内スペースが狭い，他臓器損傷の可能性など）で差し迫った血行動態の破綻がなければ，外科的な心膜切開術も考慮すべきである．心膜切開術は比較的低侵襲で確実な方法であり，視診や組織生検も可能である．

Trouble Shooting

心嚢内か心腔内かわからなくなった場合

透視下であればガイドワイヤーを進めれば確認可能であるが，ベッドサイドの場合は色調や吸引による血行動態の改善で判断することが多い．穿刺針から攪拌した生理食塩水を注入してエコーで視覚的に確認する方法もある．穿刺針に心電図の電極をつけて，モニターに電気的活動が表れれば心筋に接したと判断することも可能といわれている．

〈河合勇介〉

Ⅲ 救急外来編

3. 緊急を要する疾患

1 ▶ 急性心不全

■ POINT

① 急性心不全は交感神経系とレニン-アンジオテンシン系の活性化を伴っている.

② 肺水腫は末梢動静脈の収縮に伴う volume central shift である. 硝酸薬による静脈拡張が症状の寛解に有効である.

③ 低酸素は腎臓をはじめとする臓器障害を進行させる. 持続陽圧呼吸による酸素化が重要である.

④ 体液貯留のある症例にのみ利尿をかける.

急性心不全とは	• "心臓に器質的および/あるいは機能的異常が生じて急速に心ポンプ機能の代償機転が破綻し, 心室拡張末期圧の上昇や主要臓器への灌流不全をきたし, それに基づく症状や徴候が急性に出現, あるいは悪化した病態"と定義される. • 以下の, 6 病態に分けることができる.
① **急性非代償性心不全**	• acute decompensated heart failure: ADHF. 心原性ショック, 肺水腫などの診断基準を満たさない新規急性心不全, または慢性心不全が急性増悪した場合. • 神経体液性因子の亢進により血圧が上昇することが多いが, 収縮能が極点に低下する場合には血圧上昇が認められないこともある. 心拍数は上昇していることが多い.
② **高血圧性急性心不全**	• 高血圧を原因として急性肺うっ血や肺水腫像を認める. • 拡張不全 (HFpEF) を高頻度に合併する. 神経体液性因子の亢進により血圧が上昇することが多い.
③ **急性心原性肺水腫**	• 呼吸困難や起座呼吸を認め, 水泡音を聴取する. 胸部 X 線で肺水腫像を認め, 酸素飽和度は 90%未満. • 神経体液性因子の亢進に伴う末梢動・静脈の収縮による volume central shift により生じる.
④ **心原性ショック**	• 心ポンプ失調により末梢および全身の主要臓器の微小循環が著しく障害され, 組織低灌流に続発する重篤な病態. • 神経体液性因子の亢進にも関わらずショックを呈するため, その原因精査が治療方針を決定するために重要である.
⑤ **高拍出性心不全**	• 四肢は暖かいにもかかわらず肺うっ血を認める心不全. 甲状腺中毒症, 貧血, シャント疾患, 脚気心, 敗血症など.

| ⑥ 急性右心不全 | ・静脈圧の上昇，肝腫大を伴った低血圧や低心拍出状態を呈している場合．
・急性右室梗塞や肺動脈血栓塞栓症などの基礎疾患の診断が治療方針の決定に重要である． |

- 既往疾患として高血圧が 50〜70%，糖尿病が 30%，脂質異常症が 25%，心房細動を 40%ほど認める．
- 心不全の原因心疾患として虚血性心臓病が約 30%であった．心筋症や弁膜症，高血圧症がそれぞれ 20%前後である．
- 心臓ポンプ機能低下による収縮不全に加え，左室収縮能が正常あるいは正常に近く保たれているにもかかわらず，心不全症状を示す拡張不全あるいは heart failure with preserved ejection fraction (HFpEF) が半分以上を占める．
- 急性心不全の各病態の血行動態的特徴については日本循環器学会: 急性心不全治療ガイドライン(2011 年改訂版) 表 1, p.7 を参照．

急性心不全の病態

- **新規発症の急性心不全**: 急性冠症候群，頻脈性や徐脈性不整脈，急性弁膜疾患，心タンポナーデ，肺血栓塞栓症などがある．
- **慢性心不全の急性増悪**: 虚血性心筋症，特発性拡張型心筋症あるいは一部の肥大型心筋症などで慢性心不全状態の悪化．
- 心不全になると心拍出量の低下を補うために交感神経およびレニン-アンジオテンシン-アルドステロン (RAA) 系が亢進する．
- その結果，心収縮性を増強，末梢血管を収縮させ心拍数を亢進し体循環を維持しようとする．また RAA 系の亢進とバソプレシンの分泌亢進により，積極的に Na と水を貯留し，体液量を増加させる．神経体液性因子の亢進は必発である．
- **肺水腫は volume central shift による**: 肺水腫は必ずしも体液貯留ではない．主要臓器へ血流を維持するために末梢血管が収縮することにより血液が体の中心部，肺，にシフトするために起こる現象である．

診断と重症度評価

- 初期は労作時息切れや動悸，それに易疲労感のみで，安静時には無症状である．重症化すると夜間発作性呼吸困難や起座呼吸を生じ，安静時でも動悸や息苦しさを伴う．
- 左室不全の所見として，湿性ラ音，ピンク色泡沫痰，心音でⅢ音聴取がある．

- 静脈うっ血の症状として，消化管や腸間膜の浮腫による食欲不振，便秘，悪心・嘔吐，腹部膨満感そして下腿・大腿浮腫，体重増加がある.
- 低心拍出量に基づく症状としては，易疲労感，腎血流低下に伴う乏尿・夜間多尿，チアノーゼ，四肢冷感，ショックになると意識障害が出現する.

表1 フラミンガム研究のうっ血性心不全の診断基準

大症状2つか，大症状1つおよび小症状2つ以上を心不全と診断する

[大症状]
・発作性夜間呼吸困難または起座呼吸
・頸静脈怒張
・肺ラ音
・心拡大
・急性肺水腫
・拡張早期性ギャロップ（Ⅲ音）
・静脈圧上昇（16cmH$_2$O以上）
・循環時間延長（25秒以上）
・肝頸静脈逆流

[小症状]
・下腿浮腫
・夜間咳嗽
・労作性呼吸困難
・肝腫大
・胸水貯留
・肺活量減少（最大量の1/3以下）
・頻脈（120/分以上）

[大症状あるいは小症状]
5日間の治療に反応して4.5kg以上の体重減少があった場合，それが心不全治療による効果ならば大症状1つ，それ以外の治療ならば小症状1つとみなす

症状 ◉ 頸静脈怒張，チアノーゼや冷汗を伴う喘鳴，ラ音を伴う起座呼吸，ピンク色・血性泡沫状喀痰

身体所見 ◉ Ⅲ音によるギャロップ（奔馬調律），Ⅰ音やⅡ音の異常，心房性ギャロップ（Ⅳ音），それに収縮期雑音あるいは拡張期雑音，肺野の水泡音（coarse crackles）（軽症では下肺野，進行に伴い肺野全体）

- 心原性ショックでは収縮期血圧90mmHg未満になり，意識障害，乏尿，四肢冷感，チアノーゼがみられる. 末梢循環不全が著明になると四肢は冷たく湿潤し，血色が悪く，蒼白で，口唇や爪床にチアノーゼを認める.
- 胸部X線，心電図，心エコー図，血液・生化学検査などを迅速に施行し，正確な診断をして治療方針を決定する.

病態あるいは重症度分類

- Swan-Ganz カテーテルで計測された心拍出係数や肺動脈楔入圧の計測から求められた Forrester 分類は心不全の病態評価と治療方針の決定に重要である. Forrester Ⅰを目指して治療する（図1）. しかし, 急性心筋梗塞患者のための分類であり, 全ての患者に当てはまるものではない.
- Forrester 分類の代替評価法として, 理学的所見による Norhia-Stevenson 分類が用いられている（図2）.
- 末梢循環の良し悪しは warm, cold で評価する. 四肢冷感は低拍出量の指標であり, 末梢血管が収縮し, 皮膚は湿潤であり, 斑状皮膚を示し, 触ると冷たく感じる. 脈圧/収縮期圧比が 25％未満だと心拍出量が $2.2 L/min/m^2$ の可能性が高い. wet, dry はうっ血の診断に用いられる.
- dry-warm になるように治療する.

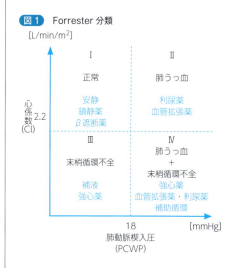

図1 Forrester 分類

急性心不全の診断から治療へのプロセス

- 急性心不全は, たとえ血圧が保たれていても急速に心原性ショックや心肺停止を起こすことがある.
- 初期治療の目的は, ①救命, 生命徴候の安定, ②呼吸困難などの自覚症状改善, そして③臓器うっ血の軽快を図る, ことにある. 可能な限り早期（10分以内）に介入を開始し病状の安定と維持に努める.
- 患者の呼吸困難や苦痛に対応した後に, 病態や発症機転, 血行動態, 重症度を的確に診断し, 心不全の原因疾患, 誘

II 救急外来編

図2 Nohria-Stevenson 分類

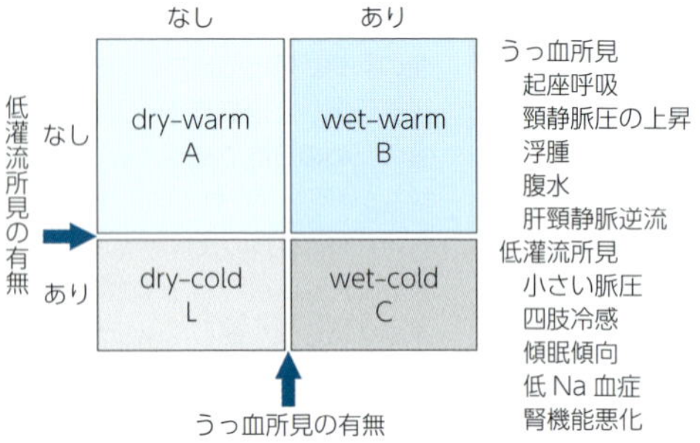

	うっ血所見 なし	うっ血所見 あり
低灌流所見 なし	dry-warm A	wet-warm B
低灌流所見 あり	dry-cold L	wet-cold C

うっ血所見
　起座呼吸
　頸静脈圧の上昇
　浮腫
　腹水
　肝頸静脈逆流
低灌流所見
　小さい脈圧
　四肢冷感
　傾眠傾向
　低 Na 血症
　腎機能悪化

因や増悪因子，合併症を適切に診断する．速やかに治療介入して臓器障害を最小限に留める．
- 理学的所見，心電図，心エコー図検査を施行し，急性心筋梗塞や ACS が疑われた場合には迅速にカテーテル検査と再灌流療法を行う．
- 疾患特異的な治療を要する場合には，迅速に，より高次施設への紹介や転院を行う．
- 急性心不全の診断から治療のプロセスについては，急性・慢性心不全診療ガイドライン（2017 年改訂版）を参照．

急性心不全の治療

- 患者の救命と苦痛改善を最優先とする．呼吸困難の改善，酸素化と臓器うっ血，臓器低灌流の改善を目指し，救命をはかる．

酸素療法は必須

- 呼吸困難の改善と，臓器低灌流の改善に必須である．95％以上の血中酸素飽和度，80mmHg 以上の血中酸素分圧を目指す．
  - 鼻カニューレやフェイスマスクを用いた酸素投与．
  - それでも改善されない場合には密着型のマスクによる非侵襲的陽圧呼吸（noninvasive positive pressure ventilation: NPPV）を即座に開始する．最初から NPPV による呼吸管理を適応してもよい．
  - NPPV には持続陽圧呼吸（continuous positive airway pressure: CPAP）を試みる．初期設定は CPAP とし 5〜7.5cmH$_2$O かつ FiO$_2$ を 0.4 以上で開始するとよい．患者の換気量により自動的に適正サポートする順応性自動制御換気（adaptive servo-ventilation: ASV）がある．"禁忌がない限り行うべき治療"（クラス I ）の位置づけである．

- NPPV 無効例，意識レベル低下例，喀痰排出困難例，誤嚥の可能性が高い例では，躊躇せずに気管内挿管に踏み切る．

血圧を維持し，臓器灌流を維持する

- 収縮期血圧が 100mmHg 以下で臓器低灌流所見のある患者では強心薬・昇圧薬を投与する．
- 収縮期血圧が保たれている患者では血管拡張薬が第一選択である．後負荷を軽減することで呼吸困難を速やかに軽減させる．硝酸薬（ニトログリセリン，硝酸イソソルビド），カルペリチド（ANP 製剤），ニコランジルが（虚血心に伴う急性心不全の場合）使用される．

一般的管理項目

- 画一的な水分摂取制限に臨床的な利点はない．体液量は体内の Na 量で決まるからである．低ナトリウム血症患者では水分摂取を 1 日 1.5～2L に制限する．
- 減塩は必須事項である．1g の NaCl 摂取は 200～300mL の体液量を増加させる．1 日 6g の減塩とする．
- 血行動態と利尿が安定しない限り，栄養摂取を目的とした経口摂取は控える．

利尿と水分管理

- 尿量：時間尿量 40mL 以上，1 日尿量 1,000mL 以上が望ましく，最低でも 1 日尿量が 500mL 程度になるよう確保する．
- 体液貯留のある例では可及的早期にフロセミド 20～40mg 静注．反応が乏しければ，トルバプタン 7.5～15mg/日経口追加．
- 急激な除水による脱水を招かないためにも，1 日の除水目標は体重で−1kg ～−1.5kg 範囲を目安とする．不感蒸泄を考慮に入れると，水分の出納は−500mL～−1,000mL 程度を目標にする．

抗凝固療法を考慮する

- 急性心不全患者は安静，中心静脈カテーテル挿入，血流うっ滞，さらに利尿に伴う脱水などで深部静脈血栓ができやすい状態にあり，それによる肺動脈血栓塞栓症が致命的になることがある．
- 急性心不全症例，心房細動合併例ではヘパリン 5,000～10,000 単位/日の静注を併用して予防する．

クリニカルシナリオ（clinical scenario, CS）を臨床に活かす

- シンプルではあるが急性心不全患者の予後判定に最も有用な指標が収縮期血圧である．収縮期血圧を 1 つの重要な病態判断の指標として作られた治療指針がクリニカルシナリオである．
- 5 つの病態，①心原性肺水腫，②体液貯留，③低灌流，④急性冠症候群，⑤右心不全を迅速に把握し，素早く適切な治療を開始することが強調されている．

II 救急外来編

表2 クリニカルシナリオ（CS）

CS	収縮期圧と定義	症状と所見	機序	治療
1	>140 mmHg	急性肺水腫による呼吸困難 体液貯留は軽度～なし	Volume central shift 左室充満圧上昇	NIPPV 硝酸薬（静注, 噴霧）
2	100-140 mmHg	緩徐に発症し, 体液貯留を伴うことが多い. 肺水腫は軽度. 腎機能, 肝機能障害を伴うことが多い.	体液貯留とvolume central shift	NIPPV 硝酸薬（静注, 噴霧） 体液貯留あれば利尿薬
3	<100 mmHg	主病態は全身の低灌流 浮腫や肺水腫は軽度 左室充満圧は上昇 ショックを伴うことがある.	重症ポンプ失調 （加えて脱水, 出血）	必要に応じてボリューム負荷, 強心薬投与 ショックであれば血管作動薬も
4	ACS	急性心不全, ポンプ失調 体液貯留は伴わない.	心筋虚血, 梗塞による	NIPPV 硝酸薬（静注, 噴霧） 緊急カテーテル検査
5	右心不全	病態により急性～緩徐な発症 全身の静脈うっ滞	肺血管抵抗の増大 （血栓塞栓症など） 右室機能不全	体液貯留が認められる時に利尿薬

NIPPV: non-invasive positive pulmonary ventilation

CS1
- 急激に発症する血圧上昇を伴う肺水腫が特徴的である. 浮腫などの体液貯留のサインは軽度かほとんどない. 左室収縮能の低下は軽度か拡張不全（HFpEF）を基礎疾患とすることが多い.
- 肺水腫があるからといって最初に利尿薬を用いない. 即効性の期待できる硝酸薬を用いて静脈拡張を得ることである. 静脈には循環血液量の70～80％が存在し, 少し拡張するだけで, 肺血液量が低下し, うっ血がとれるからである. 硝酸薬スプレー投与や舌下錠投与が効果的である. NIPPVによる酸素化を積極的に行う.
- ニコランジルは動脈と静脈をバランスよく拡張させる上に, 心筋虚血に対して有効である. 血圧が高いほど低下させるが, 低くなると下げにくくなるという利点がある.
- ホスホジエステラーゼ（PDE）-3阻害薬は強心薬に分類されているが, 強い血管拡張作用を有し, 従来の血管拡張薬で十分な効果が認められない時には考慮すべきである. カルペリチドは血管内脱水がなく, かつ肺水腫を合併する症例には有効である.

CS2
- 発症は比較的緩徐で, 徐々に体液が貯留し心拡大をきたしているのが特徴である. 収縮不全を基礎疾患とすることが多く, 肺水腫は軽度にとどまることが多い.

表3 急性心不全に用いられる薬剤

薬剤	用法，用量
フロセミド	1 回静注量 20-120mg，持続静注 2-5mg/h
トルバプタン	7.5-15mg/日経口．飲水制限はしない．
ドパミン	1-20 μg/kg/min，5 μg/kg/min 未満で腎血流増加，それ以上で血管収縮，強心効果増強
ドブタミン	1-20 μg/kg/min，5 μg/kg/min 未満で末梢血管拡張，催不整脈効果が少ない．
ノルアドレナリン	0.03-0.3 μg/kg/min，動脈収縮による昇圧
ミルリノン	50 μg/kg をボーラス後，0.1-0.75 μg/kg/min で持続． β 遮断薬投与患者でも効果を発揮する．
ニトログリセリン	0.5-1.0 μg/kg/min で持続静注．静脈拡張作用が強いが，数時間で耐性ができる．急性心不全にはスプレーを 2-3 パフ投与する．
硝酸イソソルビド	1-8mg/h，静脈拡張作用が強いが，数時間で耐性ができる．
ニトロプルシッド	0.5 μg/kg/min から開始し，血圧をモニターしながら増減する（-3μg/kg/min）．動脈拡張作用が強い．
ニコランジル	0.05-0.2mg/kg/h で持続静注．動静脈拡張と腎血管拡張効果を有する．
カルペリチド（hANP）	0.025（0.0125）μg/kg/min から開始し，血行動態により用量調節する（<0.2 μg/kg/min）．

- 硝酸薬が第一選択．浮腫，胸水などの体液貯留があれば利尿薬を考慮する．NIPPV による酸素化を積極的に行う．

CS3 入院時の収縮期血圧が 100mmHg 未満であり，入退院を繰り返す重症心不全例に多い．低 Na 血症と胸水・下肢浮腫などの体液貯留所見が主たる症状である．

- 体液貯留所見がなく，逆に血管内脱水の徴候が認められれば，容量負荷を試みることもある．他には血圧が維持できなければ強心薬の使用も考慮する．

CS4 急性冠症候群や重症心筋虚血が原因の場合には原因疾患への治療を優先的に行う．アスピリン（腸溶錠：噛み砕く），硝酸薬，ヘパリンの投与を行い，緊急カテーテル検査，冠動脈インターベンションを行う．早期にインターベンションを行えない患者は禁忌事項に注意しながら t-PA 投与を行い，インターベンションを行える施設に搬送する．

CS5 広範に肺塞栓を起こし血行動態が破綻した患者では，外科手術，血栓溶解，カテーテル的血栓破砕吸引術，PCPS の使用，などを考慮する．

〈伊藤　浩〉

II 救急外来編

3. 緊急を要する疾患

2 ▶ 急性冠症候群，急性心筋梗塞

■ POINT

① 急性冠症候群の発症機序は，プラークの破綻（破裂やびらん，石灰化結節）とそれに引き続いて起こる血栓形成が原因である．

② 急性冠症候群は不安定狭心症，急性心筋梗塞，心臓突然死の3つの臨床型に分類される．

③ 心原性ショックや心不全，致死性機械的合併症に留意する必要がある．

④ 二次予防のための薬物療法（抗血小板薬，レニン・アンジオテンシン・アルドステロン系阻害薬，β遮断薬，スタチン）が非常に重要である．

発症機序

- 急性冠症候群（acute coronary syndrome: ACS）は，冠動脈に形成されたプラークの破綻（破裂やびらん）とそれに伴う血栓形成により冠動脈の高度狭窄や閉塞をきたす病態である．

- 冠動脈内血栓を伴う ACS 症例の責任病変には，薄い線維性被膜で覆われ多量の脂質と炎症細胞（マクロファージや好中球，T リンパ球など）やプラーク内出血を伴う不安定プラーク（vulnerable plaque）の存在が多い．

- プラークの脆弱化・破綻は，ずり応力（shear stress），冠攣縮，炎症などが関与する多彩な病態であり，いったん破綻すると内皮下組織のコラーゲンに血液中の von Willebrand factor（vWf）が結合し，この vWf と血小板が膜蛋白である GP Ib-V-IX 複合体を介して結合し粘着する．活性化された血小板は膜状の GPIIbIIIa が活性型に構造変化し，vWf やフィブリノーゲンと結合し凝集する．血小板の粘着・凝集に引き続いて，活性化血小板の膜上で凝固反応が進行し，血小板間でフィブリンが形成され，血小板塊は安定化する（血小板主体の白色血栓の形成）．

- プラーク破綻がすべて ACS の発症につながるわけではなく，様々な画像診断で無症候性のプラーク破綻部位や剖検例でプラーク破綻部位の修復像が観察されている．そのため，ACS の発症にはもともとの狭窄の程度に加えて血栓のサイズが大きく関与する．

- 脂質コアが大きく炎症細胞浸潤に富むプラークでは，大量の組織因子や I 型コラーゲンの増加が見られ，凝固系が強く活性化されることでフィブリンに富んだ血栓が形成され，流血中の赤血球や炎症細胞がフィブリン網に捕捉されサイズの大きな血栓が形成され（赤血球とフィブ

186

図1 ACSの発症と血栓形成 (Libby P. Circulation. 2001; 104: 365-72 より改変)[1]

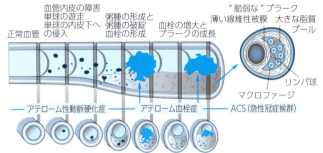

診断

- ACSを示唆する胸部症状を有する患者の初期診療アルゴリズムを示す（図2）．臨床徴候や症状，身体所見，十二誘導心電図，心筋マーカーなどの生化学的検査からACSの可能性を判断する．

- 臨床徴候や症状，心筋マーカー単独では，初期4〜6時間の状況において心筋虚血の診断には感度が十分ではないため，他の検査結果（冠危険因子や十二誘導心電図，心エコー検査など）と組み合わせることが重要である（図2）．

- ACSには急性心筋梗塞と不安定狭心症が含まれるが，ST上昇の有無でST上昇型心筋梗塞（STEMI）と非ST上昇型ACSに分類され，非ST上昇型ACSはさらにトロポニン上昇の有無により非ST上昇型心筋梗塞（NSTEMI）と不安定狭心症（unstable angina: UA）に分類される．

1. 非ST上昇型ACS（不安定狭心症，非ST上昇型心筋梗塞）

- 不安定狭心症は，臨床症状を基に旧来から新規発症型労作，増悪型労作，新規発症型安静の3型とするAHAの診断基準（1975年）が使用されているが（表1），1989年に重症度，臨床像，治療の状況を加味したBraunwaldの分類もある．

- 非ST上昇型ACSにおいては7項目のリスクファクターをスコア化したTIMIリスクスコア〔①65歳以上，

II 救急外来編

図2 ACSの初期診療アルゴリズム〔JRC（日本版）ガイドライン2010 急性冠症候群（ACS）より抜粋〕

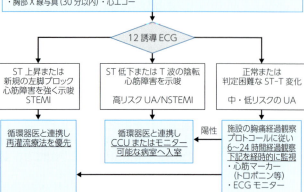

表1 不安定狭心症の定義（AHA, 1975年）

Type I 新規労作狭心症（new angina of effort）
新たに発生した労作狭心症，あるいは少なくとも6カ月以上発作のなかったものが再発したもの．

Type II 増悪型労作狭心症（angina of effort with changing pattern）
労作狭心症の発作の頻度の増加，持続時間の延長，疼痛および放散痛の増強，軽度の労作でも生じやすく，ニトログリセリン舌下錠の効果が悪くなったもの．

Type III 新規安静狭心症（new angina of rest）
安静時に発作を生じ，15分以上持続しニトログリセリンに反応しにくい場合であり，ST上昇ないし下降，T波の陰転を認めるもの．

(Austen WG, et al. Circulation. 1975; 51: 5-40. より)

②冠リスクファクター（高血圧，脂質異常症，糖尿病，喫煙者）が 3 つ以上，③ 7 日以内のアスピリンの内服歴，④ 24 時間以内に 2 回以上の胸痛発作，⑤心筋逸脱酵素の上昇，⑥ 0.5mm 以上の ST 変化，⑦ 50%以上の冠動脈狭窄の既往〕が用いられ，低（2 点以下）・中（3～4 点）・高リスク（5 点以上）に層別化するとよい．

2. ST 上昇型急性心筋梗塞（STEMI）

- 心電図と血液データにおける心筋障害マーカーに基づいて診断し，患者到着後 10 分以内に再灌流療法の適応を判断する．
- 心電図は超急性期には T 波がテント状に増高する所見（hyperacute T）を認め，その後虚血領域の心筋傷害のため ST 上昇をきたす．心筋傷害に続いて心筋壊死を起こすと Q 波が出現し，貫壁性心筋壊死をきたすと R 波は消失する．
- 心筋傷害マーカーは発症早期には上昇していないことも多く，注意が必要である．心臓型脂肪酸結合蛋白（H-FABP）は全血迅速診断キットであるラピチェック® にて定性可能であり，発症後 2～4 時間以内の超急性期の診断に有用である．
- 超高感度トロポニン T または I も診断に有用である．
- 胸部 X 線は鑑別診断（心膜疾患や急性大動脈解離，その他の肺疾患，胸膜および縦隔疾患など）や重症度評価（うっ血性心不全の合併など）のうえで重要な検査である．
- 心エコー図検査は，局所壁運動異常による急性心筋梗塞の診断，左室収縮機能・拡張機能の評価のみならず，外科的治療の適応となることが多い機械的合併症の診断や急性大動脈解離，急性肺血栓塞栓症との鑑別に有用である．

治療（薬物・PCI）

1. 非 ST 上昇型 ACS（不安定狭心症，非 ST 上昇型心筋梗塞）

- 中等度・高リスクの症例では投薬および血行再建が可能な施設に入院させ，冠疾患の集中治療が可能な病室に収容すべきである．
- アスピリン，ヘパリンなどの抗血小板・抗凝固療法に加えて硝酸薬・β遮断薬を中心とした抗狭心症薬が推奨されている．胸痛発作が持続あるいは頻発する場合や血行動態が不安定な場合，心不全の改善がみられない場合は早期の冠動脈造影検査や血行再建術を検討しなくてはならない．

II 救急外来編

- 非 ST 上昇型 ACS に対する短期リスク評価に基づいた治療戦略については，循環器病の診断と治療に関するガイドライン（2011 年度合同研究班報告）．非 ST 上昇型急性冠症候群の診断に関するガイドライン（2012 年改訂版）図 10，p.29 を参照．

2. ST 上昇型急性心筋梗塞（STEMI）

- ST 上昇型急性心筋梗塞は早期に再灌流できるかが長期および短期の予後改善に重要である．
- 再灌流療法としては血栓溶解療法，経皮的冠動脈インターベンション（percutaneous coronary intervention: PCI），冠動脈バイパス手術（coronary artery bypass graft: CABG）の 3 つの方法がある．血栓溶解療法においては door to needle time（来院から血栓溶解療法を開始するまでの時間）を 30 分以内，PCI では door to balloon time（来院からバルーンが通過するまでの時間）を 90 分以内にすることが推奨されている．
- Primary PCI の適応ならびに血栓溶解療法の適応と禁忌については，循環器病の診断と治療に関するガイドライン（2012 年度合同研究班報告）．ST 上昇型急性心筋梗塞の診断に関するガイドライン（2013 年改訂版）p.28，29 を参照．

3. PCI 時のアプローチ部位（経橈骨動脈アプローチあるいは経大腿動脈アプローチ）

- STEMI 患者において，経橈骨動脈アプローチは経大腿動脈アプローチと比べて穿刺はやや難しいが，PCI の手技成功率は高く穿刺部位の血管合併症（出血性合併症）の割合を低下させることが報告されている[2, 3]．
- 経橈骨動脈アプローチによる PCI は，血行動態が安定している患者における第一選択と考えてよい．
- 心不全や不整脈などの合併により血行動態が不安定な患者においては，メカニカルサポートの必要性や静脈路の確保を考慮して経大腿動脈アプローチを行う必要がある．

4. PCI に伴う合併症と対策

- STEMI の PCI に特に頻度が多いのが血行再建をしても十分な血流が得られない no reflow/slow flow 現象である．

- No reflow/slow flow 現象の対策として，血栓吸引療法やFiltrap などの末梢保護デバイスの使用，さらには冠抵抗血管拡張薬の投与（アデノシン，ニコランジル，硝酸薬など）を考慮する.
- no reflow/slow flow 現象が改善しない場合は大動脈内バルーンパンピング(intra-aortic balloon pumping: IABP) を考慮する必要がある.
- 冠微小循環障害の機序が異なる点に留意する.

1）No reflow の機序
- 心筋虚血による血管内皮の腫脹，心筋細胞浮腫による圧排，変形能を失った多核白血球の塞栓により毛細血管が閉塞することによる血流障害である.
- No reflow 現象は，再灌流後数時間にわたって進行することから，再灌流障害の要素も指摘されている.
- No reflow 現象を示した心筋血流は途絶しており，心筋viability は期待できない.

2）Slow flow の機序
- Slow flow の機序は不安定プラークに対する機械的刺激により表面の血栓や脂質成分・炎症細胞に富んだプラーク内容物が剥離・破砕され，それらが末梢動脈に塞栓することによる.
- 予測可能な因子としては脂質に富んだ不安定なプラーク，血栓量，劣化した静脈グラフトの PCI などがある.

5．再灌流効果の判定
1）冠動脈造影
① Thrombolysis in myocardial infarction（TIMI）
血流分類：冠動脈造影時に冠動脈を流れる造影剤のスピードを半定量的に評価したものである．TIMI 2 flow も再灌流不成功のサインと考えられている．
② Blush score：冠動脈造影後に心筋に残存する造

表2 TMP grade

Grade 0	毛細血管それ自体が潰れており，心筋染影が得られることはない
Grade 1	毛細血管内皮の機能障害がより顕著となり，大量の造影剤が心筋組織に漏出するため心筋染影はなかなか消失しない
Grade 2	毛細血管の permeability が亢進しており，多くの造影剤が心筋組織に染み出すため wash out が遷延する
Grade 3	3心拍以内に心筋組織から造影剤が wash out される

影剤による染影の程度とその wash out に基づく TIMI perfusion（TMP）grade を用いることが多い（表 2）.

③ **ST resolution**：再灌流療法後の心電図の上昇した ST 部分が速やかに基線に復する程度を表す指標である. 再灌流療法 90 分後の心電図で，ST 上昇の総和（もしくは最大 ST 上昇誘導）の 50％あるいは 70％以上の回復を良好な再灌流の指標と考えてよい．再灌流後早期の T 波陰性化も良好な再灌流の指標である.

造影剤による心筋染影が不良あるいは造影剤の心筋からの wash out が不良な症例ほど，心機能回復が悪く，予後も不良である.

2）核医学検査
タリウムやテクネシウム-99m を用いた single-photon emission CT（SPECT）による核医学検査も冠微小循環障害の診断に有用である.

3）コントラストエコー法
微小気泡をトレーサーとして用い心筋内を通過する様子を心筋染影の上昇として可視化し，心筋灌流・冠微小循環障害の程度を評価する.

4）MRI 検査
ガドリニウム遅延造影 MRI による撮影にて，first pass において心筋染影されない領域として冠微小循環障害（microvascular obstruction: MVO）のある領域が診断できる.

6. STEMI 患者に対する再灌流までの時間短縮

- 再灌流の遅延には患者による遅延，救急隊接触から搬送の遅延と病院到着からカテーテル治療までの遅延がある. できるだけ再灌流までの時間を短縮する必要がある.
- ACS 症例に対して救急外来からカテ室搬入までのプロトコールをクリニカルパスにて標準化し，door to balloon time の短縮をはかるのもよい.
- 本邦では，PCI を実施できる施設が多く，STEMI の急性期治療の約 9 割が primary PCI である．血栓溶解療法は，搬送に時間がかかることが予想される場合や医療過疎地などでは十分考慮されるべき治療である.
- STEMI 患者に対する治療戦略については，循環器病の診断と治療に関するガイドライン（2012 年度合同研究班報告），ST 上昇型急性心筋梗塞の診断に関するガイドライン（2013 年改訂版）を参照.

合併症とその対策

1. 心原性ショック，ポンプ失調

- 心原性ショックの多くは左室のポンプ失調によるものだが，残りの10％は機械的合併症によるものである．
- ポンプ失調を合併した場合は Swan-Ganz カテーテルを挿入し，肺動脈楔入圧 pulmonary capillary wedge pressure (PCWP) と心係数 cardiac index (CI) を測定し（Forrester 分類），肺うっ血や末梢循環不全などの臨床症状を血行動態として捉え，治療方針を決定する（表3）．

表3 Forrester 分類

サブセットI（正常）: PCWP≦18mmHg，CI>2.2L/分/m²

- ポンプ失調のない群であり，鎮痛，安静などの一般的治療を行う．ただし禁忌がなければ硝酸薬点滴静注，ACE 阻害薬，ARBやβ遮断薬の投与は行った方がよい．

サブセットII（肺うっ血）: PCWP>18mmHg，
　　　　　　　　　　　　　　CI>2.2L/分/m²

- 左心不全状態，左室収縮力および拡張能が低下し，二次的に左室前負荷が増加して心拍出量を維持している状態．通常，肺うっ血を認める．利尿薬と血管拡張薬の適応となる．

サブセットIII（乏血性ショック）: PCWP≦18mmHg，
　　　　　　　　　　　　　　　　　CI≦2.2L/分/m²

- 左室前負荷が十分でない状態．脱水，右室梗塞，高齢，徐脈などが関与している．治療の第一は輸液を行うことであるが，カテコラミンの点滴静注が必要になることもある．徐脈に対しては一時ペーシングを行う．

サブセットIV（心原性ショックを含む低心拍出量と肺うっ血）: PCWP>18mmHg，CI≦2.2L/分/m²

- 半数以上が心原性ショックであり広範囲の梗塞と考えられる．カテコラミン投与で改善傾向がなければ，IABP，PCPS などの補助循環を考慮する．

- 早期の血管造影検査，IABP サポート，血行再建が全身状態の改善のために必要とされる．
- STEMI におけるポンプ失調の治療については，前出と同様に循環器病の診断と治療に関するガイドライン（2012年度合同研究班報告）．ST 上昇型急性心筋梗塞の診療に関するガイドライン（2013年改訂版）を参照．

2. 心筋梗塞に伴う致死性機械的合併症

① 僧帽弁乳頭筋断裂

- 24時間以内と3〜5日に発症のピークがあり，頻度としては約1％である．
- 後乳頭筋は右冠動脈か左回旋枝どちらかの末梢枝の単独

II 救急外来編

支配であるため，乳頭筋断裂は後乳頭筋に圧倒的に多い.

- 下後壁の梗塞と新たな心雑音およびうっ血性心不全や心原性ショックで発症するため，救命には緊急手術が必須である．手術までの血行動態の安定には IABP が有効である.

- 僧帽弁乳頭筋断裂に伴う僧帽弁逆流による心雑音は逆流が高度にも関わらず，心雑音は小さく短かったり，聴取できなかったりすることがあるので留意が必要である.

② 心室中隔壁穿孔

- 心室中隔穿孔の頻度は再灌流療法のない場合は 1〜3% で，3〜5 日に多いとされているが，再灌流療法下では 1% 未満であり，24 時間以内に多い.

- 梗塞後ショック例の原因の約 4% を占める.

- 左前下行枝の閉塞に伴うものが，右冠動脈閉塞に伴うものの 2 倍の頻度で，初回梗塞例，高血圧例，冠動脈疾患の既往のない例に多い.

- 新しく出現した収縮期雑音および心エコー図検査や右心カテーテル検査および左室造影検査による左右シャントの検出によって診断される.

- 左→右短絡により肺水腫や心原性ショックをきたすため緊急手術の適応となる.

- 穿孔部が小さく血行動態が安定していても穿孔部の拡大により急激に血行動態が破綻する可能性がある．診断がついた時点で IABP を挿入し，緊急手術に移行する.

③ 左室自由壁破裂

- 発症頻度は 1〜6% であるが再灌流療法が積極的に行われるようになり頻度は低下している.

- ピークは 24 時間以内と 3〜5 日である.

- 亜急性期の心破裂は，前兆を伴うことが多く，ベッドサイドで施行する心エコー検査で 5mm 以上の心膜液と心膜液中の高輝度エコー，低血圧があれば心破裂を疑う必要がある.

- 初回心筋梗塞，前壁梗塞，高齢者，女性に多くみられ，心筋梗塞後急性期の高血圧や側副血行路の未発達，心電図の Q 波，ST 上昇の持続，発症後 14 時間以上経過後の血栓溶解療法などが危険因子となる.

- 穿孔破裂型 (blow out type) と出血性解離型 (oozing type) に大別されるが，blow out type では救命は困難である．心嚢穿刺にて速やかに心タンポナーデを解除し，緊急で外科的修復手術にて止血を行わなければならない.

- Oozing type は，出血部が仮性瘤を形成したり血栓が出血部に蓋をして止血されたりすることもあり外科的修復

術を施行しなくてもそれ以上のイベントが生じないこともある.

- 心筋梗塞に伴う致死性機械的合併症の特徴については，循環器病の診断と治療に関するガイドライン（2012年度合同研究班報告），ST上昇型急性心筋梗塞の診療に関するガイドライン（2013年改訂版）を参照.

二次予防をどうする

抗血小板薬
- アスピリン（81〜162mg/日）は可能なかぎり継続し，チエノピリジン系薬剤（クロピドグレル75mg/日あるいはプラスグレル3.75mg/日）はベアメタルステント留置後は少なくとも1カ月間，薬剤溶出性ステント留置後は少なくとも1年間の併用が推奨されているが，ステント血栓症発症率が低いとされている第2世代，第3世代薬剤溶出性ステントの開発が進み，抗血小板薬2剤併用期間はこれまでよりも短縮される傾向にある..

レニン・アンジオテンシン変換酵素阻害薬
- アンジオテンシン変換酵素 angiotensin converting enzyme（ACE）阻害薬の二次予防効果としては，左室リモデリング抑制，神経体液性因子の抑制，プラーク安定化作用が考えられており，総死亡，心臓死，突然死，心不全発症に対する抑制効果が証明されている.
- 特に低心機能患者（左室駆出率≦40%）に対する有意な総死亡，心臓死に対する抑制効果が認められている.
- アンジオテンシンⅡ受容体遮断薬 angiotensinⅡreceptor blocker（ARB）も大規模臨床試験にてACE阻害薬とほぼ同等の効果が報告されている.

アルドステロン系阻害薬
- 心臓局所のアルドステロン産生が心筋線維化に関与していると考えられており，ACE阻害薬とスピロノラクトンの併用投与が左室リモデリング抑制に有効である.

β遮断薬
- β遮断薬の投与は急性期の血圧・脈拍上昇を抑制することで心臓の仕事量を減らし，心破裂などの合併症の抑制，急性期死亡，慢性期の合併症抑制のいずれにも有効である.
- 心筋梗塞発症直後よりβ遮断薬の投与を開始することが梗塞サイズを縮小させ，左室リモデリングを抑制し，慢性期の合併症発生率と再梗塞発生率を減少させる.

脂質改善薬
- スタチンの二次予防効果は多数の大規模試験で証明されており，LDLコレステロール100mg/dL未満が二次予防の基準値であるが，家族性高コレステロール血症，急性冠症候群（ACS）を合併する場合にはLDLコレステロール70mg/dL未満を目標としたより厳格な脂質管

理を考慮することになった.

- スタチンには血管内皮機能の改善やプラークの安定化などの多面的効果があり，LDL コレステロール値の数値に関わらず可能なかぎり継続することが重要である.
- イコサペント酸エチルやエゼチミブの追加投与で高トリグリセリド血症の改善効果もあり，更なる二次予防効果が得られることも証明されてきている.

■参考文献

[1] Libby P. Current concepts of the pathogenesis of the acute coronary syndromes. Circulation. 2001; 104: 365-72.
[2] Romagnoli E, Biondi-Zoccai G, Sciahbasi A, et al. Radial versus femoral randomized investigation in ST-segment elevation acute coronary syndrome: the RIFLE-STEACS (Radial Versus Femoral Randomized Investigation in ST-Elevation Acute Coronary Syndrome) stydy. J Am Coll Cardiol. 2012; 60: 2481-9.
[3] Bernat I, Horak D, Stasek J, et al. ST-segment elevation myocardial infarction treated by radial or femoral approach in a multicenter randomized clinical trial: the STEMI-RADIAL trial. J Am Coll Cardiol. 2014; 63: 964-72.

〈柚木　佳〉

3. 緊急を要する疾患

3 ▶ たこつぼ心筋症

■ POINT ■

① たこつぼ心筋症は，急性冠症候群と類似した症状，心電図で ST 上昇，心尖部壁運動異常を呈するが，冠動脈に有意狭窄なく，時間とともに壁運動異常が改善する疾患である．

② 診断には，心電図，心エコー図検査，左室造影検査，冠動脈造影検査が有用であり，急性心筋梗塞や心筋炎などの鑑別が重要である．

③ 予後良好だが，急性心不全，心原性ショック，不整脈，まれに心破裂を合併することがある．

概念	・たこつぼ心筋症は，胸痛や心電図変化とともに，典型例では左室心尖部の収縮低下と心基部の過収縮によりバルーン状（たこつぼ様）の壁運動異常を呈する． ・壁運動異常は冠動脈の支配領域では説明できない． ・高齢女性に好発し，精神的・肉体的ストレスが誘因となることが多い． ・過剰カテコラミンにさらされることが機序のひとつと考えられている．
診断のポイント	・症状：胸痛など急性冠症候群と類似する． ・心電図：ST 上昇（特に前胸部誘導），引き続き巨大陰性T 波，QT 延長を呈する（図 1）． ・血液生化学検査：心筋逸脱酵素の上昇を認めることがある． ・心エコー図検査・カテーテル検査：左室心尖部の収縮低下と心基部の過収縮など壁運動異常を呈するが（図 2），冠動脈に有意狭窄を認めない．壁運動異常の範囲は冠動脈支配領域と一致しない． ・鑑別診断：急性心筋梗塞や心筋炎などの鑑別が必要である．
予後，合併症	多くは自然に軽快し予後良好であるが，急性心不全，心原性ショック，不整脈，まれに心破裂を合併することがある．

II 救急外来編

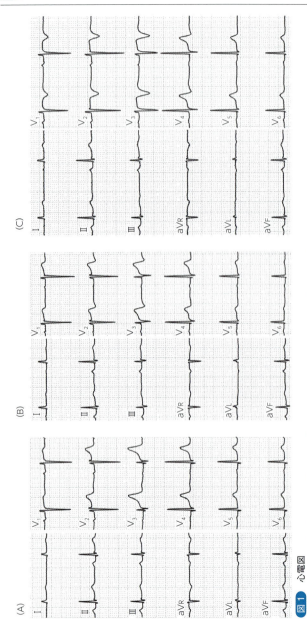

図1 心電図
(A) 発症時. V_{2-3} ST 上昇. (B) 2 日後. 陰性 T 波が出現. (C) 6 日後. 巨大陰性 T 波を認める.

図2 左室造影
左室心尖部の収縮低下と心基部の過収縮を認める.

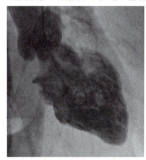
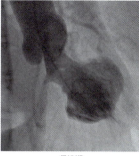

拡張期 　　　　　　　　　収縮期

治療方針	血行動態が保たれている場合は無投薬でよい. 合併症に対しては適切な治療が必要である.
① 急性心不全	血行動態を把握し, 利尿薬や血管拡張薬などを投与する. 強心薬は, 病因との関連や左室流出路狭窄を助長する可能性があり, 基本的に投与しない. 重症例は大動脈バルーンパンピング (IABP) など循環補助を併用する.
② 心原性ショック	IABP など循環補助を行う.
③ 左室流出路狭窄	血行動態に影響があれば, β遮断薬投与や補液を行う.
④ 不整脈	徐脈性不整脈には一時ペーシングを行う. 心室性不整脈には, β遮断薬, リドカイン, アミオダロンを用いる. Ia および Ic 群薬は QT 延長を助長するため注意を要する.
⑤ QT 延長	QTc≧500msec で TdP (torsade de pointes) を生じる可能性があり, 低K や低Mg 血症の補正を行う. QT 延長に徐脈を呈する場合は一時ペーシングを考慮する.
⑥ 血栓塞栓症	心尖部の収縮低下による血栓形成には抗凝固療法を行う.
⑦ 心破裂	経時的に心エコー検査で評価することが重要である. 救命には外科的手術が必要となる.

■参考文献
❶循環器病の診断と治療に関するガイドライン「災害時循環器疾患の予防・管理に関するガイドライン」(2014 年版).

〈高谷陽一〉

II 救急外来編

3. 緊急を要する疾患

4 ▶ 急性心筋炎, 劇症心筋炎

■ POINT

① 急性心筋炎の臨床像は無症状から致死的なものまで多彩である.
② 当初は軽症でも数時間で急激に劇症化する可能性がある.
③ 血行動態が破綻した場合, 大動脈バルーンパンピング (IABP), 経皮的心肺補助装置 (PCPS) を導入する.
④ 心筋生検は唯一の確定診断法であり, 好酸球性心筋炎などステロイド療法が有用な症例もあり, 早期に施行すると良い.

概念	・急性心筋炎は, 無症状から心原性ショック, 突然死に至るものまで多彩である. なかでも劇症心筋炎は急激に血行動態が破綻し致死的経過をたどる. ・多くは, 感冒様症状や消化器症状が先行する. ・組織学的に, リンパ球性, 好酸球性, 巨細胞性心筋炎などに分類され, リンパ球性はウイルス感染, 好酸球性や巨細胞性は, アレルギー, 自己免疫異常などと関連がある.
検査所見	・心電図: 非特異的な ST 変化が多い. 房室ブロック, 心室性不整脈などもみられる. ・血液生化学検査: 炎症反応, 心筋逸脱酵素の上昇を認める. ・心エコー検査: 浮腫による壁肥厚, 壁運動低下, 心嚢液貯留を認める (図 1).

図1 心エコー
全周性の壁肥厚, 壁運動低下, 心嚢液貯留を認める.

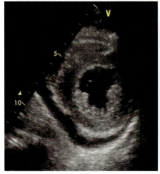
拡張期

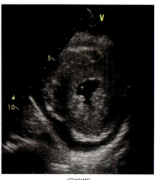
収縮期

診断のポイント

- 心筋生検：唯一の確定診断法である．急性心筋炎を疑った場合，好酸球性や巨細胞性心筋炎ではステロイド療法が奏効する症例があり，できるだけ早期に行う（図2）．
- ウイルス学的検査：PCR法で心筋組織からウイルス遺伝子を同定する．ウイルス抗体価は，急性期と回復期（10〜14日後）で4倍以上を陽性とするが診断的価値は低い．（主なウイルス：コクサッキーB群，アデノウイルス，パルボウイルス，ヘルペスウイルス，インフルエンザウイルスなど）

図2　心筋生検による病理組織
(A) 好酸球性心筋炎, (B) 巨細胞性心筋炎

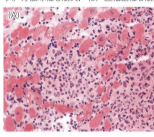
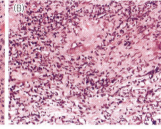

治療方針

- 入院で対症療法を行う．
- 軽症であっても，急激に循環動態が破綻した場合の対策を念頭におく必要がある．

① 補助循環（IABP, PCPS）

- 心原性ショックに対して，まず強心薬を用いるが，1〜2時間末梢循環不全が持続する場合，速やかに大動脈バルーンパンピング（IABP），経皮的心肺補助装置（PCPS）で1〜2時間循環補助を行う．近年では，補助人工心臓（VAD）も考慮されている．
- 末梢循環不全の指標は，血圧（70mmHg以下），尿量（30mL/h以下），1回心拍出量係数（20mL/m^{2}未満），混合静脈血酸素飽和度（SVO$_2$ 60％未満），他臓器不全，代謝性アシドーシスが重要である．

② 一時ペーシング，抗不整脈薬

- 房室ブロックなど徐脈性不整脈は，一時ペーシングを行う．
- 心室頻拍や心室細動は，抗不整脈薬（アミオダロン）を用いるが，コントロール困難な場合は，PCPSを導入する．

③ ステロイド療法

- 好酸球性および巨細胞性心筋炎は，ステロイド療法が奏効する場合がある．一般的にプレドニゾロン30mg/日よ

り開始し，重症例にはメチルプレドニンゾロン 1000 mg/日（3日間）のステロイドパルス療法を行う．

■参考文献
❶循環器病の診断と治療に関するガイドライン「急性および慢性心筋炎の診断・治療に関するガイドライン」（2009年改訂版）．
❷Cooper LT Jr, Berry GJ, Shabetai R, et al. Idiopathic giant-cell myocarditis. Natural history and treatment. N Engl J Med. 1997; 336: 1860-6.

〈高谷陽一〉

3. 緊急を要する疾患

5 ▶ 大動脈の緊急症（急性大動脈解離，大動脈瘤破裂）

POINT

① 病歴から大動脈解離，大動脈瘤破裂の疑いをもつことが重要である．
② 原則，Stanford A 型解離は緊急手術，B 型解離は保存的治療である．
③ 大動脈瘤破裂・切迫破裂は緊急手術の適応であり，解剖学的適応を満たせばステントグラフト治療を考慮する．

① 急性大動脈解離

分類

1. 解離範囲による分類

    Stanford 分類
      A 型：上行大動脈に解離があるもの
      B 型：上行大動脈に解離がないもの

    DeBakey 分類
      Ⅰ型：上行大動脈に tear があり弓部大動脈より末梢に解離が及ぶもの
      Ⅱ型：上行大動脈に解離が限局するもの
      Ⅲ型：下行大動脈に tear があるもの
      Ⅲa 型：腹部大動脈に解離が及ばないもの
      Ⅲb 型：腹部大動脈に解離が及ぶもの

    図1 大動脈解離：解離範囲による分類

    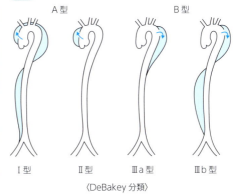

    〈DeBakey 分類〉

2. 偽腔の血流状態による分類

    偽腔開存型：偽腔に血流があるもの．部分的に血栓が

存在する場合や，大部分の偽腔が血栓化していても ULP から長軸方向に広がる偽腔内血流を認める場合はこの中に入れる

ULP 型: 偽腔の大部分に血流を認めないが, tear 近傍に限局した偽腔内血流（ULP）を認めるもの

偽腔閉塞型: 三日月形の偽腔を有し, tear（ULP を含む）および偽腔内血流を認めないもの

3. 病期による分類

超急性期: 発症 48 時間以内

急性期: 発症 2 週間以内

慢性期: 発症後 2 週間を経過したもの

- 治療の進め方については日本循環器学会: 大動脈瘤・大動脈解離診療ガイドライン（2011 年改訂版）の急性大動脈解離診断・治療のフローチャート, 図 14, p.16 を参照.

疫学

- 男女ともに発症のピークは 70 歳台である.
- 発症 24 時間以内に約 20％，2 週間以内に 60〜70％が死亡するとされ，早期診断と治療開始が重要である.

診断

- 病歴から疑いをもつことが何より重要であり，上記治療の進め方と同様に日本循環器学会: 大動脈瘤・大動脈解離診療ガイドライン（2011 年改訂版）の急性大動脈解離治療のフローチャートに従って診断を進める.

① 病歴

- 大部分の症例が突然の胸痛や背部痛で発症する.
- 大動脈の分枝（脳血管，冠動脈，腹部動脈，下肢など）に解離病変が進行するため，実に多彩な症状を示す.
- 症状は突然発症するも，一時的に改善することも多く，注意が必要である.
- 典型的な胸背部痛があった例だけでなく，他に説明できない意識消失や歩行不能例などについても解離の存在を疑う必要がある.

② 検査

- 胸部 X 線や単純 CT での大動脈壁の内膜石灰化の内側偏位は解離を示唆する所見である.
- 心電図が心筋梗塞との鑑別に有用である. ただし，大動脈解離患者においても冠動脈への解離進展や，血腫の圧迫による冠動脈虚血の可能性があることを忘れてはいけない.
- 経胸壁心エコー図法で解離腔や内膜 flap があれば確診となる. 大動脈の拡大，大動脈弁逆流，タンポナーデの有無を確認する. また，心筋虚血による壁運動異常がな

いか確認する.
- 血管エコーにて頸動脈や腹部動脈への解離の進行や血流状態の評価も考慮する.
- 造影 CT が診断および治療方針決定に必要不可欠である. entry/reentry 部位, 解離の範囲, 偽腔の血流状態, 心嚢液の有無, 分枝の血流状態などを評価する.
- 大動脈解離の診断における血管造影の診断的役割は少ない.
- 新鮮血栓のマーカーである D-dimer が正常範囲 (0.5μg/mL 以下) の場合, 大動脈解離はほぼ否定できる.

治療

- 初期治療として重要なことは, 降圧 (目標100〜120mmHg), 脈拍数コントロール, 鎮痛および安静である.
- 全例, 心臓血管外科に相談することが望ましい.

① 超急性期治療

- 上行大動脈に解離がある Stanford A 型の予後はきわめて不良であり, 基本的には緊急手術の適応となる.

② Stanford A 型 急性大動脈解離

- 偽腔閉塞型急性大動脈解離では, 下さまざまな条件を満たせば初期の内科治療が可能な症例もあるが, 頻回な画像診断による厳重な観察が必須である.

③ Stanford B 型 急性大動脈解離

- 上行大動脈に解離のない Stanford B 型では, 破裂・治療抵抗性疼痛・下肢を含む臓器虚血などの合併症がない場合は原則内科療法を行う. 合併症をきたした場合は外科治療が必要であるが, 急性期の外科治療の院内死亡率も低くないため, TEVAR (thoracic endovascular aortic repair) が第一選択となる.
- 急性期に内科治療を行った場合でも, 発症時大動脈径が4cm と超える場合や遠位弓部に entry が残存する症例では慢性期のイベントが多いとされており, 半年以内のTEVAR による entry 閉鎖が勧められる.

④ 主要分枝の 虚血に対する対応

- 偽腔拡大による真腔の圧排により, 心臓, 腸管, 下肢等の主要臓器虚血をきたした場合は, 早急な外科治療が必要となる.
- 解離により冠動脈虚血を合併した場合は冠動脈バイパス術が第一選択となる. 心筋梗塞を発症し冠動脈起始部のみの異常であることが確認されている場合は, 外科手術に先立っての冠動脈ステント留置術を考慮する.
- 上腸間膜動脈の虚血による腸管壊死は直接生命予後に関わるため, 発症早期での血行再建が必要となる. 真腔に十分な血流があり, 分枝の問題だけであれば血管内治療で経過をみる選択肢もある.

| 二次予防 | ・再解離と破裂の予防，および手術時期の決定．
・血圧の管理（目標血圧 100〜120mmHg）
・ACE 阻害薬の有効性が示されている．
・解離関連事故の多い 2 年までは定期的な CT, MRI などでの経過観察が必要である． |

表2 急性大動脈解離の初期治療

血圧（目標 100〜120mmHg）
脈拍（目標 60〜80/分）
　プロプラノロール 1mg を間欠的に静注
　もしくは，
　ニカルジピン 1〜3mg を静注
　目標血圧到達後：ニカルジピン 2〜20mg/時　持続点滴
鎮痛
　モルヒネ塩酸塩 5〜10mg 静注

② 大動脈瘤破裂

| 分類 | ・大動脈瘤破裂：大動脈瘤壁が破裂し内部の血液が血管外に漏出すること．
・大動脈瘤切迫破裂：破裂には至っていないが疼痛の増強や血性胸水・腹水貯留がみられ破裂の危険が極めて高い状態．
・Stanford A 型急性大動脈解離の手術戦略については日本循環器学会：大動脈瘤・大動脈解離診療ガイドライン（2011 年改訂版）p.27 を参照． |

診断	・大動脈解離同様に，まず大動脈瘤の存在を疑うことから始まる．
① 病歴	・強い胸背部痛・腹痛が必発であり，突然の発症で，発症初期に疼痛のピークがあること，多くは激痛であるのが特徴． ・腹痛・背部痛があり，ショック状態で腹部に拍動性腫瘤を認めた場合は腹部大動脈瘤破裂を疑う．
② 検査	・胸部 X 線にて，胸部大動脈瘤破裂の場合，大動脈陰影拡大に加え，後縦隔血腫形成による縦隔陰影拡大や血性胸水が確認される． ・腹部エコーにより腹部大動脈瘤の診断が迅速簡便に得られる．血性腹水が破裂診断の一助となる． ・患者の状態から多少の時間的余裕がある場合は，CT が大変有用である．瘤の部位，大きさ，出血の部位や程度，

瘤と分枝の位置関係など，詳細な情報が得られる．
- CTで後腹膜血腫が証明できなくても腹部大動脈瘤患者の原因不明の腹痛・背部痛がある場合は，破裂を疑い緊急手術を考慮する．

治療

- 胸部および腹部大動脈瘤ともに，基本的には緊急手術が第一選択となる．
- 胸部下行大動脈瘤破裂では，解剖学的適応を満たした場合，外科手術に比して成績が良好なTEVARが推奨される．
- 腹部大動脈瘤破裂の場合，可能な限り手術室に早く搬送し，大動脈を遮断し，出血をコントロールする．
- 腹部大動脈瘤破裂に対するEVAR（endovascular aortic repair）は，血行動態が安定しており，解剖学的適応を満たした場合は考慮してもよい．

表3 **胸部および腹部大動脈瘤に対するステントグラフト治療の解剖学的適応**（デバイスにより解剖学的適応基準がことなるため注意が必要）

胸部下行大動脈瘤に対するTEVARの解剖学的特徴
　動脈瘤の近位および遠位に20mm以上のlanding zone
　（左鎖骨下動脈分岐部はlanding zoneに加える）
　landing zoneの屈曲・石灰化・粥腫がない，もしくはあっても軽度

腹部大動脈瘤に対するEVARの解剖学的特徴
　腎動脈下腹部大動脈瘤
　近位部landing zoneが長く，比較的まっすぐ，かつ径が28mm以上32mm以下
　アクセスルートとして総腸骨動脈が太く，極端な蛇行や石灰化が見られない
　遠位landing zoneの径が10mm以上

〈土井正行〉

3. 緊急を要する疾患
6 ▶ 心タンポナーデ

POINT
① 心エコー図で心嚢液貯留を認めれば，即心タンポナーデというわけではない．
② 血行動態不安定，心エコー図での右心系虚脱所見等あれば心タンポナーデと診断し，タイミングを逸することなくドレナージを行う必要がある．

病態
- 古典的な Beck の 3 徴に加えて，ほとんどの症例で頻脈を認める．図 1 に病態生理を示す．
- 吸気時には正常でも 3〜4mmHg 程度の収縮期血圧低下があるが，心タンポナーデ時には 10mmHg 以上の低下を認めることが多い（奇脈）．

図 1　心タンポナーデの病態生理

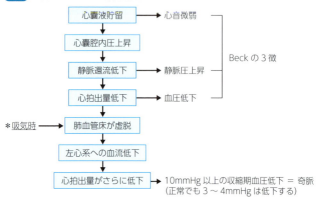

原因
- 急性心膜炎の原因としては特発性（原因不明）が最多（23％）．特発性でも血性心嚢液が急激に貯留して心タンポナーデになることがある（表 1）．
- 心嚢内貯留液を採取し，外観（漿液性，粘液性，膿性，血性など）を確認後，血算，生化学検査，グラム染色，細菌培養検査（一般細菌，抗酸菌），細胞診などで原因疾患を推測する．表 2 に滲出性と濾出性の鑑別点を示す．一般的には感染性や悪性疾患では滲出性である．

表1 心嚢液貯留の原因

1. 特発性（最多）
2. 感染性
   - ウイルス: コクサッキー，エコー，EB，HIV
   - 細菌，結核
   - マイコプラズマ
   - 真菌
   - 寄生虫
3. 放射線障害
4. 悪性腫瘍
5. 心筋梗塞後（心破裂，Dressler 症候群）
6. 心筋炎
7. 大動脈解離
8. 外傷性
9. 自己免疫性
10. 薬剤性（ヒドララジン，プロカインアミド，イソニアジド，フェニトイン，ペニシリン）
11. 代謝性（甲状腺機能低下など）

表2 滲出性と濾出性の鑑別点

	滲出液	濾出液
原因	炎症性	非炎症性
比重	1.018 以上	1.015 以下
Rivalta 反応	陽性	陰性
Runberg 反応	陽性	陰性
蛋白量	3.0g/dL 以上	2.5g/dL 以下
心嚢液総蛋白/血性総蛋白　比	0.5 以上	0.5 未満
LDH	200U/L 以上	200U/L 未満
心嚢液 LDH/血性 LDH 比	0.6 以上	0.6 未満
線維素	多量	微量
主たる細胞	好中球，リンパ球	中皮細胞，組織球

診断

- 上記の徴候に加えて，心エコーで確定診断を下す．
- 心エコー図所見（図2）：心嚢液貯留，右心系の虚脱（collapse sign），下大静脈の拡大（呼吸性変動消失），吸気時の心室中隔異常運動（septal bounce）．
- 心電図では一般的に低電位となり，電気的交互脈（electrical alternans）は心タンポナーデのより特異的な所見で，心膜内で心臓が振り子様に動揺するため心拍ごとにその電位変化が心電図に現れる．

図2 心タンポナーデの心エコー図所見

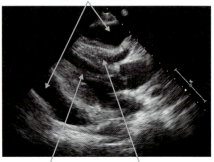

全周性に心嚢液貯留
左心室　右心室

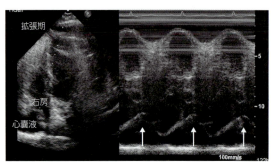

拡張期　右房　心嚢液

拡張期における右心房の collapse sign

| 治療 | ・原因に応じた治療を行うが，血行動態が不安定であればドレナージを行う．心嚢穿刺は可能であれば半座位で，必ずエコーガイド下で行う（詳細は心嚢ドレナージの項を参照）．
・急性の心タンポナーデで心嚢液が少なく心嚢内に十分なスペースがない場合は，心嚢穿刺にこだわらずに外科的ドレナージを考慮する．
・排液できるまでは，十分な左室充満圧を得るために生食・プラスマネートカッター・デキストランなどの急速輸液を行う．低血圧が続けば，カテコラミンの投与も考慮する．
・利尿薬や頻脈に対するβ-blocker はショックを助長する可能性があり，基本的に禁忌である．
・大血管損傷が原因の場合は，穿刺によって大量の出血を |

起こしてあっという間に心停止に至る危険性がある．その疑いが少しでもある場合は，人工心肺や血液回収装置を準備した上で，手術室などで慎重に実施すべきである．

Dressler 症候群

心筋梗塞後や心臓手術後，外傷後 2〜6 週に発熱，胸痛で発病する．心筋梗塞後の心破裂は通常 1 週〜10 日後に急激な血行動態悪化で発症することが多く，症状と発症時期から鑑別可能である．自己免疫反応が原因と考えられており，副腎皮質ホルモンが奏効し比較的予後は良好とされている．

〈河合勇介〉

Ⅱ 救急外来編

3. 緊急を要する疾患

7 ▶ 重症心室不整脈

■ POINT

① 重症心室不整脈はしばしば致死的となるため，迅速で的確な処置を要する．
② 血行動態が破綻する心室細動・心室頻拍には，ただちに電気的除細動を行う．
③ 血行動態が安定した心室頻拍には，Ⅲ群抗不整脈薬（アミオダロン，ニフェカラント）を使用する．
④ 再発予防のため，基礎心疾患（不整脈基質）と誘因に治療介入する．

重症心室不整脈に遭遇したら	・まず大切なのは，担当医自身が動揺しないことである．

・血行動態が破綻する心室細動・心室頻拍には，ただちに電気的除細動を行う．
・5 分以内に電気的除細動が実施された場合，脳神経障害を残さず蘇生される可能性が高まる．
・正常調律を回復した場合でも，有効な全身血流を維持できていないことが多いため，ただちに CPR を再開する．
・不整脈が止まらなくても絶え間ない心臓マッサージを行って全身循環を確保し，経皮的心肺補助（percutaneous cardiopulmonary support: PCPS）までつなげれば，どのような心室不整脈でも現場はしのぐことができる．
・意識が確認できる，あるいは脈を触れる場合は，薬物治療を試みる時間的な余裕がある．
・薬物治療を行う際に，心エコー図法で左室収縮力（LVEF）を確認する．
・LVEF が低下している場合，アミオダロン，ニフェカラント，リドカインを使用する．
・LVEF が正常なら，ベラパミルを含め全ての薬剤を使用できる．

停止処置を行う	①電気的除細動

・除細動器には単相性と二相性がある．成功率が高く，所要エネルギー量が少ない二相性を使用する．
・二相性 120〜200J で電気的除細動を実施する．心室頻拍では QRS に同期させる．2 回目以降の除細動では，初回と同等かそれ以上のエネルギーで実施する．除細動後，ただちに CPR を再開する．通電後も頻拍を繰り返す場合，アミオダロンまたはニフェカラントを静注し，再度除細動を行う．

②薬物治療

**アミオダロン:
アンカロン®**

- ◎Ⅲ群抗不整脈薬．肝代謝で腎機能の影響を受けにくい.
- 催不整脈作用が少なく，静注薬では心外副作用も少ないため，安全に使用できる.
- K$^+$チャネルだけでなく，マルチチャネルを抑制する．投与初期は主に Na$^+$ チャネルの抑制により抗不整脈効果を発揮し，慢性投与でβ遮断作用や K$^+$ チャネル遮断作用が発現する．開始後早期の血圧低下に注意する．急速投与 125mg/10 分，負荷投与 48mg×6 時間，維持投与 25mg×42 時間が推奨される.

**ニフェカラント:
シンビット®**

- ◎Ⅲ群抗不整脈薬．K$^+$（Ikr）チャネルの抑制により有効不応期を延長し，抗不整脈効果を発揮する.
- Na$^+$チャネルを抑制しないため，陰性変力作用がなく，心不全や低左心機能例でも使用しやすい.
- 約 2 時間と半減期が短い．除細動閾値の低下作用があり，静注後 DC ショックが有効になる場合がある.
- 腎代謝で，腎機能低下例や透析例には使用しにくい.
- 心拍数が速い頻拍では有効性が低くなり，徐脈時には QT 延長が増強して多形性心室頻拍（Torsades de pointes: TdP）をきたす場合がある（逆頻度依存性）.
- 0.15mg/kg を 5 分かけて静注し，0.1〜0.2mg/kg/hr で開始する．QT 延長に注意しながら不整脈が抑制できるまで増量する.

**リドカイン:
キシロカイン®
オリベス®**

- ◎Ⅰb 群抗不整脈薬．心室筋のみに有効．半減期約 2 時間．肝代謝で腎機能の影響を受けにくい.
- 安全で使用しやすいため救急現場で頻用される．即効性があり，陰性変力作用や血圧低下作用が少ない．1 回 50〜100mg を 1〜2 分で静注し，1〜2mg/min で持続静注する.
- 最大 4mg/min までで過量投与に注意する.

**ランジオロール:
オノアクト®**

- ◎短時間作用型β1 遮断薬．血中半減期が 4 分と短いため用量調節が容易.
- Ⅲ群抗不整脈薬単独で無効の場合に併用する.
- 低左心機能例では，血行動態の悪化に注意する．1μg/kg/min の少量で開始し，心拍数と血圧を確認しながら，不整脈が消失する有効量まで増量する.

**基礎心疾患を
明らかにする**

- 心電図，心エコー図法で基礎心疾患の評価を行う．心室不整脈の型によっても予測できる.
- 多形性心室頻拍は，急性冠症候群や QT 延長でみられることが多い.

**7
重症心室不整脈**

II 救急外来編

図1 心サルコイドーシスで認めた単形性心室頻拍.
電気ショックで一旦停止したが electrical storm となり,深鎮静,IABP,PCPS を必要とした.

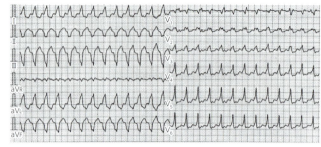

- 単形性心室頻拍は,多くは基質異常を伴うリエントリー性であり,陳旧性心筋梗塞,心筋症,不整脈源性右室心筋症,心臓手術後,心サルコイドーシスなどでみられる(図1).
- 心室細動は,心室頻拍からも移行するため,全ての心疾患で起こりうるが,Brugada 症候群,J 波症候群,特発性心室細動も念頭において,心電図を注意深く読む.

誘因を明らかにする

- 心室不整脈は,もともとある不整脈基質に誘因が加わって発症することが多い.
- 心不全,心筋虚血,電解質異常(低カリウム血症),感染・発熱,貧血,低酸素血症,薬剤(催不整脈)などがないか確認する.

基礎心疾患と誘因に治療介入する

- 急性冠症候群では,冠血流確保のため早期に血行再建を行う.
- 低左心機能や心不全合併例では,大動脈バルーンパンピング(intraaortic balloon pumping: IABP)を考慮する.Brugada 症候群,J 波症候群,特発性心室細動,後天性 QT 延長で electrical storm をきたした場合,細胞内 Ca 電流を増強するイソプロテレノールや,心室ペーシングが有効である.
- イソプロテレノールは 1〜3μg/min で持続静注する.
- Trigger となる PVC が頻発する場合や,単形性心室頻拍では,緊急のカテーテルアブレーションが成功する例がある.

【多形性心室頻拍】
- 心電図の基線を中心に QRS が捻転するように変化する

図2 急性冠症候群で認めた多形性心室頻拍から心室細動への移行

連結期の短い心室期外収縮が，虚血増悪時に多形性心室頻拍を誘発している．

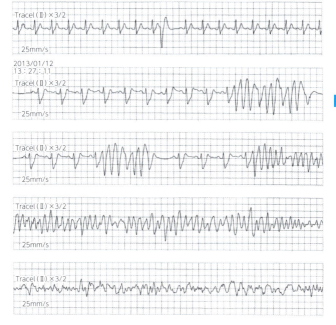

特徴的な心室頻拍を TdP とよび，QT 延長に伴うことが多い．頻拍中は無脈性となり，しばしば自然停止と再発を繰り返す．停止しなければ心室細動に移行する（図2）．洞調律に戻った時に QT 延長を認め，TdP を繰り返す場合，硫酸マグネシウム静注，イソプロテレノール持続静注，経皮または経静脈的心室ペーシングで抑制する．若年などで先天性 QT 延長症候群が疑われる場合は，プロプラノロールを使用する．

【Electrical storm】

- 心室細動，心室頻拍が1日3回以上頻発するものを electrical storm とよぶ．
- 薬物治療（アミオダロン，ニフェカラント，β遮断薬の持続静注）が無効の場合，全身麻酔管理による深鎮静が有効である．深鎮静でもコントロール困難な場合は，PCPS を開始する．

〈大河啓介〉

II 救急外来編

3. 緊急を要する疾患

8 急性肺血栓塞栓症 (pulmonary thromboembolism: PTE), 深部静脈血栓症 (deep vein thrombosis: DVT)

POINT

① D ダイマー検査は陰性的中率が高い検査で, D ダイマー上昇が PE の存在診断にならない点に注意が必要.

② 下大静脈フィルター IVC filter のルーチン使用は推奨されていない.

③ 循環虚脱を伴う PE は 1 時間以内に 25％が死亡し, 重症度別の 30 日死亡率をみても心肺停止例で約 50％, ショック例で約 15％と重症例の死亡率は高率である.

静脈血栓塞栓症 (VTE)とは	・深部静脈血栓症 (deep vein thrombosis: DVT) は下肢に好発し, 主要な静脈血の還流路となっている深部静脈に血栓を生じて静脈還流障害を呈する疾患である. ・肺塞栓症 (pulmonary embolism: PE) の大部分は静脈や心臓内で形成された血栓が遊離して塞栓物質となった肺血栓塞栓症 (pulmonary thromboembolism: PTE) である. ・塞栓物質としては血栓の他にも腫瘍塞栓, 細菌塞栓, 空気塞栓, 羊水塞栓がある. ・DVT と PE を合わせた一連の血栓症による病態を総称して静脈血栓塞栓症 (venous thromboembolism: VTE) とよぶ.
肺血栓塞栓症の危険因子	・肺血栓塞栓症の危険因子は後天性因子 (temporary risk factor) と先天性因子 (permanent risk factor) に分類される. ・原因別に①血流停滞, ②血管内皮障害, ③血液凝固能亢進がある.
① 血液停滞	・長期臥床, 肥満, 妊娠, 心肺疾患 (うっ血性心不全, 慢性肺性心など), 全身麻酔, 下肢麻痺, 下肢ギプス固定, 下肢静脈瘤.
② 血管内皮障害	・手術, 外傷, 骨折, 中心静脈カテーテル留置, カテーテル検査・治療, 血管炎, 抗リン脂質抗体症候群, 抗ホモシステイン血症
③ 血液凝固能亢進 (後天性因子)	・悪性腫瘍 (特に, 血液腫瘍, 肺腫瘍, 消化管腫瘍, 膵臓瘍, 脳腫瘍は高リスク), 妊娠 (体外受精や特に妊娠第 3 期から産後 6 週までは高リスク), 外傷, 骨折, 手術 (特に, 下肢, 骨盤内, 椎体, 関節), 熱傷, 脱水, 薬物 (経口避妊薬, エストロゲン製剤, エリスロポエチン製剤な

ど），感染症，ネフローゼ症候群，炎症性腸疾患，骨髄増殖性疾患，多血症，発作性夜間血色素尿症，抗リン脂質抗体症候群

④ 血液凝固能亢進（先天性因子）

アンチトロンビン欠乏症，プロテインC欠乏症，プロテインS欠乏症，プラスミノゲン異常症，フィブリノゲン血症，組織プラスミノゲン活性化因子インヒビター増加，トロンボモジュリン異常，活性化プロテインC抵抗性（Factor V Leiden*），プロトロンビン遺伝子変異（G20210A*）
*日本人には認められていない．

各領域の静脈血栓症のリスク階層化

- 総合的なリスクレベルは予防の対象となる処置や疾患のリスクに，付加的な危険因子を加味して決定する．
- 強い付加的な危険因子をもつ場合にはリスクレベルを1段階あげる．
- 弱い付加的な危険因子の場合でも複数個重なればリスクレベルをあげることを考慮する．
- 大手術の定義：すべての腹部手術あるいはその他の45分以上要する手術を大手術の基本とする．麻酔法，出血量，輸血量，手術時間などを参考として，総合的に判断する．
- 一般外科手術，泌尿器科手術，婦人科手術
  ① 低リスク：60歳未満の非大手術，40歳未満の大手術
  ② 中リスク：60歳以上あるいは危険因子のある非大手術，40歳以上あるいは危険因子がある大手術
  ③ 高リスク：40歳以上の癌の大手術
  ④ 最高リスク：VTEの既往あるいは血栓性素因が存在する大手術
- 整形外科手術
  ① 低リスク：上肢の手術
  ② 中リスク：腸骨からの採骨を伴う上肢手術，下肢からの神経や皮膚の採取を伴う上肢手術，脊椎手術，脊椎損傷，脊髄損傷，下肢手術，大腿骨遠位部以下の単独外傷
  ③ 高リスク：人工股関節置換術，人工膝関節置換術，股関節骨折手術（大腿骨骨幹部を含む），股関節骨切り術（キアリ骨盤骨切り術や寛骨臼回転骨切り術など），下肢手術にVTEの付加的な危険因子が合併する場合，下肢悪性腫瘍手術，重度外傷（多発外傷），骨盤骨折
  ④ 最高リスク：「高リスク」の手術を受ける患者にVTEの既往あるいは血栓性素因が存在する場合

8

急性肺血栓塞栓症、深部静脈血栓症

II 救急外来編

- 産科領域
  - ① 低リスク: 正常分娩
  - ② 中リスク: 高リスク以外の帝王切開術
  - ③ 高リスク: 高度肥満妊娠の帝王切開術, VTE の既往あるいは血栓性素因の経腟分娩
  - ④ 最高リスク: VTE の既往あるいは血栓性素因の帝王切開術

癌と静脈血栓症

- 我が国の VTE 症例の 27％が悪性腫瘍に関連しており, 癌精査中や加療中は VTE 発症リスクを念頭に入れて診療にあたる必要がある.
- 外来担癌患者における VTE 関連死は死因の第 2 位とされている.
- 入院中の担癌患者の 20％に VTE (有症候・無症候) が合併していると考えられている.
- 担癌患者は VTE に対する DOAC 長期投与が推奨されるが, 非癌患者より 6 倍の出血リスクがある点に注意が必要である.
- がん患者の VTE 発症のリスク因子は通常の VTE 発症リスクに加え, がん関連因子と治療関連因子がある.
- がん関連因子として, 原発部位 (膵・脳・腎・胃・肺・婦人科領域・リンパ腫・骨髄腫) や組織型 (腺がん) がある.
- 治療関連因子として, 非ステロイド性抗エストロゲン薬 (タモキシフェン), VEGF 阻害薬 (ベバシズマブなど), チロシンキナーゼ阻害薬 (スニチニブなど), 免疫調整薬 (サリドマイドなど), プロテアソーム阻害薬 (バルテゾミブなど) がある.

急性肺塞栓症の初期リスク層別化

- 急性 PTE の発症初期にショックあるいは新たに出現した不整脈, 脱水, 敗血症によらない低血圧 (15 分以上継続する収縮期血圧が 90mmHg 未満あるいは 40mmHg 以上の血圧低下) は高リスクに層別化する.
- 高リスク例では直ちに造影 CT 検査を施行することが重要である.
- 患者の容態が非常に不安定な場合は心エコー図検査で右心負荷所見と右室機能を評価する.

肺塞栓の予測方法

- 表 1 に肺塞栓の臨床的可能性予測を示す.
- 肺塞栓の初期リスクが低〜中リスク例に対しては, 肺塞栓の予測スコアで層別化する. 肺塞栓の臨床的可能性が

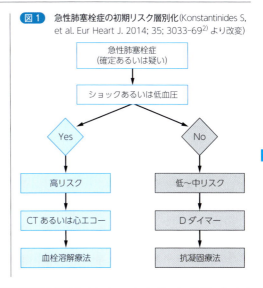

図1 急性肺塞栓症の初期リスク層別化 (Konstantinides S, et al. Eur Heart J. 2014; 35; 3033-69[2]) より改変)

表1 肺塞栓の臨床的可能性予測 (original version) (Konstantinides S, et al. Eur Heart J. 2014; 35; 3033-69[2]) より改変)

Wells rule	Score	The Revised Geneva rule	Score
PE あるいは DVT の既往	+1.5	PE あるいは DVT の既往	+3
心拍数≧100bpm	+1.5	心拍数 75~94bpm ≧95bpm	+3 +5
過去4週以内の手術あるいは長期臥床	+1.5	最近(1カ月以内)の外科手術あるいは骨折	+2
喀血	+1	喀血	+2
悪性腫瘍	+1	悪性腫瘍	+2
DVT の臨床徴候	+3	一側の下肢痛	+3
PE 以外の可能性が低い	+3	下肢深部静脈拍動を伴う疼痛と片側の浮腫	+4
		66 歳以上	+1
肺塞栓の臨床的可能性		**肺塞栓の臨床的可能性**	
低リスク	0~1	低リスク	0~3
中リスク	2~6	中リスク	4~10
高リスク	≧7	高リスク	≧11

Wells rule, The Revised Geneva rule いずれも, スコア高値は肺塞栓を強く疑う.

低〜中リスクと判断される場合, Dダイマー検査 (基準値: 0.5μg/mL) を実施する. Dダイマーの値が上昇していなければ, 肺塞栓は除外される. 上昇している場合は造影CT検査を行い, 肺塞栓症と確定診断されれば治

Ⅱ 救急外来編

療を開始する.

診断

① 自覚症状

- PE に特異的な自覚症状はないが, 突然の呼吸困難, 胸痛, 頻脈, 失神, 頻呼吸, チアノーゼ, 喀血がある.
- 肺梗塞を合併すると血痰や発熱も認められる. 呼吸音は正常である.
- 低心拍出によるショックや低血圧, 肺高血圧によるⅡ音亢進, 右心不全による頸静脈怒張を認める.
- DVT を伴う場合は下肢の色調変化, Homans sign（下肢を伸展し, 足関節を背屈させると, ふくらはぎに疼痛が生じる）や下肢の腫脹（片側や両側）, 下肢周囲径の左右差を認める.

② 血液ガス分析

- 低酸素血症が認められるが, 40％程度は正常値を示すこともある.
- 頻呼吸による低二酸化炭素血症と呼吸性アルカローシスを認める.

③ 胸部 X 線検査

- 肺野はキレイである. 局所の血流低下と塞栓による肺血管近位部における肺動脈陰影拡張や右心負荷による心陰影拡大を認める.
- 肺梗塞合併例では胸水や浸潤陰影を認める.

④ 12 誘導心電図検査

- 右軸偏位, 肺性 P 波, V_1〜V_4 誘導の T 波陰転化, 右室ストレインパターン, V_1 誘導の QR パターン, S1Q3T3 パターン, （不）完全右脚ブロックを認める.
- 他には洞性頻脈や心房細動の頻度が高い.

⑤ D ダイマー

- D ダイマー検査は陰性的中率が高いとされ, D ダイマー値が正常であれば急性 PTE や DVT は否定的と判断される.
- D ダイマーは妊娠, 悪性腫瘍, 炎症, 出血, 外傷, 外科手術, 組織壊死などでも上昇するため鑑別を要する.
- 年齢調整カットオフ値として, 50 歳以下では 0.5 μg/mL, 50 歳超では年齢に 10 を乗じた値（age×10 μg/L）をカットオフ値として用いることも提案されている. 例えば 75 歳では 750 μg/L（0.75 μg/mL）となる.

⑥ 心エコー図検査

- 心エコー図法で IVC 拡大, 呼吸性変動の消失, 心室中隔圧排像, 右室自由壁運動異常などの右室負荷所見を確認する.
- 下肢静脈エコーの圧排法やカラードプラ法を用いて DVT を検索する.

⑦ CT 検査

- MDCT では塞栓子を肺動脈亜区域枝まで検出できる.
- 動脈相と静脈相を同時に撮影し, 腹部から下肢の DVT を検索する.

- PE と DVT が疑われる場合には血行動態不安定や腎機能低下，造影剤アレルギーの既往歴がなければ，造影 CT 検査を施行する．
- 悪性腫瘍患者で偶発的に発見された PE に対しては，症候性 PE と同様に治療する．

⑧ 肺換気-血流シンチグラフィ
- 血流シンチグラフィの欠損像が存在する部位に換気シンチグラムで欠損像を認めない（換気-血流ミスマッチ）で PE が診断される．
- PE の欠損は辺縁が直線状で肺表面に達する区域性の欠損が特徴であり CT では判断しにくい末梢型 PE を検出できることがある．
- 単一光子放射断層撮影（SPECT）を併用するとより理解しやすい．
- 肺血流シンチグラフィは臨床的リスクが低い場合に陰性的中率が高く，血流欠損がなければ PE は否定される．

⑨ 肺動脈造影
- 塞栓子により造影欠損（filling defect），血流途絶（cut off）が起こり，血流低下による血流減弱，充満遅延を起こす．
- 血行動態が不安定な状態では検査中に急変するリスクが高い．

下大静脈フィルター（IVC filter）
- 近位型 DVT に対する IVC filter 適応に十分なエビデンスはない．
- IVC filter 留置の有無で一定の PE 再発抑制効果は認められるが遠隔期成績は死亡率に差がない．
- DVT 再発は IVC filter 留置で有意に高頻度となる．

① IVC filter
- IVC filter は抗凝固療法を補完する医療材料であり，全ての症例に使用することは推奨されない．
- 長期留置や永久留置は可能な限り回避することを原則とする．

② 適応
- IVC filter の適応としては，抗凝固療法禁忌（困難）例，抗凝固療法中の再発性 PE，腸骨・大腿静脈領域の浮遊血栓，止血困難領域の外傷例，近位型 DVT がある．

③ 留置部位
- 留置部位は腎静脈分岐部より末梢部位とするが，IVC 径が 30mm 以上，妊婦，腎静脈分岐部以下の IVC 内 DVT 例では腎静脈分岐より中枢側に IVC filter を留置する．

④ 合併症
- 合併症としては，穿刺部位の出血・血腫，穿孔，穿通，後腹膜血腫，fracture，migration，IVC filter 回収困難・失敗，IVC filter 血栓，まれに血行動態不安定例での心停止がある．

Ⅱ 救急外来編

表4 血栓溶解療法

モンテプラーゼ（遺伝子組み換え）製剤（クリアクター®）

規格	適応	禁忌
クリアクター静注用 40万：（1 バイアル中 40万国際単位含有） クリアクター静注用 80万：（1 バイアル中 80万国際単位含有） クリアクター静注用 160万：（1 バイアル中 160万国際単位含有）	PE で右心機能の障害，低血圧，ショックの場合（不安定な血行動態を伴う急性肺塞栓における肺動脈血栓の溶解）． モンテプラーゼを 13,750～27,500 単位/kg の 2 分間で静脈投与する． 投与に際しては，1mL あたり 80,000IU となるように生理食塩水で溶解し，1 分間あたり約 10mL（800,000IU）の注入速度で投与する． 実際の溶解・投与方法 1mL 当たり 80,000 単位/mL となるように生理食塩水で以下のように溶解する 　40 万単位＋生食 5mL 　80 万単位＋生食 10mL 　160 万単位＋生食 20mL 体重 50kg なら 27,500IU/kg ×50kg＝1,375,000 単位． 1,375,000 単位/80,000 単位 /mL＝17.1mL． 17.1mL を 2 分間で投与することになる．（最大投与量）	絶対禁忌 　活動性の内部出血 　最近の特発性頭蓋内出血 相対禁忌 　大規模手術 　圧迫不可能な血管穿刺 　2 カ月以内の脳梗塞 　10 日以内の消化管出血，臓器生検 　15 日以内の重症外傷 　1 カ月以内の脳神経学的あるいは眼科手術 　コントロール不良の高血圧 　（収縮期圧＞180mmHg，拡張期圧＞110mmHg） 　最近の心肺蘇生術 　血小板＜10 万/mm^3 　プロトロンビン時間 　＜50％ 　妊娠・出産 　細菌性心内膜炎 　糖尿病性出血性網膜症

重症度別治療方針（ショックあるいは低血圧を呈するハイリスク PE）

① VA-ECMO/Systemic thrombolysis/Surgical embolectomy

- 酸素吸入で SpO₂ 90％以上を安定して維持できなければ，挿管による人工呼吸器管理を開始する．
- 胸腔内圧の上昇による静脈還流減少から右心不全を増悪させるリスクがあり，少ない一回換気量（7mL/kg）を設定する．
- 重篤な循環虚脱に対しては速やかに VA-ECMO（veno-arterial extracorporeal membrane oxygenation）を確立する．
- 全身性血栓溶解療法（systemic thrombolysis）による再灌流治療は急性期の死亡率を低下させる．
- 血栓溶解薬（モンテプラーゼ）の使用により大出血の頻度は増加しないが，非大出血の頻度は増加する．
- ショックあるいは低血圧のない例に対する血栓溶解薬のルーチン施行は推奨されていない．
- 血栓溶解療法禁忌症例や血行動態の改善や安定化ができなかった場合は外科的血栓摘出術（surgical embolectomy）を考慮すべきである（表4）．

② 高リスク PE に対するカテーテル治療	・外科的治療が選択できない場合の代替療法として，カテーテルによる肺動脈内血栓の吸引（7Fr or 8Fr guiding catheter）や破砕（5Fr or 6 Fr pigtail catheter）を行う. ・血栓閉塞による急激な肺血管抵抗上昇に起因する右心不全に対して有効である. ・適応は血行動態不安定，少なくとも一側主肺動脈の閉塞かそれに準じた状態，血栓溶解療法禁忌などがある.
重症度別治療方針（ショックあるいは低血圧を呈さない中から低リスク PE） ① 非経口抗凝固療法	・未分画ヘパリンあるいはフォンダパリヌクスを使用する. ・未分画ヘパリンの副作用としてヘパリン起因性血小板減少（heparin-induced thrombocytopenia: HIT）を認めた場合は，アルガトロバン（DVT への保険適応はない）に変更する. ・フォンダパリヌクスは腎機能障害（クレアチニンクリアランス 30 mL/min 以下）は使用禁忌である. ・大出血ならびに HIT リスクが低いことから，通常は未分画ヘパリンよりもフォンダパリヌクスが優先される.
② 経口抗凝固療法	・ビタミン K 拮抗薬（ワルファリン）あるいは DOAC（direct oral anticoagulant: 直接経口抗凝固薬）を使用する. ・本邦で VTE に対して使用可能な DOAC としては，エドキサバン（リクシアナ®），リバーロキサバン（イグザレルト®），アピキサバン（エリキュース®）の 3 剤がある．ダビガトラン（プラザキサ®）は保険適応ではないため使用不可であることに注意が必要である（表 5）.
妊娠，妊娠している可能性のある女性，授乳婦に対する抗凝固療法	・一般に，妊娠中は低分子ヘパリンや未分画ヘパリンを使用する. ・ワルファリンと DOAC は妊娠，妊娠している可能性のある女性は禁忌. ・ワルファリンと DOAC は授乳婦には投与を避ける．やむを得ない場合には授乳を中止させる. ・ワルファリンを妊娠する可能性のある婦人に投与する場合は，ワルファリンによる催奇形性，胎児の出血傾向に伴う死亡，分娩時の母体の異常出血（子宮出血や頭蓋内出血）について必ず説明しておく.

II 救急外来編

表5 VTE 治療に用いる抗凝固薬（実際の投与時には添付文書により投与量，体重，併用薬による減量基準を確認すること）

非経口抗凝固薬	投与量	モニタリング	注意事項・禁忌
未分画ヘパリン	5000 単位あるいは 80 単位/kg を静注 10,000～15,000 単位/day で持続静注 あるいは 1 日 2 回皮下注射 APTT 1.5～2.5 倍を目標に投与	Hb, Hct, APTT BUN, Cre, CCr	HIT
フォンダパリヌクス （アリクストラ®）	1 日 1 回皮下注射を最低 5 日間以上継続 ワルファリン血中濃度が治療域になるまで継続 体重 50kg 未満: 5.0mg 体重 50kg～100kg: 7.5mg 体重 100kg 以上: 10.0mg	体重, Hb, Hct, BUN, Cre, CCr	重度の腎障害（CCr 30mL/min 未満）は血中濃度が上昇し出血のリスクあり

経口抗凝固薬	投与量	モニタリング	注意事項・禁忌
ワルファリン （ワーファリン®）	3.0mg～5.0mg で内服開始 PT-INR 2.0（1.5～2.5）を目標に投与 VTE 再発や CTEPH は PT-INR 2.0～3.0	CBC, PT, PT-INR, BUN, Cre, CCr	活動性出血，妊娠早期は禁忌

直接経口抗凝固薬	投与量	モニタリング	注意事項・禁忌
エドキサバン （リクシアナ®）	以下の用量を 1 日 1 回経口投与する 　体重 60kg 以下: 30mg 　体重 60kg 超: 60mg	体重, Hb, Hct, BUN, Cre, CCr	重度の腎障害（CCr 15mL/min 未満）は禁忌 腎機能，併用薬に応じて 1 日 1 回 30mg に減量する
リバーロキサバン （イグザレルト®）	VTE 発症後の初期 3 週間は 1 回 15mg を 1 日 2 回食後に経口投与する その後は 15mg を 1 日 1 回食後に経口投与する	体重, Hb, Hct, BUN, Cre, CCr	重度の腎障害（CCr 15mL/min 未満）は禁忌
アピキサバン （エリキュース®）	1 回 10mg を 1 日 2 回を，7 日間経口投与 その後 1 回 5mg を 1 日 2 回経口投与する	体重, Hb, Hct, BUN, Cre, CCr	重度の腎障害（CCr 15mL/min 未満）は禁忌
ダビガトラン （プラザキサ®） 国内保険適応なし	1 回 150mg を 1 日 2 回 80 歳以上やベラパミル併用では 1 回 110mg を 1 日 2 回に減量	体重, Hb, Hct, BUN, Cre, CCr	重度の腎障害（CCr 15mL/min 未満）は禁忌

VTE に対する抗凝固療法の期間

- 再発予防に対して抗凝固薬の投与期間は一般に最低 3 カ月とされている.
- 無期限の抗凝固療法は VTE 再発リスクを約 90% 低下させるが，このベネフィットは大出血リスク（年間発症率が 1% もしくはそれ以上高くなる）により部分的に相

殺される.

- 特発性 VTE や先天性凝固異常症，悪性腫瘍では少なくとも 3 カ月間継続し，リスク・ベネフィットにより長期投与継続を検討する.

抗凝固療法の中止基準

- 投与開始後に Hb 2.0g/dL 以上低下した場合.
- 出血性貧血に伴う血圧低下などの臨床所見が認められた場合.
- Hb 7.0g/dL 未満の場合（明らかな出血源が見つからなければ再開を検討）.
- 脳出血あるいは出血性脳梗塞を起こした場合（再開時は画像診断と神経内科医あるいは脳外科医と相談が必要）.
- 消化管出血が見つかった場合，あるいは消化管出血を起こした場合.
- 創部出血や創部腫脹の増悪が認められた場合.
- 圧迫止血困難である部位からの出血が認められた場合（頭蓋内や胸腔内，腹腔内出血など）.
- 予定した抗凝固療法の期間に到達し，血栓消失が確認できた場合，あるいは臨床所見がなくDダイマーが期間を空けて 2 回陰性化したことが確認できた場合.

■参考文献

❶安藤太三，他. 循環器の診断と治療に関するガイドライン（2008 年度合同研究班報告）. 肺血栓塞栓症および深部静脈血栓症の診断，治療，予防に関するガイドライン（2009 年改訂版）.

❷Konstantinides S, Torbicki A, Agnelli G, et al. 2014 ESC guidelines on the diagnosis and management of acute pulmonary embolism: the task force for the diagnosis and management of acute pulmonary embolism of the European Society of Cardiology (ESC) Endorsed by the European Respiratory Society (ERS). Eur Heart J. 2014; 35; 3033-69.

〈更科俊洋〉

II 救急外来編

3. 緊急を要する疾患

9 ▶ 急性期乏尿・無尿の機序とその対策

■ POINT

① 急性無尿の原因は腎前性，腎性，腎後性に分けることができ，この鑑別が重要である．

② 心不全では中心静脈圧の亢進による腎うっ血も乏尿の原因となる．

③ 腎前性の無尿に対しては血行動態を保ち酸素化することで糸球体の輸入細動脈を開き，糸球体に血流を再開させることが重要である．

なぜ乏尿・無尿になる？

- 尿の最大濃縮力は約 1,200〜1,400mOsm/kgH$_2$O であることから，これらの溶質を排泄するには最低 400mL の尿が必要となる．
- 乏尿は 1 日の尿量が 400mL 以下，無尿は 1 日の尿量が 50〜100mL 以下と定義される．
- 乏尿・無尿となる原因から，

腎前性乏尿 ▶ ショック・心不全・出血・脱水など腎への灌流圧の低下あるいは低酸素が原因．

腎性乏尿 ▶ 腎不全・造影剤腎症，横紋筋融解症などによる急性尿細管壊死など腎実質の障害による尿生成障害が原因．

腎後性乏尿 ▶ 尿管・膀胱・尿道の両側性閉塞などが原因．

腎臓が尿を作るプロセスを知ろう

- 糸球体で濾過された原尿の産生量が糸球体濾過量（180〜200L/日）であり，それを毎分換算し体表面補正したものが糸球体濾過率（glomelular filtration rate: GFR）である．
- 原尿は 99％再吸収されるが，それは Na の再吸収で行われる．近位尿細管で 65％程度，ヘンレ上行脚で 20〜25％，遠位尿細管で 7〜8％，集合管で 2％の Na が再吸収される（図 1）．
- Na 再吸収は大量の酸素と ATP を使用するプロセスである．しかし，腎血流の 10％程度しか腎髄質に流れないため，髄質静脈の酸素飽和度は著しく低い．
- 集合管ではバソプレシン（抗利尿ホルモン）が作用し，水と尿素窒素の再吸収が行われる．BUN（あるいは BUN/Cr）の上昇はバソプレシンの分泌亢進を反映した現象である．

図1 ネフロンとNaの再吸収動態

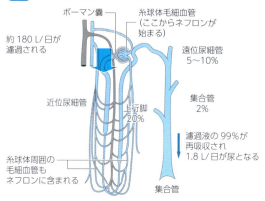

図2 正常とショック,低酸素状態の糸球体輸入細動脈の反応

糸球体の輸入細動脈には輪状筋が存在し,ショックや低酸素では収縮して糸球体への血流をshut downして原尿を作らないようにし,体液を保持しようとする.

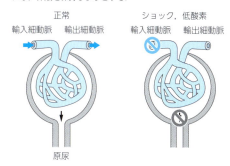

| ショック,急性心不全と腎不全の関係 | ・低血圧では糸球体にいったん血液が流れる原尿が産生されると,100%再吸収しない限り体液が喪失する.体液喪失をしないように糸球体血流をshut downして,無尿となる(図2).
・低酸素状態でも輸入細動脈をshut downして無尿となることがある.いったん原尿が産生されると,尿細管でエネルギーを使ったNaの再吸収ができない場合,体液が喪失する危険性があるからである.
・中心静脈圧の上昇による腎うっ血:腎間質の浮腫による |

II 救急外来編

腎内小血管，尿細管の圧迫そしてボーマン嚢の圧迫により乏尿・無尿になることがある.

診断ポイント

- 腎前性，腎性，腎後性乏尿・無尿の鑑別が重要である.

腎前性乏尿・無尿

- 心不全，手術や外傷による出血，脱水，熱傷，敗血症などの原因疾患の診断と重症度の判定を行う.
- 心不全，心原性ショックではその原因（心筋梗塞，劇症心筋炎，心タンポナーデ，肺動脈血栓塞栓症など）診断を心エコー図法で行う.
- 有効循環血漿量の減少が示唆される場合には，その診断と重症度評価を行う：安静時頻脈，血圧，頸静脈の虚脱，四肢の寒冷，皮膚および舌の乾燥の有無をチェックする.
- 腹部大動脈瘤や急性大動脈解離では稀に両側腎動脈の閉塞の有無を MDCT で診断する.

腎性乏尿・無尿

- 尿毒性物質（抗菌薬，造影剤，非ステロイド性抗炎症薬など）投与の有無を調べる.
- 尿量の減少程度と急速な腎機能低下による症状を評価する：悪心・嘔吐・浮腫・肺水腫・貧血・出血傾向・高血圧・意識障害などの尿毒症状の有無.

腎後性乏尿・無尿

- 既往歴：片腎，腎石，尿路結石，前立腺肥大の既往など.
- 尿路結石では排尿困難や肉眼的血尿などの症状が事前にあることが多い. 尿路の急激な閉塞によって背部や下腹部痛が出現する.
- エコーで膀胱の拡大があれば尿道の通過障害である.

必須の血液・尿検査

- 尿素窒素，クレアチニン（eGFR），シスタチン C，尿酸，電解質（Na, K, Cl），HbA1c，中性脂肪，HDL-C, LDL-C, AST，ALT，γ-GTP，BNP，尿浸透圧，尿蛋白（微量アルブミン）.

尿中電解質 (Na) で鑑別

- 腎前性であれば尿 Na 濃度＜20mEq/L（Na を体内にとどめようとしている）. 腎性では尿 Na 濃度＞40mEq/L.

中心静脈圧

- 必要に応じて右心カテーテル検査：心不全患者で中心静脈圧が 8mmHg を超えると腎機能が増悪することが指摘されている.

利尿のコツ

- 心不全の治療中に腎機能が悪化すると遠隔期の生命予後が悪化する. したがって，急性心不全の無尿・乏尿の機序を診断し，腎臓の保護をはかりながら利尿をつけることが重要である.
- 無尿に利尿薬は無効である.

228

- 心不全やショックに伴う乏尿・無尿に対しては，血圧の安定化と酸素化をはかることが重要である．そうすることにより輸入細動脈を開き，糸球体血流を流して原尿をつくることができるからである．
- 酸素化: 急性心不全患者では非侵襲的陽圧換気法 (non-invasive positive pressure ventilation: NIPPV) あるいは adaptive servo ventilation (ASV) による陽圧換気が推奨されている．
- 低血圧に対してはカテコラミンによる昇圧が必要な場合もある．重症ポンプ失調例では大動脈バルーンパンピングや PCPS (percutaneous cardio-pulmonary support: 経皮的心肺補助装置) が必要な場合もある．
- ハンプ (hANP) は糸球体の輸入細動脈を拡張し，輸出細動脈を収縮することから，糸球体濾過を亢進し，透析を回避できる可能性がある．
- 血管拡張薬 (ニコランジル)，強心薬 (ドブタミン，ドパミン) には糸球体の輸入細動脈を拡張させる作用がある．
- 腎髄質の虚血を防いで腎保護をはかるために ACE 阻害薬，ARB を早期から投与する必要がある．

利尿薬を知る

- ループ利尿薬 (フロセミド，アゾセミド)，サイアザイドそしてアルドステロン拮抗薬はそれぞれヘンレ上行脚，遠位尿細管そして集合管に作用して，Na 再吸収を抑制して利尿効果を発揮する．
- フロセミドを大量投与した場合には，脱水による血行動態への負荷，そして腎機能の悪化に注意する必要がある．
- フロセミドを投与する場合，血中から近位尿細管に排泄される量を維持するために単回ボーラス投与よりも短期持続静注〔30～60 分かけた持続静注 (5～10mg/h)〕が有効なことがある．
- ループ利尿薬単独投与で効かなくなった場合には少量サイアザイド (例: フルイトラン 1mg) を加えると尿量が増加することがある．
- トルバプタンは集合管における抗利尿ホルモンの作用をブロックすることにより水利尿作用を発揮する．体液貯留があり，尿浸透圧が亢進している症例あるいは低 Na 血症性心不全が良い適応となる．
- トルバプタンで水利尿を得ても，浸透圧の上昇により間質から水分が血管内に補充されるため，血行動態が破綻しにくい．水分制限はしない．
- トルバプタン投与後には血清 Na をチェックする．急激

に血清 Na 濃度が上昇する場合には浸透圧性脱髄症候群に注意する.

限外濾過 ultrafiltration の有用性（図3）

図3　限外濾過装置

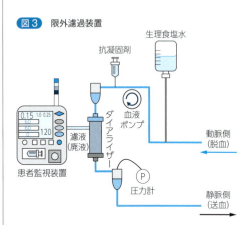

- 限外濾過のタイミング：腎うっ血をはじめとする臓器うっ血を急速に解除したい時（それで利尿が得られることがある），腎性腎不全で急性の腎機能の回復が見込めない時.
- 迅速かつ定量的に体液コントロールが可能（10〜500 mL/h）である.
- 濾過された液は血漿と isotonic のため Na 排泄，K 保持できる.さらにレニン-アンジオテンシン系や交感神経系の活性化を抑制し，腎機能も低下させにくい.
- 純粋な前負荷軽減により腎うっ血の解除ができ，それで利尿がつくことがある.
- 間質から血管に水分が戻る（capillary refill，最大で15mL/分）量を上回らなければ，血行動態が破綻しない.

〈伊藤　浩〉

Ⅲ 一般外来・入院編

1. このような患者を診たら ―外来で―

1 ▶ 労作時の息切れ

POINT

① 労作時の息切れは危機的状況の前段階であることも．必ずしも重症度と一致しないので注意．
② 問診，身体所見，バイタルサインだけで大まかな鑑別，緊急性評価ができる．

基本の問診

①息切れはいつからある？（急性？ 慢性？）
発症の仕方はどうか？（突然，急激，徐々，慢性的，発作的など）
誘因は？（手術，長期臥床，薬物，食物摂取など）
経過は？（増悪傾向，周期的など）

②既往歴は？
心疾患，呼吸器疾患，貧血，甲状腺疾患，消化管出血，神経疾患など．

③随伴症状は？
失神，めまい，胸痛，低酸素血症の併存では緊急度が高まる．
発熱，咳，痰，嗄声，喘鳴の有無も重要．

④息切れの程度は？（NYHA 分類，修正 MRC 息切れスケール）（表 1～2）

発症様式による鑑別

・急性発症：虚血性心疾患，肺血栓塞栓症，心不全，不整脈，気管支喘息，過換気症候群，気胸，胸膜炎，神経症
・慢性発症：心不全，COPD，間質性肺炎，癌性リンパ管症，神経筋疾患，神経症など．

表1 NYHA 分類

Class Ⅰ	心疾患はあるが身体活動に制限はない． 日常的な身体活動では著しい疲労，動悸，呼吸困難あるいは狭心痛を生じない．
Class Ⅱ	軽度の身体活動の制限がある．安静時には無症状． 日常的な身体活動で疲労，動悸，呼吸困難あるいは狭心痛を生じる 　　Ⅱs：身体活動に軽度制限のある場合 　　Ⅱm：身体活動に中等度制限のある場合
Class Ⅲ	高度の身体活動の制限がある．安静時には無症状． 日常的な身体活動以下の労作で疲労，動悸，呼吸困難あるいは狭心痛を生じる．
Class Ⅳ	心疾患のためいかなる身体活動も制限される． 心不全症状や狭心痛が安静時にも存在する．わずかな労作でこれらの症状は増悪する

JCOPY 498-13427

Ⅲ 一般外来・入院編

表2 修正MRC息切れスケール

Grade 0	息切れを感じない
Grade 1	強い労作で息切れを感じる
Grade 2	平地を急ぎ足で移動する，または緩やかな坂を歩いて登るときに息切れを感じる
Grade 3	平地歩行でも同年齢の人より歩くのが遅い，または自分のペースで平地歩行していても息継ぎのため休む
Grade 4	約100m歩行したあと息継ぎのため休む，または数分間，平地歩行したあと息継ぎのため休む
Grade 5	息切れがひどくて外出ができない，または衣服の着脱でも息切れがする

診察のポイント

- **身体所見**: バイタルサイン，呼吸数，体形，体重（増減も），浮腫，チアノーゼ，貧血，頸静脈怒張，肝腫大，異常心音・呼吸音，呼吸音の左右差など．
- **基本の検査**: 血圧，動脈血ガス（SpO_2がわかっていてもPCO_2の確認が重要），胸部X線，心電図，血液検査，心エコー，胸部CT（肺動脈血栓塞栓症の評価の場合は造影），呼吸機能検査，心肺運動負荷試験など．

【入院の是非】

- うっ血性心不全，虚血性心疾患，肺血栓塞栓症，致死性不整脈，肺炎，間質性肺炎やCOPDの急性増悪，中発作以上の気管支喘息，Ⅱ度以上の気胸などは入院加療が必要．

〈中川晃志〉

1. このような患者を診たら─外来で─

2 ▶ 胸痛

POINT

① 胸痛の性状や表現はさまざま．各疾患で非典型的症状は日常的．バイタルサインや随伴症状に注意し，必ず複数の検査と組み合わせてアセスメントを．

② 緊急性の高い "5-killer chest pain" を見逃さない！ しかも時間との勝負．問診，視診，バイタルサイン，検査を同時かつバランスよく行うこと．

③ 緊急性が高い疾患の疑いが残る場合は積極的に更なる検査を行う．はっきりしなければ経時的フォローを行うことも重要．

胸痛の表現に注意	• 胸部の違和感，不快感，圧迫感，絞扼感，灼熱感，激痛など様々．単に「しんどい」と訴える場合もある．表情やバイタルサイン，随伴症状も含めたアセスメントが大切．
	• 特に糖尿病，高齢者，女性では非典型的症状を訴えることが比較的多い．
	• 胃もたれ，左上腕痛，頸部～上顎痛などが虚血性心疾患の症状であることもしばしば．
	• チクチクと刺すような痛みは胸壁の筋骨格系の痛みであることが多い．
5-killer chest pain （表 1）	• 胸痛を訴える患者では，まず緊急性が高い 5-killer chest pain を見逃さないことが重要．
	• 血行動態の異常や呼吸困難，冷汗，チアノーゼを伴うケースではまず疑うこと．
	• 続いて緊急度の高い疾患は，重症大動脈弁狭窄症，閉塞性肥大型心筋症，心筋炎など．
	• 緊急性が高い疾患が否定されれば，他疾患の鑑別に進む．
基本の問診 （図 1）	◦ あれば直ちに心電図を．その時の痛みの程度を 10 段階のうちのいくつかを聞いておくこと．
	• 有症状時の心電図は虚血性心疾患の診断・除外に極めて重要．健常時の心電図との比較ができればなおよい．
① 現在の症状の有無は？	◦ 一瞬～数秒間：胸壁の筋骨格系の痛みや期外収縮などによるものが多い．
② 症状の持続時間，経過は？（表 2）	• 数分～15 分程度：狭心症発作を疑う．
	• 15 分以上持続：急性心筋梗塞，急性大動脈解離，肺血栓塞栓症，心筋炎，心膜炎，たこつぼ型心筋症など．
③ 痛みの部位，範囲，放散部位は？	◦ 指で示せるような局所の痛みは，筋骨格系などの痛みであることがとても多い．

Ⅲ 一般外来・入院編

表 1 5-killer chest pain

疾患	胸痛の性状	おもな随伴症状・症候	リスクファクター	問診や診察のポイント	必要な検査
急性冠症候群	前～左胸部の圧迫感, 絞扼感, 灼熱感など 首, あごや肩への放散痛 30分以上持続, 安静や軽労作で症状が出現	悪心, 嘔吐, 冷汗 各種不整脈, 呼吸苦, ショック	中高年男性, 糖尿病, 高血圧, 喫煙 脂質異常症, 虚血性心疾患の家族歴 動脈硬化症性疾患やCKDの既往	虚血性疾患の既往があれば, 以前の症状と同様か？	①心電図, 心エコー, 血液検査
大動脈解離	突然の強烈な胸痛背部 (発症時が最強) 移動性疼痛	意識消失, ショック, 高血圧, 片麻痺, 対麻痺 呼吸苦	中高年男性, 高血圧 マルファン症候群などの結合組織疾患	血圧や動脈触知の左右差は？ 心筋梗塞, 大動脈弁閉鎖不全, 心タンポナーデ, 脳梗塞の合併も頭に置く	①血液検査, 造影CT (造影CTは頸部～骨盤部まで広めに)
肺血栓塞栓症	呼吸苦を伴う突然の胸痛	意識消失, ショック, 呼吸苦 頻脈, 頻呼吸, 浮腫, 咳嗽 頸静脈怒張, 血痰, 喀血	長時間の移動, 長期臥床, 肥満, 妊娠 中心静脈カテーテル留置, 血液凝固異常 心不全, 術後状態, 外傷後, 悪性腫瘍 ステロイド・ピル・エストロゲン使用など	程度によって症状は様々となる 徐脈となるケースも稀にある	①心電図, 心エコー, 血液検査 血液ガス ②造影CT
緊張性気胸	呼吸苦を伴う突然の片側の胸痛	呼吸苦, チアノーゼ, 咳嗽, 皮下気腫 頸静脈怒張, 頻脈, ショック	若年やせ型男性, 喫煙 外傷, 肺気腫	患側の呼吸音低下と打診で鼓音	①胸部X線 ②胸部CT
食道破裂	嘔気や嘔吐を契機とした突然の胸痛	上腹部痛, 吐血, 皮下気腫, 呼吸苦	飲酒	飲酒後の嘔吐が契機となることが多い	①胸部X線 ②胸部CT

④発症機転や増悪・軽減する要因は？

- 虚血性心疾患の場合は, 左肩, 頸部, 顎, 歯などに放散痛を生じることがある.
- 突然発症: 急性大動脈解離や肺血栓塞栓症
- 早朝や就寝中: 異形狭心症や逆流性食道炎
- 食後: 逆流性食道炎, 不安定狭心症

図1 胸痛患者に対する診断アプローチ

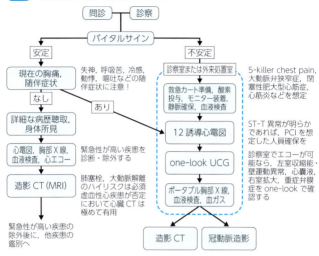

表2 問診による胸痛の鑑別

持続時間	胸痛の性状，随伴症状や特徴	第一に想定する疾患
一瞬～10秒程度	同じ体動・姿勢で出現，圧痛あり，指で示せる局所の痛み	筋骨格系の疾患
	脈が飛ぶ	期外収縮
1～15分程度	労作性に生じ，安静で改善する	労作性狭心症
	安静時，夜間就寝中や早朝	冠攣縮性狭心症
	動悸	不整脈
15分以上	発熱，深呼吸や臥位で増悪	急性心膜炎
	失神，駆出性雑音	大動脈弁狭窄，閉塞性肥大型心筋症
	やせ形，既往，突然，呼吸音左右差	自然気胸
	胸やけ，食後に出現，臥位で増悪	逆流性食道炎
	食後，右季肋部痛	胆石発作
	水疱，ピリピリした痛み	帯状疱疹
	発熱，咳嗽，喀痰	肺炎，胸膜炎
	何日も続くなど非特異的，不安	心因性

- 嘔吐が契機：食道破裂
- 深呼吸で増悪：心膜炎，胸膜炎，気胸など
- うつむいたときに増悪：胸壁の筋骨格系の痛みであることが多い．
- 安静時に生じ，労作時にはない：労作性狭心症が否定的

Ⅲ 一般外来・入院編

⑤ 前駆症状や随伴症状は?	

- ニトロ系薬剤が数分以内に即効: 狭心症(ただし他疾患でもプラセボの影響が否定できない)
- 冷汗・呼吸困難・悪心: 急性冠症候群, 急性大動脈解離など緊急性が高い疾患を想定
- 突然の呼吸困難: 肺血栓塞栓症, 気胸など
- 頸部, 四肢での動脈触知での左右差, 麻痺の出現: 急性大動脈解離
- 血圧高値: 急性大動脈解離
- 感冒様症状の先行や発熱: 心膜炎, 心筋炎, 肺炎・胸膜炎
- 水疱: 帯状疱疹

⑥ 既往歴は?冠リスク因子は?	

- 虚血性心疾患の既往: 狭心発作をまず疑わなくてはならない.
- 冠リスク: 男性 55 歳以上, 女性 65 歳以上, 高血圧, 糖尿病, 喫煙, 脂質異常, CKD, 家族歴, 血液透析
- 肺血栓塞栓症リスク: 長期臥床, 悪性腫瘍, 整形外科手術後, 喫煙, 妊娠, 肥満, ピル内服など.

虚血性心疾患が否定できない場合	

- 継時的フォローが重要. 心電図モニターを継続し, 3～6 時間後に 12 誘導心電図, 心筋マーカーの再検を.
- 判断に困った場合は上級医に躊躇せずに相談する, あるいは入院させて経過観察あるいは精査に進むこと.

〈中川晃志〉

1. このような患者を診たら─外来で─

3 ▶ 動悸，脈が飛ぶ

■ POINT

① 致死性不整脈およびそのリスクを見逃さないこと.

② 動悸が持続している時は，直ちにバイタルサインと心電図を．動悸がすでに治まっている場合は詳細な問診（動悸の性状，動悸が起こる誘因・状況，既往，家族歴）が重要となる.

③ 失神，眼前暗黒感，冷汗，胸痛などの随伴症状はハイリスクのサイン.

動悸の原因

- 動悸は心拍動の自覚．動悸は不整脈（頻脈，徐脈，期外収縮），正常心拍のいずれでも自覚しうる．動悸の原因を表 1 に示す.
- 複数が関連していることも少なくない.

表 1 動悸の原因

心臓性
1. 不整脈性
   1) 頻脈性
      (a) 上室性
          洞性頻脈，心房期外収縮，発作性上室頻拍，心房細動，心房粗動
      (b) 心室性
          心室期外収縮，心室頻拍，Torsades de pointes
   2) 徐脈性
      洞機能不全症候群，Ⅱ度房室ブロック，高度ないしⅢ度室度ブロック
2. 非不整脈性
   心不全，虚血性心疾患，心筋症，弁膜症，心筋炎，心膜炎
   ペースメーカー症候群（特に VVI モード）

非心臓性
1. 生理的なもの
   運動，緊張，興奮など交感神経の亢進
2. 非心臓疾患
   貧血，甲状腺機能亢進，発熱，脱水，低血圧，呼吸器疾患など
3. 薬剤性
   シロスタゾール，テオフィリン製剤，Ca 拮抗薬，β 刺激薬
   抗コリン薬，硝酸剤，子宮収縮薬など
4. 嗜好品
   アルコール，喫煙（ニコチン），カフェインなど
5. 心因性
   不安神経症，うつ病，パニック障害など

III 一般外来・入院編

【緊急を要する動悸】

- 心室頻拍, Torsades de pointes, 偽性心室頻拍, 高度ないしIII度房室ブロック
- 心不全や血圧低下など血行動態の異常を伴うもの
- ACS, QT延長, 肺塞栓, 甲状腺クリーゼ, 低血糖などに伴うもの

基本の問診と診断のポイント (表2)

① 病歴聴取

- 家族歴: 突然死の家族歴, 遺伝性疾患, 心筋症などは特に注意
- 既往歴: 不整脈や心疾患だけではなく, 代謝内分泌疾患, 呼吸器疾患, 精神科疾患など全般的に聴取すること.
- 内服薬: シロスタゾール, テオフィリン製剤, Ca拮抗薬, 子宮収縮薬などは動悸の原因として頻度が高い.
- 嗜好品: アルコール, カフェイン, タバコなど

表2 動悸の性状と推測される不整脈

動悸の性状	推定される不整脈	診療のポイント
胸がドキドキ脈が早い	洞性頻脈 頻脈性不整脈全て	脈が不整→心房細動や心房粗動が疑われる
脈が飛ぶ 胸(喉)がつまる 鼓動が強い	上室期外収縮 心室期外収縮 II度房室ブロック	動悸は一瞬〜数秒ほど
突然の出現・停止	発作性上室性頻拍 発作性心房細動など	洞性頻脈では緩徐
めまい・失神・眼前暗黒感を伴う	心室頻拍, TdPの自然停止(上室性不整脈でも起こりうる)	致死性不整脈の可能性ハイリスクととらえる
胸痛を伴う	虚血性心疾患に伴う不整脈または狭心症	冠リスクの評価も必要
労作時の増悪安静で改善	貧血, 甲状腺機能亢進呼吸器疾患, 心不全など	採血, 画像所見も合わせて総合的に診断を
不安感・不定愁訴を伴う	不安神経症	精神疾患の既往歴

② 身体所見

- 脈拍触知: 脈拍数, 整・不整, 結滞の有無
- 聴診: 心雑音, 異常呼吸音
- 視診・触診: 甲状腺, 眼瞼結膜, 浮腫など

③ 基本的検査

- 心電図: 必須. 動悸が止まっていても必ず行う.
- 胸部X線: 器質的疾患の有無の評価(心拡大, 異常血管影, 肺野異常は?)
- 血液検査: 特に貧血や脱水, 甲状腺機能の有無を
- 心エコー図検査: 器質的心疾患の除外のために簡便かつ

有用
- Holter 心電図: 動悸の頻度が比較的多い場合，不整脈の検出に有用
- 運動負荷心電図: 運動誘発性に動悸が出現する場合に有用
- イベントレコーダ: 動悸の頻度が少ない場合に有用

④　**特殊検査**　心臓電気生理検査，植込み型イベントレコーダ

〈中川晃志〉

Ⅲ 一般外来・入院編

1. このような患者を診たら―外来で―

4 ▶ 失神，前失神

POINT

① 詳細な問診が診断の決め手．失神の場合，bystander からの情報も有用となる．

② 心原性失神は突然死の前触れの場合があり，予後も不良．入院の上，適正な管理が求められる．

③ 原因不明の失神においては，リスクの層別化がカギとなる．

失神
- "失神"は何らかの原因で生じた急速かつ一過性の全脳虚血による意識消失．脳循環の 6～8 秒間以上の中断，収縮期血圧 60mmHg 以下で失神が生じうる．

失神の分類
- ①心原性失神，②反射性失神，③起立性低血圧，④脳血管性失神
- 頻度は反射性失神が最も高い．
- 失神の原因疾患を表 1 に示す．

表 1 失神の原因

①心原性失神
  1) 不整脈
    1. 徐脈性不整脈
    2. 頻脈性不整脈
  2) 器質的心疾患，心肺疾患
    1. 狭窄性弁膜症
    2. 急性心筋虚血・梗塞
    3. 閉塞性肥大型心筋症
    4. 心房粘液腫
    5. 大動脈疾患：解離，大動脈炎症症候群
    6. 心タンポナーデ
    7. 肺塞栓症，肺高血圧症
②神経調節性失神
  1) 神経調節性失神
  2) 血管迷走神経反射
  3) 頸動脈洞過敏症候群
  4) 状況失神：咳嗽，嚥下，排便，排尿，食後，急性出血など
  5) 舌咽神経・三叉神経痛
③起立性神経障害
    1. 特発性：純粋自律神経失調症，多系統萎縮，
          自律神経障害を伴う Parkinson 病
    2. 二次性：糖尿病，アミロイドーシス
    3. その他：食後，運動後
  2) 薬剤，アルコール
  3) 循環血液量低下：出血，下痢，Addison 病
④脳血管
  1) 盗血症候群，過呼吸，くも膜下出血など

---

240   JCOPY 498-13427

心原性失神	・心原性失神は 1 年後累積死亡率が 19〜30%, 1 年間の突然死の発生率が 24% と高く予後不良! ・心原性失神を疑う徴候: 1) 労作時, 運動時の失神, 2) 仰臥位での失神, 3) 胸痛, 動悸などの前駆症状, 4) 65 歳以上, 5) 心疾患の既往・リスク, 突然死の家族歴, 6) 心電図異常 ・若年者の心原性失神: 肥大型心筋症, QT 延長症候群, Brugada 症候群 (男性), WPW 症候群などを念頭におくこと. ・心原性失神を示唆する心電図異常を表 2 に示す.

表2 心原性失神を示唆する心電図異常

①虚血性心疾患による失神
 ・急性の虚血を示唆する心電図所見が失神に合併
②不整脈による失神
 ・洞徐脈 (<40 拍/分), 反復する洞房ブロック, 洞停止 (>3 秒)
  ＊陰性変時作用のある薬剤の非投与下
 ・Mobitz II型, 3 度の房室ブロック
 ・上室, 心室頻拍
 ・心停止をきたすペースメーカー不全
③不整脈による失神の可能性
 ・2 枝ブロック
 ・心室内伝導遅延 (QRS 幅>0.12 秒)
 ・2 度房室ブロック (Mobitz I型)
 ・洞徐脈 (<50 拍/分), 洞房ブロック, 洞停止 (<3 秒)
  ＊陰性変時作用のある薬剤の非投与下
 ・期外収縮
 ・QT 延長
 ・V_{1-3} の ST 上昇を伴う右脚ブロック (Brugada 症候群)
 ・心筋梗塞を示唆する Q 波

失神診断・ リスク層別化の ための検査	・基本検査: 　1) 詳細な病歴聴取, 身体所見 　2) 立位での血圧測定 (5〜20 分), 12 誘導心電図, 胸部 X 線写真 　3) 採血, 心エコー図検査, 運動負荷心電図, ホルター心電図 ・特殊検査: 　1) 反射性失神の診断: Head-up tilt 試験, 頸動脈洞マッサージ 　2) 不整脈性失神の診断: 電気生理検査, イベントレコーダ, 植込み型ループレコーダ

Ⅲ 一般外来・入院編

反射性失神を疑う所見・状況	・心疾患がない. ・失神の罹患歴が長期である. ・長時間の立位や腹痛・暑さなどの我慢, 混雑した場所. ・嘔気・嘔吐を伴う. ・食事中や食後, 排便後. ・頭部の回転や頸動脈洞の圧迫に伴う.
起立性低血圧を疑う所見・状況	・起立後. ・血圧低下の原因となる薬剤の開始, 用量調整との経時的関連. ・長時間の立位, 排便後の立位. ・自律神経障害やパーキンソン病
脳血管性失神	・くも膜下出血 ・鎖骨下動脈盗血症候群 ・失神と TIA 　"一過性脳虚血発作 (TIA)"は脳局所の一過性虚血により神経症状が生じたものであり, 混同してはならない. 失神のみが症状として表れる TIA は非常に稀である. ・失神とてんかん 　"失神"と"てんかん"の鑑別は困難なことが少なくない. 過去に"てんかん"の診断を受けている症例でも, 実は"心原性失神"であることも珍しくない. 　てんかんでは, 遅い意識回復 (>5 分), 意識回復後の朦朧状態, 舌咬症, 前兆などを認めることが多く, 失神との鑑別ポイントである.

【入院の是非は？】

- 心原性失神では入院が基本.
- 非心原性失神でも頻度が多い場合は入院の上で確定診断が.
- 失神の原因がはっきりしない場合, リスクの層別化が必要. 心原性失神のハイリスクは入院を.
- OESIL risk score と San Francisco syncope rule の 2 つが参考になる.
  - ① OESIL risk score: 1) 65 歳以上, 2) 心疾患の既往, 3) 前駆症状なし, 4) 心電図異常
    1 年間の死亡率は, 1)-4) の 1 つも当てはまらなければ 0%, 1 つで 0.8%, 2 つで 19.6%の死亡率
    Eur Heart J. 2003: 24: 811-9.
  - ② San Francisco syncope rule: 1) 心不全の既往, 2)

Ht＜30％，3) 心電図変化，4) 呼吸困難，5) 血圧＜
90mmHg

1)-5) のいずれかを満たす場合は入院とすべき（7日
以内に重大なイベントが起こるリスクについて，感度
96.2％，特異度 61.9％で予測可能とされている）．

Am J Emerg. Med. 2005; 23: 782-6.

〈中川晃志〉

Ⅲ 一般外来・入院編

1. このような患者を診たら─外来で─

5 ▶ 浮腫

■ POINT

① 浮腫の原因は多彩．病歴や身体所見に基づき浮腫の機序を類推することが，系統立った検査・診療へつながる（表1）．

② 心不全，肺血栓塞栓症の併存，喉頭浮腫は緊急度が高い．

③ 利尿薬投与による安易な対症療法は有効循環血液量を減少させ，心拍出量の低下をきたす可能性があるため注意．

Starling の法則 ─ ● 浮腫の機序を考える上で知っておきたい．

$$F = k[(Pc - Pif) - (\pi p - \pi if)]$$

F: 間質への濾出量，k: 毛細血管の透過係数，
Pc: 毛細血管圧，Pif: 間質液圧，
πp: 血漿膠質浸透圧，πif: 間質液膠質浸透圧

・以下の4つの因子の異常で浮腫となる．

表1 浮腫の機序別原因疾患

	全身性	局所性
静水圧・静脈圧の上昇	1. 左心不全 2. 右心不全（右室心筋症，先天性心疾患，肺性心，収縮性心膜炎など） 3. 腎不全 4. 妊娠 5. 薬剤性（NSAID，ステロイド，ホルモン剤，血管拡張薬，甘草）	1. 上大静脈症候群 2. 深部静脈血栓症 3. 下大静脈狭窄 4. 下肢静脈瘤 5. 麻痺，長時間の静止
血漿の膠質浸透圧低下	1. 肝不全，肝硬変 2. ネフローゼ 3. 低栄養 4. 肝不全，肝硬変	
間質の膠質浸透圧上昇またはリンパ閉塞	1. 甲状腺機能低下症 2. リンパ節郭清後 3. リンパ節転移 4. 悪性腹水	
毛細血管透過性亢進	1. 敗血症 2. 薬剤性 3. 特発性浮腫 4. 糖尿病 5. 悪性腹水	1. 熱傷 2. 蜂巣織炎 3. 関節炎 4. 血管浮腫，アレルギー反応 5. 外傷

基本の問診と 診断のポイント	
① 病歴・経過	● 浮腫の経過: 発症時期, 増悪のスピード, 日内・日差変動 (早朝の改善, 月経など), 体重変化, 疼痛の有無など. 心・腎・肝が原因の場合は著明な体重増加を認める. ● 併存症状: 息切れ, 呼吸困難, 動悸→循環器疾患, 呼吸器疾患 　発熱→炎症性疾患, 嗄声→喉頭浮腫 ● 既往歴: 心・腎・肝疾患, 甲状腺疾患, 悪性腫瘍, 外傷, 手術歴, 留置カテーテルなど. ● 内服薬: NSAID, Ca拮抗薬, ACE阻害薬, ピオグリタゾン, 経口避妊薬, 甘草などは薬剤性浮腫の原因として頻度が高い. ● 嗜好品・生活スタイル: 塩分過多, 飲水量, 長時間の座位や立位など.
② 浮腫の性状	● 全身性浮腫か局所性浮腫か: 表1を参照. 　外傷や蜂窩織炎などの炎症性浮腫では炎症局所が, リンパ管閉塞や静脈閉塞では閉塞部位末梢に浮腫をきたす. ● 圧痕性浮腫 (pitting edema) か非圧痕性浮腫 (non-pitting edema) か. 　ほとんどの浮腫では pitting edema を呈する. non-pitting edema は甲状腺機能低下症やリンパ性浮腫, 蜂窩織炎や血腫など.
③ 身体所見	● バイタルサイン, 体重, SpO_2, 貧血, 黄疸, 眼瞼浮腫, 頸静脈怒張, 甲状腺腫脹, 心雑音 (Ⅲ音に注意), 異常呼吸音, 胸水, 腹水, 表在リンパ節腫脹, 皮膚色素沈着などの有無をチェック.
④ 基本的検査	● 血液検査 (好酸球も), 生化学・内分泌検査 (BNP, D-ダイマー, TSH, FT4は適宜), 尿検査, 胸部X線
⑤ 追加検査	● 心疾患を疑う場合; 心電図, 心エコー図 　＊エコーにて下大静脈径＞20mm かつ呼吸性変動低下の場合は中心静脈圧の上昇ありと考えてよい. ● 肺血栓塞栓症を疑う場合: 心電図, 心エコー図検査, 造影CT, 下肢静脈エコーなど. ● 腎疾患を疑う場合: クレアチニンクリアランス, 尿中NAG (β-D-Nアセチルグルコサミニダーゼ), 免疫グロブリン, 補体など. 　＊高K血症を伴う場合はすぐに専門医へコンサルト ● 成人ネフローゼ症候群の診断基準を表2に示す.

5 浮腫

Ⅲ 一般外来・入院編

表2 成人ネフローゼ症候群の診断基準

1. 蛋白尿: 3.5g/day 以上が持続する
2. 低アルブミン血症: 血清 Alb 3.0g/dL 未満
3. 浮腫
4. 脂質異常症

＊上記 1，2 は必須条件

- 肝疾患を疑う場合: 肝炎ウイルスマーカー，アンモニア，腹部 CT，腹部エコーなど.
- 甲状腺疾患を疑う場合: FT3・TSH レセプター抗体，抗サイログロブリン抗体，抗甲状腺ペルオキシダーゼ抗体，甲状腺エコーなど.

【入院の是非は？】

- 浮腫の程度ではなく，基礎疾患の状態に応じて判断する.

〈中川晃志〉

1. このような患者を診たら—外来で—

6 ▶ 健診での異常

① 各アプローチ

■ POINT

① 健診で指摘される異常は，心雑音，高血圧，血液検査での脂質や血糖値，クレアチニン値の異常，心電図異常，胸部 X 線検査での異常である．

② 高齢者の収縮期雑音では大動脈弁狭窄症や僧帽弁閉鎖不全症，心電図異常では無症候性の心筋梗塞に注意する必要がある．

心雑音	・若年者の収縮期駆出性雑音は機能性雑音が多い． ・高齢者の駆出性雑音には注意を要する．動脈硬化や弁の軽度の硬化による雑音から，大動脈弁狭窄症によるものまである． ・心尖部付近の汎収縮期雑音は僧帽弁閉鎖不全症の可能性がある．これも高齢者で増加している． ・拡張期雑音は全て病的である．
問診のポイント	・失神の既往や心不全徴候（労作時の動悸，息切れ，下肢浮腫）の有無を確認する．
診察のポイント	・大動脈弁狭窄症では心雑音は広範囲に聴取される．脈をとりながら聴くと雑音のタイミングを正確に把握できる．心尖拍動の位置で心拡大の有無を予測する．
追加検査	・心エコー図検査で弁膜症の有無を評価する．
高血圧	・JSH2014 では高血圧の基準は従来通り 140/90mmHg 以上と定義されている． ・健診で高血圧を指摘された場合，まず家庭血圧測定を指導し，家庭血圧が 135/85mmHg 以上であれば高血圧が確定する． ・家庭血圧測定が困難である場合，必要に応じて自由行動化血圧測定（ABPM）を行う．
問診のポイント	・食習慣（カロリー，塩分摂取量），運動習慣，家族歴（高血圧，心血管疾患），腎臓病の有無，血圧上昇をきたし得る薬剤（ステロイド剤，経口避妊薬，漢方薬など）の有無を確認する． ・頭痛や起立性のめまい（褐色細胞腫），発汗，短期間での体重減少（甲状腺機能亢進症）など，二次性高血圧を疑う症状があるかどうかも確認する（「Ⅲ-2. 19. 二次性高血圧」の項参照）．
診察のポイント	・血圧の左右差，全身性肥満の程度を確認する．また，二

Ⅲ 一般外来・入院編

次性高血圧や心不全徴候，動脈硬化所見，脳・心血管疾患を示唆する所見の有無．頸部・腹部血管雑音の有無，皮膚所見として，腹壁皮膚線条や多毛（クッシング症候群）甲状腺腫，頸静脈怒張などないか診察する．

追加検査

心血管リスクの総合評価と二次性高血圧の可能性があればその鑑別診断を費用対効果を考えて行う．臓器障害の有無の簡易評価として最も推奨されているのが心電図検査（左室肥大所見，左房Pなど），そして心エコー図検査である．問診，身体所見でさらなる臓器障害や二次性高血圧が疑われる場合，表1の検査を検討する．

表1　臓器障害の評価推奨項目

脳・眼底	認知機能テスト，抑うつ状態評価，頭部 MRI，MRA
血管	眼底検査，頸動脈エコー，ABI
心臓	胸部 X 線撮影，心電図，心エコー図，冠動脈 CT
腎臓	eGFR，尿蛋白定量，尿微量アルブミン定量（糖尿病合併例）
糖代謝評価	HbA1c，75g 経口ブドウ糖負荷試験
自律神経	起立試験

心電図異常

- 異常 Q 波，ST-T 異常がみられた場合，心筋梗塞を疑い労作時の胸痛や息切れの有無，糖尿病などの冠危険因子の有無を問診する．
- 安静時に認められる陰性 T，ST 低下などは心筋虚血よりも肥大型心筋症などの心筋疾患を反映する可能性が高い．心不全症状の有無や突然死の家族歴，頻脈性不整脈による動悸の有無を確認する．
- 不整脈源性右室心筋症でみられるε波やブルガダ症候群を疑う J 波，coved type〜saddle back の ST 上昇，QT 延長がみられた場合，突然死の家族歴や夜間の異常呼吸の有無を問診する．これらの心電図異常がみられた場合は心エコー図検査で器質的心疾患を除外し，負荷心電図検査などの追加検査を行うか検討する．

胸部 X 線検査の異常

- 心胸郭比 50％以上の心陰影の拡大，肺動脈の拡大，大動脈の拡大が健診異常所見として多い．中高年で心胸郭比は 50％以上の場合には左房拡大あるいは横位心を反映することが多い．
- 心不全や肺高血圧の徴候の有無を確認する．

問診・診察のポイント

248　JCOPY 498-13427

追加検査	①心陰影拡大: 心エコー図検査で心腔の拡大や心筋肥大の有無, 弁膜症を評価する. ②肺動脈の拡大: 心臓超音波検査で推定肺動脈血圧の上昇の有無を評価し, 肺高血圧がみられた場合は, 肺高血圧症の鑑別診断に基づき精査を進める. ③大動脈の拡大: 胸部 CT 検査で大動脈瘤の有無を確認する.
血液検査異常 **(特に脂質異常)**	・動脈硬化疾患ガイドラインでは脂質異常症は空腹時(10～12 時間以上絶食) 採血で LDL-C≧140mg/dL, HDL-C<40mg/dL, TG≧150mg/dL とされている. ・非空腹時 TG≧200mg/dL は心血管疾患のリスクが増加する. ・健診異常で受診する場合は一次予防の対象と考えられ, 年齢, 喫煙の有無, 血圧と合わせて脂質の目標管理値が決定される.
患者・家族への **説明のポイント**	・脂質異常症は心筋梗塞, 脳梗塞などの動脈硬化性疾患発症の原因となることを説明し, 症状がなくても生活習慣などへの治療介入が必要なことを理解させる. ・脂質異常症の主な原因は摂取カロリー過剰と運動不足である. ・治療は食事・運動療法, 禁煙など, まず生活習慣改善で脂質値が改善するか経過をみて, 改善が乏しい場合, 動脈硬化進展予防のため投薬を考慮する.

② 学校, 職域, スポーツにおける運動許容条件

POINT

①学校での体育等のスポーツや, 職業として運動を実施していなくても平均 1 日の 30～40％の時間が費やされる仕事の強度について適切にリスク評価を行い, 運動や就業の条件を示すことが重要.

心臓突然死を **未然に防ぐ**	・学校管理下での突然死の原因としては術後先天性心疾患(33％), 未手術先天性心疾患(15.3％), 心筋症(14.4％), QT 延長症候群(6.2％), その他の不整脈(14.8％), 川崎病(2.4％), 心筋梗塞(2.4％), 原発性肺高血圧症(1.0％), 心筋炎(0.5％)と報告されている. ・成人では虚血性心疾患の割合が増加する. これらの疾患を念頭におく.

表1 主な職業および作業における活動強度

職業・作業分類	作業内容	強度 (METs)
農作業	雑草を刈る。納屋の掃除。家畜の世話。きつい労働	6
	やや馬にえさを与える。家畜用の水を運搬する	4.5
	動物の世話をする（身づくろい、ブラッシング、毛を刈る、入浴補助、メディカルケア、格日押し）	4
林業	樹木を植える	9
	手で若木を植える	6
	電動のこぎりを使用する	4.5
	草むしり	4
建設業	シャベルですくう：せつい（7.3kg/分以上）	9
	シャベルかピック、じょうこ、鋤のような重い道具の使用。れんがのような重い荷物の運搬	8
	シャベルですくう：楽な（4.4kg/分以下）	6
	一般的な大工仕事	3.5
製鋼所	粉砕機の使用。一般的な作業	8
	鋳型（鋳物を鋳造するときに、溶かした金属を流し込む型）を返す。鍛冶	5.5
	鋳物（溶かした金属を鋳型に流し込んで鋳物をつくること）	5
部品製造	パンチプレス（大型の穴開け機）を操作する	5
	たたく、くぎ、穴をあける	4
	溶接作業。旋盤の操作	4
歩行を伴う作業	階段上り。立位：約7.3～18.1kgのものを持ちながら	8
	階段下り。立位：約22.7～33.6kgのものを持ちながら	6.5
	階段下り。立位：約11.3～22.2kgのものを持ちながら	5
	5.6km/時で11.3kg以下のものを運ぶ：さびさびと	4.5
	4.8km/時で11.3kg以下の軽いものを運ぶ。車椅子を押す	4
	5.6km/時（屋内）。さびさびと、何もたたずに	3.8
	4.8km/時（屋内）。やや早い、何もたたずに	3.3
	4.0km/時。ゆっくりと11.3kg以下の軽いものを運ぶ	3
立位作業	立位でのトラックの荷物の積みおろし	6.5
	ややきつい。またはきつい（22.7kg以上のものを持ち上げる、レンガを積み上げる、壁紙を貼る、マッサージ、アイロンがけ、22.7kgのものをローブにうかけて吊り上げる）	3.5
	やややきつい（体重ではさまみながら効率よくものを組み立てる。軽の量：軽いまたはやや軽い労力）	3
管理業務	舞台。隠し物の整備、溶接、引っ越しの荷造り、やややきつい労力	4
	モップかけ、やややきつい労力。電気の配管工事	3.5
	掃除機をかける、機器を用いた床磨き。ゴミを捨てる、やややきつい労力	3

| 基礎疾患の
チェック | ・運動により心不全の発症を強いる基礎疾患があるか
チェックする.
・心筋症, 先天性心疾患 (術後であっても), 冠動脈疾患な
どでは運動許容範囲を決定し, 患者および施設管理者に
伝えておく必要がある. |

| スクリーニング
検査 | ・家族歴 (若年者の突然死, 心臓病患者), ②既往歴 (心雑
音, 高血圧, 易疲労, 失神, 労作時呼吸困難, 労作時胸
痛).
・心雑音, 大腿動脈脈拍, マルファン症候群の特徴, 血圧
測定 (上腕動脈左右差).
・心エコー, 運動負荷心電図, 心肺運動負荷試験 (CPX:
cardiopulmonary exercise test). |

問診のポイント

身体診察のポイント

追加検査

| 運動許容条件の
示し方 | ・心疾患患者では CPX での嫌気性代謝閾値 (AT) が運動
強度の上限となる.
・自覚的には「ややきついか楽な」運動となり, 最高酸素
摂取量の 40〜60%強度である.
・たとえば, 軽い運動 (ダンスなど) や軽労作 (3METs)
を行うには 3÷0.6=5METs の運動耐用能 (Bruce 法ト
レッドミルの第 1 段階をクリア) が必要となる.
・中等度の運動 (引っ越し作業, スイミング, ジョギング;
6METs 程度) までを AT 以下で行うためには 6÷0.6=
10METs の運動耐用能 (Bruce 法トレッドミルの第 3
段階をクリア) が必要となる.
・患者が学生の場合は学校生活管理指導表を参考に, 生活
指導を行う[3]. |

■参考文献

❶日本高血圧学会. 高血圧治療ガイドライン 2014.
❷日本動脈硬化学会・日本医師会. 動脈硬化性疾患予防のための
脂質異常症治療のエッセンス.
❸循環器病の診断と治療に関するガイドライン「心疾患患者の学
校, 職域, スポーツにおける運動許容条件に関するガイドライ
ン」2007 年度合同研究班報告.

〈橘　元見〉

Ⅲ 一般外来・入院編

1. このような患者を診たら―外来で―

7 ▶ 他科術前
非心臓手術患者のリスク評価とマネージメント

■ POINT

① 非心臓手術の最大の死因は心臓合併症であり，なかでも心筋梗塞が多い．
② 周術期心筋梗塞が非心臓手術患者の予後を決定する．
③ 非致死的心筋梗塞であっても術後予後不良となる．
④ 周術期心筋梗塞の予測は困難である．

　日本において総人口に対する 65 歳以上の高齢者人口割合は年々増加し，2014 年には 25.9％となった．高齢化とともに非心臓手術患者数も増加し，非心臓手術患者が心疾患，特に虚血性心疾患を合併する頻度も増加している．これらから循環器内科への他科術前紹介患者数も増加している．

周術期の心合併症リスク

【非心臓手術別の評価】

　非心臓手術は手術内容によって心合併症リスクが異なる．以下は手術別に 30 日以内の心合併症発症を分類したものである[3]．

低リスク（1％未満）
- 歯科手術，眼科手術，婦人科手術，形成外科再建手術，内分泌手術，乳腺手術，整形外科小手術，泌尿器科小手術

中等度リスク（1～5％）
- 頭頸部手術，頸動脈手術，動脈瘤血管内修復術，腹腔内手術，肺・腎・肝移植術，末梢動脈形成術，整形外科大手術，泌尿器科大手術

高リスク（5％以上）
- 大動脈・主幹血管手術，末梢血管手術
  上記を念頭に術前の心血管系評価を行う．

術前評価

【十分な問診と病歴聴取が重要】
- 狭心症，心筋梗塞の既往：特に 6 カ月以内の心筋梗塞．
- 息切れ，胸痛，動悸などの症状の有無．
- 日常生活の活動度：無症状で 4 METs 以上の運動が可能か．

① 病歴聴取
- リスク因子：喫煙，アルコール，肥満，高血圧，糖尿病，呼吸機能低下の有無．

② 身体所見
- バイタル測定
- 頸静脈の怒張と拍動
- 頸動脈の緊張度と雑音
- 胸部の触診・聴診
- 腹部の触診・聴診

| ③ 心合併症リスク評価とマネージメント | ・四肢の浮腫，血管病変の有無
・50歳以上の非心臓手術患者におけるリスク評価とマネージメントについては，非心臓手術における合併心疾患の評価と管理に関するガイドライン（2014年改訂版），p.7, 図1を参照[3]. |

| 術前検査 | 以下に術前評価に用いられる諸検査を列記する．運動耐容能の程度や RCRI score に応じて検査を選択する．
①胸部 X 線写真: 心胸郭比，胸水の有無，肺動脈陰影（肺うっ血の有無）．
②安静時12誘導心電図: ST-T 変化の有無，リズム異常の有無，不整脈が存在する場合はホルター心電図考慮．
③脳性利尿ペプチド（BNP）: 心不全の重症度との相関が高い．
④ホルター心電図: 不整脈頻度，虚血性心疾患の評価（ST-T 変化）．
⑤負荷心電図: ダブルマスター，トレッドミル，エルゴメーターなどで虚血性心疾患の有無評価．
⑥心エコー図検査: 心機能評価，弁膜症評価（特に重症大動脈弁狭窄症の有無），構造異常の有無，肺動脈圧の推定．
⑦核医学検査: 負荷心筋シンチ（薬物 or 運動負荷），心筋虚血の評価．
⑧CT: 大動脈の評価，冠動脈の評価．
⑨心臓カテーテル検査: 上記検査にて虚血が疑われる場合→冠動脈造影．心不全など肺動脈の測定，心機能評価→右心カテーテル検査 |

| 術前マネージメント | ①高血圧症: 収縮期血圧 180mmHg, 拡張期血圧 110mmHg は術前術後の降圧管理が望ましい．
②虚血性心疾患: 急性冠症候群→血行再建が優先．安定狭心症，無症候性心筋虚血→運動負荷 4METs で虚血症状→血行再建先行を検討（左冠動脈主幹部病変，重症3枝病変，左前下行枝近位を含む低心機能の2枝病変）
③β-blocker: β-blocker は心筋酸素消費量を減少し，心室性不整脈を抑制する作用を有するため，周術期の使用は心血管合併症を減らす可能性がある．しかし様々な報告があり，一定した見解が得られているとは考えにくい．ただし，すでにβ-blocker 使用中の場合は継続使用する（Class I）[2]． |

Ⅲ 一般外来・入院編

1 このような患者を診たら —外来で—

周術期の抗血栓薬中止について

①抗血小板薬[3]

虚血性心疾患に対し抗血小板薬投与されている場合⇒アスピリン継続が望ましい.

※出血リスクが心血管イベントリスクを上回ると予想される場合は中止を考慮.

⇒ヘパリン置換がステント血栓症リスクを低減したとのエビデンスはないが考慮が必要.

②抗凝固薬（心房細動, 機械弁置換など）

• ワルファリン

中止により人工弁機能不全や血栓塞栓症が危惧される.

    1) 大手術の 3〜5 日前までにワルファリンを中止

    2) ヘパリン（1〜2.5 万単位/日）を静注または皮下注し APTT を正常値の 1.5〜2.5 倍になるよう調整

    3) 術前 4〜6 時間前にヘパリンを中止, もしくは術直前に硫酸プロタミンで中和

    4) 術後は出血リスクがなくなり次第, 早期に抗凝固療法を再開

• 直接トロンビン阻害薬（ダビガトラン）

手術 24 時間前までに投与中止. 大手術や出血リスクが高い場合は, 手術の 2 日以上前までの投与中止を考慮し, ヘパリンなどの代替療法の使用を考慮.

• Xa 阻害薬

  • リバーロキサバン

  手術 24 時間前までに中止

  • アピキサバン

  手術 24〜48 時間前までに中止しヘパリンなどの代替療法の使用を考慮

  • エドキサバン

  手術 24 時間前までに中止

それぞれの抗凝固薬ともに, 手術後は止血を確認した後に速やかに投与再開する.

■参考文献

❶Fleisher LA, Beckman JA, Brown KA, et al. ACC/AHA 2007 guidelines on perioperative cardiovascular evaluation and care for noncardiac surgery: a report of the American College of Cardiology/American Heart Association Task Force on Practice Guidelines (Writing Committee to Revise the 2002 Guidelines on Perioperative Cardiovascular Evaluation for Noncardiac Surgery): developed in collaboration with the American Society of Echocardiography, American Society of Nuclear Cardiology, Heart Rhythm Society, Society of Cardiovascular

Anesthesiologists, Society for Cardiovascular Angiography and Interventions, Society for Vascular Medicine and Biology, and Society for Vascular Surgery. Circulation 2007; 116: e418-99.

❷Fleisher LA, Fleischmann KE, Auerbach AD, et al. 2014 ACC/AHA guideline on perioperative cardiovascular evaluation and management of patients undergoing noncardiac surgery: a report of the American College of Cardiology/American Heart Association Task Force on Practice Guidelines. Circulation 2014; 130: e278-333.

❸循環器病の診断と治療に関するガイドライン. 非心臓手術における合併心疾患の評価と管理に関するガイドライン（2014年改訂版）.

〈三好章仁〉

Ⅲ 一般外来・入院編

1. このような患者を診たら─外来で─

8 ▶ デバイス外来

■ POINT

① 日本でデバイス植込み患者数は 30〜40 万人と予測されており, 増加傾向である.

② デバイスのチェックとともに, デバイスからの生体情報により様々な診断ができる.

③ 遠隔モニタリングは僻地医療・在宅医療にも有用である.

デバイスとは

- ペースメーカー, 植込み型除細動器 (implantable cardioverter defibrillator: ICD), 両心室ペーシング (cardiac resynchronization therapy: CRT), 植込み型ループレコーダーなど. CRT には除細動機能のある CRT-D と除細動機能のない CRT-P がある.
- 完全皮下植込み型除細動器 (subcutaneous implantable defibrillator: S-ICD) は, ペーシングの必要のない患者が対象となる.
- 2017 年からはリードのないリードレスペースメーカーの植込みが認可された. これは右室内に直接留置するため, 心房ペーシングを必要としない徐脈性心房細動がよい適応である. またデバイス感染後患者にも考慮される
- これらを総じて心臓植込み型電気的デバイス (cardiac implantable electronic devices: CIEDs) とよぶ.

**外来での
チェックポイント**

- デバイスチェック以外に問診・身体診察など総合的に診療する.

① デバイスのチェック

　a) 電気的パラメータ測定

　　　　バッテリー残量, ペーシング閾値, リードインピーダンス, 波高値チェック.

　　　　トレンドをチェックしリード損傷を疑う所見がないか.

　b) 機能的パラメータ測定

　　　　自己脈の有無, 頻脈性不整脈の有無, ペーシング率.

　　　　除細動・抗頻拍ペーシング治療の有無 (ICD, CRTD).

　　　　両室ペーシング率 (CRT), 胸郭内インピーダンス※による体液貯留の評価.

　　※胸郭内インピーダンスとは?

　　　・本体とリード間 (間に肺がある) のインピーダンス

256

を持続測定するシステム.
・インピーダンスは胸郭内(肺)の溢水・肺動脈圧と相関し,インピーダンスの増加は肺うっ血のサインであり,心不全の早期発見を予測しうる.

②問診
　動悸症状,眼前暗黒感などの症状の有無.

③植込み創部のチェック
　創部の疼痛・腫脹などポケット感染の徴候の確認.
　肩凝りや上肢浮腫の有無など.

④胸部X線,12誘導心電図
　リード断線や先端位置の確認,うっ血・胸水など心不全評価.
　不整脈・ST-T変化の有無など.

遠隔モニタリングとは

・自宅や施設,滞在先から電話回線(携帯回線)を通じてデバイスデータをサーバーに送信し,その情報をインターネットから閲覧できるシステム.
・電池残量などのデバイスの状態のほか,不整脈,アクティビティー・心拍変動・胸郭内インピーダンスなどのパラメータも確認することができる(表1).

表1 遠隔モニタリングから得られる主なデータ

バッテリー	ペーシング関連	リード関連	不整脈関連	その他
電池電圧	ペーシングモード	心内波高値	上室性不整脈	活動度
出力	ペーシングレート	ペーシングインピーダンス	心室性不整脈	体重
	AV間隔		抗頻拍治療	血圧
	モードスイッチ	ペーシング閾値		胸郭内インピーダンス

「遠隔モニタリングの有用性」

①インターネットができる環境であれば,どこにいてもデバイスデータが閲覧可能.

②リード損傷,バッテリー異常などのデバイス異常や,無症候性の不整脈イベントを早期に発見可能.

③緊急を要する場合に,医療者に緊急メールが送信される(デバイスが自動対応の場合).

④受診頻度の減少
　フォロー期間を延長しても安全性は同等→医療費と交通費(特に遠隔地)の減少
　→医療経済的にも有益である可能性

8
デバイス外来

a) ICD に関して: TRUST trial[2]

イベント発生から介入まで 34 日短縮.

定期外来を 3 カ月毎から 12 カ月毎に延長しても安全性は同等.

b) ペースメーカーに関して: COMPAS trial[3]

イベント発生から介入まで 122 日短縮.

定期外来を 6 カ月毎から 18 カ月毎に延長しても安全性は同等.

遠隔モニタリングの有用性や安全性に関する文献報告はいくつかあるが,遠隔モニタリングは,安全に外来受診頻度を減少させることができ,医療効率の改善・デバイス異常の早期発見に貢献しうる.

■参考文献

❶伊藤 浩, 他. 遠隔モニタリング 実践マニュアル 植込み型デバイス活用術. 第 1 版. 東京: 文光堂; 2012.

❷Varma N, Epstein AE, Irimpen A, et al. Efficacy and safety of automatic remote monitoring for implantable cardioverter-defibrillator follow-up : The Lumos-T Safely RedUces Routine Office device follow-up (TRUST) trial. Circulation. 2010; 122: 325-32.

❸Mabo P, Victor F, Bazin P, et al. A Randomized Trial of Long-Term Remote Monitoring of Pacemaker Recipients (The COMPAS Trial) . Euro Heart J. 2011; doi: 10.1093/eurheartj/ehr419

〈三好章仁〉

2. 慢性管理を要する疾患
1 ▶ 慢性心不全

POINT
① 心不全の背景には神経体液因子の持続的亢進状態がある．それは，心筋組織障害も引き起こす．
② 管理のポイントは増悪因子を把握し評価すること．
③ ポンプ失調と不整脈死が心不全患者の主たる死因である．
④ 早期からの薬物治療介入が推奨される．
⑤ 非薬物療法の適応を検討し，活用する．

慢性心不全の病態

慢性心不全とは

- 慢性の心筋障害により心臓のポンプ機能（収縮能力や拡張能力）低下が原因となり，①末梢主要臓器の酸素需要に見合うだけの血液量を絶対的あるいは相対的に拍出できない状態となり，②その結果，より肺・体静脈系またはその両方にうっ血をきたし，日常生活に障害を生じた病態と定義される．
- 心不全は，ほとんどの心疾患の終末像ともいえる．(1) 虚血性心疾患・陳旧性心筋梗塞，(2) 高血圧性心疾患，(3) 拡張型心筋症，(4) 弁膜症・先天性心疾患が心不全の原因疾患の上位を占める．

慢性心不全の病態

- ポンプ機能が低下すると，生体はそれを代償するために①心拍数の増加および②血管を収縮することで必要な血流量を維持しようとする．この代償機構には，(1) 交感神経系および (2) レニン・アンジオテンシン・アルドステロン系，(3) バソプレシン分泌亢進などが関与している．つまり，慢性心不全は交感神経系やレニン・アンジオテンシン・アルドステロン系などが常時活性化され

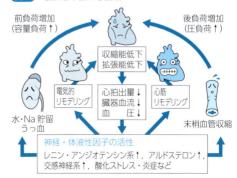

図1 慢性心不全の悪循環

ている異常な事態といえる.
- 一方，エピネフリンやアンジオテンシンⅡ，アルドステロンなどは組織障害にも関与する．そのため，慢性心不全を放置すると，心筋の組織障害がさらに進行する．すなわち，神経体液因子の持続的亢進状態による心筋組織障害が慢性心不全の本体であり，またこれが予後を悪化させる最大の要因である．

管理のポイント

心不全の増悪因子を把握する

- 心不全の増悪因子を把握しておく必要がある．
  (1) 内服中断
  (2) 通院中断
  (3) 塩分・水分過多
  (4) 過労
  (5) 感染症合併
  (6) 血圧上昇
  (7) 虚血の悪化
  (8) 不整脈の悪化
- 慢性心不全が増悪した場合，あるいは増悪を予防するためには，これらの増悪因子への介入の余地があるかを検討することがポイントとなる．

慢性心不全の急性増悪（急性心不全）に注意

- 従来，心不全といえば慢性心不全のことを指して考えられてきた．しかし，慢性心不全は急性心不全という急激な病態変化を繰り返して悪化することから，最近は慢性心不全と急性心不全を連続した病態としてとらえられるようになってきている．急性心不全を生じると，病態が悪化するだけでなく，心筋障害が生じて一部不可逆的にダメージを受けると考えられている．
- (1) 急性心不全を生じさせないこと，(2) 急性心不全の状態になった場合は直ちに血行動態の改善をはかることが，心筋障害を最小限に抑える方法と考えられている．

図2　急性心不全を繰り返すと心筋障害が進行する

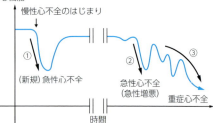

僧帽弁閉鎖不全症に注目しておく

- 慢性心不全とくに拡張型心筋症などの重度収縮不全の予後を決める因子のひとつに僧帽弁閉鎖不全症（MR）がある.
- 収縮不全に合併する僧帽弁逆流は弁自体に器質的変化がないことから「機能性僧帽弁逆流」といわれている.
- 主な機序は左室拡大（左室リモデリング）に伴う腱索の"tethering"であり, さらに弁輪拡大が逆流の発生を助長する（図 3）.
- 内科的治療が不応の難治性心不全に対する究極的な治療法は心臓移植となる. そこに至るまでに僧帽弁形成や左室形成などの外科的手術が有効な症例もあり, 左室リモデリングを改善させることができることがある.

図3 左心室拡大・リモデリング進行

左心室拡大・リモデリング進行
➡ 弁下組織の変位と弁輪の拡大（①）
➡ 弁尖の coaptation lenght の減少（②）
➡ 僧帽弁逆流

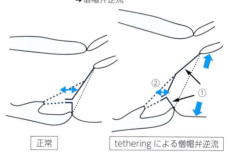

正常　　　tethering による僧帽弁逆流

重症不整脈の存在は死因に直結する

- 心不全患者の死因としてポンプ失調と不整脈死があるが, 特に重症不整脈（心室頻拍・心室細動）では突然死の形態を取り得るので注意が必要である.
- 重症心不全患者を対象とした統計では 11％が心停止で蘇生を受け, 5％が持続性心室頻拍を, さらに心室性期外収縮や非持続性心室頻拍は 60％の患者で認められるとされる.
- 心機能低下時には様々な機序で電気生理学的な変化が起こり, 不整脈が起こりやすい状態となる. また, 心不全増悪時の低酸素状態, 治療に用いられる薬剤（ジギタリス製剤・強心薬・抗不整脈薬・利尿薬）が心筋細胞の電気生理学的特性を変化させ不整脈発生に関与する.
- とくに利尿薬を増量した後は低K血症をきたしやすい.

III 一般外来・入院編

不整脈既往がある症例などは特に低K血症が不整脈発生の増悪因子となりえるので,血清K値は4.0mEq/L以上を保持するよう心がけるとよい.

薬物療法

薬物治療の概要

- 慢性心不全は,(1)交感神経系や(2)レニン・アンジオテンシン・アルドステロン系が常時活性化されている異常な事態である.
- そこで,β遮断薬またACE阻害薬(またはARB)を用いて,神経体液因子の過剰亢進状態を抑制することが慢性心不全の治療戦略の基本といえる.

ガイドラインより

- 有症状の心不全患者のみならず,無症状の左室収縮機能低下患者においても勧められる.
- 従来,心不全の臨床的分類としてNYHA分類が用いられてきたが,最近ではAHA/ACCステージ分類が用いられる機会も多く,予防の段階のステージA,無症状の心不全であるステージBから早期治療介入が求められている.

ACE阻害薬・ARB

- **"心不全治療のかなめとなる薬剤"**
- 心不全患者の生命予後改善効果が証明されており,各種心不全ガイドラインでも基本薬としての投与が強く推奨されている.

β遮断薬

- **"心不全治療のかなめとなる薬剤"**
- 強力な生命予後改善効果が証明されており,各種心不全ガイドラインでも基本薬としての投与が強く推奨されている.

図4 慢性心不全の重症度からみた治療指針

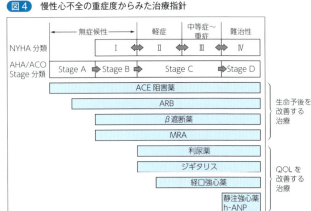

- もともと心不全患者は血圧が低い傾向があるため，場合によっては過度の血圧低下が生じて不都合が生じることもある．この場合の注意点としては，薬剤を中止するのではなく減量してでも可能な限り継続することが重要となる．
- 薬剤に反応があった場合は，心機能が改善しかえって徐々に血圧が上昇してくる場合もある．いずれの薬剤も『投与量が多いほど患者の予後が良くなる』ことが報告されている．

抗アルドステロン薬
- ミネラルコルチコイド受容体拮抗薬（MRA）としてのスピロノラクトンや選択的アルドステロン拮抗薬であるエプレレノンは，いずれも大規模試験で死亡や心不全入院の有意な抑制効果が報告されている．
- ACE 阻害薬または ARB，β遮断薬の投与での治療効果が不十分な場合に，追加投与を検討する．利尿効果は強くはない．
- 腎機能障害がある場合は，追加投与にて高 K 血症に注意が必要となる．

ループ利尿薬
- 各利尿薬はうっ血症状を取り除くためには必要となってくるが，その一方で利尿薬を多量に使用した場合，予後が却って悪くなるとの報告もある．
- 利尿薬単独では予後改善効果がないために，ACE 阻害薬または ARB，β遮断薬の投与に並行して，うっ血解除の目的で投薬を行う．

バゾプレシン受容体拮抗薬
- 心不全状態では血中バゾプレシンが上昇しており，これが体液貯留の原因の一つと考えられている．
- バゾプレシン V_2 受容体医拮抗薬であるトルバプタンは腎集合管でのバゾプレシンによる水の再吸収を阻害し電解質排泄の増加を伴わない利尿作用を示す．
- 短期的な心不全効果については報告されている．長期的な予後改善効果は十分証明されていない．
- 尿が多量に出て脱水になる場合があり，そのような場合は飲水制限を解除し必要に応じて脱水を予防するために水分補給が必要となる．

ジギタリス
- 心不全入院への抑制効果が報告されている（DIG 試験）．その後のサブ解析でも，血中濃度が高くならないような管理（0.5〜0.9ng/mL）では，死亡・心不全入院をともに抑制した．これに異を唱える報告も最近は多いので，第一選択とはならないまでも治療抵抗性の場合は追加投与の対象となる．
- ジゴキシン以外のジギタリス製剤にはエビデンスの報告

III 一般外来・入院編

経口強心薬
- 強心薬は心臓に鞭打つことで長期予後を悪化させることが知られている.
- 経口強心薬については,現在では長期予後改善効果は認めないが,末期心不全の QOL や身体活動能力を改善する目的やβ遮断薬導入困難例で一時的に併用する目的で使用される.

最近の話題
- 最近の報告では,糖尿病治療薬である SGLT2 阻害薬(近位尿細管でのブドウ糖再吸収を阻害することで尿中への糖排泄を促進し浸透圧利尿を促す)が心不全入院を減らすことが報告されている.

非薬物療法
- 心不全の死因の 30～40％は突然死であり,多くは心室頻拍・心室細動によると考えられている.
- ICD は抗不整脈薬(アミオダロン)に比べても突然死予防効果が大きい.

ICD(植込み型除細動器)
- 心不全症例でしばしば認められる QRS 幅の増大は心室内伝導障害を表しており,心不全の予後悪化因子でもある.

CRT(心臓再同期療法)
- この QRS 幅の増大が示す伝導障害は,心室が一度に同期しているものではなく,心室内での収縮のずれ(非同期)を表しているので,しばしば心拍出量減少・僧帽弁逆流・心室リモデリングを生じ,心不全増悪の原因となる.
- CRT あるいは CRT-D(両室ペーシング機能付き植込み型除細動器)は,通常の右室ペーシングリードに加えて冠静脈を介して左室自由壁にもリードを留置して,この非同期を改善する効果がある.
- ガイドラインでは『NYHA III 度以上,EF35％以下,QRS 幅 130ms 以上』となっているが,この 3 点を満たさずとも十分な非同期があり CRT の効果が期待できる症例もあり,3 点を満たしても効果が得られない症例も認められるので,専門家との十分な検討が必要となる.
- 最近では NYHA II 度の症例や,QRS 幅 120ms 以上の症例で LBBB 型の心電図であれば非同期があり有効とする考えもある.

CPAP(持続気道陽圧)
- 心不全患者にみられる睡眠呼吸障害には,①閉塞性睡眠時無呼吸(OSA)と中枢性睡眠時無呼吸(CSA)がある.とくに CSA の頻度が多いとはされているが,OSA との混在も認められる.
- 心不全に合併する OSA の治療は,飲酒や睡眠薬の制

限・減量の指導などの生活指導を行い，睡眠ポリソムノグラフィー（PSG）にて中等度以上の診断がされている場合には，常に一定の圧をかける持続気道陽圧（CPAP）治療を行う．

- 心不全を合併したチェーン・ストークス呼吸を伴う CSA への CPAP 治療適応については，循環器病の診断と治療に関するガイドライン（2008-2009 年度合同研究班報告）．循環器領域における睡眠呼吸障害の診断・治療に関するガイドライン．p.1006 を参照．

ASV（順応性自動制御換気装置）

- 心不全患者の CSA 治療にも CPAP の効果が報告されているが，CPAP に反応しない症例には，患者の呼吸に同調して陽圧をかけ患者の換気量の変化に応じて自動的にサポート圧を調整する順応性自動制御換気装置（ASV）がガイドライン上も推奨されている．
- CSA の治療としては，夜間酸素療法も心不全の症状改善効果が報告されており，『NYHA Ⅲ 度以上で，睡眠時のチェーン・ストークス呼吸がみられ，無呼吸低呼吸指数が 20 以上を確認されている症例』は酸素治療の保険診療が認められている．
- 心不全を合併したチェーン・ストークス呼吸を伴う CSA への ASV 治療適応については，前出と同様に循環器病の診断と治療に関するガイドライン（2008-2009 年度合同研究班報告）．循環器領域における睡眠呼吸障害の診断・治療に関するガイドライン．p.1007 を参照．

■参考文献

❶ Gheorghiade M, De Luca L, Fonarow GC, et al. Pathophysiologic targets in the early phase of acute heart failure syndromes. Am J Cardiol. 2005; 96: 11G-17G.
❷ 循環器病の診断と治療に関するガイドライン（2009 年度合同研究班報告）．慢性心不全治療ガイドライン（2010 年改訂版）．2010．
❸ 循環器病の診断と治療に関するガイドライン（2009 年度合同研究班報告）．循環器領域における睡眠呼吸障害の診断・治療に関するガイドライン．2010．

〈和田匡史〉

III 一般外来・入院編

2. 慢性管理を要する疾患

2 ▶ 慢性心不全：拡張不全

POINT

① 拡張不全は左室駆出率が保たれているにもかかわらず，左室拡張能の低下により左室拡張末期圧が上昇する心不全病態であり，拡張期心不全あるいは heart failure with preserved ejection fraction（HFpEF）とも言われる．

② 高齢，女性，高血圧，虚血性心疾患，糖尿病が拡張不全のリスクである．

③ 心不全患者の半数以上が拡張不全であり，収縮不全患者と同様に生命予後が不良である．

④ 厳格な降圧そして頻脈を予防することが心不全の発症予防に有用である可能性がある．

なぜ拡張不全も心不全？

- 拡張不全は左室駆出率（50％以上）が保たれているにも関わらず，左室の弛緩・拡張能力が低下しているために心不全を生じた病態であり，拡張期心不全あるいは heart failure with preserved ejection fraction（HFpEF）ともよばれている．
- 収縮不全（heart failure with reduced ejection fraction: HFrEF））が左室から大動脈に血液が駆出するプロセスの障害であるのに対し，拡張不全は左房から左室に血液が流入するプロセスの障害である．両者とも心拍出量の低下（前方障害）と臓器うっ血（後方障害）を生じる（図1）．

図1 左室機能と圧波形

収縮は左室から大動脈に血流を駆出するプロセスである．圧力は120mmHg以上になる．拡張は左房から左室に血流が流入するプロセスであり，両室の圧較差は2mmHg程度である．収縮が悪くても拡張が悪くても左室ポンプ機能は低下する．
LA: 左房，LV: 左室

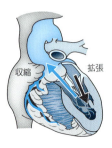
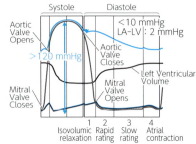

図2 正常例と収縮不全（HFrEF），拡張不全（HFpEF）患者の左室圧-容積関係

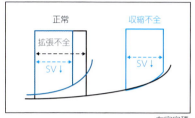

- 心不全患者の半数以上が左室拡張不全，すなわち硬くて拡がりにくいことによる心不全である．その機序として，心室スティフネスの増大，不完全弛緩，血管スティフネス亢進に伴う圧反射による収縮後期の左室負荷の増大，稀に右室負荷による左室拡張障害がある．
- HFpEFとHFrEFを左室圧-容積関係から説明したものが図2である．HFrEFでは左室は拡大しており，圧-容積ループは右上方に移動する．その結果，左室拡張末期圧は上昇，収縮力の低下を反映して一回拍出量（SV）は低下する．HFpEFでは左室サイズは正常であるが，左室が硬くて拡がりにくいために左室拡張末期圧が上昇する．そして，左室が充分に拡大しないため一回拍出量は低下する．左室圧-容積ループからみると収縮不全と拡張不全は左室サイズの違いだけである．
- HFpEF患者は心拍出量の低下があるために，レニン-アンジオテンシン-アルドステロン（RAA）系や交感神経系が亢進している．さらに，RAA系とバソプレシンの亢進はNaと水分の再吸収を促し，体液量が増加し，浮腫と肺うっ血の原因となる．交感神経が過剰に亢進すると動静脈が急速に収縮し，血流が肺循環に集中し（central shift）急性肺水腫になる．

HFpEFの基礎疾患

- HFpEFは高齢，女性に多く，基礎疾患に高血圧，糖尿病，冠動脈疾患が多い（表1）．
- 慢性腎臓病はeGFRが低下するほど，左室肥大の頻度が高くなり，HFpEF患者が増える．
- 肥大型心筋症，心アミロイドーシス，Fabry病は高度のHFpEFをきたすことがある．

Ⅲ－一般外来・入院編

表1　心不全の拡張不全と収縮不全の違い

心不全の拡張不全と収縮不全の違いは下記の通り.

	拡張不全	収縮不全
年齢	高齢者に多い	全ての年齢層にみられる
性別	女性に多い	比較的男性が多い
左室駆出率（EF）	40〜50％以上	40％以下
聴診音（gallop）	Ⅳ音	Ⅲ音
併発する病歴　高血圧症	＋＋＋	＋＋
糖尿病	＋＋＋	＋＋
心筋梗塞既往歴	＋	＋＋＋
肥満	＋＋＋	＋
慢性呼吸器疾患	＋＋	－
睡眠時無呼吸	＋＋	＋＋
長時間の透析	＋＋	＋＋

※「＋」は病態の起こる危険度を示す.

- HFpEF 患者の生命予後は HFrEF 患者と同様に不良である. しかし, 死因が大きく異なる. HFrEF は心不全死, 突然死が多いのに対し, HFpEF は心血管事故による死亡, 非心臓血管死が多くなる. これは, HFpEF は冠危険因子が集積した症例が多いこと, そして肺炎などの他臓器疾患になった時に心予備力が低下しているために病態が悪化しやすいことが考えられる.

診断のポイント

- HFpEF の診断は疑うことから始まる. 高齢の高血圧患者であれば, 程度の差こそあれ HFpEF があると考えて間違いない. 症状は労作時息切れ, 倦怠感, 夜間頻尿そして下腿浮腫が多い.

問診

- HFpEF が疑われたら脳性ナトリウム利尿ペプチド (brain natriuretic peptide: BNP) あるいは NT-proBNP を計測する. 心不全症状が明らかではない時期から上昇していることが多い. BNP 値が 40pg/mL (NT-proBNP 125pg/mL) で疑い, それぞれ 100 (400) pg/mL を超えたら治療介入が必要な状態と考えるとよい.

スクリーニング検査

- 赤血球, ヘモグロビン, クレアチニン, BUN, AST, ALT, γ-GT, 中性脂肪, HDL-C, アルブミン, 尿中蛋白（アルブミン）定量.

- 心電図, 運動負荷心電図, 胸部 X 線, 関節-上腕血圧比 (ABI), 脈波伝播速度 (baPWV, CAVI), 血流依存性血管拡張反応 (FMD).

冠動脈 CT

- 冠動脈石灰化, 左室心筋重量, 冠動脈狭窄の有無

心エコー図検査 ● 診断と病態評価,治療方針の決定に有用である.左室肥大の有無,左房拡大の有無,収縮能の評価をすることにより,基礎心疾患の診断ができる.拡張早期波形のピーク血流速(E)と心房収縮期波形のピーク血流速(A)の比(E/A)と,そのパターン変化より拡張不全の進行過程を観察することができる(図 3).異常波形,偽正常波形,拘束波形となるにつれ予後不良となる.

図3 左室 (LV) と左房 (LA) 圧波形 (上段) と僧帽弁血流速波形 (中段)

拡張早期波形のピークから血流速がゼロになるまでの時間(deceleration time: DT, msec)は,左室スティフネスと相関し,短縮するほど拡張機能の低下を示唆する.等容性拡張期(IRT, msec)は偽正常化,拘束性波形で短縮する.

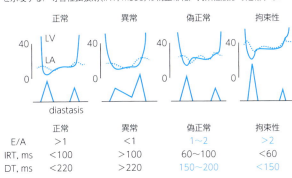

	正常	異常	偽正常	拘束性
E/A	>1	<1	1〜2	>2
IRT, ms	<100	>100	60〜100	<60
DT, ms	<220	>220	150〜200	<150

- 急性前負荷軽減試験による左室流入血流速波形の変化 (Valsalva 法),組織ドプラ法による僧帽弁輪移動速度の計測〔e'(cm/s),中隔と側壁〕を組み合わせた左室拡張機能評価がある.これらを組み合わせて拡張機能障害の重症度を評価(grade I 〜 III)すると,拡張不全の重症化とともに予後が悪化する(図 4).
- 心エコー図法で計測する左房容積係数,左室心筋重量係数は増加するほど心血管事故のリスクが上昇し,リスク層別化に有用である.

治療をどうする

- 生活習慣の改善を勧める.塩分制限,肥満者は有酸素運動と食事管理により適正体重に低下させる.閉塞性睡眠障害患者では持続陽圧呼吸(CPAP)の使用も検討する.
- ACE 阻害薬や ARB,アルドステロン拮抗薬そして β 遮断薬は HFrEF 患者に有効とされているが,これらの薬剤を HFpEF 患者に用いても心不全入院の減少や生命予後の改善を示すエビデンスはない.これは既に HFpEF の

図4 僧帽弁輪移動速度を加えた左室拡張不全の重症度評価

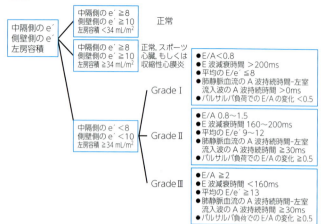

- 病態が完成した患者に対して行われた臨床試験であることが大きい.
- 高血圧やメタボリックシンドローム,2型糖尿病などリスクのある段階から予防的に治療をするのがよい.
- HFpEF患者に対して推奨されている治療は,以下の3つである.
  ①血圧コントロール
  ②心房細動症例の脈拍コントロール
  ③うっ血,浮腫の治療としての利尿薬
- 高血圧はHFpEFの重要な併存疾患であり,より早期に130/80mmHg未満を目指した治療介入は左室肥大の退縮や左室拡張能の改善をもたらす可能性がある.ACE阻害薬,ARB,アルドステロン拮抗薬は左室肥大・線維化の抑制に対する効果が期待される.
- 心筋虚血が証明される場合には,冠動脈血行再建をする必要がある.
- 頻脈を避ける.頻脈になると収縮期よりも拡張期が短縮し,低拍出量と肺うっ血がより顕著になり,心不全発症の引き金となる.降圧薬でも心拍数を増加させるものは避ける.過度の頻脈を抑制するために少量のβ遮断薬は有効である.
- 心房細動になると左室充満における心房収縮の関与が消失し,頻脈も重なることで心不全のトリガーとなる(図5).

図5 拡張不全患者が洞調律から心房細動になった時の僧帽弁血流速波形の変化

心房収縮(A)波が消失することにより一回拍出量は低下する.

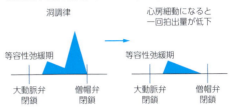

- 心房細動症例は除細動による洞調律の回復あるいはカテーテルアブレーションによる洞調律の積極的維持を考慮する.
- 肺うっ血や体液貯留のある場合, 血管拡張薬や利尿薬を使用することは自覚症状の改善に有効である. しかし, HFpEF 患者では低血圧や低心拍出症状をきたすことがあるので, 慎重に使用する.
- ミネラルコルチコイド受容体拮抗薬 (スピロノラクトン, エプレレノンなど) は体液貯留の予防とともに HFpEF 患者の心不全入院を減らす可能性がある.
- 貧血がある場合にはその補正を行う必要がある.
- β遮断薬は過度の頻脈の是正と心房細動発症の予防効果があるとともに肥大心の心臓突然死を予防する効果がある.

〈伊藤 浩〉

Ⅲ 一般外来・入院編

2. 慢性管理を要する疾患

3 ▶ 右心不全

■ POINT

① 右心不全とは右心拍出量の低下と静脈うっ血をきたす病態である.
② 右心不全の原因は右室への圧負荷や容量負荷によるもの, 右室収縮障害など多岐にわたる.
③ 右心機能の評価には心エコー図や心臓 MRI が有用である.
④ 右心不全の治療は急性期と慢性期に分けて考える.

右心不全とは

- 右心不全とは右心機能不全から右心拍出量の低下と静脈うっ血をきたす病態である.
- 右心系単独の障害で生じるものと左心不全に伴い生じるもの（両心不全）に分けられる.

右心不全の病態

- 右心系単独による右心不全: 右心機能の低下から右心拍出量の低下をきたし, 右房圧や中心静脈圧が上昇する. その結果全身静脈圧が上昇し, 体静脈うっ血をきたす.
- 左心不全に伴う右心不全: 左心機能の低下から左心拍出量の低下をきたすことで, 左房圧や肺静脈圧が上昇し肺うっ血をきたす. それにより肺高血圧を惹起し, 右心拍出量が低下する. 以後は右心系単独による右心不全と同じ機序で体静脈うっ血をきたす.

右心不全の原因疾患

- 右心不全をきたす疾患を表 1 に示す.

表 1　右心不全の主な原因疾患

① 肺高血圧症（肺動脈性肺高血圧症, 肺疾患に伴うもの, 慢性血栓塞栓性肺高血圧症）
② 心房中隔欠損症
③ 三尖弁疾患（三尖弁閉鎖不全症, 三尖弁狭窄症, エプスタイン奇形）
④ 肺動脈弁疾患（肺動脈弁閉鎖不全, 肺動脈狭窄症）
⑤ 先天性心疾患術後（Fontan 術後, Rastelli 術後, 完全大血管転位術後）
⑥ 修正大血管転位
⑦ 急性肺塞栓症
⑧ 不整脈源性右室心筋症
⑨ 収縮性心膜炎
⑩ 心タンポナーデ
⑪ 右室梗塞
⑫ 左心疾患に伴うもの（僧房弁および大動脈弁疾患, 左室心筋症など）

- 右室圧負荷に伴うもの: 肺高血圧症, 肺動脈弁狭窄症, 左心疾患など.
- 右室容量負荷に伴うもの: 三尖弁閉鎖不全症, 肺動脈弁閉鎖不全症, 心房中隔欠損症など.
- 右室収縮障害に伴うもの: 不整脈源性右室心筋症, 右室梗塞など.
- 右室拡張障害に伴うもの: 収縮性心膜炎, 心タンポナーデ.
- 右室としての機能をもたないもの: Fontan 術後など.

右心不全の症状

- 食欲不振, 悪心, 嘔吐, 腹部膨満感など.

右心不全の身体所見

- 体静脈うっ血を反映して, 頸静脈怒張, 浮腫, 体重増加, 肝腫大がみられる.
- 先天性心疾患や弁膜症に伴う右心不全では, それぞれに応じた心雑音を聴取する.
- 肺高血圧があればⅡ音の肺動脈成分が亢進する.
- 収縮性心膜炎では拡張早期過剰音を聴取する. Kussmaul 徴候, 奇脈などもみられる.
- 心タンポナーデでは心音の減弱や奇脈がみられる.

右心不全の検査

- 胸部 X 線: 左 4 弓の突出 (右室拡大), 右 2 弓の突出 (右房拡大), 肺血管陰影の拡大, 胸水など.
- 心電図: 肺高血圧があれば肺性 P 波, V_1 誘導の R 波>S 波や右軸偏位, V_{1-2} 誘導のストレイン型 ST 低下を認める. 不整脈源性右室心筋症ではイプシロン (ε) 波を認める.
- 血液検査: 肝胆管系酵素の上昇, BNP の上昇など.
- 心エコー検査: 先天性心疾患の存在や右室肥大および拡大を調べることができる. 三尖弁逆流速度から肺動脈圧, 下大静脈径より体静脈うっ血の程度を推測できる.
- 心臓カテーテル検査: 肺動脈圧や心拍出量を測定できる. 収縮性心膜炎では右室圧で dip and plateau を認める.

右心機能評価法

- 右心機能の評価には心エコー図法と心臓 MRI が有用.
- 右室の大きさ: 心尖部四腔断層像で右室基部径>42mm, 右室体部径>35mm, 右室長軸径>86mm であれば右室拡大である (図 1A)[1].

① 心エコー図法

- 右室面積変化率 (fractional area change: FAC): 心尖部四腔断層像で右室拡張末期面積と右室収縮末期面積を計測し, (右室拡張末期面積-右室収縮末期面積)/右室拡

図1 心エコー図法による右心機能評価

A, B, Cいずれも肺高血圧症例．A：右室の大きさの評価．①が右室基部径，②が右室体部径，③が右室長軸径．右室基部径 57mm，右室体部径 39mm，右室長軸径 83mmである．B：FAC．FAC 23%と右心機能低下を認める．C：TAPSE．TAPSE 1.3cmと右心機能低下を認める．

A
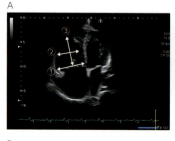

C
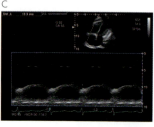

B
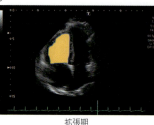
拡張期

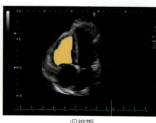
収縮期

張末期面積×100で求めることができる（図1B）．35%以上が正常である．

- 三尖弁輪部収縮期移動距離（tricuspid annular plane systolic excursion: TAPSE）：心尖部四腔断層像で，右室自由壁の三尖弁輪部にMモードのカーソルを置き，長軸方向への弁輪部の収縮期移動距離を計測したもの．1.6cm以下は右室収縮能低下を示唆する（図1C）．

② **心臓 MRI**
- シネMRIにより各断面において連続した心臓イメージがシネループとして得られ，収縮期，拡張期の心内腔をトレースすることで右心内腔容量や右室駆出率を算出できる（図2）．

図2　心臓 MRI による右室機能評価

肺高血圧症例．拡張末期容積 142mL，収縮末期容積 121mL，右室駆出率 15％と右心機能の低下を認める．

収縮期

拡張期

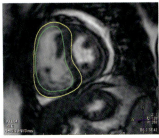
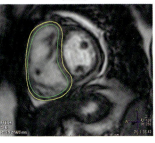

右心不全の治療法	・急性右心不全と慢性右心不全に分けて考える．
	・原疾患の治療：急性右心不全をきたす疾患には，急性肺塞栓症，右室梗塞，急性三尖弁閉鎖不全症，心タンポナーデ，両心不全などがある．急性肺塞栓症なら血栓溶解療法や抗凝固療法，右室梗塞なら再灌流療法，急性三尖弁閉鎖不全症なら外科的修復，心タンポナーデなら心嚢ドレナージ，両心不全であればその原因となる疾患の治療を行う．
① 急性右心不全の治療	・体液量の適正化：hypovolemic であれば輸液を行う．右室梗塞では大量輸液を必要とする．hypervolemic であれば利尿薬を投与する．
	・血行動態の安定化：血行動態が不安定な場合には昇圧剤，強心薬を投与する．各薬剤の血行動態への影響を表2に示す[2]．収縮力増強作用と肺血管抵抗低下作用をもつドブタミンを最初に使うことが多い．
	・圧負荷の適正化：重症例では NO 使用を考慮する．
	・不整脈管理：血圧や酸素化などに悪影響を与える頻脈性不整脈であれば電気的除細動を，心拍数コントロールにはジギタリスを考慮する．徐脈性不整脈であればペースメーカー治療を行う．
	・呼吸管理：酸素化を改善のため酸素投与や人工呼吸器管理を行う．
	・上記のような治療が奏効しなかった場合は経皮的心肺補助 (percutaneous cardiopulmonary support: PCPS) を考慮する．
② 慢性右心不全の治療	・原疾患の治療：肺動脈性肺高血圧症，慢性血栓塞栓性肺高血圧症，先天性心疾患やその術後，不整脈源性右室心

III 一般外来・入院編

表2 昇圧剤，強心薬による血行動態への影響

薬剤 (一般名)	代表的な 商品名	心係数	肺血管抵抗	体血管抵抗	肺血管抵抗/ 体血管抵抗
ミルリノン	ミルリーラ	↑↑	↓↓	↓↓	↓
ドブタミン	ドブトレックス	↑↑	↓	↓	↑/↓
バソプレシン	ピトレシン	↑/↓	↓	↑↑	↓
ノルエピネフリン	ノルアドレナリン	↑	↑	↑↑	↑/↓
アドレナリン	ボスミン	↑↑↑	↑	↑↑	↑/↓
ドパミン	イノバン カコージン	↑	↑	↑	↑/↓
フェニレフリン	ネオシネジン	↓	↑↑	↑	↑

↑：増加　　↓：低下

筋症や収縮性心膜炎などがあげられる．肺動脈性肺高血圧症であれば特異的肺血管拡張療法，慢性血栓塞栓性肺高血圧症であれば抗凝固療法，バルーン肺動脈拡張術や内膜摘除術，先天性心疾患なら根治術や姑息術，収縮性心膜炎なら心膜剥離術などを考慮する．

- 体液量の適正化：hypervolemic であることが多いため利尿薬を用いる．
- 血行動態の安定化：ジギタリスやピモベンダンを考慮する．
- 不整脈管理：不整脈源性右室心筋症ではアブレーションや ICD を考慮する．
- 呼吸管理：酸素化を保つため在宅酸素療法や適応補助換気療法を用いる．

■参考文献

1. Rudski LG, Lai WW, Afilalo J, et al. Guidelines for the echocardiographic assessment of the right heart in adults: A report from the American society of echocardiography endorsed by the European association of echocardiography, a registered branch of the European society of cardiology, and the Canadian society of echocardiography. J Am Soc Echocardiogr. 2010; 23: 685-713.
2. Green EM, Givertz MM. Management of acute right ventricular failure in the intensive care unit. Curr Heart Fail Rep. 2012; 9: 228-35.

〈赤木　達〉

2. 慢性管理を要する疾患

4 ▶ 労作性狭心症，無症候性心筋虚血

POINT

① 診断には問診が重要で，症状の性質や冠危険因子について入念に聴取する．

② 運動負荷心電図などで異常を認めた場合は冠動脈 CT などを行い，最終的に冠動脈造影で狭窄の評価を行う．

③ 冠動脈狭窄を認めた場合の心筋虚血の証明には，負荷心筋血流シンチやカテーテル検査による FFR の計測が役立つ．

④ 薬物治療は必須であり，PCI や CABG などの血行再建術の追加については，冠動脈病変の重症度などを参考に，個々の症例で検討する．

⑤ ステント留置後には dual antiplatelet therapy（DAPT）が必要だが，出血性合併症に注意する．

診断のポイント	◦ 虚血性心疾患の診断においては問診が重要である．問診の際の要点を表 1 に示した．

問診のコツ

・問診では痛みの性状，部位，発作の誘因，冷汗や吐き気などの随伴症状の有無などを聴取する．また，基礎疾患に高血圧，脂質異常症，糖尿病などをもつことが多いため，喫煙歴，体重の推移，家族歴なども含めて，冠危険因子について十分に問診する必要がある．

表1 狭心症を診断する上での問診の注意点

発作の誘因: 労作，安静，情動，寒冷，食事，入浴など
症状: 痛みの程度と部位，放散痛，冷汗などの随伴症状，持続時間
発作の出現時間: 日中，早朝，就寝中，服薬時間との関係など
再現性の有無: 身体労作による発作出現閾値は一定か
薬物効果: ニトログリセリン投与による発作改善の有無，薬物治療による予防効果
冠危険因子の有無

・心電図などの検査で心筋虚血の所見を認めるにもかかわらず，狭心症状のないことがあり，無症候性心筋虚血とよばれる．高齢者や糖尿病患者に多くみられる．

・冠動脈病変の重症度や心筋虚血の程度が同じであれば，症状の有無にかかわらず，予後は同等である．

検査の流れ ◦ 狭心症を疑わせる症状を有する場合や，無症状であっても冠危険因子を有する場合には，さらなる検査を行い，心筋虚血の有無を判定する．

・運動が可能な症例では，まずは運動負荷試験（心電図または心エコー図）を行う．運動負荷試験にて心筋虚血陽性と判断された場合や，陰性であっても判定が困難例や

Ⅲ 一般外来・入院編

冠動脈疾患のリスクが高いと判断された場合にはさらなる検査を行う.

- 近年，冠動脈CTの進歩によって非侵襲的に冠動脈狭窄の評価が可能となった．冠動脈CTで陰性的中率が高く，冠動脈CT検査にて狭窄がなければ，虚血性心疾患は除外できる.
- 欠点としては放射線被曝と造影剤使用がある．さらに，冠動脈石灰化が多い場合には，狭窄度の評価が困難である.
- 冠動脈CTでの評価が困難と考えられる症例に対しては負荷心筋血流シンチや負荷心エコー図を行う．これらの検査にて異常を認めた場合には，最終的には冠動脈造影検査にて冠動脈狭窄を評価する.

治療戦略をどう決定する?

- 冠動脈CTや冠動脈造影で有意狭窄と思える病変を認めた場合，心筋虚血の有無を評価し，冠動脈血行再建の適応を判断する必要がある.

心筋虚血評価の必要性

- 方法としては，以前より負荷心筋血流シンチが用いられているが，最近では，カテーテル検査時にfractional flow reserve（FFR）を用いた心筋虚血の診断も広く行われている.
- 両者の長所と短所を表2に示した.
- 多枝病変やびまん性病変などでは，負荷心筋血流シンチでの虚血の評価が困難な場合がある．そのような症例に

表2 負荷心筋血流シンチとFFRの比較

	長所	短所	使用法
負荷心筋血流シンチ	✓左脚ブロックやペースメーカー植え込み症例など心電図判断が困難な例，高齢者で運動ができない場合などでも評価可能 ✓心筋バイアビリティーの評価も可能	✓相対的集積低下による評価であるため，多枝病変例では過小評価となる可能性あり ✓下壁への集積低下など吸収による影響で解像度が不良 ✓十分な負荷が必要	✓PCIの適応決定 ✓リスク層別化
FFR	✓冠動脈各枝ごとに心筋虚血の有無を判定できる ✓びまん性狭窄の場合，最も影響のある部位を同定でき，治療戦略を立てることができる ✓PCIを行う際に，他枝の病変をFFRで評価することも可能である.	✓侵襲的である ✓材料費が高額	✓PCIの治療戦略決定 ✓病変ごとの治療適応決定 ✓治療範囲の同定

おいて FFR はより詳細な虚血の評価が可能であり，治療戦略決定に役立つ．

- 一方，FFR は侵襲的検査で造影剤を必要とする．また心臓全体に対する虚血範囲の推定が困難である．このような場合には負荷シンチでの評価が有効となる．

治療方法の選択

- 慢性虚血性心疾患患者の治療目標は，狭心発作の予防，QOL の向上，急性心筋梗塞の予防，突然死の予防および生命予後の改善にあり，この目標を達成するために治療法を選択する．

- 治療法には薬物治療，カテーテルインターベンション（PCI）および冠動脈バイパス手術（CABG）があるが，いずれの治療が有効なのか，冠動脈の重症度をもとに，個々の症例において判断する必要がある．

薬物治療と非薬物治療

- 慢性虚血性心疾患患者においては，まずは生活習慣の管理と適切な薬物治療を行う．

- 多枝病変，左主幹部病変，左前下行枝近位部病変などの高リスク症例で，血行再建術を行うことで予後改善が期待される症例では PCI や CABG などの追加を検討する．

- また低リスク症例でも，狭心症症状が残存するなど薬物治療の効果がない場合には血行再建術の適応となる．

PCI と CABG

- PCI か CABG かを選択する上で問題になるのは，多くは多枝病変か左主幹部病変の場合である．一般的に，このような高リスク症例においては，CABG の予後改善効果や心筋梗塞の予防効果が報告されているため，CABG が推奨されることが多い．

- 一方，多枝病変でも左前下行枝を含まない場合や，高齢者など CABG のリスクが高い場合には PCI を選択することもある．

- 非保護左主幹部病変では，病変が入口部から体部にとどまり，分岐部にかからない場合など PCI が安全に施行できると判断される場合には PCI を選択してもよい．

- このように，どのような血行再建術が適しているかは症例ごとに異なっており，治療方針の決定には，循環器内科だけでなく，心臓内科医や一般内科医も交えたハートチームでの検討が必要である．

薬物治療をどうする？

- 慢性虚血性心疾患において，2 次予防目的の薬物治療は必須である．

- 薬物療法には狭心症発作を予防/軽減する薬物と，心筋梗塞，心不全や突然死などの心事故を予防する薬剤がある（表 3）．

4 労作性狭心症，無症候性心筋虚血

III 一般外来・入院編

表3 虚血性心疾患で使用する薬剤

狭心症発作を予防/軽減する薬物	心事故を予防する薬剤
硝酸薬	抗血小板薬
ニコランジル	ニコランジル
カルシウム拮抗薬	β遮断薬
β遮断薬	RAS系阻害薬

抗血小板療法

- 低用量のアスピリンは虚血性心疾患の二次予防に最も有効であり，消化管出血，アスピリンアレルギーなどの禁忌がなければ全例に投与すべきである．
- アスピリンアレルギーの場合にはチクロピジンやクロピドグレルなどのチエノピリジン系を使用する．
- ステント留置後の症例では，アスピリンとチエノピリジン系薬剤の併用（DAPT）がステント血栓症予防に有効である．
- ステント治療後は，BMSでは少なくとも1カ月，DESでは1年間のDAPT継続が推奨されている．一方で，抗血小板薬2剤併用による出血など合併症も問題である．
- 消化管出血の予防にはPPIの投与が有効である．また，脳出血予防には血圧の管理が重要であり，130/80 mmHg以下を目標とする．

心房細動例での抗血栓療法

- PCIを受けた患者の5〜10％に心房細動を合併しているとされる．
- 心房細動症例において，塞栓症予防の抗凝固療法は必須である．
- ステント留置後早期にはDAPTが必要であり，抗血小板薬2剤に加えて抗凝固療法が必要となる．しかし，この場合は出血性合併症の頻度は高くなる．
- 出血予防にPPIの併用や血圧コントロールを厳重に行い，なるべくDAPT期間を短くする．
- ワルファリンを用いる場合には治療域内にコントロールしなければならない．

〈櫻木　悟〉

2. 慢性管理を要する疾患

5 ▶ 冠攣縮性狭心症

■ POINT

① 問診で症状の性質や発作の時間帯などを聴取する.
② 冠動脈造影で有意狭窄を認めない場合は冠攣縮誘発試験を追加する.
③ 多枝冠攣縮誘発例の予後は悪いため, 厳重な治療が必要である.
④ 薬物治療では Ca 拮抗薬が第一選択薬である.
⑤ 難治例ではスタチンや EPA 製剤を用いる.

診断のポイント

- 冠攣縮性狭心症でも, 労作性狭心症と同様に症状が重要である.
- 発作が夜間から早朝にかけての安静時に起こりやすいのが特徴であり, 初期診断の足がかりとなる[1].

非侵襲的検査

- このような症状が出現した際の 12 誘導心電図検査で虚血性変化を認めれば, 冠攣縮性狭心症を疑う. しかし, 冠攣縮性狭心症で胸痛を伴う ST 変化が確認される頻度は 20～30％程度であり, 無症候性冠攣縮が多く存在する.
- また発作の多くは夜間や朝方の安静時であり, 入院中以外は発作時の ST 変化を記録できない場合が多い. そのような場合はホルター心電図が有用である.

侵襲的検査

- 冠攣縮性狭心症例の中には高度狭窄に冠攣縮を伴う例も存在し, その場合は不安定狭心症と同様に早急な対応が必要となる. したがって, 冠攣縮性狭心症が疑われたら冠動脈造影検査を行ったほうがよい.
- 有意狭窄を認めなかった場合は, アセチルコリンやエルゴノビンを用いて冠攣縮誘発試験を行う.

冠攣縮誘発試験の実際

- 冠拡張薬内服により診断精度が低下するため, 検査前は可能であれば 2 日間以上の休薬が望ましい. しかしながら, 狭心症発作があり, 休薬の危険性が高いと判断される場合には, 硝酸薬などの持続点滴に置き換える.
- 誘発試験の手順としては, コントロール造影を行った後に, 12 誘導心電図を監視しながら, 薬剤を冠動脈内投与する.
- アセチルコリンであれば, 左冠動脈 20, 50, 100 μg, 右冠動脈 20, 50 μg を 20 秒間で投与する.
- エルゴノビンであれば左冠動脈 20～60 μg, 右冠動脈 20～40 μg を数分間で投与する.
- 投与開始 1～2 分後に冠動脈造影する. ただし狭心痛や心電図変化などの心筋虚血の徴候が出現した場合はその時点で造影する.

Ⅲ 一般外来・入院編

陽性基準
- 誘発試験にて，狭心痛や虚血性 ST 変化などの心筋虚血の徴候を伴う冠動脈の一過性の完全または亜完全閉塞を認めた場合に陽性と診断する．
- 局所的な狭窄だけでなく，びまん性の狭窄が誘発されることもある．
- 冠動脈攣縮誘発試験の診断能は感度および特異度ともに 80〜90％と高い．また，多枝に冠攣縮が誘発される症例では長期予後が悪く，厳重な生活指導が必要である．

検査上の注意点
- アセチルコリンを用いる場合，徐脈が誘発されるため，まずは一時ペーシングを留置する．アセチルコリンは作用時間が短いため，冠攣縮が誘発されても，多くの症例で自然寛解する．この場合は引き続き他方の冠動脈攣縮検査を行う．しかし，冠攣縮により血行動態が不安定になった場合は，硝酸薬にて冠攣縮を速やかに解除する必要がある．
- また，アセチルコリン投与後に心房細動が誘発される場合がある．一方，エルゴノビン負荷は一時ペーシングなしで施行可能である．しかし作用時間が比較的長く，一方の冠動脈で冠攣縮が誘発された場合には，他方の誘発試験よりも硝酸薬投与を優先せざるを得ない場合が多い．
- エルゴノビンとアセチルコリンでは冠攣縮誘発部位が異なる場合がある．
- エルゴノビン負荷試験後にアセチルコリン負荷試験を追加し冠攣縮が誘発されることもある．

治療

薬物治療
- 冠攣縮発作予防には硝酸薬，Ca 拮抗薬およびニコランジルなどの冠拡張薬が有効であるが，このうち Ca 拮抗薬が第一選択となる．長期間 Ca 拮抗薬を使用した後に内服を中止した場合，症状が増悪することがあり，注意が必要である．ニコランジルは血行動態への影響も少なく，Ca 拮抗薬抵抗性の冠攣縮性狭心症に併用するとよい．
- 硝酸薬は耐性ができやすいので，例えば眠前のみなど発作時間帯にあわせて処方する．

難治症例への対応
- 通常はこれらの薬剤の使用によりコントロールできることが多いが，難治例に遭遇することもある．
- 2 種類の冠拡張薬を使用しても狭心症を予防できない症例を難治性冠攣縮性狭心症と定義する．
- 対策として，まずはストレス，喫煙，食事などの生活習慣の影響を確認する．また，甲状腺機能亢進症に合併する場合もあるため，甲状腺機能は評価したほうがよい．

- 難治性症例の治療としては，上記の薬剤に加えて，スタチン，EAP製剤，ステロイド，抗酸化薬，レニン・アンジオテンシン系薬剤などを使用する.
- 最近では，くも膜下出血後の脳血管攣縮を緩解する薬剤である Rho-kinase 阻害薬（塩酸ファスジル）の CABG 直後に生じた難治性冠攣縮に対して効果が認められている.

■参考文献

[1] Yasue H, Kugiyama K. Coronary spasm: Clinical features and pathogenesis. Internal Med. 1997; 36: 760-5.

〈櫻木　悟〉

2. 慢性管理を要する疾患

6 ▶ 大動脈弁狭窄症 (aortic valve stenosis: AS)

■ POINT

① 高齢化とともに AS 患者は増加している.
② Severe AS の基準値は最高流速≧4.0m/s, 平均圧較差≧40mmHg.
③ LVEF 低下を伴った low-flow low-gradient AS の場合, ドブタミン負荷による病態評価が必要である.
④ 治療の第一選択は外科手術. 経皮的大動脈弁植込み術(TAVI)の適応拡大も見込まれる.
⑤ 二尖弁は大動脈拡大を伴うことが多く大動脈径などの評価が必須.

| 大動脈弁の解剖
(図1) | ・大動脈弁は, 弁輪 (basal ring), AV junction (aorto-ventricular junction), Valsalva 洞 (sinus of Valsalva), ST junction (sino-tubular junction) から構成される導管に弁尖 (Cusp) が付着して成り立っている.
・通常 3 尖であり右冠尖 (right coronary cusp: RCC), 左冠尖 (left coronary cusp: LCC), 無冠尖 (non-coronary cusp: NCC) とよばれ, Valsalva 洞から左右冠動脈が起始している.
・約 1%は二尖弁(一尖弁含む)であるとされる. |

図1 大動脈の解剖

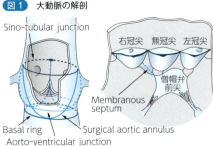

| 病態 | ・大動脈弁構造の異常により弁狭窄を生じる病態.
・左室は慢性的に圧負荷を受け求心性肥大を呈し, 冠動脈, 末梢血管に影響を及ぼし, 代償不良にて左心不全をきたす. |

原因	・退行変性: 先進国では最も多い原因. 高齢者に多い. ・二尖弁 (一尖弁含む): 2番目に多い原因. やや若い年齢に多い. ・リウマチ性: 先進国では減少している. リウマチ性の僧帽弁疾患がほぼ常に合併する.
症状	・労作時息切れ, 運動耐用の低下, 倦怠感, 狭心痛, めまい, 失神. 無症状の場合も多い. ・症状が患者本人には認識できない, 活動性の低下により症状がマスクされている可能性も考慮し, 活動性を含め症状を詳細に聴取する. ・有症状の場合には1年後の死亡率は50%にも達する.
身体所見	・心基部に近い胸骨右縁第2肋間を中心に幅広く収縮期駆出性雑音を聴取. ・雑音の強さは最大血流速および圧較差と相関するため, 左室の stroke volume が落ちた場合には, AS自体は重症でも圧較差がなくなり雑音が弱くなる. ・触診で頸動脈に shudder, 遅脈を認める.
心エコー図法による評価項目 (図2, 3)	・左室駆出率 (LVEF): Simpson法を用いて評価. 50%未満は収縮能低下と判断.
弁形態	・大動脈弁の弁尖数, 弁尖の硬化, 開放制限の程度を評価. ・トレースによる解剖学的大動脈弁口面積 (Planimetry) を計測.
ドプラ法による重症度評価 (表1)	・大動脈弁における最大流速 (m/s): aortic V_{max} (aortic maximum velocity) ・大動脈-左室平均圧較差 (mmHg): aortic meanΔP (aortic mean pressure gradient) ・連続の式による機能的大動脈弁口面積 (cm^2): AVA (aortic valve area) 　・Stroke volume (SV) が左室流出路と大動脈弁の狭窄部とで等しいとの仮定で計算 ・体表面積補正大動脈弁口面積 (cm^2/m^2): AVA i (indexed AVA) ・経胸壁心エコーで弁口面積, 弁尖数など形態評価が困難な場合に経食道心エコーは有用である.

6 大動脈弁狭窄症

図2 ASにおける計測項目

A: 大動脈弁血流波形（AS jet）最高血流速度およびトレースすることで平均圧較差，時間速度積分（VTI）を求める．
B: 左室流出路（LVOT）血流波形　トレースすることで時間速度積分（VTI）を求める．
C: 左室流出路径　LVOT径から面積を求める．

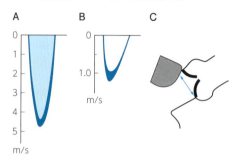

図3 連続の式の考え方

$SV_{LVOT} = SV_{AS\ jet}$
LVOT面積 $\times VTI_{LVOT} = AVA \times VTI_{AS\ jet}$
$AVA = (VTI_{LVOT} \times LVOT面積) / VTI_{AS\ jet}$

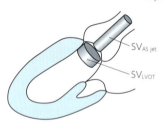

カテーテル検査

- 重症度評価は心エコーによる評価が主でありカテーテル検査を行うことは減少．
- 非侵襲的な検査では重症度評価の判断が難しい場合にのみ，左室-大動脈最大圧較差，平均圧較差，弁口面積（Gorlinの式）の評価を行う．

心臓CT

- 心電図同期は必須であり，64列以上のMSCTが望ましい．高度石灰化のため，心エコーでは評価し難い形態評価も3次元的に可能である．

表1 経胸壁心エコーによる AS の重症度分類（2014 AHA/ACC Guideline より改変）

	Aortic V max	aortic mean ΔP	AVA	AVA i
Mild	2.0-2.9m/sec	<20mmHg		
Moderate	3.0-3.9m/sec	20-39mmHg		
Severe	≧4.0m/sec	≧40mmHg	≦1.0cm²/m² (0.8～1.0cm² は境界)	≦0.6cm²/m²
Very severe	≧5.0m/sec	≧60mmHg		

AV A: 大動脈弁口面積
AVA i: 大動脈弁口面積係数

評価項目
- 冠動脈狭窄病変の評価
- 弁尖数の判断
- Planimetry による解剖学的弁口面積
- TAVI 術前のプランニング（TAVI の項，参照）
- 弁のカルシウムスコア
  - 心エコーで重症度評価が難しい場合（特に Stage D3），判断の助けになる．>1,000 Agatston units で重度の石灰化とされる．

AS の重症度
- 心エコー図法による弁尖の形態評価に加え，ドプラ法による大動脈最大流速，平均圧較差が必須の基準である．
- Severe AS は表 1 の項目のうちひとつでも満たせば診断できる．
- AS 重症度評価に影響する病態
  - Low-flow low-gradient AS: 右室収縮能低下や左室サイズが小さく，一回拍出量が少ない（SV index<35mL/m²）ために severe AS であっても最高流速や平均圧較差が基準を満たさない場合がある．大動脈弁口面積（AVA）の計測が診断に有用である．
  - Pseudo severe AS: 左室収縮機能の低下のため一回拍出量が低下し大動脈の開放制限があるようにみえることがある．ドブタミン負荷で開放が改善する．
  - Paradoxical low-flow AS: 左室収縮は保たれているものの拡張障害のため一回拍出量が低下し，大動脈弁の開放制限があるようにみえることがある．
- ASR の重症度判断
  - AS に AR を合併し最高流速≧4.0m/s，平均圧較差≧40mmHg の場合は severe ASR と判断する．
  - 明確な定義はないが，およそ moderate 以上の AS お

Ⅲ 一般外来・入院編

表2 AS のステージ分類（2014 AHA/ACC Guideline より改変）

ステージ	定義	弁形態	血行動態	血行動態の影響	症状
A	リスクあり	・二尖弁（もしくはその他の先天異常） ・弁硬化	・$V_{max}<2m/s$	・なし	・なし
B	進行性	・二尖弁または三尖弁で軽度～中等度の石灰化と収縮期の動きの低下を伴う 交連部の癒合を伴うリウマチ性弁変性	・Mild AS: V_{max} 2.0-2.9m/s または $\Delta P_{mean}<20mmHg$ ・Moderate AS: V_{max} 3.0-3.9m/s または ΔP_{mean} 20-39 mmHg	・左室拡張能低下 ・LVEF は正常	・なし
C	**無症候性**				
C1	無症候性のsevere AS	・重度の弁尖の可動制限をともなった高度弁尖石灰化もしくは先天性狭窄	・Severe AS: $V_{max}≧$ 4.0m/s または $\Delta P_{mean}≧40mmHg$ AVA≦1.0cm² (または AVA≦0.6cm²/m²) ・Very severe AS: Aortic $V_{max}≧5m/s$ または $\Delta P_{mean}≧60$ mmHg	・左室拡張能低下 ・左室肥大 ・LVEF は正常	・なし; 症状を確認するには運動負荷テスト
C2	無症候性のsevere AS で左室収縮低下を伴う		・Severe AS: $V_{max}≧$ 4.0m/s または $\Delta P_{mean}≧40mmHg$ ・AVA≦1.0cm² (または AVAi≦0.6cm²/m²)	・LVEF<50%	・なし
D	**症候性**				
D1	症候性のsevere AS 高度の圧較差を伴う	・重度の弁尖の可動制限をともなった高度弁尖石灰化もしくは先天性狭窄	・Severe AS: $V_{max}≧$ 4.0m/s または $\Delta P_{mean}≧40mmHg$ ・AVA≦1.0cm² (または AVAi≦0.6cm²/m²)	・左室拡張能低下 ・左室肥大 ・肺高血圧の合併	・労作時息切れ、または運動耐用能低下 ・労作時狭心痛 ・労作時(前)失神

および AR であれば手術適応と考えてよいと思われる。

AS のステージ分類

・血行動態評価である大動脈最大流速，平均圧較差，弁口面積に加え，弁の形態，左室の形態・機能，症状を用い，AS の重症度を Stage 分類を用いて評価する（表2）。Stage B から手術適応を検討する。以下にポイントを述

表2 続き

ステージ	定義	弁形態	血行動態	血行動態の影響	症状
D2	LVEF低下を伴うlow-flow low-gradient AS（症候性severe AS）	・重度の弁尖の可動制限をともなった高度弁尖石灰化	・AVA≦1.0cm^{2}で安静時にV$_{max}$<4.0m/sまたはΔP$_{mean}$<40mmHg ・ドブタミン負荷エコーでV$_{max}$≧4.0m/sでAVA≦1.0cm^2	・左室拡張能低下 ・左室肥大 ・LVEF<50%	・心不全 ・狭心痛 ・失神または前失神
D3	Paradoxical low-flow AS（LVEF正常でsevere ASだが圧較差は低い）		・AVA≦1.0cm^{2}でAortic V$_{max}$<4.0m/sまたはΔP$_{mean}$<40mmHg ・AVAi≦0.6cm^2/m^2 ・SV index<35mL/m^2	・求心性左室肥大 ・左室サイズの縮小 ・LVEF≧50%	

6
大動脈弁狭窄症

べる.
- LVEFの低下を伴った症候性 low-flow low-gradient AS（Stage D2）
  - Pseudo severe AS と区別するためにドブタミン負荷エコーを施行する.
  - 最大20γまで投与し最大血流速4.0m/sec以上でAVA 1.0cm^2（AVAi≦0.6cm^2/m^2）以下であればtrue severe と判断する.
  - ドブタミンに反応できる左室収縮の予備能（stroke volume が20%以上増加）がなければ判断は難しい.
- LVEFの低下を伴わない症候性 low-gradient もしくは paradoxical low-flow AS（Stage D3）
  - 左室狭小化に伴う low-flow によることが多く，左室収縮障害を合併している.
  - 症状の原因がASである可能性が高いことを臨床的，血行動態的，解剖学的に明らかにする必要がある.

内服治療
- ASの進行の抑制や生存率を改善させる薬剤はない.
- 無症候性のASで高血圧のある場合には低用量から降圧薬を使用するべきである.
- NYHA Ⅳの重度うっ血性心不全で急性の加療が必要な場合，侵襲的な血行動態モニター下においては，血管拡張薬の使用は有効である.

III 一般外来・入院編

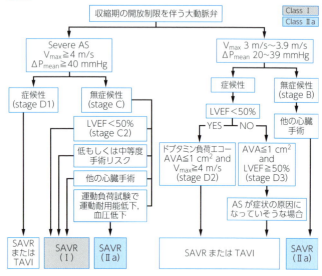

図4 ASにおける治療適応（2017 AHA/ACC Guidelines 改訂より改変）

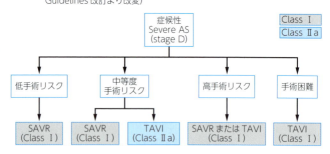

図5 症候性 severe AS における TAVI, SAVR の選択（2017 AHA/ACC Guidelines 改訂より改変）

外科的大動脈弁置換術 (surgical aortic valve replacement: SAVR)	・開胸による外科的大動脈弁置換術である． ・症候性の場合には外科手術リスクに応じて AVR か TAVI を選択する（図4, 5）． ・無症候性の場合には LVEF≦50％，他の心臓手術，低もしくは中等度リスクの手術，運動耐用能低下があれば手術適応である（図4）．
人工弁の選択	・機械弁と生体弁がある． ・抗凝固薬が使用不可能な場合を除けば，おおよそ50歳未満は通常は機械弁が適している．70歳より高齢な場

合には生体弁が適している．50〜70歳は，生体弁，機械弁いずれの選択肢もありえる．

- 生体弁の耐用年数は15年以上とされているが，手術時の年齢，並存症，弁のタイプ，素材などによって差がある．
- 抗凝固薬が困難，将来的な妊娠希望がある場合には，若年でも生体弁の選択を考慮する．

TAVI (transcatheter aortic valve implantation)

- 経皮的大動脈弁植込み術を意味しTAVR（transcatheter aortic valve replacement）ともいう．
- 生体弁がステント内に挿入されており，カテーテルで狭窄弁まで運び弁を留置するため，低侵襲である．ただし，合併症を生じた場合には重篤になることもある．
- 留置法としてはballoon expandableとself-expandableの2つのタイプがある．Self-expandableの方が弁輪部破裂の危険が比較的少ないとされる．
- アプローチとして主には経大腿動脈（transfemoral: TF），経心尖部（transapical: TA）があり，変則的なアプローチとして経腸骨動脈（transiliac），経大動脈（transaortic）がある．
- 弁のサイズ選択，合併症のリスク評価などのために術前にMSCTによる大動脈基部評価（弁輪径，ST-junction径，弁尖長，冠動脈高，石灰化分布と量など），アクセスルート（血管径，粥状硬化性病変，蛇行など）の解剖学的評価を3次元的に行う．

国内で認可されている弁

- SAPIEN XT®，SAPIEN 3®
  balloon expandable, アプローチ: TF（3）TA（XT）
- CoreValve Evolut®
  self-expandable, アプローチ: TF
- 今後国内での導入が見込まれる弁としてはself-expandableでカフ付き，再留置可能なLotus®がある．

治療適応

- 症候性の場合に適応があり，高手術リスクもしくは手術困難な場合はClass I，中等度手術リスクの場合はClass IIaで適応である（図4, 5）．
- TAVIとSAVRの選択は患者各々の各手技に伴う解剖学的リスク，嗜好などを考慮して行う．
- 中期成績に関して5年程度の成績は良好である．長期の耐用年数の結果が待たれる．
- 低手術リスク患者を対象とした臨床研究が現在行われており，TAVIの適応拡大も見込まれる．

合併症

- 弁周囲逆流，弁輪部破裂を含む大動脈基部の傷害，心室穿孔，冠動脈閉塞，アクセスルートである動脈破裂など

6 大動脈弁狭窄症

III 一般外来・入院編

の合併症をおこす危険性がある.

経皮的大動脈弁形成術
(percutaneous transcatheter aortic valvuloplasty: PTAV)

- カテーテルを介してバルーンを狭窄弁に移動させ経皮的に大動脈弁口の拡大をはかる.
- 再狭窄率が高いものの症候性高度 AS 患者においては SAVR または TAVI への橋渡しとして PTAV を考慮してもよい.

逆行性と順行性のアプローチ

- 逆行性(retrograde): TAVI と同様に末梢動脈から大動脈内に進めたガイドワイヤーならびにバルーンカテーテルを逆行性に進めて開大する.
- 順行性(antegrade): 経静脈経心房中隔的に左房-左室と順行性に進めて狭窄大動脈弁を拡大する.

二尖弁と Aortopathy

- 二尖弁において AS, AR, 大動脈拡大(aortopathy)の併存は重要であり, 治療適応を別途考慮する必要がある.
- 二尖弁を伴う aortopathy には大動脈解離, 大動脈瘤があり, 血管径によって大血管に対する手術適応が決められている.

Aortopathy の手術適応

- Valsalva 洞もしくは上行大動脈が 55mm より大きい場合.
- Valsalva 洞もしくは上行大動脈が 50mm より大きく大動脈解離のリスク(大動脈解離の家族歴, 年間 0.5cm 以上の拡大)がある場合.
- Valsalva 洞もしくは上行大動脈が 45mm より大きく AS もしくは AR による外科手術を受ける場合.

■参考文献

❶ Nishimura RA, Otto CM, Bonow RO, et al. 2014 AHA/ACC Guideline for the Management of Patients With Valvular Heart Disease: a report of the American College of Cardiology/American Heart Association Task Force on Practice Guidelines. Circulation. 2014; 129: e521-643.

❷ 中西敏雄, 赤木禎治, 天野 純, 他. 2014 年度版 先天性心疾患, 心臓大血管の構造的疾患(structural heart disease)に対するカテーテル治療のガイドライン. 京都: 日本循環器学会; 2015. p.1-188.

❸ Nishimura RA, Otto CM, Bonow RO, et al. 2017 AHA/ACC focused update of the 2014 AHA/ACC guideline for the management of patients with valvular heart disease. J Am Coll Cardiol. 2017; 70: 252-89.

❹ Baumgartner H, Falk V, Bax JJ, et al. 2017 ESC/EACTS Guidelines for the management of valvular heart disease. Eur Heart J. 2017; 38: 2739-91.

〈丸尾 健〉

2. 慢性管理を要する疾患

7 ▶ 大動脈弁閉鎖不全症 (aortic regurgitation: AR)

■ POINT

① AR は大動脈基部，弁尖，いずれに異常を生じても起こりえる．
② ElKohry らによる機能的分類を用いて AR の原因を評価する．
③ 重症度評価は心エコー図法がスタンダードである．
④ AR に対する外科的治療の第一選択は人工弁置換術である．しかし僧帽弁と同様に自己弁温存術が今後広まっていく可能性がある．

病態	・大動脈弁，大動脈基部いずれかの異常，拡大によって大動脈弁を介し拡張期に左室へ血液が逆流する．左室は慢性的に容量負荷を受け遠心性肥大を呈する．
原因	・弁尖：退行性変性，二尖弁，リウマチ性，動脈硬化性，感染性心内膜炎など． ・大動脈基部：本態性拡大，大動脈解離，マルファン症候群，Ehlers-Danlos 症候群など．
症状	・労作時息切れが主だが，進行するまで多くは無症状．拡張期圧が低くなると冠循環不全により狭心痛を起こす．
身体所見	・胸骨左縁第 3-4 肋間にて最大となる拡張期逆流性雑音を聴取． ・重度の場合には相対的 AS による収縮期駆出性雑音を聴取する． ・拡張期血圧は低下し，脈圧の拡大を認める．一般的に拡張期血圧が低下するほど重症である．
AR の機能的な原因分類	・AR の機能的原因は大動脈基部と弁尖に分けて分類されている（図 1）．

図 1 AR の機能的原因分類（ElKohry らによる）

AR クラス	Type I 弁尖の動きは正常機能的大動脈弁輪の拡大もしくは弁尖穿孔				Type II	Type III
	I a	I b	I c	I d	弁尖逸脱	弁尖可動制限
機序	STJ から上行大動脈瘤	大動脈基部瘤	大動脈弁輪拡大	弁尖穿孔	弁尖逸脱	弁尖可動制限

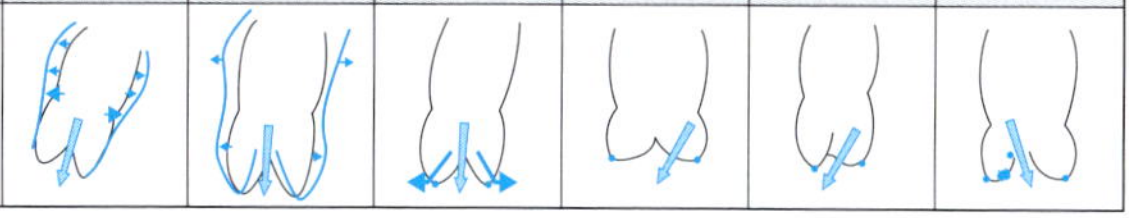

III 一般外来・入院編

心エコー図法による評価項目

- 左室拡大
  左室拡張末期径（LVEDD）：>65mm
  左室収縮末期径（LVESD）：>50mm
  （体表面積補正>25mm/m^2）
- 左室収縮能の評価：左室駆出率（LVEF）が50%未満は収縮能低下と判断．
- 大動脈弁形態評価
  - 大動脈基部拡大：弁輪≧25mm
    ST-junction≧30mm
  - 逸脱（prolapse）：逸脱している弁尖の評価，eccentric jetの評価．

ARの重症度

- Vena-contracta width
  - ARのacceleration flowから遠位の最も狭くなる部分の幅．機能的逆流弁口を反映する．幅広いjetは重症．eccentric jetの場合には計測が難しい．

半定量指標
- 下行大動脈，腹部大動脈基部の汎拡張期逆行性血流．
  - 拡張末期の下行大動脈の逆行性血流が20cm/s以上であればsevere．
  - 腹部大動脈基部に汎拡張期逆行性血流があればsevere．

定量指標
- 主にPISA法（もしくはvolumetric法）を用いて評価する．
- 有効逆流弁口面積（effective regurgitant orifice: ERO）
- 逆流量（regurgitant volume: RVol）
- 逆流率（regurgitant fraction: RF）

重症度評価の実際
- 各手法ともに限界があるためARの原因，ARの向き，多

図2 Vena-contracta widthの評価
ARのacceleration flowから遠位の最も狭くなる部分の幅（矢印）を評価する．

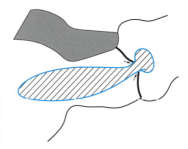

294

表1 経胸壁心エコーによる AR の重症度分類 (2014 AHA/ACC Guideline より改変)

	Vena contracta	Jet width / LVOT	ERO	R vol	RF
Mild	<0.3cm	<25%	<0.10cm^2	<30mL/beat	<30%
Moderate	0.3-0.6cm	25-64%	0.10-0.29cm^2	30-59mL/beat	30-49%
Severe	>0.6cm	≧65%	≧0.3cm^2	≧60mL/beat	≧50%

表2 AR のステージ分類 (2014 AHA/ACC Guideline より改変)

ステージ	定義	弁形態	血行動態	血行動態の影響	症状
A	リスクあり	・二尖弁(もしくはその他の先天異常) ・弁硬化 ・Valsalva 洞または上行大動脈の疾患 ・リウマチ熱または既知のリウマチ性心疾患の既往 ・感染性心内膜炎	・AR なし，または軽度	・なし	・なし
B	進行性	・三尖弁で軽度〜中等度の石灰化，二尖弁 (もしくはその他の先天異常) ・Valsalva 洞拡大 ・弁のリウマチ性変化 ・感染性心内膜炎の既往	Mild AR: ・JW/LVOT<25% ・VC<0.3cm ・RVol<30mL/beat ・RF<30% ・ERO<0.10cm^2 Moderate AR: ・JW/LVOT<25〜64% ・VC 0.3〜0.6cm ・Rvol 30〜59mL/beat ・RF 30〜49% ・ERO 0.10〜0.29cm^2	・左室収縮正常 LV 容量正常または LV 軽度拡大	・なし
C	無症候性の severe AR	・大動脈弁石灰化 ・二尖弁 (もしくはその他の先天異常) ・Valsalva 洞または上行大動脈の疾患	Severe AR: ・JW/LVOT≧65% ・VC>0.6cm ・腹部大動脈基部の汎拡張期逆行性血流 ・Rvol≧60mL/beat ・RF≧30% ・ERO≧0.30cm^2 ・慢性 severe AR の診断にはさらに LV 拡大が必要	C1: ・LVEF 正常および軽度から中等度 LV 拡大 C2: ・LVEF 低下を伴う高度 LV 拡大	・なし: 症状を確認するには運動負荷テスト
D	症候性の severe MR	・弁のリウマチ性変化 ・弁尖の閉鎖不全または穿孔を伴う感染性心内膜炎の既往		・症候性の severe AR は左室収縮正常，軽〜中等度 LV 収縮障害，高度 LV 収縮障害 (LVEF<40%)いずれでも起こる． ・左室拡大	・労作時呼吸困難，狭心痛，またはより高度な心不全症状

JW/LVOT=ジェット幅と LVOT 径の比

ARのStage分類

- 2014 AHA/ACCガイドラインでは逆流重症度に加え，弁の形態，左室の形態・機能，症状を用い，ARの重症度をStage分類を用いて評価する（表2）．

ARの内服治療

- 慢性AR患者（mild以上）においては高血圧（収縮期血圧>140mmHg）の治療が推奨されている．
- 症候性あるいは左室機能障害のある高度AR患者において，併存症のため手術が施行されない場合，ACE阻害薬/ARBによる薬物治療は妥当である．

大動脈弁置換術の適応

- 2014 AHA/ACCガイドラインにおけるARに対する外科的治療の第一選択は人工弁置換術である．大動脈弁置換術（aortic valve replacement: AVR）の手術適応を図3に示す．
- 人工弁の選択はASの項（「人工弁の選択」）を参照．

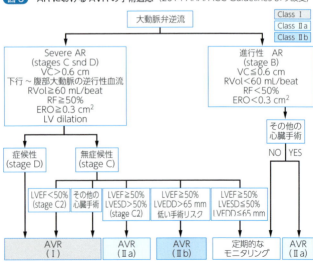

図3 ARにおけるAVRの手術適応（2014 AHA/ACC Guidelinesより改変）

大動脈弁自己弁温存術の適応

- 2017 ESC ガイドラインにおいては, severe AR に対しては習熟した病院でハートチームにおいて議論し適切と判断され選択された患者に対しては大動脈弁形成術を Class I, また若年で三尖弁の大動脈基部拡大の患者に対しては自己弁温存基部置換術を Class I で推奨している.
- 基本的には ElKohry らによる AR の機能的な原因分類に基づいて術式を決定する.
- 術手技としては central plication, subcomissural annuluplasty などの大動脈弁形成術に加え, 上行大動脈置換術, 大動脈基部そのものをグラフトへ置換し自己弁尖を縫合する自己弁温存基部置換術(Reimplantation 法, Remodeling 法) などが主に行われている.
- 経験ある施設では, 10 年の再手術回避約 90%, 2 度以上の AR 回避 80~85%である.

大動脈基部, 上行大動脈拡大の手術適応

- 55mm 以上であれば全ての場合手術適応.
- Marfan 症候群でリスク (大動脈解離の家族もしくは既往歴, severe AR もしくは MR, 妊娠希望, 高血圧, 年間 0.3cm 以上の進行) がある場合には 45mm 以上で手術適応.
- 二尖弁の場合には AS の項 (「二尖弁と Aortopathy」) を参照.

■参考文献

❶Nishimura RA, Otto CM, Bonow RO, et al. 2014 AHA/ACC Guideline for the Management of Patients With Valvular Heart Disease: a report of the American College of Cardiology/American Heart Association Task Force on Practice Guidelines. Circulation. 2014; 129: e521-643.

❷Boodhwani M, de Kerchove L, Glineur D, et al. Repair-oriented classification of aortic insufficiency: impact on surgical techniques and clinical outcomes. J Thorac Cardiovasc Surg. 2009; 137: 286-94.

❸Aicher D, Fries R, Rodionycheva S, et al. Aortic valve repair leads to a low incidence of valve-related complications. Eur J Cardio-Thorac Surg. 2010; 37: 127-32.

❹Baumgartner H, Falk V, Bax JJ, et al. 2017 ESC/EACTS Guidelines for the management of valvular heart disease. Eur Heart J. 2017; 38: 2739-91.

〈丸尾　健〉

III 一般外来・入院編

2. 慢性管理を要する疾患

8 ▶ 僧帽弁閉鎖不全症 (mitral regurgitation: MR)

■ POINT

① MR 患者は増加している．
② MR には僧帽弁自体の異常による一次性と左室の形態機能異常に伴う二次性がある．
③ 一次性 MR では可能な限り弁形成術が推奨されている．
④ 二次性 MR では弁輪形成術のみでは再発のリスクが高ければ弁下形成，弁置換術も考慮する．

僧帽弁複合体の解剖
(図 1)

- 僧帽弁は前尖と後尖の 2 枚の僧帽弁尖から構成され，前尖は antero-lateral 側から postero-medial 側に向かって，およそ strut chorda を境に A1, A2, A3, 同様に後尖は切れ込みを境に P1, P2, P3 と区分される．
- 僧帽弁と連続する弁輪，腱索，さらに腱索が繋がる乳頭筋，左室心筋をまとめて僧帽弁複合体 (mitral complex) とよぶ．いずれか 1 つでも異常を起こすと，逆流を認めるようになる．

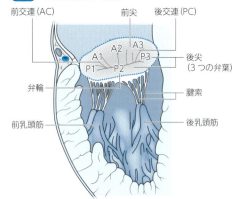

図 1 僧帽弁複合体の解剖

病態

- 僧帽弁複合体いずれかの異常により収縮期に左室から僧帽弁を介して左房へ逆行性の血流を認める．そのため左室は慢性的に容量負荷を受け遠心性肥大を呈し，冠動脈，末梢血管に影響を及ぼし，代償不良にて左心不全をきたす．

原因	• 一次性（primary）：退行性（degenerative）に伴う逸脱，腱索断裂，リウマチ性，感染性心内膜炎，心筋梗塞の乳頭筋断裂，放射線によるものなどを含む．僧帽弁自体の異常． • 機能性（functional），二次（secondary）：弁尖は正常．虚血性心疾患，心筋症などにより，左室心筋，乳頭筋などの位置変化により生じた MR．虚血によるものを虚血性僧帽弁逆流，ischemic MR と述べることが多い．
症状	• 労作時息切れ，運動耐用の低下など．初期は多くの場合，無症状．
身体所見	• 僧帽弁に近い心尖部に最強点を有する全収縮期雑音を聴取． • 腱索断裂などで急に重症 MR を生じた場合はショックになることもある．
MRの機能的な原因分類（図2）	• 僧帽弁複合体のいずれの箇所に異常を生じても MR が起こりえる． • MR の機能的な機序の分類として Carpentier 分類が幅広く用いられている．

図2 MRの機能的原因分類（Carpentier による）

分類	機序			原因
Type Ⅰ	弁尖の動き正常			弁輪拡大 感染性心内膜炎 先天性
Type Ⅱ	弁尖の過剰な動き （逸脱）			退行性変性 Fibroelastic deficiency Barlow disease
Type Ⅲa	弁尖の可動制限 （開放制限）			リウマチ性 カルチノイド 放射線
Type Ⅲb	弁尖の可動制限 （閉鎖制限）			虚血性 拡張型心筋症

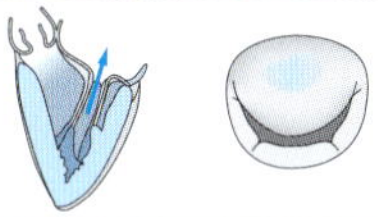

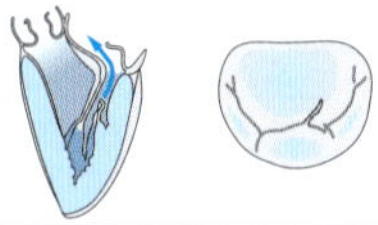

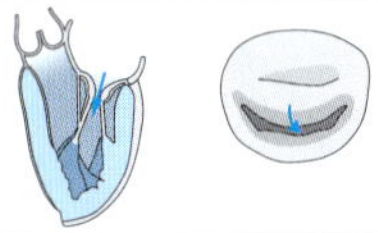

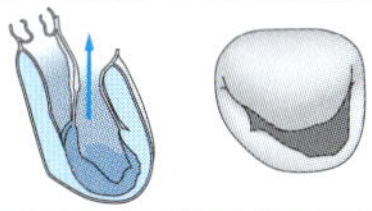

心エコー図法による評価項目

- 左室サイズ左室収縮末期径（LVESD）：≧40mm は拡大．
- 左室機能の左室駆出率（LVEF）：60％未満は収縮能低下と判断．30％未満は重度収縮能低下と判断．
- 一次性 MR（主に degenerative）における逸脱部位の評価
  - 形成術の可否を判定するために，逸脱部位，範囲を術前に予測する必要がある．
  - 弁尖の形態さらにカラードプラでの逆流の acceleration flow の位置およびジェットの向きをみて逸脱部位の推測が可能である（図3）．

図3　MR の吹く向き
A. 前尖が逸脱した際，B. 後尖が逸脱した際，C. 交連部が逸脱した際の逆流の向きをそれぞれ示す．

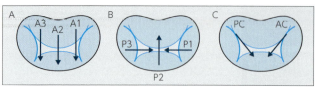

- 二次性 MR におけるテザリングの評価（図4）
  - 二次性 MR では腱索が弁尖を乳頭筋方向へ牽引することによって起こる．これをテザリング（tethering）という．
  - テザリングは僧帽弁輪から弁尖までの距離（tenting height），面積（tenting area），僧帽弁輪と後尖のなす角度（後尖角度）などで評価する．

図4　テザリングの評価
A：心尖部四腔像．tenting height は弁輪から弁尖までの距離（矢印），tenting area は同部の面積を評価する．
B：長軸像．後尖角度は弁輪と後尖のなす角度を評価する．

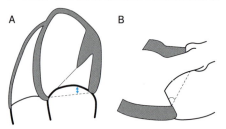

- Tenting height 1cm 以上，tenting area 2.5〜3.0cm^2 以上，後尖角度 45°以上は重症とされる.

経食道心エコー図法

- 術前検査として必須である．僧帽弁を明瞭に描出することが可能であり，重症度の詳細評価，弁形成の可否も評価できる.
  - 3D 経食道心エコー図法を用いることで，Surgeon's view での 3D image を構築し逸脱部位の空間的な把握が容易になる.

重症度の評価

- 心エコー図法により評価する（表1，2）.
- 左房に対する MR ジェットの面積の割合

半定量的指標

  - 中心性ジェットの場合のみ 40%超を高度としている．偏心性ジェットの場合には，全収縮期にみられる場合を高度としている．左房サイズの影響などを受けるための信頼性は低い.
- Vena-contracta width
  - MR の acceleration flow から遠位の最も狭くなる部分の幅であり機能的逆流弁口を反映する．二次性 MR に特に多いが，vena-contracta が楕円型の場合は，1 断面のみのでは重症度を誤る可能性がある．2 断面で平均をとるのがよいとされ，8mm 以上の場合，重症とする（図5）.

定量的指標

- PISA 法，volumetric 法を用いて評価する.
- 逆流弁口面積（effective regurgitant orifice: ERO）
- 逆流量（regurgitant volume: RVol）

表1 心エコー図法による一次性 MR の重症度分類（2017 AHA/ACC Guideline 改訂より改変）

	VC	MR area / LA area	ERO	R Vol	RF
Mild	<0.3cm	<20%			
Moderate	0.3-0.6cm	20-40%	<0.40cm^2	<60mL/beat	<50%
Severe	≥0.7cm	>40%	≥0.40cm^2	≥60mL/beat	≥50%

表2 心エコー図法による二次性 MR の重症度分類（2017 AHA/ACC Guideline 改訂より改変）

	VC	MR area / LA area	ERO	R Vol	RF
Mild	<0.3cm	<20%			
Moderate			<0.40cm^2	<60mL/beat	<50%
Severe			≥0.40cm^2	≥60mL/beat	≥50%

III 一般外来・入院編

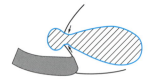

図5 Vena-contracta width の評価
AR の acceleration flow から遠位の最も狭くなる部分の幅（矢印）を評価する．

- 逆流率（regurgitant fraction: RF）
- 二次性 MR における重症度基準
  - 2017 AHA/ACC ガイドライン改訂では二次性 MR における重症の閾値が従来の ERO 0.20cm^2 から一次性と同様の 0.40cm^2 に変更された．一方，より感度の高い閾値として 0.20cm^2 もあげられている．最終的には臨床，心エコー所見を併せて評価することが重要である．

MR の Stage 分類

- 2014 AHA/ACC ガイドラインでは血行動態評価である逆流重症度に加え，弁の形態，左室の形態・機能，症状を用い，MR の重症度を一次性，二次性各々に関して Stage 分類を用いて評価する（表 3, 4）．

内科的加療

- LVEF＜60％の症候性慢性一次性 MR 患者においては，手術をしない場合，収縮障害に対する薬物療法は妥当である．**一次性**
- LVEF 低下を伴う心不全を呈する慢性二次性 MR 患者は ACE 阻害薬，ARB，β遮断薬およびミネラルコルチコイド受容体の心不全に対する標準的治療を行う．
- デバイス治療の適応がある症候性慢性高度二次性 MR 患者に対し両室ペーシングによる CRT が推奨される．**二次性**

形成術の可否

- 後尖に限局した逸脱による MR では弁置換ではなく弁形成術を行うことが勧められている．
- 前尖および両尖逸脱による MR に対しては形成術が成功し耐久性が保持されるのであれば形成術が勧められる．
- 無症候性，左室拡大および LVEF 低下を伴わない，いわゆる early surgery においては 95％以上の形成術成功率が求められる．**一次性**
- 内科的治療抵抗性の虚血性 severe MR（NYHA Ⅲ～Ⅳ）においては弁下温存僧帽弁置換術の方が弁輪縫縮術（undersized mitral annuloplasty）よりも推奨（Class Ⅱa）されている．**二次性**
- 弁輪縫縮術のみでは虚血性の場合約 30％で再発すると

表3 一次性 MR のステージ分類 (2014 AHA/ACC Guideline より改訂)

ステージ	定義	弁形態	血行動態	血行動態の影響	症状
A	リスクあり	・接合が正常な軽度M弁逸脱 ・軽度弁尖肥厚および可動制限	・MR jet area<20% ・VC<0.3cm	・なし	・なし
B	進行性	・接合が正常な高度M弁逸脱 ・可動制限および中央の接合不全を伴うリウマチ性弁尖変性 ・感染性心内膜炎の既往	・MR jet area が20〜40%または収縮後期のeccentric jet ・VC<0.7cm ・RVol<60mL ・RF<50% ・ERO<0.40cm^2	・軽度左房拡大 ・左室拡大 (-) ・肺動脈圧正常	・なし
C	無症候性のsevere MR	・接合不全もしくは flail leaflet を伴う高度のM弁逸脱 ・可動制限および中央の接合不全を伴うリウマチ性弁尖変性 ・感染性心内膜炎の既往 ・放射線障害に伴う弁尖肥厚	・MR jet areaが>40%または全収縮のeccentric jet ・VC≧0.7cm ・RVol≧60mL ・RF≧50% ・ERO≧0.40cm^2	・中等度〜高度左房拡大 ・左室拡大 (+) ・安静時または運動時の肺高血圧の可能性 C1: LVEF>60 % でLVESD<40mm C2: LVEF≦60 % でLVESD≧40mm	・なし
D	症候性のsevere MR			・中等度〜高度左房拡大 ・左室拡大 (+) ・肺高血圧 (+)	・運動耐用能低下 ・労作時呼吸困難

VC: vene-contracta

表4 二次性 MR のステージ分類 (2017 AHA/ACC Guideline 改訂より改変)

ステージ	定義	弁形態	血行動態	血行動態の影響	症状
A	リスクあり	・弁尖, 腱索, 弁輪が正常な冠動脈疾患, 心筋症	・MR jet area<20% ・VC<0.3cm	・固定 (梗塞) または誘発性 (虚血) の局所壁運動異常を伴うが左室拡大 (-) もしくは軽度左室拡大 ・左室拡大と収縮低下を伴う原発性心筋症	・冠動脈疾患もしくは心不全によるであろう症状があり, 血行再建と適切な内服加療に反応する
B	進行性	・M弁尖の軽度 tethering を伴う局所壁運動異常 ・M弁尖中央の軽度接合不全を伴う弁輪拡大	・ERO<0.40cm^2 ・RVol<60mL ・RF<50%	・左室収縮低下を伴う局所壁運動異常 ・原発性心筋症による左室拡大と収縮低下	
C	無症候性のsevere MR	・M弁尖の高度 tethering を伴う局所壁運動異常もしくは左室拡大 ・M弁尖中央の高度接合不全を伴う弁輪拡大	・ERO≧0.40cm^2 ・RVol≧60mL ・RF≧50%		
D	症候性のsevere MR				・血行再建と適切な内服加療にも関らずMRによる心不全症状が持続している ・運動耐用能低下 ・労作時呼吸困難

III 一般外来・入院編

図6 MR における手術適応（2017 AHA/ACC Guidelines 改訂より改変）

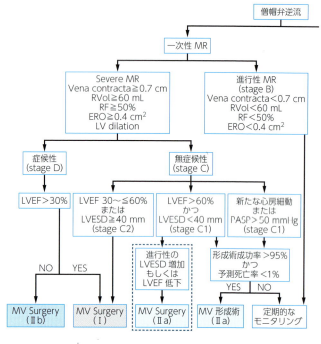

され，弁下形成術を含めた形成術の成績は不明確である．僧帽弁置換術に対して形成術の優位性は現状ではない．
- 再発のリスク：左室拡張末期径 65mm 以上，弁尖の後側方角度 45°以上，tenting area 2.5〜3cm² 以上，tenting height 1cm 以上，乳頭筋間距離 20mm 以上．

手術適応
- MR に対する手術適応の指針を図6に示す．

経カテーテル的僧帽弁形成術
- 経カテーテル的僧帽弁形成術（MitraClip®）は Alfieri などによる外科的 edge-to-edge repair のコンセプトを基に，経カテーテル的に経大腿静脈，経中隔アプローチで僧帽弁の前後尖をクリップで挟み，両方のクリップを締めることで弁尖の接合を改善させる新たな治療法である．2018年から国内でも使用可能になり広がりを見せている．経食道心エコーを用いた術前プランニング，術中ガイドが非常に重要である．

治療法

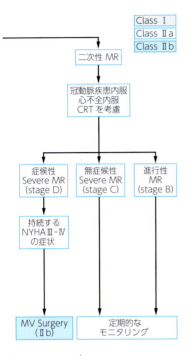

適応
- ガイドラインでは開心術によるMRの治療が困難な症候性重症心不全患者を対象にClass Ⅱbで推奨されている．低心機能，再手術，高齢，併存疾患，STSスコア高値など外科手術ハイリスクが主な対象になる．二次性MRにおいては低心機能などのため対象にならなかったunmet needsの心不全患者が多く，積極的な適応も考慮される．
- 一次性MRは外科的弁形成術が第一選択であり，基本的に外科手術が困難な患者が対象になる．
- 真ん中（A2, P2）の逸脱病変の方がよい適応であるが，P1, P3のような交連部寄りの逸脱でも病変の形態によっては可能である．解剖学的な適応についてはGerman Consensusが広く用いられている（表5）．

治療成績
- 二次性MRに対するMitraClip®の効果に関してMITRA-FR trialでは有用性を示さなかったが，COAPT trialにおいてMitraClip®群では内科的加療のみの群に比べて2年間の心不全再入院（35.8% vs. 67.9%）およ

Ⅲ 一般外来・入院編

表5 MitraClip® の解剖学的適応（German Consensus）

最適な弁形態	条件付きで適した弁形態	不適な弁形態
middle scallop からの僧帽弁逆流	lateral/medial scallop からの僧帽弁逆流	弁尖の穿孔/クレフトの存在
弁尖石灰化なし	クリップ捕捉部位以外の弁尖石灰化	クリップ捕捉部位の石灰化
僧帽弁弁口面積＞4cm²	僧帽弁輪石灰化（MAC）	有意な僧帽弁狭窄症
可動性のある後尖長≧10mm	僧帽弁形成術後	可動性のある後尖長＜7mm
接合部の深さ＜11mm	僧帽弁弁口面積＞3cm²	リウマチ性の弁尖変性
正常の弁尖性状と動き	可動性のある後尖長≧7mm	拡張期・収縮期の弁尖可動制限
逸脱幅＜15mm	接合部の深さ≧11mm	Barlow 病
逸脱間隙＜10mm	収縮期の弁尖可動制限	複数の scallop の逸脱
	複数のクリップ留置が可能である弁口を伴う逸脱幅＞15mm	

び全死亡（29.1％ vs. 46.1％）を有意に減少させ，二次性 MR における MitraClip® の有用性を示した．異なる結果の理由として，薬物療法管理の厳密さ，左室拡大と MR 重症度の差異，チームの経験値などがあげられている．今後の結果（RESHAPE-HF など）にもよるが，適切な患者選択，チームの習熟などが治療の有用性をより確実にする可能性がある．

■参考文献

[1] Nishimura RA, Otto CM, Bonow RO, et al. 2014 AHA/ACC Guideline for the Management of Patients With Valvular Heart Disease: a report of the American College of Cardiology/American Heart Association Task Force on Practice Guidelines. Circulation. 2014; 129: e521-643.

[2] Lancellotti P, Moura L, Pierard LA, et al. European Association of Echocardiography recommendations for the assessment of valvular regurgitation. Part 2: mitral and tricuspid regurgitation (native valve disease). Eur J Echocardiogr. 2010; 11: 307-32.

[3] Nishimura RA, Otto CM, Bonow RO, et al. 2017 AHA/ACC Focused Update of the 2014 AHA/ACC Guideline for the Management of Patients With Valvular Heart Disease. J Am Coll Cardiol. 2017; 70: 252-89.

[4] Stone GW, Lindenfeld J, Abraham WT, et al. Transcatheter mitral-valve repair in patients with heart failure. N Engl J Med. 2018; 379: 2307-18.

〈丸尾　健〉

2. 慢性管理を要する疾患

9 ► 僧帽弁狭窄症 (mitral stenosis: MS)

POINT

① 先進国ではリウマチ熱の減少に伴い MS は減少しているが, 発展途上国は非常に多い.

② 先進国の高齢者では僧帽弁輪の高度石灰化に伴う MS が問題になっている.

③ 現在の治療指針は主にリウマチ性 MS に対するものである.

④ 治療としては外科的 MVR と経カテーテル的な経皮的僧帽弁交連切開術 (PTMC) がある.

病態	・僧帽弁狭窄により左房から左室への血流が減少し, 左房と左室の圧較差が顕著になる.
原因	・リウマチ性: 幼少期に溶連菌感染を起こし, その後, 慢性的な弁の炎症により 10 年以上の経過で弁および弁下組織に変性を起こし狭窄する. 先進国では減少しているが発展途上国では多い. ・動脈硬化性: 後尖の弁輪部を中心に石灰化沈着を起こし, 徐々に石灰化が進行することで弁の狭窄を起こす. 高齢者に多く, 先進国で増加しつつある.
症状	・労作時息切れ, 倦怠感など. 初期は多くの場合, 無症状. ・左房内血栓による塞栓症による症状.
身体所見	・僧帽弁に近い心尖部に最強点を有する拡張期ランブル, opening snap などを聴取. ・心房細動を合併することが多く脈不整をチェックする.
心エコー図法	・リウマチ性では心筋に影響が及ぶこともあり左室収縮機能の評価が必要. 左房径, 左房容量 (BSA 補正) を計測するべきである. ・左房内血栓 (特に左心耳) の評価を注意深く行う. ただし, 経胸壁の感度は低く, 除外するには経食道心エコー図法が必要. PTMC を行う前には評価が必須.
重症度の評価	・心エコー図法を用いて行う. ・Planimetry 法による僧帽弁口面積 (cm^2): MVA ・弁口をトレースし求める. 従来 severe の閾値は 1.0cm^2 であったが, 2014 年 AHA/ACC のガイドラインでは severe の閾値は 1.5cm^2 となり, 1.0cm^2

9

僧帽弁狭窄症

図1　MSにおける Planimetry 法
A. 長軸像で弁の先端の最も弁口が狭くなる場所に断面を設定する.
B. 短軸像で弁口をトレース（斜線）し弁口面積を求める.

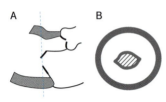

図2　左室流入血流波形
連続波ドプラで記録. トレースすることで平均圧較差を求める. E波の下降脚の傾き（矢印）から pressure half time（PHT）を計測し経験的な式（220/PHT）から弁口面積を求める.

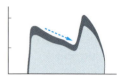

は very severe の閾値とされている（図1）.

- Pressure half time（ms）: PHT（図2）
  - 連続波ドプラを用い僧帽弁流入血流の傾きから求める.
  - MR が中等度以上の場合は評価困難.
- 肺動脈圧（mmHg）: PASP
  - 収縮期肺動脈圧を三尖弁逆流および下大静脈径から推測する.
- 左室-左房平均圧較差（mmHg）（図2）
  - 通常 10mmHg 以上で高度としているが, 心拍数や前負荷によって変動する.

リウマチ性 MS の Stage 分類

- 2014 AHA/ACC ガイドラインでは血行動態評価である狭窄重症度に加え, 弁の形態, 左房や肺動脈圧, 症状を用い, MS の重症度を Stage 分類を用いて評価する（表1, 2）.

内服加療

- 心房細動合併, MS に塞栓の既往, MS に左房内血栓を合併した場合にはワルファリンによる抗凝固療法を行う.
- MS で心室応答の速い心房細動を合併している患者ではβ遮断薬, ジゴキシン, Ca 拮抗薬によるレートコントロールが有用である.

表1　心エコー図法による MS の重症度分類（2014 AHA/ACC Guideline より改変）

	PASP	MVA	PHT
Moderate		>1.5cm²	<150ms
Severe	>30mmHg	≦1.5cm²	≧150ms
Very severe		≦1.0cm²	≧220ms

表2 MSのステージ分類 (2014 AHA/ACC Guidelineより改変)

ステージ	定義	弁形態	血行動態	血行動態の影響	症状
A	リスクあり	・僧帽弁の拡張期軽度ドーミング	・MFVは正常	・なし	・なし
B	進行性	・リウマチ性変性およびM弁尖の拡張期ドーミング ・MVA>1.5cm^2	・MFVは増加 ・MVA>1.5cm^2 ・拡張期PHT<150ms	・軽度〜中等度左房拡大 ・安静時肺動脈圧正常	・なし
C	無症候性 severe MS	・リウマチ性変性およびM弁尖の拡張期ドーミング ・MVA≦1.5cm^2 (MVA≦1.0cm^{2}はvery severe MS)	・MVA≦1.5cm^2 (MVA≦1.0cm^{2}はvery severe MS) ・拡張期PHT≧150ms (pressure half time≧220msはvery severe MS)	・高度左房拡大 ・PASP>30mmHg	・なし
D	症候性 severe MS	・リウマチ性変性およびM弁尖の拡張期ドーミング ・MVA≦1.5cm^2			・運動耐用能低下 ・労作時呼吸困難

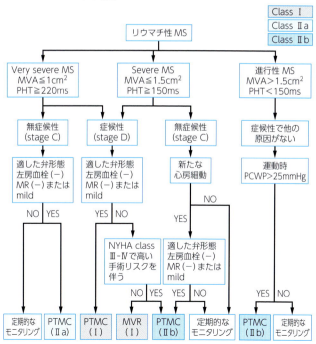

図3 リウマチ性MSにおけるインターベンション適応 (2014 AHA/ACC Guidelinesより改変)

III 一般外来・入院編

表3 PTMCにおけるWilkinsスコア

重症度	弁の可動性	弁下組織変化	弁の肥厚	石灰化
1	わずかな制限	わずかな肥厚	ほぼ正常（4～5 mm）	わずかに輝度亢進
2	弁尖の可動性不良，弁中部，基部は正常	腱索の近位2/3まで肥厚	弁中央は正常，弁辺縁は肥厚（5～8 mm）	弁辺縁の輝度亢進
3	弁基部のみ可動性あり	腱索の遠位1/3以上まで肥厚	弁膜全体に肥厚（5～8mm）	弁中央部まで輝度亢進
4	ほとんど可動性なし	全腱索に肥厚，短縮，乳頭筋まで及ぶ	弁全体に強い肥厚，短縮，乳頭筋まで及ぶ	弁膜の大部分で輝度亢進

インターベンションの適応

PTMC

- 正常洞調律で運動時に症状のあるMS患者ではレートコントロールを考慮してもよい．
- リウマチ性MSに対しては外科的MVRと経カテーテル的な経皮的僧帽弁交連切開術（PTMC）がある（図3）．
- 動脈硬化性MSに関しては明確な治療指針は現状ではない．
- PTMCの適応を考慮する際にWilkinsスコア表（表3）を参考に適応を決定し8点以下であればよい適応とする．
- 実際にはスコアに加え，交連部石灰化の局在性，交連部癒合の切りしろの有無，中等度以上のMRがないかなども考慮に入れて決定する．
- 弁口面積の目標としては1.5cm^{2}以上が目安になるが，中等度以上の逆流の増悪，交連部の切りしろの有無などを評価し重大な合併症を起こさないように終了点を決定する．

■参考文献

1. Nishimura RA, Otto CM, Bonow RO, et al. 2014 AHA/ACC Guideline for the Management of Patients With Valvular Heart Disease: a report of the American College of Cardiology/American Heart Association Task Force on Practice Guidelines. Circulation. 2014; 129: e521-643.
2. 中西敏雄，赤木禎治，天野 純 他．2014年度版 先天性心疾患，心臓大血管の構造的疾患（structural heart disease）に対するカテーテル治療のガイドライン．京都：日本循環器学会；2015. p.1-188.

〈丸尾 健〉

2. 慢性管理を要する疾患

10 ▶ 感染性心内膜炎

(infectious endocarditis: IE)

■ POINT

① 全身性敗血症性疾患である.

② 早期の診断, 治療介入が重要であり, 特に経食道心エコー図検査は重要である.

③ 合併疾患について初期から留意が必要である.

④ 薬物療法が原則だが, 常に手術治療のタイミングを検討する必要がある.

感染性 心内膜炎とは	・心臓弁膜や心内膜, 大血管内膜に細菌集簇を含む疣腫 (vegetation) を形成する疾患の総称である. 基本的には全身性敗血症性疾患であり, 敗血症から発症までの期間は, 80%が2週間以内とされている. 種々の合併症を生じ, 死亡率が非常に高い (院内死亡15〜22%, 5年生存率60%)[1] 重篤な疾患である. そのためにも早期の診断と治療が重要である.

診断のポイント ① 身体所見	・**発熱**: 最も多い症状である. 一般的に38℃以上とされているが, 高齢者や亜急性の患者では微熱の場合も少なくない. ・**心雑音**: 新たに出現した逆流性雑音が特徴的である. 人工弁置換術後の感染症でも同様であり, 早期に精査を進めるべきである. ・**末梢血管病変**: 亜急性の経過で認める場合が多く, 急性の経過では少ない. (ⅰ) 皮膚・粘膜病変: 点状出血 (眼瞼結膜, 頬部粘膜, 四肢), 爪下線上出血, Osler結節 (指頭部にみられる紫色または赤色の有痛性皮下結節), Janeway発疹 (手掌と足底の無痛性小赤斑) (ⅱ) 形態異常: ばち状指 (ⅲ) 眼底所見: Roth斑 (眼底の出血性梗塞による中心部の白色化) ・**関節痛・筋肉痛** ・**全身性塞栓症による症状** (ⅳ) 左季肋部痛: 脾梗塞 (ⅴ) 側腹部痛, 顕微鏡的血尿: 腎梗塞 (無症状のケースもある) (ⅵ) 四肢痛, 四肢虚血: 末梢血管塞栓 (ⅶ) 腹痛, イレウス所見, 血便: 上腸間膜動脈塞栓

10

感染性心内膜炎

JCOPY 498-13427

311

(viii) 視力障害: 中心網膜動脈閉塞
(ix) 胸痛: 冠動脈塞栓
※脳塞栓症状は下記に記載.
- **神経学的症状**
  (i) 脳梗塞に伴う症状
  (ii) 頭蓋内出血に伴う症状: 感染性脳動脈瘤の破裂, 動脈炎による動脈瘤破裂, 出血性脳梗塞が原因となる.
- **心不全**: 弁破壊や索索断裂などによる弁膜症性心不全として発症する.
- **腎不全**: 免疫複合体による糸球体腎炎, 腎梗塞だけでなく, 抗生薬治療による腎毒性によっても生じるものの方が多い.

② 検査所見

- **血液培養**: 抗生剤非投与での陽性率は 95% だが, 投与下では約 40% に低下する. 重要な診断基準の一つであり, 抗生剤の感受性も確認できるため, 必須の検査項目である.
  ※検査方法: 24 時間以上かけて 8 時間毎に連続 3 回以上の血液培養を行う. 非発熱時でもよく, 静脈血採血でかまわない. 最低, 10mL の血液を採取し, 好気性菌用培地と嫌気性菌用培地の 2 セットを採取する. 状態が落ち着いていれば, 抗菌薬を 48 時間以上中止して施行する.
- **心エコー図検査**: 確定診断にとって重要な検査である. 重要なのは,「弁尖または壁心内膜に付着した可動性腫瘤(疣贅)」,「弁周囲膿瘍」,「生体弁の新たな部分的裂開」などの心内膜が侵襲されている所見の有無を確認することである. 特に, 可動性のある 10 mm 以上の疣贅は塞栓症の可能性が高くなる. 判断に難渋する場合には, 経食道エコーを考慮すべきである.
- **経食道心エコー図検査**: 経胸壁心エコーに比べ, 感度, 特異度は極めて高い (感度 76〜100%, 特異度 94〜100%). 人工弁では特に有用とされており, 弁周囲膿瘍において有用性が高い.

③ 診断の手順

- 診断の流れや臨床診断基準については, 循環器病の診断と治療に関するガイドライン (2007 年度合同研究班報告), 感染性心内膜炎の予防と治療に関するガイドライン (2008 年改訂版) を参照.

合併症

① 心臓内合併症

- **うっ血性心不全**: 弁破壊や検索断裂, 人工弁周囲の瘻管形成などによる弁逆流を主体とする. 最大の予後規定因子であり, 適切な抗菌薬が投与されていても進行する場合がある. 黄色ブドウ球菌, 腸球菌, グラム陰性桿菌などでは心不全の合併率が高い. 心エコーで速やかに評価し, 早期に外科手術を行う. 特に, NYAH Ⅲ〜Ⅳ度のうっ血性心不全合併例では, 外科手術が遅れると, 内科的手術に比べ予後不良である.

- **弁周囲感染**: 弁周囲膿瘍や心筋内膿瘍などがある. 特に人工弁に多い. 心内シャントや房室ブロックを生じる. 確定診断には特に経食道エコーが重要である. 確定すれば, 心不全の有無にかかわらず, 基本的に外科手術の適応である.

② 心臓外合併症

- **全身性塞栓症**: 感染性心内膜炎の約40％に生じる. 無症状の場合もあるので, 全身のCTスキャンなどで評価が必要である. 中枢神経系が最も多い (60〜70％). 他に, 脾臓, 腎臓, 肺, 末梢動脈, 冠動脈, 肝臓, 腸間膜動脈などにも生じる.

  ※疣贅の大きさが10mmを超え, 可動性が大きいと, 塞栓の頻度が高く, 経食道心エコーが有用である. 特に10〜15mmの可動性の疣贅を認めた場合, 早期手術が望ましい[2].

  (ⅰ) 脳合併症: 全身性塞栓症の一つであり, 疣贅が脳動脈を閉塞することによって生じる. 20〜40％で認められる. 脳合併症症例は予後不良であり, 特に脳梗塞と動脈瘤の破裂では顕著である. 起炎菌としては, *Staphylococcus aureus* が多い.

  - 病態: 脳梗塞, 一過性脳虚血発作, 脳出血, 脳動脈瘤, 髄膜炎, 脳膿瘍, 癲癇発作など.
  - 治療方針: 外科手術に際してヘパリンを使用するため, 手術死亡率は高くなる. CTで1〜2cmの脳梗塞症例では問題なく手術できるとの報告もあるが, 可能であれば, 2週間経ってからの手術が望ましい. ただし, 非破裂動脈瘤については決まった治療方針はないため, 状態や部位に応じて個々に判断が必要である. 破裂時はくも膜下出血に準じて対応する.

    なお, 抗凝固療法は原則禁忌である.

  - 脳合併症を起こした場合の治療については, 循環器病の診断と治療に関するガイドライン (2007年度合同研究班報告). 感染性心内膜炎の予防と治療に

Ⅲ 一般外来・入院編

関するガイドライン（2008年改訂版）図3, p.15を参照.

(ⅱ) 脾梗塞, 脾膿瘍, 脾破裂: 脾梗塞では抗生剤治療で改善する場合が多い. 脾膿瘍に進展すると, 脾摘出術が必要となり, 心臓手術の前が望ましい. 脾破裂は脾梗塞より生じ, 進展するとショック状態となるため, 速やかな治療が必要である.

(ⅲ) 肺梗塞: 右心系の感染性心内膜炎で生じる. 肺炎と誤診されることが多い. 薬物療法によく反応する.

- **腎障害**: 感染性心内膜炎に多い合併症の一つである. 塞栓症によるものや, 免疫複合体による腎炎, 抗菌薬による腎障害, 心不全によるものや尿路感染症によるものなど多彩である. 特に心不全合併例では, 早期の手術療法を考慮する.

- **播種性血管内凝固症候群**: 発症すると, 死亡率が高い. *Staphylococcus aureus* と *Pseudomonasu aeruginosa* で多いとされている.

治療

① 内科的治療

- 十分な抗菌薬の血中濃度が不可欠であり, 長期間の投与期間を要する.
- 多くは, 効果を期待して, 抗菌薬の併用療法を用いる.
- 副作用の予防と高い効果を期待するために, 原因菌の判明と感受性試験が重要である.
- アミノグリコシド系では血中濃度のモニタリングを行う.
- 必要に応じて, 外科的治療を検討する

1) 起炎菌が判明している場合

(ⅰ) ペニシリンG感受性の連鎖球菌: 進行が比較的遅く, 亜急性の経過をとるものが多い. ペニシリンが有効である場合が多い. 原則, 4週間だが, 自己弁で疣贅が小さく, その他の合併症がなく感受性が良好であれば, ゲンタマイシンを併用すれば2週間でも十分なケースもある. 感受性がやや低い場合にはバンコマイシンを用いてもよい.

人工弁置換術後であれば, 腸球菌に準じて加療する.

(ⅱ) 腸球菌: 消化器や泌尿器, 婦人科的な処置などで感染する. 高齢者に多い. 亜急性の経過が多い. 感受性の観点から, アンピシリンとゲンタシンを第一選択とする. 原則6週間を目安に投与する. ペニシリンアレルギー時はバンコマイシンを用いるが, バンコマイシン耐性腸球菌に留意する.

(ⅲ) メチシリン感受性ブドウ球菌: βラクタマーゼを産生するので，セファゾリンを使用する．ゲンタマイシンを併用してもよい．アレルギーがあれば，バンコマイシンやカルバペネムなどを用いる．人工弁であれば，6～8週間は投与する．

(ⅳ) メチシリン耐性ブドウ球菌: 代表的菌種はMRSAであるが，CNSにおいてもMRSAに準じて治療する．バンコマイシンが第一選択であり，トラフ値を10～15mcg/mLにコントロールする．テイコプラニンを用いる場合には20mcg/mLを目安とする．

　人工弁の場合には6～8週間投与する．

※バンコマイシンの代わりに，ダプトマイシンを用いた方がよいとの報告もあり[3]，MRSA感染症のガイドラインでは，バンコマイシンとともに，ダプトマイシン6mg/dayの4～6週間投与も推奨されている[4]．

(ⅴ) グラム陰性球菌: HACEK群では，セフトリアキソンなどを投与する．腸内細菌や緑膿菌では受容性のあるセフェム系やカルバペネム系，フルオロキノロン系薬剤などを用いるが，外科的治療を要するケースが多いとされている．

(ⅵ) 真菌: 抗真菌薬の効果はあまり期待できないケースが少なくなく，抗真菌薬使用とともに，外科的治療を検討する．

※起炎菌が判明している場合の抗菌薬の選択については，循環器病の診断と治療に関するガイドライン（2007年度合同研究班報告）．感染性心内膜炎の予防と治療に関するガイドライン（2008年改訂版）表4（p.8），表5（p.9）を参照．

2) 起炎菌が判明していない場合（エンピリック治療を含む）

- 感染性心内膜炎全体の20～30％程度は原因菌不明である．

(ⅰ) 自己弁: 頻度の高い連鎖球菌やブドウ球菌，腸球菌をカバーするように抗菌薬を選択する．セフトリアキソンなどの第3世代セフェムや第4世代セフェム系を用いる．MRSAなどの可能性が高い場合には，バンコマイシンを選択する．

(ⅱ) 人工弁: 人工弁の場合，ブドウ球菌属が40％を占めるが，術後1年程度経過した場合には自己弁と同様と考えられる．CNSやMRSAを考慮し，バンコマイ

シンを用いる.

※エンピリック治療または血液培養陰性時における抗菌薬については，循環器病の診断と治療に関するガイドライン（2007年度合同研究班報告）．感染性心内膜炎の予防と治療に関するガイドライン（2008年改訂版）表7，表8，p.11を参照.

3）薬物療法に反応しない場合

多臓器への感染性塞栓や弁輪部への進展，薬剤熱なども考慮する．48時間以降も敗血症が続く場合には，早期の外科的治療も検討する．

② 外科的治療

- **適応**：うっ血性心不全，薬剤抵抗性感染，感染性塞栓症が認められるもしくは予想される場合には早期の手術療法を検討する．
  - （ⅰ）うっ血性心不全：NYHA Ⅲ-Ⅳ度では緊急術の適応である．Ⅱ度でも肺高血圧の進行などがあれば，手術適応である．
  - （ⅱ）薬剤抵抗性感染：感染所見が一定期間持続する場合は，手術適応である．また，MRSAや人工弁の感染性心内膜炎では，早期の外科的治療を検討する．
  - （ⅲ）塞栓症：可動性のある10mm以上の疣贅があれば，手術適応である．脳合併症患者でも待機することが致命的となる重篤な心不全や慢性がある場合や塞栓症の再発の可能性が高い場合には，早期の外科手術を考慮する．
- **手術法**：弁置換術を行う．感染が限局的な場合には，形成術を行うことがある．弁輪部膿瘍など，広範囲に及ぶ場合には，郭清後に修復術を行う．術後の抗凝固療法の観点から，機械弁よりも生体弁の方が望ましく，弁形成術の方がさらに安全である．また，大動脈弁の場合，人工弁よりもホモグラフトの方が術後成績がよいとの報告もある[5]．
- **術後管理**：周術期の脳合併症のリスクが通常手術より高く，弁周囲逆流の頻度も多いため，心エコー図検査にて注意深い観察が必要である．弁周囲逆流を認めたり，感染が遷延する場合には再手術を検討する．
- 術後の抗生剤投与は通常4週間，場合によっては6〜8週間行うことが推奨される．
- 感染性心内膜炎の手術適応については，前出と同じ循環器病の診断と治療に関するガイドライン（2007年度合

同研究班報告）. 感染性心内膜炎の予防と治療に関するガイドライン（2008 年改訂版）表 10，p.17 を参照.

■参考文献

[1] Hoen B, Duval X. Infective endocarditis. N Engl J Med. 2013; 368: 1425-33.

[2] Di Salvo G, Habib G, Pergola V, et al. Echocardiography predicts embolic events in infective endocarditis. J Am Coll Cardiol. 2001; 15: 1069-76.

[3] Fowler VG Jr, Boucher HW, Corey GR, et al. Daptomycin versus standard therapy for bacteremia and endocarditis caused by Staphylococcus aureus. N Engl J Med. 2006; 355: 653-65

[4] MRSA 感染症の治療ガイドライン作成委員会編. MRSA 感染症の治療ガイドライン. p.29-32.

[5] Sabik JF, Lytle BW, Blackstone EH, et al. Aortic root replacement with cryopreserved allograft for prosthetic valve endocarditis. Ann Thorac Surg. 2002; 74: 650-9.

[6] 循環器病の診断と治療に関するガイドライン（2007 年度合同研究班報告）. 感染性心内膜炎の予防と治療に関するガイドライン（2008 年改訂版）.

〈久保元基〉

Ⅲ 一般外来・入院編

2. 慢性管理を要する疾患

11 ▶ 心膜炎

POINT

① 急性心膜炎と診断された患者では，その後の慢性炎症により収縮性心膜炎に移行するケースがあり，注意が必要．

② 収縮性心膜炎は理学所見や各種検査ではクリアカットに診断できないケースが多く，心臓カテーテル検査による観血的な血行動態評価が重要である．

心膜炎とは	心膜は臓側心膜と壁側心膜からなる．心膜炎とは，何らかの原因により心膜に炎症が及んだ状態を指す．以下の 4 つのパターンに分類される．
急性心膜炎	● 初発の急性心膜炎症．ウイルスなどの感染症や自己免疫疾患，放射線照射後，心膜切開後など，原因は多岐にわたる．
頻発性・再発性心膜炎	● 心膜の炎症がはっきりと軽快することなく 4〜6 週間以上続く，あるいはいったん軽快した後 4〜6 週間以上してから再発した状態．
慢性心膜炎	● 心膜の炎症が 3 カ月以上持続している状態．
収縮性心膜炎	● 慢性炎症により心膜の線維性肥厚，癒着，石灰化をきたし，心室の拡張障害により右心不全に至った状態．

診断のポイント	● 急性発症の胸痛，12 誘導心電図での広範な ST 上昇，心嚢液貯留などで疑う．
急性心膜炎	① 典型的な胸痛 ② 心膜摩擦音 ③ 12 誘導心電図での広範な ST 上昇あるいは PR 低下 ④ 新規あるいは増悪型の心嚢液貯留 のうち，2 つ以上を満たす場合に心膜炎と診断する．逆に，全ての所見がそろわない場合も多々ある．

胸痛：突然発症の前胸部痛．呼吸や咳で増悪する鋭い痛みで，上体を起こしたり前傾姿勢をとったりすることにより改善することが特徴．

心膜摩擦音：感度は高くないが，特異度が高い．心房収縮，心室収縮，心室拡張早期の 3 相からなる高調性の雑音で，膜型聴診器をしっかりと体表面に押し当て，前傾姿勢をとることなどにより増強する．

心電図変化：4 つのステージに分かれる．

〈ステージ 1〉 発症数時間〜数日で広範な ST 上昇（典型的には下に凸），PR 低下．

〈ステージ 2〉 数日〜1 週間のうちに ST と PR が基線

へ復帰.

〈ステージ3〉 ST および PR の基線復帰後，T 波の陰転化がみられることがある.

〈ステージ4〉 心電図の正常化.

心嚢液貯留：心エコー図検査でみられる唯一の異常所見だが，心嚢液がみられないケースもある．壁運動異常がみられる場合には心筋炎の合併を疑う.

収縮性心膜炎

心膜炎後に続発するケースや，特発性，心臓手術や放射線治療後に発症するものが多いとされる一方で，ウイルス性心膜炎全体のうちで収縮性心膜炎に発展するケースは稀である．細菌性心膜炎は収縮性心膜炎を発症するリスクが高い.

症状：息切れや全身倦怠感，浮腫などの右心不全症状がメインである.

理学所見：右心不全を反映して，頸静脈怒張や浮腫，肝腫大，腹水貯留などがみられる.

Kussmaul 徴候：深吸気時の頸静脈怒張の増強（通常は吸気で減弱する）.

奇脈：吸気時の収縮期血圧低下が 10mmHg を超える.

心膜ノック音：心室拡張早期に聴取される過剰心音．心膜の硬化により心室充満が急激に停止するために起こる.

検査所見：診断に有用な検査は多数あるが，特徴的な所見が全てそろうとは限らない．クリアカットに診断できないことも多い．また，拘束型心筋症は稀な疾患ながら，収縮性心膜炎との鑑別が非常に重要である（表 1）.

〈CT/胸部 X 線/MRI〉 心膜石灰化がしばしばみられる．心膜肥厚についてははっきりしないケースもある.

〈心エコー図検査〉 心膜癒着サイン

Septal bounce……心室間相互依存による．心室中隔が吸気時に左室側，呼気時に右室側に偏位する現象．

左室流入血流早期波（E 波）の呼吸性変動……奇脈を反映し，吸気時には E 波は低下，逆に呼気時に上昇する.

〈心臓カテーテル検査〉 最終的には観血的な血行動態評価が重要である．しかし利尿薬の投与などにより，血管内ボリュームが現象している場合には血行動態がマスクされてしまうこともある.

Dip and plateau……拡張期心室充満が急激に停止するために，特徴的な心室圧波形がみられる.

心室間相互依存……呼吸に伴う左室と右室の収縮期圧の変動が解離する（正常では並行して変動する）．左室収縮期圧は吸気時に低下し，呼気時に上昇する．右室

Ⅲ 一般外来・入院編

表1 収縮性心膜炎と拘束型心筋症の鑑別

診断方法	収縮性心膜炎	拘束型心筋症
理学所見	Kussmaul 徴候，心膜ノック音	逆流性雑音，ときに Kussmaul 徴候，S3
12 誘導心電図	低電位，非特異的 ST-T 変化，心房細動	低電位，異常 Q 波，ときに QRS 幅拡大，左軸偏位，心房細動
胸部 X 線写真	心膜石灰化（1/3 にみられる）	心膜石灰化はみられない
心エコー図検査	Septal bounce 心膜肥厚，心膜石灰化 左室流入血流速波形での E 波の呼吸性変動＞25% 肺静脈血流速波形での D 波の呼吸性変動＞20% 左室流入伝播速度（propargation velocity）＞45cm/sec 組織ドプラーでの e'＞8.0cm/sec	小さな左室に対し両心房の拡大，ときに壁厚増大 E/A 比＞2，deceleration time の短縮 左室流入血流速波形の呼吸性変動消失 propargation velocity＜45cm/sec e'＜8.0cm/sec
心臓カテーテル検査	Dip and plateau 型（あるいは square root sign）の心室圧波形 右室と左室の拡張期圧が同じ 心室間相互依存	右室収縮期圧の著明な上昇（＞50mmHg） 安静時あるいは運動負荷で心室拡張終期圧が 5mmHg を超え解離 右室拡張終期圧＜1/3 右室収縮期圧
CT/MRI	心膜肥厚（＞3-4mm），心膜石灰化（CT） 心室間相互依存（real-time cine CMR）	心膜の厚さは正常（＜3mm） 形態・機能的な心筋障害（CMR）

2015 ESC Guidelines for the diagnosis and management of pericardial diseases より改変

ではこれと逆の現象が起こる．

心膜炎の治療

・基礎疾患に伴う心膜炎の場合は，基礎疾患の治療を行う．

急性心膜炎

・アスピリンやイブプロフェンなどの NSAIDs を投与する．症状や炎症反応をみながら 1〜2 週毎に減量し，漸減を終了する．

・さらにコルヒチンを併用することで，治療効果の増強および再発予防が期待できる．

・再発例では，ステロイドの投与を考慮する．

収縮性心膜炎

・心膜切除術が唯一の治療法である．ただし周術期死亡リスクは比較的高く，軽症例ではまず利尿薬による対症療法を行う．内科的治療への反応をみて，外科的治療の必要性を検討する．また極度に心拍出量が低下した末期状態では，手術リスクは非常に高くなる．

〈上岡　亮〉

2. 慢性管理を要する疾患

12 ▶ 心筋疾患

■ POINT

① サルコイドーシス: 房室ブロック・重症心室不整脈・局所菲薄化と壁運動異常あるいは心ポンプ機能低下をみたら心サルコイドーシスを疑い精査する.

② アミロイドーシス: 病型によっては病気を治す療法がある.

③ ファブリー病: 心臓への限局型や女性例もありうる.

④ 薬剤誘発性心筋症: アントラサイクリンによるものは用量依存性で遅発性もある.

サルコイドーシス

サルコイドーシスとは
- 原因不明の非乾酪性類上皮細胞肉芽腫を認める多臓器疾患である. 若年と中年に好発し, 両側肺門リンパ節, 肺, 皮膚, 肝, 脾, 唾液腺, 心臓, 神経系, 筋肉, 骨などの臓器が罹患する.
- 有病率は 10 万対 0.7

疫学

病因
- 原因不明

症状
- 発見時 1/3 は無症状. 霧視, 飛蚊症, 視力低下などの眼症状で発見されることが多い. 心サルコイドーシスでは不整脈・心不全による症状をきたす.

診断
- 日本サルコイドーシス/肉芽腫性疾患学会 (http://www.jssog.com/index.html) の診断基準による. 組織診断群と臨床診断群に分け表 1 の基準に従って診断する. 十分に他疾患の除外診断を行う.
- 診断の手引きに各種臓器におけるサルコイドーシスを示唆する臨床所見が示されている.

表 1 サルコイドーシスの診断基準

組織診断群	全身のいずれかの臓器で壊死を伴わない類上皮細胞肉芽腫が陽性であり, かつ, 既知の原因の肉芽腫および局所サルコイド反応を除外できているもの.
臨床診断群	類上皮細胞肉芽腫病変は証明されていないが, 呼吸器, 眼, 心臓の3臓器中の2臓器以上において本症を強く示唆する臨床所見を認め, かつ, 特徴的検査所見の5項目中2項目以上が陽性のもの.
特徴的検査所見	1) 両側肺門リンパ節腫脹 2) 血清アンジオテンシン変換酵素 (ACE) 活性高値または血清リゾチーム値高値 3) 血清可溶性インターロイキン-2 受容体 (sIL-2R) 高値 4) Gallium-67 citrate シンチグラムまたは fluorine-18 fluoro-deoxygluose PET における著明な集積所見 5) 気管支肺胞洗浄検査でリンパ球比率上昇, CD4/CD8 比が 3.5 を超える上昇

表2 心臓所見

(1) 主徴候
- (a) 高度房室ブロック（完全房室ブロックを含む）または持続性心室頻拍
- (b) 心室中隔基部の菲薄化または心室壁の形態異常（心室瘤、心室中隔基部以外の菲薄化、心室壁肥厚）
- (c) 左室収縮不全（左室駆出率50％未満）または局所的心室壁運動異常
- (d) Gallium-67 citrate シンチグラムまたは fluorine-18 fluorodeoxy-gluose PET での心臓への異常集積
- (e) Gadolinium 造影 MRI における心筋の遅延造影所見

(2) 副徴候
- (a) 心電図で心室性不整脈（非持続性心室頻拍、多源性あるいは頻発する心室期外収縮）、脚ブロック、軸偏位、異常Q波のいずれかの所見
- (b) 心筋血流シンチグラムにおける局所欠損
- (c) 心内膜心筋生検：単核細胞浸潤および中等度以上の心筋間質の線維化

心臓病変の臨床所見
- 心臓所見（徴候）は主徴候と副徴候に分けられ（表2）、以下の1）または2）のいずれかを満たす場合、心臓病変を強く示唆する臨床所見とする。
  1) 主徴候5項目中2項目以上が陽性の場合。
  2) 主徴候5項目中1項目が陽性で、副徴候3項目中2項目以上が陽性の場合。
- 心臓限局性サルコイドーシスが存在する。
- 乾酪壊死を伴わない類上皮細胞肉芽腫が、心内膜心筋生検で観察される症例は多くない。
- 心エコーと心MRI像の例を図に示す（図1）（FDG-PETの項に典型図を示す）。

治療
- 日本サルコイドーシス/肉芽腫性疾患学会の治療に関す

図1 心臓サルコイドーシスの心エコー（A）と心MRI（B）像の例
A. 長軸像にて心室中隔基部の菲薄化（矢印）を認める。
B. 中隔壁に遅延造影効果（矢印）を認める。

A. 心エコー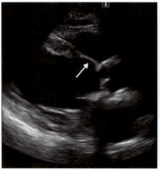

B. 心MRI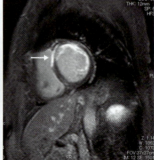

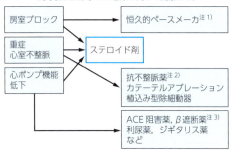

図2 心臓サルコイドーシスの治療手順（日本サルコイドーシス/肉芽腫性疾患学会の治療に関する見解より）

注1) 高度房室ブロックおよび完全房室ブロックでは，ステロイド剤を投与するとともに，恒久的ペースメーカの植込みを考慮する．
注2) 心室期外収縮，心室頻拍がステロイド剤治療により全て消失することはまれであり，抗不整脈薬の併用を試みる．これらの治療にもかかわらず，持続性心室頻拍などが認められる場合には，植込み型除細動器やカテーテルアブレーションの適応となる．
注3) β遮断薬は左室収縮機能不全に有用であるが，心不全や伝導障害を悪化させることがあるので慎重に用いる．

る見解に基づいて治療されている．

- サルコイドーシスの死因の 2/3 以上は，心病変（心サルコイドーシス）による．特に早期の心病変にはステロイド剤が有効である[1]．したがって，心臓サルコイドーシスの診断がなされ，房室ブロック・重症心室不整脈・局所壁運動異常あるいは心ポンプ機能低下のいずれかが認められ，活動性が高いと判断された場合には，ステロイド治療の適応となる（図2）．

アミロイドーシス

アミロイドーシスとは
- アミロイドとよばれる線維状の異常蛋白質が全身の様々な臓器に沈着し，機能障害をおこす病気．
- 31 種種のアミロイドーシスが報告されており，それぞれ違いはあるが，アミロイド前駆体蛋白質が産生され，プロセッシング・重合・凝集にてアミロイド線維となり，臓器に沈着する．

病因
分類
- アミロイドーシスに関する調査研究班 アミロイドーシス診療ガイドライン 2010 (http://amyloid1.umin.ne.jp/guideline2010.pdf) からの抜粋を示す（表3）．

症状
- アミロイドの沈着による臓器障害に基づく．心アミロイドーシスでは心拡張性の障害による心不全症状（拘束型心筋症様病態）を呈する．重症例は難治性の両心不全症状を呈する．しばし心房細動や伝導障害をきたす．血管

III 一般外来・入院編

表3 アミロイドーシスの分類

アミロイド蛋白	前駆蛋白	臨床病名
I. 全身性アミロイドーシス		
1. 非遺伝性		
AA	血清アミロイド A	続発性/反応性 AA アミロイドーシス
AL	免疫グロブリン L 鎖	原発性あるいは骨髄腫合併 AL アミロイドーシス
AH	免疫グロブリン H 鎖	原発性あるいは骨髄腫合併 AH アミロイドーシス
Aβ2M	β2-ミクログログロブリン	透析アミロイドーシス
ATTR	トランスサイレチン	老人性全身性アミロイドーシス (SSA)
AApoAIV	(アポ) リポ蛋白 AIV	(加齢関連)
ALect2	Leukocyte chemotactic factor 2	(主に腎アミロイドーシス)
2. 遺伝性 (家族性)		
ATTR	トランスサイレチン	家族性アミロイドポリニューロパチー (FAP) ほか
AApoAI	アポリポ蛋白 AI	FAPIII
AApoAII	アポリポ蛋白 AII	家族性アミロイドーシス
AGel	ゲルゾリン	FAPIV
ALys	リゾチーム	家族性腎アミロイドーシス
AFib	フィブリノーゲンα鎖	家族性腎アミロイドーシス
AA	(アポ) SAA	家族性地中海熱, Muckle-Wells 症候群
II. 限局性アミロイドーシス		
1. 脳アミロイドーシス		
Aβ	Aβ前駆蛋白 (AβPP)	Alzheimer 病, 脳アミロイドアンギオパチー
APrP	プリオン蛋白 (PrP)	Creutzfeldt-Jakob 病
その他		
2. 内分泌アミロイドーシス		
ACal	(プロ) カルシトニン	C 細胞甲状腺腫瘍 (甲状腺髄様癌) に関連
AIAPP	IAPP (アミリン)	II型糖尿病, インスリノーマに関連
AANF	心房ナトリウム利尿因子	限局性心房アミロイド
APro	プロラクチン	脳下垂体のエイジング, プロラクチノーマ随伴
AIns	インスリン	医原性
3. 限局性結節性		
4. 角膜ほか		

や自律神経系の障害による起立性低血圧を認めることもある.

診断 ◦診断フローチャートを示す (図 3).

• 最近 Tc 骨シンチグラフィーによる心筋 ATTR アミロイドーシスの診断感度特異度が高いと報告されている[2].

治療 ◦対症療法に加え, 病型によっては下記の如く病気を治す療法が可能になりつつある.

図3 全身性アミロイドーシス診断のためのフローチャート（アミロイドーシスに関する調査研究班 アミロイドーシス診療ガイドライン 2010 より）

① 症候からアミロイドーシスを疑う
心症状（うっ血性心不全，不整脈），腎症状（ネフローゼ症候群，腎不全），消化器症状（吸収不良症候群，巨舌，肝腫大など），末梢神経・自律神経症状（多発ニューロパチー，手根管症候群，起立性低血圧，便秘・下痢，排尿障害），出血症状（皮膚，消化管など），甲状腺や唾液腺の腫大など

② アミロイドーシスを示唆する臨床検査所見をチェックする
アミロイド沈着による臓器障害の所見：蛋白尿などの腎機能障害所見，心電図異常（低電位・V_1〜V_3QS パターン・伝導ブロック・不整脈），心臓超音波での心筋肥厚および高輝度エコー，^{99m}Tc・ピロリン酸心筋シンチ上の異常集積などの心障害所見，神経伝導検査や交感神経機能検査（交感神経皮膚反応，^{123}I-MIBG 心筋シンチほか）異常などの末梢神経・自律神経障害所見ほか
AL アミロイドーシス：血清 M 蛋白，尿中 Bence Jones 蛋白，血清遊離軽鎖（FLC）
AA アミロイドーシス：関節リウマチなどの慢性炎症性疾患の存在と血清 CRP，SAA 高値

③ 生検でアミロイド沈着を証明する
生検部位：消化管（胃，十二指腸，直腸），皮膚，腹壁脂肪（吸引生検），腎臓，腓腹神経など

④ アミロイドーシスの病型を決定する

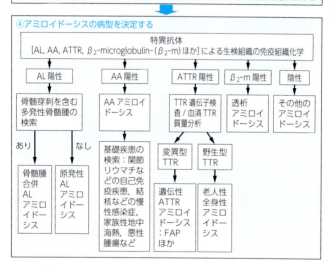

【原発性 AL アミロイドーシス】
- 自己末梢血幹細胞移植を併用した大量化学療法．
- ボルテゾミブの単独治療．

【トランスサイレチン型心アミロイドーシス】
- 心不全を有する患者に，タファミジスメグルミン（80mg/日）が適応となっている．
- 使用には日本循環器学会の施設要件・医師要件を満た

III 一般外来・入院編

す必要がある.

【トランスサイレチン型家族性アミロイドポリニューロパチー（FAP）】
- 肝移植
- タファミジスメグルミン（20mg/日）がニューロパチーの進行を遅延させる.

【透析アミロイドーシス】
- 透析膜の改良による予防が効果をあげている.

【AA アミロイドーシス】
- 抗リウマチ作用を示す抗 IL-6 受容体抗体などの生物学的製剤

ファブリー病

ファブリー病とは
- 細胞内ライソゾーム酵素の1つであるαガラクトシダーゼ（GLA）の活性が欠損,もしくは低下して生じる糖脂質代謝異常病である.グロボトリアオシルセラミド（Gb3）（GL-3 とも略記あるいは別名セラミドトリヘキソシド: CTH）という糖脂質が分解されにくくなり,全身の様々な組織・臓器の細胞に蓄積して,症状を引き起こす.

疫学
- 欧米では4万人に1人といわれているが,本邦では7,000人に1人とも報告されている.

病因
- GLA の遺伝子変異による（X 染色体連鎖性遺伝形式をとる）疾患.

分類
- **【古典型】** ファブリー病の症状が全身の様々な臓器に現れ,GLA の酵素活性がほとんどない.
- **【亜型】** 発症年齢が遅く,障害が一部に限られる場合.心臓に障害があらわれる心ファブリー,腎臓に障害があらわれる腎ファブリーがある.古典型に比べわずかに酵素活性をもつといわれている.
- **【ヘテロ接合体型（女性患者）】** 男性患者と同様の重篤な症状を示す人から,ほとんど症状を示さない人まで様々である.

症状
- 主なものを図4に示す.心臓の障害としては,左室肥大と肥大型心筋症に類似した左室拡張機能障害を示し,進行例では収縮障害・左房/左室の拡大・機能性の僧帽弁逆流症が出現する.刺激伝導系の障害による不整脈・心房細動・心室頻拍も認める.弁への Gb3 蓄積により僧帽弁逸脱・三尖弁閉鎖不全・大動脈弁閉鎖不全などの弁膜症も報告されている.

診断
- 酵素診断: 血中（白血球中または血漿・血清）の GLA 活性を測定し,欠損または低下が認められれば診断できる.

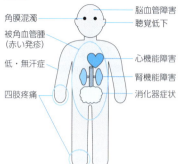

図4 ファブリー病の症状

- 脳血管障害
- 聴覚低下
- 角膜混濁
- 被角血管腫（赤い発疹）
- 低・無汗症
- 心機能障害
- 腎機能障害
- 四肢疼痛
- 消化器症状

- 生化学的診断：尿中に蓄積物質 Gb3 を確認する．
- 遺伝子診断：GLA 遺伝子の変異を認める．特に女性の場合は，酵素活性が正常であることがあるため，酵素活性の測定だけでは判断できず，遺伝子検査によって診断されることがある．
- 病理診断：心筋・腎臓・皮膚などへの Gb3 沈着を免疫染色にて認める．

治療 **【対症療法】**
- 疼痛にカルバマゼピン・ガバペンチン
- 心不全/不整脈に対する療法
- 腎不全時は透析

【酵素補充療法】
- アガルシダーゼα（リプレガル®）
- アガルシダーゼβ（ファブラザイム®）

薬剤誘発性心筋症

1）アントラサイクリン心筋症

薬剤
- ダウノルビシン（ダウノマイシン®），ドキソルビシン（アドリアシン®），イダルビシン（イダマイシン®），ミトキサントロン（ノバントロン®）

機序
- 活性酸素種の増加による心筋細胞死が要因といわれている．
- 発症は用量依存性であり，ドキソルビシンであれば総投与量は 400〜450 mg/m^2 に抑えることが望ましいとされる．
- 投与1年以内の早期障害とそれ以降に発症する晩期障害がある．

治療
- 一般的な心不全治療（β遮断薬やアンジオテンシン変換酵素阻害薬）が行われている．

2) 分子標的治療薬による薬剤性心筋症

薬剤 ─ トラスツズマブ（ハーセプチン®）

機序 ─ シグナル伝達阻害と考えられている.

治療 ─ 薬剤中止により心機能が改善する例が多い. 加えて一般的な心不全治療（β遮断薬やアンジオテンシン変換酵素阻害薬）が行われている.

■参考文献

[1] Banba K, Kusano KF, Nakamura K, et al. Relationship between arrhythmogenesis and disease activity in cardiac sarcoidosis. Heart Rhythm. 2007; 4: 1292-9.

[2] Gillmore JD, Maurer MS, Falk RH, et al. Nonbiopsy diagnosis of cardiac transthyretin amyloidosis. Circulation. 2016; 133: 2404-12.

〈中村一文〉

2. 慢性管理を要する疾患

13 ▶ 心房細動

POINT

① 心房細動においては脳梗塞を予防するため抗凝固療法の検討が急務である.
② 病型の進行により根治困難となるため, 初期段階でカテーテルアブレーションの適応も検討すべきである.
③ 心房細動ではうっ血性心不全や頻脈誘発性心筋症を起こす可能性も念頭において治療方針を決定しなくてはならない.
④ レートコントロールの主たる薬剤は β 遮断薬であるが, 陰性変力作用を要するため心不全急性期での使用には注意を要する.
⑤ 抗凝固療法に対する代替治療として経皮的左心耳閉鎖術が施行可能となった.

病型	・心房細動 (atrial fibrillation: AF) はその持続時間から発作性, 持続性, 永続性に分類される. ・発作性 (paroxysmal) AF (PAF): 発症後 7 日以内に多くの場合自然に洞調律に復するもの. ・持続性 (persistent) AF: 持続が 7 日を超える AF. 薬理学的に洞調律に戻すことは困難であり電気的除細動が必要になることが多い. 1 年以上持続した場合は長期持続性 AF という. ・永続性 (permanent) AF: 薬理学的ならびに電気的に除細動不能な AF をいう.
原因	・加齢, 僧帽弁疾患, 心不全, 心筋梗塞, 高血圧, 糖尿病, 甲状腺機能亢進症は AF をきたす原因となる疾患である. 最近, メタボリックシンドロームを基盤とした高血圧, 糖尿病, 閉塞性睡眠障害, 拡張不全による AF が増えてきている.
AF の慢性化	・発作性 AF は年間約 5.0〜8.6%の率で慢性化する. ・慢性化促進因子は高齢, 弁膜症 (大動脈弁狭窄症および僧帽弁逆流症), 心筋梗塞, 心筋症, 左心房拡大である.
症状および 合併する病態	・AF の典型的な症状は動悸, 息切れであるが約 40%は無症状である. ・AF では有効な心房収縮の消失により心房内の血流低下をきたした結果, 左心耳内に血栓を生じる危険がある. ・AF では心室充満に対する心房寄与が消失するため心拍出量が低下し心不全をきたしやすくなる.

329

- 頻脈性 AF が持続すると拡張型心筋症のように左室収縮能が低下することがある（頻脈誘発性心筋症）．
- 洞機能不全症候群を合併していることも多く，心房細動から洞調律への復帰時に洞停止を生じて失神をきたす可能性がある．リズムコントロールやレートコントロールの薬剤はその状態を悪化させるため注意が必要である．

治療方針

- 治療の基本は抗凝固療法，レートコントロール，洞調律化を目的とした治療（リズムコントロール，電気的除細動，カテーテルアブレーション）である．心不全が高頻度に合併することも念頭において予防と治療を行っていく．
- AF の基礎疾患は動脈硬化性疾患と重なっており，心血管事故の予防も重要である．生活習慣の改善，体重減少などの指導，および降圧療法をしっかりと行う必要がある．
- 洞調律の維持は患者の QOL の改善とともに脳卒中や心不全の予防に有用である．
- リズムコントロールのために抗不整脈薬を長期に使用することが死亡リスクを増加させる可能性がある．不必要な長期使用は避けるべきである．
- PAF においてはカテーテルアブレーションにより根治できる可能性が高いため，慢性化する前に積極的な検討が必要である．
- 心房細動におけるカテーテルアブレーションの適応については，不整脈非薬物治療ガイドライン（2018 年改訂版）p.78-81 を参照．
- 持続性 AF ではカテーテルアブレーションによる根治の可能性は発作性 AF に比べると低くなる．しかし持続期間が比較的短いもの（2 年以内），左心房の小さいもの（50mm 以下）では根治も期待できるため，総合的に適応を判断すると良い．
- 永続性 AF は洞調律化が困難であり，抗凝固療法とレートコントロールを行う．

必須の抗凝固療法

- 脳梗塞発症リスクは $CHADS_2$ スコアや CHA_2DS_2-VASc スコアで評価できる．図 1, 2 に各スコアと年間脳梗塞発症頻度の関係を示す．
- AF による塞栓症の予防にはワルファリンか DOAC (direct oral anticoagulants 直接作用型経口抗凝固薬) が

図1　CHADS₂スコアと脳梗塞発症率

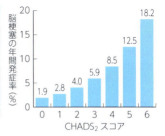

TIA：一過性脳虚血発作

図2　CHA₂DS₂-VASc スコアと脳梗塞発症率

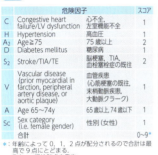
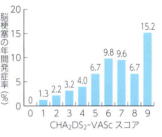

*：年齢によって 0, 1, 2 点が配分されるので合計は最高で9点にとどまる.
TIA：一過性脳虚血発作

有効である．アスピリンは無効である．
- ワルファリンは PT-INR 値によって用量をコントロールする．70 歳未満では 2.0-3.0，70 歳以上では 1.6-2.6 を目指すとよい．
- CHADS₂ スコア1点以上の AF であれば DOAC が推奨される．
- CHADS₂ スコア0点でもその他の危険因子（65 歳以上，心筋症，血管疾患）がある場合は抗凝固療法が考慮される．
- DOAC はモニタリングする必要がないので便利であるが，各薬剤で減量基準がありそれを満たせば低用量で使用する（表1）．
- 抗凝固療法時には合併症として出血が懸念される．ワルファリン使用例では HAS-BLED スコアにて出血リスクを予測できるが，DOAC にも応用できるかは不明である（図3）．
- 僧帽弁狭窄症，人工弁（機械弁）ではワルファリンより

Ⅲ 一般外来・入院編

表1 DOACの比較

薬品名	ダビガトラン	リバーロキサバン	アピキサバン	エドキサバン
商品名	プラザキサ	イグザレルト	エリキュース	リクシアナ
標的因子	トロンビン	第Ⅹa因子	第Ⅹa因子	第Ⅹa因子
腎排泄	80%	36%	27%	50%
製剤規格	75mg（1回内服量は150mg），110mg	10mg，15mg	2.5mg，5mg	30mg，60mg
内服回数	1日2回	1日1回	1日2回	1日1回
減量基準	・CCr 30〜50 mL/min ・70歳以上 ・P糖蛋白阻害薬使用時 ・消化管出血の既往	・CCr 15〜49 mL/min ・アゾール系抗真菌薬使用時 ・マクロライド系抗菌薬使用時	・3項目（Cr 1.5 mg/dL以上，80歳以上，60kg以下）のうち2つ以上を認める場合 ・アゾール系抗真菌薬使用時 ・HIVプロテアーゼ阻害薬使用時	・CCr 15〜49 mL/min ・体重60kg以下 ・P糖蛋白阻害薬使用時

図3 HAS-BLEDスコアとワルファリン使用による重大な出血発生頻度

頭文字	臨床像	ポイント
H	高血圧	1
A	腎機能障害，肝機能障害（各1点）	2
S	脳卒中	1
B	出血	1
L	不安定な国際標準比（INR）	1
E	高齢者（>65歳）	1
D	薬剤，アルコール（各1点）	2
	合計	9

＊1：収縮期血圧>160mmHG
＊2：腎機能障害：慢性透析や腎移植，血清クレアチニン200μmol/L（2.26mg/dL）以上
　　肝機能異常：慢性肝障害（肝硬変など）または検査値異常（ビリルビン値>正常上限×2倍，AST/ALT/ALP>正常上限×3倍）
＊3：出血歴，出血傾向（出血素因，貧血など）
＊4：INR不安定，高値またはTTR（time in therapeutic range）<60%
＊5：抗血小板薬やNSAIDs併用，アルコール依存症

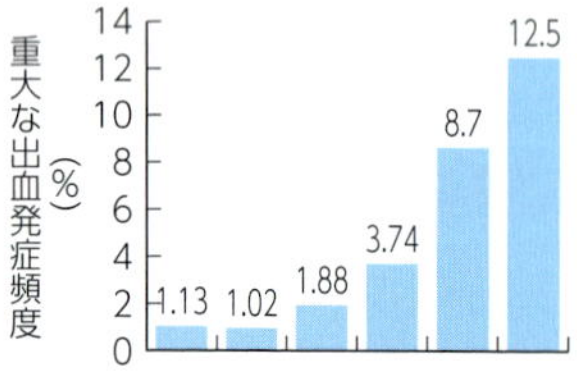

HAS-BLEDスコア	0	1	2	3	4	5
重大な出血イベント（人）	7	44	39	28	16	2
患者数（人）	746	1,983	950	483	180	22

も有効性を示すことができたDOACがないためワルファリンの使用が推奨される.

レートコントロール

・動悸や息切れなどAFの症状はレートコントロールで軽減が期待できる.
・頻脈性心房細動が持続すると左室拡張不全や頻脈誘発性心筋症によりうっ血性心不全を惹起することがあり，その治療・予防に頻脈を予防するレートコントロールが必要である.

目標心拍数 ・主にβ遮断薬（ビソプロロール 1.25〜2.5mg/日，カルベジロール 5〜10mg/日）を用いて安静時心拍数110

図4 心房細動の薬物によるレートコントロール

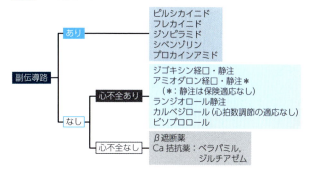

拍/分未満を目指す.自覚症状や心機能の改善がみられない場合はより安静時心拍数 80 拍/分未満を目指す.中等度運動時の心拍数 110 拍/分未満を目指すとよい.
- β遮断薬心筋保護効果,生命予後の改善,心臓突然死の予防などの付加価値があり,推奨される.非ジヒドロピリジン系 Ca 拮抗薬(ベラパミル,ジルチアゼム),ジギタリス製剤があるが,重症心不全例では Ca 拮抗薬が禁忌であるアミオダロンが使用される場合もある.
- 超短期作用型静注β1選択性β遮断薬ランジオロールは左室機能が低下した頻脈性 AF のレートコントロールに安全かつ有効に使用できる.
- あまりに厳密な目標(安静時心拍数 60~80 拍/分未満,中等度運動時心拍数 90~115 拍/分未満)でレートコントロールを行った場合,7.3%でペースメーカーが必要になることが報告されている.
- ジギタリス製剤は強心作用があり心不全合併例での急性期のレートコントロールには適している.しかし,長期使用に際しては生命予後の改善効果がほとんどないため,徐々にβ遮断薬へ切り替えていくことが推奨される.さらに,ジギタリスは心房不応期の短縮や電気的リモデリングを促進する要因となり,AF を固定させてしまう可能性がある.さらに,運動時の心拍数抑制効果は乏しい.
- ジギタリスの危険性:ジゴキシンの至適血中濃度は 0.8~2ng/mL であるが,日本人では 1.5ng/mL 以上になると 60%以上の患者で消化器系症状が出現する.左室収縮不全患者における有効治療域は 0.5~0.8ng/mL で 1.2ng/mL 以上では死亡率が上昇する.
- WPW 症候群を合併する AF 患者におけるレートコン

トロールは，非ジヒドロピリジン系 Ca 拮抗薬やジギタリス製剤は房室伝導を抑制する一方で副伝導路の不応期は短縮させるため，細動波が副伝導路を介して過剰に心室に伝導し偽性心室頻拍をきたすことがある．副伝導路が存在する場合は抗不整脈薬の使用が推奨されるが，必要に応じて電気的除細動やカテーテルアブレーションにて副伝導路の離断が必要である．

- Ablate and Pace：カテーテルアブレーションによる AF の根治が望めず，薬物治療でもレートコントロールが不十分な心機能低下例において，カテーテルアブレーションにて房室ブロックを作成し，ペーシングデバイスにて心室ペーシングを行う方法である．ペーシングにて完全なレートコントロールが可能となるが，右室単独ペーシングでは同期不全（dyssynchrony）をきたし心不全をより悪化させる可能性があり，両心室ペーシングが必要となることもある．

経皮的左心耳閉鎖術(LAAO: left atrial appendage occlusion)

LAAOのコンセプトと期待される効果

- 出血リスクが高いなどの理由から長期的な抗凝固療法が適切ではない症例において，抗凝固療法に代わる心原性脳塞栓症予防法として，WATCHMAN® デバイスを用いた経皮的左心耳閉鎖術（図 5）が 2019 年度より本邦でも施行可能となる．
- 心房細動患者において心房内で形成される 90% 以上の血栓が左心耳内に由来することから，左心耳閉鎖デバイスを用いて閉鎖し，塞栓症のリスクを低減するというのが治療のコンセプトである．

図 5 WATCHMAN® デバイスを用いた経皮的左心耳閉鎖術
(© 2019 Boston Scientific Corporation. All rights reserved.)

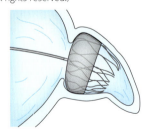

- 臨床試験では，WATCHMAN® を用いた LAAO と CHADS$_2$ または CHA$_2$DS$_2$-VASc に基づいて予測される未治療患者の虚血性脳卒中を比較した場合，LAAO の有用性が示される成績が得られている．
- また長期ワルファリン内服群の比較において，脳梗塞のイベント発現率に両群で有意差は認められなかったが，出血性脳卒中，後遺障害を伴う/致死的脳卒中，心血管死亡/原因不明死のイベント発現率は LAAO 群で有意な低下が認められている．

LAAO の実際
- 術前の左心耳形態の画像評価（経食道心エコー，心臓 CT）が重要である．
- 全身麻酔，X 線透視，経食道心エコー下に行う．
- 大腿静脈穿刺，心房中隔穿刺にて施行する．
- デバイス留置後は以下の抗血栓療法が推奨されているが，今後流動的となる可能性がある．
  - 留置後 45 日まで：アスピリン＋ワルファリン
  - 45 日～6 カ月　：アスピリン＋チエノピリジン系薬剤
  - 6 カ月以降　　：アスピリン
- 術後 30 日程度は電気的除細動によりデバイス塞栓症をきたすおそれがあり注意を要する．

適応基準
- 以下の 3 つの項目すべてに該当する．
  ① CHADS$_2$ スコアまたは CHA$_2$DS$_2$-VASc スコアに基づく脳卒中および全身性塞栓症のリスクが高く，長期的に抗凝固療法が推奨される患者
  ②抗凝固療法を長期間実施できない医学的に妥当な理由を有する患者（HAS-BLED スコア 3 点以上の出血リスクが高い患者など）
  ③短期的には抗凝固療法が可能と医師により判断されている患者

禁忌
- 心臓内血栓，心房中隔欠損または卵円孔閉鎖デバイス留置後，左心耳の解剖学的構造が LAAO に不適，左心耳閉鎖術が禁忌である患者〔経食道心エコー（プローブや施術に必要なカテーテルの挿入が困難など），抗凝固療法・アスピリンまたはチエノピリジン系薬剤の使用禁忌の患者など〕．

〈村上正人，中川晃志〉

III 一般外来・入院編

2. 慢性管理を要する疾患

14 ▶ 頻脈性不整脈

POINT

① 血行動態が不安定な場合には救急対応が必要.
② 心電図から上室性か心室性かを見分ける. 非発作時の心電図は診断に役立つ.
③ ATP静注は診断にも役立つ.
④ 心室性不整脈の場合, 基礎心疾患の検索が重要.
⑤ 心機能低下例に安易な抗不整脈薬の投与は避ける.

心電図からどう診断する?

- 一般的に頻脈とは100bpm以上のものとされ, 高度の頻拍の場合には血圧の低下をきたし意識を失うこともある.
- 高度の頻拍でなくても心機能が低下している場合には早急な処置を行う必要がある.
- 12誘導心電図で頻拍の診断を行うが, その際にST上昇やT波の変化など虚血性心疾患の合併も見落とさないようにする.
- 心電図は長めに記録することでQRS波形の変化など診断の参考になることがある.
- 頻拍の開始時や停止時の心電図は診断の手がかりとなる所見を認めることも多い. 可能であれば記録を試みる.
- 頻拍のレートはRR間隔からすぐに判断できる (図1).

narrow QRS 頻拍
- QRSがnarrowであれば上室性の頻拍の鑑別を行う (表1). ただし, 右脚ブロック型で軸偏位を伴う特発性左室

図1 RR間隔と脈拍数の関係

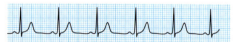

25 mm/secの記録: 1 mm→40 msec, 5 mm→200 msec
太い線の1マス(5 mm)=200 msecがいくつあるかを数える.
300からその数を割れば脈拍数となる.
上の例だと4マスなので300÷4 = 75 bpmとなる.

マスの数(R-R)	脈拍数
1 (200 msec)	300 bpm
1.5 (300 msec)	200 bpm
2 (400 msec)	150 bpm
3 (600 msec)	100 bpm
4 (800 msec)	75 bpm

表1 Narrow QRS 頻拍の鑑別

- Narrow QRS 頻拍
  - 洞性頻拍
  - 発作性上室性頻拍
    - 房室結節リエントリー性頻拍
    - 房室回帰性頻拍
    - 心房頻拍
  - 心房粗動
  - 房室接合部性頻拍

- Narrow QRS 頻拍（不規則）
  - 心房細動
  - 心房粗動（房室伝導が一定でない場合）

表2 P 波と QRS の関係からの鑑別

- PR 時間＞RP 時間
  - P 波が QRS の中にある→通常型房室結節リエントリー性頻拍
  - P 波が QRS の後ろに見える→房室回帰性頻拍
- PR 時間＜RP 時間（Long RP' 頻拍）
  - 洞性頻拍
  - 心房頻拍
  - 希有型房室結節リエントリー性頻拍
  - 伝導が遅い副伝導路を有する順方向性房室回帰性頻拍
- P-QRS が不規則
  - 心房粗動や心房頻拍で房室伝導が 2：1, 3：1 と変化する場合など

起源心室頻拍（Idiopathic left ventricular tachycardia: ILVT）の可能性も考慮する.
- 頻拍中の P 波を同定することは診断の参考になる. モニタ誘導ではわからないことも多く, 12 誘導心電図で複数の誘導を見る.
- P 波がはっきりしない場合でも洞調律時の心電図と比べることで診断できることがある.
- P 波と QRS 波との関係で頻拍の鑑別を行う（表2）.
- 上室性頻拍の場合には突然始まり突然停止することも特徴であり, 洞性頻拍とは異なる点で, 問診からも推測できる.
- 洞調律時の心電図でデルタ波がなくても, 逆伝導のみの副伝導路による房室回帰性頻拍が起こりうる（concealed WPW syndrome）.
- 2：1 伝導の心房粗動は ATP の静注により 3：1 以上の伝導となり粗動波がはっきりとし診断が可能となる.

wide QRS 頻拍 ●QRS 波形が wide の場合心室頻拍を疑うが, 上室性頻拍が変行伝導を伴った場合や脚ブロックを伴った場合もあ

表3 Wide QRS 頻拍の鑑別

- Wide QRS 頻拍
  - 心室頻拍
  - 変行伝導を伴う上室性頻拍
  - 変行伝導を伴う心房細動・心房粗動・心房頻拍
  - 偽性心室頻拍；副伝導路を順行する心房細動・心房粗動・心房頻拍
  - 逆方向房室回帰性頻拍
  - マハイム線維頻拍

- QRS 波形が刻々と変化する
  - 多形性心室頻拍
  - 心室細動

るので鑑別を行う（表3）．
- 洞調律時の心電図との比較が診断に有用である．
- 房室解離が認められれば心室頻拍と診断できる．心電図を長く記録して P 波がみられる場所を探す．心室捕捉も房室解離の重要な所見（図2）．
- 房室解離が不明な場合には頻発中の QRS 波形から VT の診断を試みる（図3）[1]．
- R-R が不規則な場合には心房細動による偽性心室頻拍や

図2 房室解離と心室捕捉

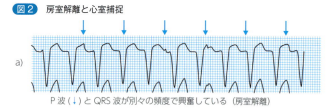

a) P 波（↓）と QRS 波が別々の頻度で興奮している（房室解離）

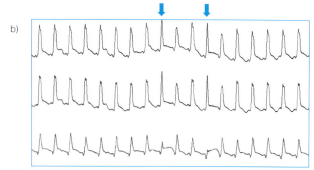

b) 頻拍中に心房から伝導した正常の心室興奮波形（心室捕捉：↓）を認める

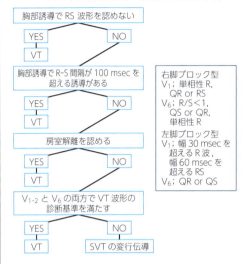

図3 Brugada の提唱する VT 診断のためのアルゴリズム (Circulation. 1991; 83: 1649-59 より)

変行伝導・脚ブロックを伴った心房細動を考える.
- 房室結節の伝導時間を延長させる効果のあるワソランやATP の静注により停止することは,房室結節を回路に含んだ上室性頻拍との鑑別に有用である.しかし,一部の心室頻拍はワソランや ATP で停止することもあるので確実な鑑別とはならない.
- リドカインで停止する場合でも心室頻拍とは限らない.房室回帰性頻拍はリドカインにより副伝導路の伝導が低下し停止することがある.

頻拍発作の種類と治療方針

1) 今起きている頻拍の場合

- 意識が保たれているか,血行動態が安定しているかどうかを確認.
- 血行動態が破綻している場合は,心臓マッサージ・電気除細動など救急対応の項を参照.
- 血行動態が維持されていても,高度の頻拍や心機能低下例では徐々に状態が悪くなることも多いため急変時の対応がすぐにできるように対応する.
- 血行動態が維持されている場合,12 誘導心電図を長めに記録し診断を行う.
- ATP 急速静注(10mg)は房室回帰性頻拍,房室結節リ

III 一般外来・入院編

エントリー性頻拍を停止させる効果があり，また心室頻拍との鑑別にも有用で試してみる価値はある．

① 上室性頻拍

- 室房伝導がある心室頻拍の場合でも ATP 静注により房室解離がわかり診断がつくこともある．
- 頻拍が継続している場合，最初に Valsalva 手技を試みる．修正 Valsalva 手技（仰向けになった状態で息をこらえた直後に，介助者に足を持ち上げてもらう方法）では 41%の停止効果が報告されている[2]．動画; http://www.thelancet.com/cms/attachment/2035488647/2051082005/mmc2.mp4
- ATP の急速静注を試みる（初回 10mg，無効であれば 20mg×2 回まで可）．
- ATP 無効の場合はベラパミル 2.5〜5.0mg を 2〜3 分間かけて緩徐静注する．効果がなければ 5〜10mg を 15〜30 分毎に総量 20mg まで繰り返す．
- 血行動態が不安定な場合や治療中に不安定になった場合には心電図同期での電気ショックを行う．

② 心房細動，心房粗動による頻拍

- 前項の心房細動の治療を参照．
- 心房細動による偽性心室頻拍の場合には ATP，ベラパミル，ジルチアゼムといった房室結節の伝導を抑制する薬は禁忌であるため使用しない．I 群抗不整脈薬が有効．

③ 心室性不整脈

- 救急を要する疾患，重症心室不整脈の項を参照．

2) 頻拍発作後の対応，Holter 心電図などで記録されていた場合の対応

① 発作性上室性頻拍

- カテーテルアブレーションによる治療が高い有効性と安全性があり勧められる．
- 内服での治療としては，デルタ波を認める場合や房室回帰性頻拍の可能性が高い場合には，K チャネル遮断作用のある薬剤としてジソピラミドやシベンゾリンを使用する．房室結節リエントリ性頻拍の可能性が高い場合には，房室伝導抑制薬として β ブロッカー，ベラパミルなどを使用する．

② 心室性期外収縮・単形性非持続性心室頻拍

- 基礎心疾患がない例では一般的に予後は良いと考えられ，自覚症状が軽い場合には薬物投与も不要．
- 症状が強い場合には，β ブロッカーやベラパミル，Na チャネル遮断薬などの使用も考慮するが，生活習慣の改善や軽い精神安定剤のみで様子を見ることも多い．
- 無症候でも多発する場合には心機能低下をきたす例も報告されており，カテーテルアブレーションによる治療も考慮する．

- 心筋梗塞後や心機能低下例における心室性期外収縮に対して Na チャネル遮断薬を使用することは予後を悪化させる.
- 基礎心疾患がある例では非持続性でも電気生理検査などによるリスク評価が必要.
- 心筋梗塞後の不整脈の場合, 虚血が関与していないかの評価も必要.
- 心機能低下例や基礎心疾患を有する場合, 抗不整脈薬により長期予後を改善するというエビデンスは少ない.

③ 持続性心室頻拍

- 頻拍により血行動態が不安定になる場合には ICD 植込みが選択される.
- 血行動態が破綻しない場合でも基礎心疾患がある場合には予後が不良であり ICD が勧められる.
- ICD 植込みができない場合や ICD 植込み後の作動減少のための薬物治療としてはアミオダロンやソタロールが多く用いられる.
- カテーテルアブレーションによる治療の成功率も向上しているが, 基礎疾患がある場合には再発する可能性も高く, ICD 植込みも行う必要がある.
- 基礎心疾患がない左室起源や右室流出路起源の心室頻拍では停止薬を経口投与して予防することもあるが, カテーテルアブレーションでの治療成績も良いためカテーテルアブレーションによる治療が勧められる.

■参考文献

[1] Brugada P, Brugada J, Mont L, et al. A new approach to the differential diagnosis of a regular tachycardia with a wide QRS complex. Circulation. 1991; 83: 1649-59.

[2] Appelboam A, Reuben A, Mann C, et al. Postural modification to the standard Valsalva manoeuvre for emergency treatment of supraventricular tachycardias (REVERT): a randomised controlled trial. Lancet. Published online August 25, 2015: DOI: http://dx.doi.org/10.1016/S0140-6736 (15) 61485-4.

〈平松茂樹〉

III 一般外来・入院編

2. 慢性管理を要する疾患

15 ▶ 徐脈性不整脈

① 診断のポイント: 原因となる疾患/薬剤について

■■ POINT

① 特に高齢者が訴える様々な症状の原因として，徐脈性不整脈の可能性を想像する．

② 心電図記録は長めに行い，可能なら運動負荷にも行う．

③ ホルター心電図とイベント心電図を使い分ける．

徐脈性不整脈の症状

- 徐脈性不整脈は，様々な症状をもたらす．失神/眼前暗黒感は代表的な症状だが，めまいやふらつき/労作時の息切れや易疲労感などもその症状の一つである．これらの症状は特に高齢者に多くみられるが，非特異的であり，正確な診断に至るのは容易ではない．まずは，病因として徐脈性不整脈の可能性を想像することが大事であり，心電図検査を行うことが必要である．
- 徐脈性不整脈は，大きく洞不全症候群 (sick sinus syndrome: SSS) と房室ブロック (atrioventricular block: AVB) に分けられる．

洞不全症候群

- SSS は，Rubenstein により洞性徐脈，洞停止と洞房ブロック，徐脈頻脈症候群の 3 群に分類されている．器質的心疾患を伴わないことが多く，洞結節やその周囲細胞の変性と線維化が原因と考えられている．

房室ブロック

- AVB は，その重症度により 1〜3 度まで分類され，高度 AVB は房室伝導比が 3：1 以下に低下した状態を指す．
- 発作性 AVB は，原因不明の失神において必ず鑑別すべき疾患である．発作時心電図が捉えられない限り診断は不可能であるが，非発作時心電図においても 2 枝以上のブロックを呈することが多い．
- AVB は，心筋症や心筋梗塞などの器質的心疾患に合併することがあり，その検索が必要である．また，大動脈弁に関する治療手技は，外科/内科的を問わず近接する房室結節に影響を及ぼし，AVB を合併しうる．

心電図診断のコツ

- 徐脈性不整脈の診断は心電図によりなされる．
- 正確に診断するコツは，① QRS 波や T 波に隠れた P 波を見逃さないこと，② PP 間隔/RR 間隔をそれぞれ 1 拍ずつ確認すること，③ P 波と QRS 波の関連性を確認することである．また，心電図を長めに記録することで，診

断の手がかりが得られることがある.
- 運動負荷心電図は，必要十分な心拍数の上昇が得られない場合に，変時性不全の診断ができる.

ホルター心電図 ホルター心電図は，心電図が 24 時間連続記録されることにより，心拍数やその変動，不整脈などの評価が可能である. しかし，検査中にいつもの症状が出現しなければ，その情報は傍証に留まることになる.

イベント心電図 イベント心電図は，文字通り，イベントが発生した時に記録する心電図を指す. 出現頻度の低い動悸発作などの場合はきわめて有効なツールだが，その多くは患者自身で心電図を記録する方式である. そのため，失神やフラツキなどの場合，発作時に心電図が記録できないことが多い. 日本循環器学会のガイドラインでは，原因不明の失神を繰り返す症例に対して，診断の早期段階での植え込み型イベントレコーダー（1 年以上の装着が可能）が推奨されている.

心臓電気生理学的検査 心臓電気生理学的検査は，洞結節機能，洞房伝導時間，房室結節機能などの評価が可能である. ただし，その検査結果により治療方針が決定されることは少ない.

薬の副作用 突然の徐脈では，薬の副作用による可能性も忘れてはならない. カルシウム拮抗薬やβ遮断薬のみならず，抗不整脈薬は全般的に徐脈をきたす. また，一部の抗認知症薬も徐脈をきたす危険がある. これらの薬剤は，腎不全などで容易に血中濃度が上がり，徐脈をきたしうる.

② 疾患と治療方針

■ POINT

①適応があればペースメーカー植え込みを行い，確実に脈を確保する. また，植え込み後は，それぞれの症例に合わせて適切に設定を行う.
②限られた症例においては，薬物的治療も考慮される.

ペースメーカー（PM）植え込みの適応 症状を伴う徐脈性不整脈の全てが，ペースメーカー（PM）植え込みの適応である. さらに，SSS と徐脈性心房細動は，無症状であっても 3 秒以上の心停止や 40 回/分未満の徐脈が認められた場合は，PM の適応となりうる. また，AVB は，2 度以上で硫酸アトロピンに反応しない場合の多くは，症状の有無に関わらず PM の適応である. 心サルコイドーシスに AVB を合併した場合，ス

Ⅲ 一般外来・入院編

テロイド治療により房室伝導や心機能が改善することが期待されるが，一方で，経過中に心機能低下や致死性不整脈が出現することがある．PM 植え込みで治療を終えることなく，注意深く経過観察を続けることが重要である．なお，徐脈とは異なるが，2 枝以上の脚ブロックで失神の既往や器質的心疾患を有する場合も，高度 AVB が潜む危険があり PM の適応である．

PM の機種

- PM の機種は，対象が SSS であっても経過中に AVB を合併することがあるため，DDD を選択する方が無難である．むろん，逆もありうる．
- 心房性不整脈のコントロールが難しく洞調律の割合がきわめて低い場合は，徐脈性心房細動と同様に VVI を選択した方がよいことが多い．
- 若年者の場合，リード寿命の観点から VVI が選択されることがある．
- 心機能の低下症例（LVEF＜35％）で心室ペーシングが必要な場合は，両心室ペーシングを検討するべきである．

リードの固定と留置部位

- リードの固定方法は 2 種類ある．active fixation はリード先端のスクリューを心筋にねじ込み固定する．好きな部位に留置することが可能であるが，心筋壁穿孔の危険がある．Passive fixation は，釣り針の返しのようなリード先端を心筋に引っ掛けて固定する．安定して留置可能な部位は限られるが，穿孔のリスクは低い．
- 心室中隔ペーシングの是非については，専門家の間でも結論は出ていない．
- ただ，中隔ペーシングと称する症例の多くで右心室と左心室の接合部ないしその自由壁側にリードが留置されているが，穿孔の危険の高い部位であり全く推奨できない．これを避けるためには，右前斜位にてリード先端と前室間溝（心陰影ではない）との距離を十分に保つことと，深い左前斜位にてリード先端が十分に中隔側を向いていることを確認することが重要である．冠動脈造影にて描出される各動脈の走行を思い描ければ，イメージをつかみやすいであろう．個人的には，中隔縁柱付近がおススメであり，三尖弁輪上縁が目安である（図 1）．
- 同様に，心房中隔ペーシングについても一定の見解はないが，AVB では心耳の方が良い場合が多い．もっとも，心房筋が広範に傷害され良好な留置部位が弁輪部や心房中隔にしか残されていないことがある．

図1 心室中隔ペーシングの留置部位

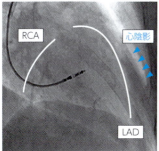
RAO 30°

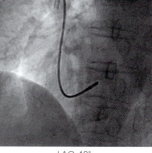
LAO 40°

PM設定の重要性	・PM治療は植え込みがゴールではなく,それぞれの症例に合わせて適切に設定し,作動させることが重要である.中でも最も重要なのはペーシングレートの設定で,必要十分な心拍数を確保しつつ,自己心拍と競合しないよう細かい設定を行う.さらに,繰り返し微調整を行うことで,より適切な設定に近づいていく.
変時性不全に対して	・健常人では必要に応じて心拍数が上昇するが,PM患者の多くは変時性不全を合併している.PMには,加速度センサーにより体動を感知して心拍応答をもたらす機能があるが,その効果は不十分なことが多い. ・心内インピーダンスの測定により心拍応答がなされる機種は,例えば体動の少ない透析中においても心拍数が適切に上昇し,血圧低下の予防に役立つ. ・反射性失神などで突然徐脈をきたす場合,心拍数の急激な変動を抑えるべくrate drop responseの設定が必要である.
SSSに対して	・SSSでは心室ペーシングは不要である.また,不要な心室ペーシングは心機能低下をもたらす可能性があり,避けるべきである[1].これに対し,通常はAAIとして作動しAVBの発生時にDDDへ切り替わる設定や,AV delayを極端に延長することで自己脈を優先し心室ペーシングを抑える設定を行う.

MRI 対応型 PM

- 従来，PM 患者の MRI 撮像は禁忌であったが，2012 年から MRI 対応型の PM が市販された．植え込まれた患者にはそれを証明するカードが発行される．
- PM が MRI 対応型か否かの確認はカードで行われるため，所持していない場合は MRI を施行すべきではない．対象者には，カードを必ず携帯するように指導する．

遠隔モニタリング

- PM 患者は，6 カ月を目安に作動状況を確認することが推奨される．遠隔モニタリングを行うことで，外来診療の手間を省き，かつきめの細かい管理を行うことが可能である．

薬物療法

- 積極的な PM 適応のないごく限られた症例で，薬物的治療がなされることがある．その場合，プレタールやネオフィリン製剤など，洞結節/房室結節の興奮を促進する薬剤が選択されるが，効果が不確実であり，推奨はできない．

■参考文献

[1] Lamas GA, Lee KL, Sweeney MO, et al. Ventricular pacing or dual-chamber pacing for sinus-node dysfunction. N Engl J Med. 2002; 346: 1854-62.

〈宮地晃平〉

2. 慢性管理を要する疾患
16 ▶ 成人先天性心疾患

POINT

① 本邦の成人先天性心疾患（adult congenital heart disease: ACHD）患者は40万人以上おり，今後も毎年1万人程度の増加が見込まれている新しい循環器領域である．

② 中等度以上の複雑心奇形が30%以上おり，それに対する循環器内科，心臓外科の対策が求められている．

③ 妊娠，出産，就労そして精神的ケアなど総合的な対策が求められている．

激増するACHD患者

- 先天性心疾患はおよそ1%の確率で出生する．複雑心奇形に対する外科手術の進歩により，その死亡率は10%未満となり，85%以上が成人期まで生存するようになった．その結果，本邦のACHD患者数は40万人を超え，さらに毎年1万人程度増加している．
- 中等度以上の複雑さをもつACHD患者が増加しており，32%に上るとされている．成人期になってからのQOLの維持，合併症の予防，生命予後の改善を目指した治療戦略がこれからの課題である．

心房中隔欠損 (atrial septal defect: ASD)

- 成人期に発見されるACHDの中で最も頻度が多い．
- 心房中隔欠損に伴う左-右短絡であるが，欠損部位で分類される．

病型（図1）
- 二次中隔型：卵円窩とその領域に認められる．ASDの80%
- 一次中隔型：房室中隔欠損である．ASDの15%
- 上静脈洞型：上大静脈の近くに位置する．ASDの5%

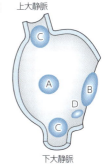

図1 ASDの病型分類
A: 二次孔型
B: 一次孔型
C: 静脈洞型
D: 冠動脈洞型

その他，下大静脈型，冠静脈洞型などがあるが1%未満である．

臨床症状
- ASDは高齢になると心不全，肺高血圧，心房細動など症状が出現してくる．加齢に伴う左室コンプライアンスの低下と動脈スティッフネスの上昇により，左右短絡の短絡量が増加することが一つの原因と考えられている．

検査
- 聴診所見：胸骨左縁上位肋間での収縮期駆出性雑音，胸骨左縁の下位肋間で拡張期雑音を聴取．II音の固定性分裂も特徴的．
- 心電図：右軸偏位，右脚ブロック，右室負荷所見が特徴的．
- 胸部X線：肺動脈の拡大を認める．
- 心エコー図：欠損孔の位置，サイズ，右心系サイズ，肺高血圧などを確認する．カテーテル閉鎖術の適応には経食道心エコー図が必要．
- 心臓カテーテル検査：肺高血圧が疑われる症例では侵襲的な肺血管抵抗の評価が必要である．

治療
- カテーテル閉鎖術が施行されることが多い．肺体血流比（Qp/Qs）が1.5以上あれば適応となる．辺縁部の広範な欠損，38mm以上の大きな欠損はカテーテル治療の適応とならない．重症肺高血圧合併例は肺血管作動薬で治療後に閉鎖することもある．

心室中隔欠損（ventricular septal defect: VSD）

- 欠損部位で以下のように分類される（図2）．
  - 膜性部欠損：最も頻度が高く，80%程度を占める．膜性中隔に位置し，流入部，流出部に伸展することもある．自然閉鎖することもある．
  - 漏斗部欠損：日本人では頻度が高く30%を占めるとする報告もある．左室流出路の欠損孔に大動脈弁（右

図2 VSDの病型分類

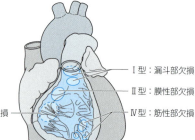

I型：漏斗部欠損
II型：膜性部欠損
III型：流入部欠損
IV型：筋性部欠損

冠尖）が逸脱し，大動脈弁閉鎖不全症を伴うことが多い．

- その他に，流入部欠損，筋性部欠損がある．

臨床症状 小さな VSD では健常例と変わらない生命予後が期待される．中等度の VSD が成人で発見されることは稀である．左心系の容量負荷，拡大や肺高血圧を引き起こし心不全症状が出現することがある．Eisenmenger 化した VSD の予後は不良である．

検査 聴診所見：典型的な VSD では胸骨左縁中部（第 3～4 肋間）で汎収縮期雑音を聴取．筋性部 VSD では収縮早期で雑音は消失．肺高血圧を伴った VSD でも同様．

- 心電図：肺高血圧を伴った症例では，右軸偏位，右室肥大や肺性 P 波を認めることがある．
- 胸部 X 線：中等度以上 VSD では左室拡大，肺動脈拡大，肺血管陰影の増強を伴う．
- 心エコー図：VSD の位置，数，欠損孔のサイズ，左心系の容量負荷の状態，肺高血圧の程度などを評価する．漏斗部欠損では大動脈弁逸脱を注意深く観察する．

治療 肺体血流比≧1.5 であり縮小傾向を示さず，左室拡大がある場合，そして大動脈弁逸脱に伴う大動脈弁閉鎖不全がある場合には外科的治療を考慮する．手術適応にならなくても，感染性心内膜炎のリスクがあるため，処置前の抗生剤予防投与が必要である．

房室中隔欠損 (atrioventricular septal defect: AVSD) 欠損孔は心房レベルだけ（一次中隔型 ASD），もしくは流入部欠損 VSD を伴う症例がある．房室弁は基本的に異常を呈し，通常 5 つの弁尖から構成される．不完全型は一次中隔型 ASD のみで VSD を伴わない．房室弁は左右に分かれ，左房室弁に裂隙（cleft）を伴う．完全型は流入部欠損 VSD を伴い，通常は一次中隔型 ASD を伴う．房室弁は共通房室弁口である．

病型

臨床症状 成人で発見されるのは不完全型であり，40 歳までに心不全症状を呈する．房室弁逆流が高度であればより若年で症状が出現する．

検査 聴診所見：成人期で新規に発見されるのは部分型 AVSD が大半である．胸骨左縁上部では収縮中期駆出性雑音を，心尖部では汎収縮期雑音を聴取．

- 心電図：左軸偏位が特徴的である．PQ 間隔の延長や不完全右脚ブロックがみられる．
- 心エコー図：房室弁の形態，房室弁と心室の接合の状態（straddling，overriding など），房室弁逆流，心内シャ

16

成人先天性心疾患

ント，肺動脈圧，大動脈弁下狭窄などに注意して観察する．
- 心臓カテーテル検査：非侵襲的検査で肺高血圧を認めた際には肺血管抵抗も評価する．左室流入路が短縮し，流出路が狭小化することによる "goose neck deformity" を認める．

治療
- 不完全型 AVSD で右室容量負荷を伴う症例では外科的閉鎖術を考慮する．

動脈管開存症 (patent ductus arteriosus: PDA)

- PDA は左肺動脈と下行大動脈の左鎖骨下動脈の遠位部での交通が遺残している状態である．
- 中等度 PDA では左室容量負荷による左室拡大を示す．肺高血圧を合併すると右心不全がメインになることがある．Eisenmenger 化した症例では differential cyanosis（下肢のみにチアノーゼを認める）．

臨床症状

検査
- 身体所見：第 2 肋間胸骨左縁に連続性雑音を聴取する．
- 心電図：左室肥大所見や左房負荷所見を認める．肺高血圧症例では，両心室負荷所見を認める．
- 心エコー図：主肺動脈内への左右短絡血流が観察される．

治療
- 殆どの症例でカテーテル閉鎖術の適応になる．Eisenmenger 化した症例では厳重な管理が必要である．

ファロー四徴症 (tetralogy of Fallot: TOF) 術後

- 肺動脈狭窄（漏斗部狭窄），心室中隔欠損，50％未満の大動脈騎乗，右室肥大を四徴とする（図 3）．チアノーゼを伴う先天性心疾患の中では最も頻度が高い．修復術なしでの長期生存率は極めて低いので，ACHD として遭遇するのは根治術が行われた症例である．
- 術後発合併症が症状を規定する．

図3 TOF の模式図

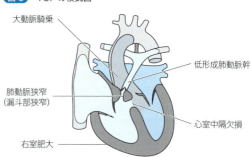

大動脈騎乗
低形成肺動脈幹
肺動脈狭窄（漏斗部狭窄）
心室中隔欠損
右室肥大

① 肺動脈弁閉鎖不全症（pulmonary regurgitation: PR）：TOF の術後で極めて多く見られる合併症である．重度 PR では右室拡大，右心不全をきたす．

② 右室流出路狭窄の遺残
漏斗部，肺動脈弁，主肺動脈，肺動脈分岐部のみならず，左右肺動脈の末梢でも狭窄が生じうる．

③ 右室拡大，右室機能低下
PR や右室流出路狭窄により引き起こされる．右室拡大により三尖弁閉鎖不全症が生じ，さらに三尖弁閉鎖不全症が右室拡大を増悪させる．

④ 心室性不整脈と突然死
TOF の 1〜6％に突然死があると報告されており，多くは心室頻拍や心室細動が原因と考えられている．心室性不整脈の発生には手術時の切開線だけでなく右室拡大などによる血行動態の悪化も関連しているとされている．

検査 • 心電図：完全右脚ブロックを呈することが多い．また右室拡大を反映し QRS の幅は広く，180ms 以上では心室頻拍と突然死のリスクが高いとされている．

• 心エコー図検査：肺動脈弁閉鎖不全症，右室流出路狭窄，三尖弁閉鎖不全，残存心室中隔欠損症の有無や程度を評価する．右室サイズや右室機能も評価する．

• MRI もしくは CT：右室サイズや機能を評価するには MRI が適しており，同時に PR の重症度，右室流出路や肺動脈狭窄，大動脈拡大の有無も合わせて評価する．

• 心肺運動負荷試験：PR は主観的な症状が出現しにくく，客観的な運動耐容能評価を経時的に行う．

治療 • 重症 PR に対する肺動脈置換術の適応は，有症状で運動耐容能が低下した症例，右室拡大や右室機能低下を合併した症例とされている．右室拡張末期容積係数（RVEDVI）が 160mL/m^2（もしくは 170mL/m^2）以上では手術適応とする考えが多い．最近ではより早期の手術が推奨されている．RVEDVI が 150〜170mL/m^2 でも QRS 幅が 180msec 以上，左室駆出率が 50％未満，運動耐容能の低下のいずれかが認められれば手術が考慮される．

• 不整脈コントロールも重要である．症候性の上室性・心室性不整脈であればカテーテルアブレーションを考慮する．TOF 術後の突然死の危険因子としては，(1) 心内修復時の高年齢，(2) 高度の右室流出路狭窄，(3) 中等度以上の肺動脈弁閉鎖不全や右室機能低下，(4) 心室性

16
成人先天性心疾患

図4 Fontan手術の模式図

(a) Atriopulmonary Conection (APC)
Atriopulmonary (AP) Fontan や modified classic Fontan ともよばれている.

(b) Bjork Fontan 手術
三尖弁閉鎖症で右心耳と右室を心膜パッチや導管で吻合し，右室の駆出と肺動脈への血流の拍動性を少なからず期待したが，結果的には拍動流はあまり期待できず導管石灰化や経年劣化，右房の拡大を招く結果となった．新規で行われることは極めて少なくなったが，幼少期に受けた症例が成人になっており成人先天性心疾患を診療する上では知っておかなくてはならない.

(c) Latelal tunnel Fontan
下大静脈の血液を，人工のバッフルを通して肺動脈に導く (intra-atrial baffle)．心房内の通路の一部は右房の側壁で構成されている.

(d) Excracardiac Fontan
下大静脈から肺動脈まで人工の心外導管を用いて直に接続されており，右房は完全に回路から除外される.

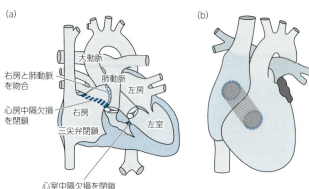

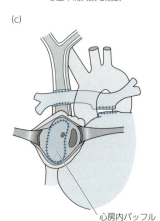

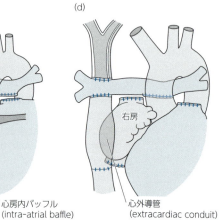

頻拍の既往，(5) 左室機能低下，(6) 心臓 MRI での高度の左室線維化，(7) QRS 幅≧180ms などがあげられる．ICD の適応を考慮する必要がある．

フォンタン (Fontan) 手術後

Fontan 手術とは

先天性心疾患の外科修復の際には原則として二心室修復を目指すが，一部の症例では一方の心室のサイズが不十分なことがあり，やむを得ず一心室修復にせざるを得ない．Fontan 手術では全身の静脈還流を直接肺動脈に導くことで心室を介さず静脈血を肺に送り，酸素化された血液は体心室から全身に駆出される．

- Fontan 手術でチアノーゼの改善は得られるが肺循環への駆動ポンプのないデザインであり，非生理的な血行動態となる．ACHD で診療する Fontan 手術には大まかに分けて図 4 に示すようなタイプがある．

- Fontan 手術は画期的な術式であるが根治術ではなく，あくまでも姑息手術であるので術後に以下に示すような多くの問題が発生する．

不整脈

洞機能不全症候群と心房性不整脈の発生頻度が高い．心房性不整脈は体心室機能の低下した症例や肺血管抵抗の高い症例では血行動態の破綻をきたし致命的になり得る．DC ショックが安全で有効性が高い．心房性不整脈に対するアブレーション治療は再発率が高く，コントロールが困難な症例で心房・肺動脈連結法 (atriopulmonary connection: APC 法) であれば右房 Maze 手術を加えた extracardiac Fontan への移行が有効な症例も多い．

体心室機能の低下

とくに解剖学的右室が体心室である場合は機能低下が著しい．治療としては確立されたものはなく，ACE 阻害薬や β 遮断薬も長期予後を改善するかは不明である．

肺血管抵抗の増加による静脈圧上昇

肺血管抵抗をより低く保つことは Fontan 循環において極めて重要である．経年的に肺血管抵抗が徐々に上昇する傾向にあり，心拍出量の低下と静脈圧亢進をきたす．房室弁逆流による体心房圧の上昇なども原因となる．

血栓症

血栓形成のリスクは高く，心房内血栓，心房性不整脈，血栓塞栓症の既往がある症例ではワルファリン投与が推奨されている．

うっ血肝から肝硬変へ

静脈圧が亢進しているため Fontan 症例では症状がなくても何らかの肝機能異常がある．肝硬変そして肝癌を発症することもある．

蛋白漏出性胃腸症

Protein-losing enteropathy (PLE): PLE は腸管内にアルブミンや免疫グロブリン，凝固因子などが漏れ出て，低蛋白血症と低アルブミン血症を引き起こす治療困難な

合併症である．診断は臨床症状（浮腫，下痢，心膜液・胸水貯留），便中α-1-アンチトリプシンの上昇，低アルブミン血症を勘案して行われる．薬物治療としてはヘパリン，肺血管拡張薬（プロスタサイクリン，ホスホジエステラーゼ5阻害薬，エンドセリン受容体拮抗薬），スピロノラクトンなどの有効性が散見される程度である．

■参考文献

1. Silversides CK, Marelli A, Beauchesne L, et al. Canadian Cardiovascular Society 2009 Consensus Conference on the management of adults with congenital heart disease: executive summary. Can J Cardiol. 2010; 26: 143-50.
2. Warnes CA, Williams RG, Bashore TM, et al. ACC/AHA 2008 guidelines for the management of adults with congenital heart disease: a report of the American College of Cardiology/American Heart Association Task Force on Practice Guidelines (Writing Committee to Develop Guidelines on the Management of Adults With Congenital Heart Disease). Developed in Collaboration With the American Society of Echocardiography, Heart Rhythm Society, International Society for Adult Congenital Heart Disease, Society for Cardiovascular Angiography and Interventions, and Society of Thoracic Surgeons. J Am Coll Cardiol. 2008; 52: e143-263.
3. Baumgartner H, Bonhoeffer P, De Groot NM, et al. ESC Guidelines for the management of grown-up congenital heart disease (new version 2010). Eur Heart J. 2010; 31: 2915-57.
4. 成人先天性心疾患診療ガイドライン（2011年改訂版），http://www.j-circ.or.jp/guideline/pdf/JCS2011_niwa_h.pdf

〈杜　徳尚〉

2. 慢性管理を要する疾患

17 ▶ 心腔内血栓と心臓腫瘍

① 心腔内血栓

■ POINT

① 心腔内血栓は脳塞栓，肺塞栓の原因となる．

② 心腔内血栓の検出には，経胸壁心エコー図法のみならず経食道心エコー図法も積極的に行う．

③ 治療は抗凝固療法を行うが，手術が必要な例もある．

心腔内血栓は壁運動が低下し血流がうっ滞する部位に生じる．左房内血栓と左室内血栓が多く，心原性脳塞栓症の原因となる．

原因疾患

- 心房細動（最多で，心原性脳塞栓の45％を占める），僧帽弁狭窄症や僧帽弁置換術後など（図1A）．
- 広範前壁心筋梗塞，拡張型心筋症，心筋炎，左室緻密化障害など（図1B）．

左房内血栓
左室内血栓

診断

- エコー図検査で血栓はやや輝度の高い塊状のエコー像を示し，通常は無茎である．
- 経胸壁心エコー図法だけではなく，経食道心エコー図法も積極的に考慮する（図1）．
- 経食道心エコー図法で，左心耳血流速度が25cm/s以下の例や[1]，左心耳内にもやもやエコー（spontaneous echo contrast）を認める場合は脳塞栓のリスクが高い[2]．また塞栓症併発の危険性が高い心腔内血栓の所見として，エコー輝度が低く，可動性が大きく，内腔に突出するものや有茎性の血栓があげられる．
- 造影MDCTを用いれば，血栓は染影されないため，周囲心筋組織との境界が明瞭となり，見落とし防止になる．また腫瘍であれば血管の乏しいタイプであっても遅れて染まるので，後期相（造影剤投与後2～3分後）で鑑別が可能になる．

心腔内血栓と心臓腫瘍

III 一般外来・入院編

図1 心腔内血栓と心臓腫瘍

A. 左心耳血栓（中部食道二腔像）

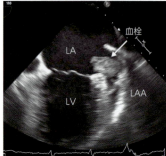

B. 左室内血栓

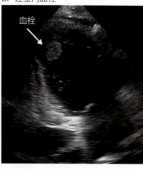

C. 粘液腫

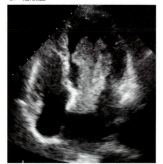

D. 乳頭状線維弾性腫

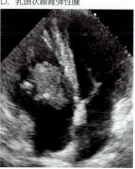

対応	・通常はヘパリン投与を開始（APTT 基準値の 1.5～2 倍）し，ワルファリン経口投与に切り替える（PT-INR 2.0-3.0）．
手術適応	・手術適応に明確な基準はないが，内科治療抵抗性で血栓が縮小，消失しない場合や，新鮮で血栓サイズの大きい（10mm 以上）可動性の高い血栓や塞栓の既往のある例など，危険性の高い例は外科摘除を考慮する．

② 心臓腫瘍（原発性，転移性）

■ POINT

① 心臓腫瘍はまれな疾患ではあるが，手術を要する症例もあり，エコー，CT，MRI を駆使し診断する．

② 腫瘍の好発部位，好発年齢，特徴を理解する．

原発性心臓腫瘍はまれであり，その頻度は剖検全体の約 0.002〜0.056％と報告されている．原発性心臓腫瘍の約 75％は良性，約 25％が悪性である．良性のうち約半数は粘液腫，悪性の約 75％が肉腫である．

診断

・好発年齢，好発部位，腫瘍の形状をエコーだけではなく，CT, MRI も駆使して診断を行う（表 1）．確定診断は，術中採取した組織の組織診断かないしは生検可能であれば採取を試みる．

表 1 代表的な心臓腫瘍の鑑別

		好発年齢	好発部位	超音波	CT	MRI
良性腫瘍	粘液腫	30〜60 歳	心房中隔，卵円窩 左房＞右房	可動性，茎	不均一な低 CT 値	不均一，T2 high，不均一な造影効果
	乳頭状線維弾性腫	中高年	大動脈弁，僧帽弁が多い	葉状 ＜20mm	可動性	評価は困難
	横紋筋肉腫	小児	心室 多発性	多発性，小さな均一な高エコー	評価は困難	T1 iso T2 iso 均一な造影効果
	線維腫	乳児〜若年成人	心室 特に左室 単発性	心室壁内腫瘍，石灰化＋	心筋との境界が明瞭 石灰化＋	T1 等信号 T2 low 造影効果はほぼなし
	脂肪腫	各年齢	心囊内，心腔内	心囊内：低エコー 心腔内：高エコー	均一な脂肪濃度	均一. T1 high 造影効果なし
悪性腫瘍	血管肉腫	成人（平均年齢 40 歳）	右房	塊状エコー，心囊液	造影で濃染，浸潤性	不均一. 造影効果あり
	悪性リンパ腫	成人男性に多い	心筋，心膜など多様	びまん性に浸潤 心囊液，心膜の肥厚	低 CT 値，多発性，心囊液	T1 iso T2 iso〜high 不均一な造影効果

17
心腔内血栓と心臓腫瘍

Ⅲ 一般外来・入院編

腫瘍の特徴

1）良性腫瘍

粘液腫（図 1C）
- 良性腫瘍の中で最も頻度が高く，女性に多い．粘液腫の約 95% が心房（左房 75%，右房 20%）に発生する．典型例は，卵円窩付近の心房中隔に付着した茎をもつ，可動性に富む腫瘤として描出される．塞栓症を併発したり，僧帽弁狭窄の原因となることがある．

乳頭状線維弾性腫（図 1D）
- 弁や弁近傍の心内膜に，多くは有茎状に発生し可動性を有し，表面に多数の糸状の spicula を認めることが特徴である．

横紋筋腫
- 小児の心臓原発腫瘍の約 60% を占める．横紋筋腫は多発性で心室壁に境界が不明瞭な塊状エコーとして観察される．まれならず結節性硬化症に合併する．約 50% は自然退行する．

線維腫
- 乳児から小児期に好発する．多くは左室の自由壁または心室中隔の心筋内に発生する．刺激伝導系の障害，心室頻拍や心室細動をきたし，突然死の原因となりえる．

脂肪腫
- 無茎性のポリープ状を呈し，周囲との境界が明瞭で被包化され，孤発性で心筋内，心内膜下や心外膜下に観察されることが多い．
- その他：血管腫，奇形腫など．

2）悪性腫瘍

血管肉腫
- 悪性腫瘍の中で最も頻度が高い．若年者に多く，ほとんどが右房あるいは心膜から発生する[3]．

転移性腫瘍
- 直接転移：肺癌，乳癌，食道癌，縦隔腫瘍．
- 血行性転移：腎細胞癌，肝細胞癌，肺癌，副腎腫瘍，甲状腺癌，子宮癌．
- 播種性転移：悪性リンパ腫，悪性黒色腫，白血病など．
- 頻度的には肺癌，乳癌が多く，癌性心膜炎が生じやすく，心嚢液貯留や時に心タンポナーデを呈する．また右房に塊状エコーが観察される場合は，転移性のものも念頭に入れる必要があり，発生源を同定するため必ず下大静脈や肝静脈，さらには末梢静脈までその連続性を観察しなければならない．
- その他：横紋筋肉腫，線維肉腫，心膜中皮腫など．

手術適応

- 単発性の小さな非癌性原発性心臓腫瘍は，外科手術を禁忌とする他の疾患がない限り，外科的切除を行い，その後 5〜6 年にわたり再発がないか確認する．
- 悪性原発性腫瘍は予後が不良であるため，治療法は通常緩和的（例，放射線治療，化学療法，合併症の管理）で

ある.

• 転移性心臓腫瘍の治療法は発生部位によって決まり，全身化学療法または緩和療法などを行う.

血栓や心臓腫瘍と鑑別が必要な正常構造物

• 左房: 僧帽弁輪の石灰化
• 左室: 仮性腱索
• 右房: Eustachian 弁，Chiari 網，Thebesian valve
• 右室: 調節帯（moderator band）

■参考文献

❶Mugge A, Kuhn H, Nikutta P, et al. Assessment of left atrial appendage function by biplane transesophageal echocardiography in patients with nonrheumatic atrial fibrillation: identification of a subgroup of patients at increased embolic risk. J Am Coll Cardiol. 1994; 23: 599-607.

❷Puwanant S, Varr BC, Shrestha K, et al. Role of the CHADS2 score in the evaluation of thromboembolic risk in patients with atrial fibrillation undergoing transesophageal echocardiography before pulmonary vein isolation. J Am Coll Cardiol. 2009; 54: 2032-9.

❸Panella JS, Paige ML, Victor TA, et al. Angiosarcoma of the heart. Diagnosis by echocardiography. Chest. 1979; 76: 221-3.

〈時岡浩二〉

Ⅲ 一般外来・入院編

2. 慢性管理を要する疾患

18 ▶ 肺高血圧症

① 肺動脈性肺高血圧症
(pulmonary arterial hypertention: PAH)

■ POINT
① 治療上の注意点や方針，予後が異なるため，PAH の原因疾患を明らかにする．
② 支持療法に加えて，重症度に応じて PAH 治療薬を使用する．
③ PAH 治療薬は，1 剤で効果不十分であれば積極的に併用療法を行う．
④ 経口薬で効果不十分の場合には持続静注/皮下注プロスタグランジン I_2 製剤の使用を検討する．

肺高血圧症について	

- 肺動脈の狭窄・閉塞により肺血管抵抗や肺動脈圧が上昇し，右心不全に至る疾患である．
- 労作時息切れ，動悸，失神，右心不全に伴って出現する浮腫などを主訴とする症例では，鑑別診断にあげる．まず胸部 X 線，心電図，心エコーを行い，右心負荷所見の有無を確認する．
- 肺高血圧症には様々な原疾患を背景とする病態が含まれており，第 1–5 群に分類される（表 1）．各群で治療方針が異なるため，肺高血圧症の診断アプローチ（図 1）[1] に従って鑑別診断を行い，肺高血圧症の存在診断と病型診断を行う．
- 多くは，心疾患や呼吸器疾患に伴う肺高血圧症であるた

表 1 肺高血圧症の臨床分類〔Hoeper MM, et al. J Am Coll Cardiol. 2013; 62 (25 Suppl): D42-50[1] より一部引用〕

第 1 群	肺動脈性肺高血圧症（pulmonary arterial hypertension: PAH）
1.1	特発性肺動脈性肺高血圧症（idiopathic PAH: IPAH）
1.2	遺伝性肺動脈性肺高血圧症（heritable PAH: HPAH）
1.4	各種疾患に伴う肺動脈性肺高血圧症（associated PAH: APAH）
1.4.1	結合組織病
1.4.3	門脈高血圧症
1.4.4	先天性短絡性心疾患
第 1' 群	肺静脈閉塞症（pulmonary veno-occlusive disease: PVOD）および/または肺毛細血管腫症（pulmonary capillary hemangiomatosis: PCH）
第 1'' 群	新生児遷延性肺高血圧症
第 2 群	左心系心疾患に伴う肺高血圧症
第 3 群	呼吸器疾患および/または低酸素血症に伴う肺高血圧症
第 4 群	慢性血栓塞栓性肺高血圧症（chronic thromboembolic pulmonary hypertension: CTEPH）
第 5 群	詳細不明な多因子のメカニズムに伴う肺高血圧症

図1 肺高血圧症の診断アプローチ〔Hoeper MM, et al. J Am Coll Cardiol. 2013; 62 (25 Suppl): D42-50[1]) より改変〕

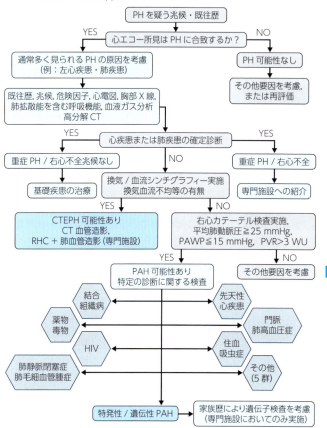

PH: 肺高血圧症, PAH: 肺動脈性肺高血圧症, CTEPH: 慢性血栓塞栓性肺高血圧症

め，呼吸機能検査や胸部高分解能 CT，冠動脈造影などの検査を行う．
- 第 1，1'，4 群は難病法の指定難病となっている．

PAH の診断

- 肺動脈性肺高血圧症（pulmonary arterial hypertension: PAH）の診断には，心臓カテーテル検査による以下の所見が必須である．心エコー所見のみに基づいて治療介入を開始すべきではない．
  - 平均肺動脈圧≧25mmHg

Ⅲ 一般外来・入院編

- 肺動脈楔入圧正常
- 肺血管抵抗≧240dyne・sec・cm^{-5}
- PAHには，特発性/遺伝性，結合組織病，門脈圧亢進症，先天性心疾患などに関連するものがある（表1）．治療上の注意点や方針が若干異なるため，PAHの原因疾患を明らかにする．

PAHの予後

- 未治療のPAH症例の5年生存率は40％程度であったが，PAH治療薬が複数使用可能となった現在では改善している．治療により血行動態を改善することが予後の改善につながる．

PAHの治療
（図2）[2]

- 支持療法に加えてPAH治療薬を使用し，治療抵抗性であれば肺移植も検討する．

支持療法

- 酸素は強力な肺血管拡張作用があるため，在宅酸素療法を行う．
- PAHの小肺動脈内では血栓形成傾向があり，抗凝固療法により生存率の改善が認められたことなどから，抗凝固療法が推奨されている．ただし，強力な血小板凝集作用をもつエポプロステノール投与例では肺胞出血の危険性が高くなるため，併用しない．
- 心不全の状態に応じて，適宜利尿薬を使用する．特にエポプロステノール投与例では静脈灌流量の増加に伴って利尿薬の増量が必要となる．

急性血管反応性試験

- 日本人での陽性率は約1％と低いが，陽性例ではカルシウム拮抗薬の投与により予後が改善するため，初診時に急性肺血管反応性試験を行うことが推奨されている．
- 状態が安定している症例では，カルシウム拮抗薬（ニカルジピンの静注：5〜10μg/kg）や一酸化窒素などによる急性血管反応試験が行われる．
- 陽性例ではニフェジピン40mg/日より内服を開始し，十分な効果が得られるまで漸増する．

PAH治療薬

- PAHに対する特異的な治療薬として，プロスタグランジンI$_2$製剤（PGI$_2$），エンドセリン受容体拮抗薬（ERA），ホスホジエステラーゼ阻害薬（PDE5-I）/可溶性グアニル酸シクラーゼ刺激薬，の3系統の薬剤が開発されている．（詳細はⅣ.治療編「1.薬物療法 13.肺血管作動薬」を参照）．

図2 PAHの治療アルゴリズム〔Galie N, et al. J Am Coll Cardiol. 2013; 62 (25 Suppl): D60-72[2)] より改変〕

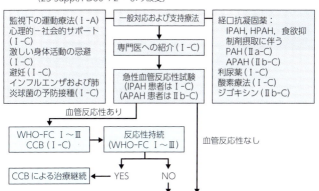

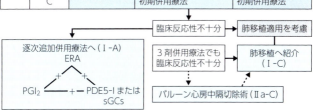

APAH: associated PAH, CCB: カルシウム拮抗薬

III 一般外来・入院編

PAH 治療の進め方

- 自覚症状があり，精査で PAH と診断された症例では，すでに血管床の大半が障害されているため，何らかの治療介入が必要である．
- ガイドラインでは，まず 1 剤の PAH 治療薬を使用し，効果不十分であれば併用療法を行う治療アルゴリズムが推奨されているが，治療開始早期から併用療法を行うことで，より治療効果が得られることが多い．
- 経口 PAH 治療薬をどの薬剤から開始すべきであるのかについては，明らかではない．重症度，背景となる疾患，併用薬との相互作用などにより選択する．
- 重症例では，最も強力な静注/皮下注 PGI_2 製剤を選択する．ただし，患者本人による薬剤調整，投与経路の確保，ポンプの管理，感染対策などが必要となるため，各症例の理解度，家族のサポート体制も考慮して導入を決定する．投与開始後に投与量の漸増・調節が必要であるが，導入経験数の多い施設での導入・初期投与量の調節が，長期に安全に使用する上で，また，有効性を最大とする上で重要である[3]．

WHO 機能分類による治療アルゴリズム

- WHO 機能分類 II 度：3 系統の薬剤のうち，より血管拡張効果の強い PDE5-I，あるいは ERA を使用して治療反応性を確認し，改善がなければ他系統の薬剤を追加する．
- WHO 機能分類 III 度：3 系統の経口薬を早期に併用し，改善がなければ PGI_2 を静注/皮下注製剤に変更する．
- WHO 機能分類 IV 度：静注/皮下注 PGI_2 製剤を含む 3 系統の薬剤の併用療法を行う．

各病型の治療上の注意点

- 結合組織病関連 PAH では，原疾患の活動性がある場合にはその治療強化が必要である．膠原病肺合併例では，静注 PGI_2 製剤を使用すると酸素化が悪化するため，血行動態的に重症である場合を除いて，積極的な使用は控える．PDE5-I は，低酸素血症を悪化させにくいとされる．
- 門脈圧亢進症関連 PAH では，肝障害の発生頻度の高い ERA は慎重に投与する．肝疾患の進行による状態の悪化にも注意する．
- 先天性心疾患に合併する PAH では，シャントの有無を確認する．シャントがなければ特発性 PAH と同様に治療を進めるが，シャントが存在する場合には，治療とともにシャント量が変化し低酸素血症が進行する危険性がある点に注意する．

② 慢性血栓塞栓性肺高血圧症 (chronic thromboembolic pulmonary hypertension: CTEPH)

POINT

① CTEPHを疑う症例では，肺換気・血流シンチグラフィで換気血流ミスマッチを，選択的肺動脈造影でCTEPHに特徴的な血管病変を確認する．
② CTEPHでは，生涯抗凝固療法を行う．
③ 根治療法は，肺動脈内膜摘除術（PEA）である．
④ 外科的に到達困難な病変や併存疾患などのためにPEAの適応とならない場合や，PEAの適応がなく，内科的治療を行っても効果不十分な症例では，バルーン肺動脈形成術を検討する．

CTEPHの診断

- CTEPHは，日本では凝固異常を背景とする症例は少なく，女性が約7割を占め，平均年齢60歳代である．
- 確定診断には，以下の2点が必須である[4]．
  1. 肺換気・血流スキャンにて換気分布の異常を伴わない肺血流分布異常が6カ月以上不変であること，もしくは肺動脈造影にて特徴的な所見が証明されること
  2. 右心カテーテル検査にて肺動脈楔入圧正常で平均肺動脈圧≧25mmHg
- CTEPHの診断上もっとも感度が高いのは肺換気・血流シンチグラフィである．換気血流ミスマッチを認める場合にはCTEPHの可能性が高い．
- 最終的にカテーテル検査を施行し，選択的肺動脈造影を行う．治療方針を決める上で重要な，CTEPHに特徴的な血管病変 (ring like stenosis, web, abrupt vascular narrowing, complete vascular obstruction, pouching defects) が描出できる[5]．

CTEPHの治療

- 血栓塞栓の再発予防と二次的な血栓形成の予防の観点から，生涯抗凝固療法を行う．
- 低酸素血症に対して酸素療法を行う．
- 根治療法は肺動脈内膜摘除術 (pulmonary endarterectomy: PEA) である．
- その他に肺血管拡張薬，バルーン肺動脈形成術 (balloon pulmonary angioplasty: BPA)，肺移植がある．
- CTEPHの治療手順については，中西宣文，安藤太三，植田初江，他．肺高血圧症治療ガイドライン（2012年改訂版）．http://www.j-circ.or.jp/guideline/pdf/JCS2012_nakanishi_h.pdf．図16, p.53参照．

CTEPH に対する PEA

- 肺動脈から器質化血栓を中膜の一部とともに外科的に除去する.
- 平均肺動脈圧≧30mmHg, 肺血管抵抗≧300dyne・sec・cm^{-5}

PEA の適応
- 肺動脈中枢側に血栓が存在する.
- 他の重要臓器に合併症がない.
- 患者・家族の積極的手術同意.

PEA の限界
- 手術手技の難易度が高く, 熟練した術者が限られている.
- 術後一部の症例では肺高血圧が持続または再発する.
- 器質化血栓が末梢部に存在する末梢型 CTEPH や, 高齢者や併存疾患のある症例では適応とされない.

CTEPH に対する薬物療法

- 外科的治療不適応または外科的治療後に残存・再発した CTEPH に対して, 可溶性グアニル酸シクラーゼ刺激薬であるリオシグアトが承認されている.
- 上記以外の肺高血圧症治療薬については有効性が確立しておらず, CTEPH に対する適応はない.

CTEPH に対する BPA

- BPA は, バルーンを用いて閉塞した肺動脈を物理的に貫通させ, 血流を得る治療法である[3].
- PEA と同等の著明な血行動態の改善が示され, 日本を中心に広まりつつある.
- 術中の合併症として, 肺動脈穿孔, 肺動脈破裂, 肺動脈解離などがある. いずれも気道内出血から, 低酸素血症による肺動脈圧の上昇, 右心不全の悪化につながり, 致死的な転帰を取りうる. 術中の止血処置に加え, 非侵襲的陽圧換気や気管内挿管による人工呼吸管理が可能な体制が必要である.

BPA の適応[5]
- 外科的に到達困難な病変や併存疾患などのために PEA の適応とならない場合.
- PEA 後に肺高血圧が残存もしくは再発した例で再手術が困難とされる症例
- PEA の同意を得られない症例
- PEA の適応がなく, 内科的治療(抗凝固療法, 在宅酸素療法, 肺血管拡張薬)を行っても症状を有し, 平均肺動脈圧≧30mmHg または肺血管抵抗≧300dyne・sec・cm^{-5} である症例

BPA 施行の医療条件
- BPA は, 冠動脈に対するカテーテルインターベンションとは全く異なる. BPA の適応を理解し, 正しく安全に施行し, BPA の有効性を担保するための医療条件が日本循

環器学会のステートメントに示されている[5].

- 十分な CTEPH の診療実績を有することや，合併症発症時に問題なく対処できる体制があること，さらに，BPA 施行に関する技術指導を受けた医師が BPA を施行することなどが必須となっている.

■参考文献

❶Hoeper MM, Bogaard HJ, Condliffe R, et al. Definitions and diagnosis of pulmonary hypertension. J Am Coll Cardiol. 2013; 62 (25 Suppl): D42-50.

❷Galie N, Corris PA, Frost A, et al. Updated treatment algorithm of pulmonary arterial hypertension. J Am Coll Cardiol. 2013; 62 (25 Suppl): D60-72.

❸松原広己. 薬物療法. 肺高血圧症診療マニュアル（伊藤浩・松原広己編集）. 東京: 南江堂; 2017. p.110-33.

❹中西宣文, 安藤太三, 植田初江, 他. 肺高血圧症治療ガイドライン (2012 年改訂版). http://www.j-circ.or.jp/guideline/pdf/JCS2012_nakanishi_h.pdf.

❺伊藤 浩, 安藤太三, 江本憲昭, 他. 慢性肺動脈血栓塞栓症に対する balloon pulmonary angioplasty の適応と実施法に関するステートメント (2014 年版). http://www.j-circ.or.jp/guideline/pdf/JCS2014_ito_d.pdf.

〈小川愛子〉

Ⅲ 一般外来・入院編

2. 慢性管理を要する疾患

19 ▶ 二次性高血圧

■ **POINT**

① ある特定の原因による高血圧を二次性高血圧という.

② 重症で治療抵抗性高血圧であることが多い.

③ 少なくとも 10％以上の高血圧患者が二次性高血圧患者であり, 原因として腎実質性高血圧と原発性アルドステロン症が多い.

④ 高血圧の原因となる基礎疾患に対する治療が重要である.

腎性高血圧

- 二次性高血圧の約 8 割を占め最も多い. 慢性腎臓病（CKD）の多くは高血圧合併するが, 高血圧は CKD を進行させるため悪循環となる. レニン-アンジオテンシン（RA）系阻害薬を中心とした降圧治療が末期腎不全の予防に重要である.

腎実質性高血圧
腎血管性高血圧

- 腎動脈の狭窄や閉塞で発症し, 約 1％の高血圧患者に認められる. 腎灌流圧の低下による交感神経系と RA 系の亢進による. 原因として粥状動脈硬化が最も多く, 若年に好発する線維筋性異形成がこれに次ぎ, まれながら大動脈炎症候群もみられる. その他, 大動脈解離, 腎外からの動脈の圧迫, 血栓・塞栓なども原因となる. 粥状動脈硬化は腎動脈起始部, 線維筋性異形成は中遠位部に好発する.

- 腎血管性高血圧の診断のポイント: 30 歳以下発症または 55 歳以上発症の重症高血圧, 降圧薬を 3 剤以上投与しても治療抵抗性の高血圧, RA 系阻害薬投与後の腎機能の悪化, 説明のつかない腎萎縮, 腹部血管雑音, 末梢動脈疾患など他の血管疾患の存在などから疑う.

- 腎血管性高血圧の治療のポイント: 片側腎血管性高血圧では RA 系阻害薬は降圧と腎機能保持に有用である. しかし, 両側腎血管性高血圧においては急激な腎機能障害を招く可能性が高く原則禁忌である.

- 腎血管性高血圧に対する経皮的腎血管形成術は, 以下の場合に検討する.

    ① 利尿薬を含む 3 種類以上の降圧薬を使用しても降圧目標に達しない

    ② 増悪する高血圧

    ③ 原因不明の片側萎縮腎を伴う高血圧

    ④ 突然発症した原因不明の肺水腫

    ⑤ 線維筋性異形成を有する患者

    ⑥ 両側性の腎動脈狭窄症

368

表1 主な二次性高血圧を示唆する所見と鑑別に必要な検査

原因疾患	示唆する所見	鑑別に必要な検査
腎血管性高血圧	RA系阻害薬投与後の急激な腎機能悪化，腎サイズの左右差，低K血症，腹部血管雑音	腎動脈エコー，腹部CTA，腹部MRA，レノグラム，PRA，PAC
腎実質性高血圧	血清Cr上昇，蛋白尿，血尿，腎疾患の既往	血清免疫学的検査，腹部CT，腎エコー，腎生検
原発性アルドステロン症	低K血症，副腎偶発腫瘍	PRA，PAC，負荷試験，副腎CT，副腎静脈採血
睡眠時無呼吸症候群	いびき，肥満，昼間の眠気，早朝・夜間高血圧	睡眠ポリグラフィー
褐色細胞腫	発作性・動揺性高血圧，動悸，頭痛，発汗	血液・尿カテコラミンおよび代謝産物，腹部エコー，CT，MIBGシンチ
クッシング症候群	中心性肥満，満月様顔貌，皮膚線条，高血糖	コルチゾール，ACTH，腹部CT，頭部MRI，デキサメタゾン抑制試験
サブクリニカルクッシング症候群	副腎偶発腫瘍	コルチゾール，ACTH，腹部CT，頭部MRI，デキサメタゾン抑制試験
薬物誘発性高血圧	薬物使用歴，低K血症	薬物使用歴の確認
大動脈縮窄症	血圧上下肢差，血管雑音	胸腹部CT，MRI・MRA，血管造影
甲状腺機能低下症	徐脈，浮腫，活動性減少，脂質，CPK，LDH高値	甲状腺ホルモン，TSH，自己抗体，甲状腺エコー
甲状腺機能亢進症	頻脈，発汗，体重減少，コレステロール低値	甲状腺ホルモン，TSH，自己抗体，甲状腺エコー
副甲状腺機能亢進症	高Ca血症	副甲状腺ホルモン
脳幹部血管圧迫	顔面けいれん，三叉神経痛	頭部MRI・MRA

内分泌性高血圧

原発性アルドステロン症 PA (primary aldosteronism)

- 高血圧の5~10%程度といわれている．40歳以下，低カリウム血症，治療抵抗性，脳血管合併例で疑う．
- 診断：30分安静臥床後の採血で，血漿レニン活性（PRA）（または血漿活性型レニン濃度：ARC）と血漿アルドステロン濃度（PAC）の比 ARR>200（PAC/ARC>40）かつ，PAC>120pg/mL で陽性とする．ACE阻害薬/ARB，β遮断薬，直接的レニン阻害薬，Ca拮抗薬，ミネラルコルチコイド受容体拮抗薬（MRA），サイアザイド系利尿薬は2週間以上（スピロノラクトンは2カ月）休薬してから検査する．
- 画像診断：Thin slice のCTで副腎腫瘍の有無を確認する．^{131}I アドステロール副腎シンチグラフィーは5mm以下のPAの診断能は低い．手術には正確な局在診断が必要で副腎静脈サンプリングが推奨されるが成功率は低い．

III 一般外来・入院編

- 治療: 一側性病変では腹腔鏡下副腎摘出術が第一選択. 両側性病変や手術希望がない場合, MRA と他の降圧薬で高血圧と低カリウム血症の治療を行う. エプレレノンはスピロノラクトンと比較して女性化乳房などの副作用は少ないが蛋白尿陽性の糖尿病や K 製剤との併用は禁忌である.

クッシング症候群

- コルチゾールの自律性かつ過剰分泌による症状を呈する. 副腎偶発腫瘍の 8% 程度に認められる.
- スクリーニング: 中心性肥満, 満月様顔貌, 赤色皮膚線状, 多毛, 痤瘡に注目する. 高血圧, 糖尿病, 脂質異常症, 骨粗鬆症も認められる. 特徴的身体所見を呈さないサブクリニカルクッシング症候群もある.
- 診断: 血中コルチゾール, 尿中遊離コルチゾールの増加がみられた場合, コルチゾールの日内変動消失の確認と, デキサメタゾン 1mg 後のコルチゾール$>5\,\mu g/dL$ を確認する. 次いで副腎 CT, 下垂体 MRI で副腎病変, 下垂体病変を検索する.
- 治療: 副腎腺腫では腹腔鏡下副腎摘出術, クッシング病では経蝶形骨洞下垂体摘出術, 異所性 ACTH 産生腫瘍では原因病変の外科的摘出となる.

褐色細胞腫・パラガングリオーマ

- 副腎髄質由来の褐色細胞腫と傍神経節由来のパラガングリオーマがある. カテコラミン過剰による高血圧や耐糖能異常を合併する. 副腎外性, 両側性, 多発性, 悪性がそれぞれ 10% を占める.
- 問診: 頭痛, 動悸, 血圧の著明な変動, 発作性高血圧, 起立性低血圧から疑う.
- 診断: 血中カテコラミン, 24 時間尿中カテコラミン, 代謝産物メタネフリン・ノルメタネフリンの尿中排泄量の正常上限の 3 倍以上の増加を確認する. 誘発試験は安全性の問題から推奨されない. CT で局在を確認するが造影剤はクリーゼの可能性があるため原則禁忌である. MRI では T1 で低信号, T2 で高信号を呈する. ^{123}I-MIBG シンチグラフィー, PET なども検索に有用である.
- 治療: 腫瘍摘出が原則. 術前の血圧管理と循環血漿量補正, クリーゼ防止のためドキサゾシンなどの α1 遮断薬を使用する. β遮断薬の単独投与は α作用が増強されるため禁忌. 褐色細胞腫クリーゼの場合, フェントラミンの静注, 点滴を行う.
- その他の内分泌性高血圧に先端巨大症, 甲状腺機能亢進症・低下症, 原発性副甲状腺機能亢進症などがある.

表2 薬剤性高血圧を呈する代表的薬剤

原因薬物	高血圧の原因
非ステロイド性抗炎症薬 (NSAIDs)	腎プロスタグランジン産生抑制による水・Na 貯留と血管拡張抑制 ACE 阻害薬, ARB, β遮断薬, 利尿薬の降圧効果を減弱
カンゾウ（甘草）	11β-水酸化ステロイド脱水酵素阻害によるコルチゾール半減期延長に伴う内因性ステロイド作用増強を介した水・Na の貯留と K 低下
グルココルチコイド	レニン基質の産生増加, エリスロポエチン産生増加, NO 産生抑制など
エリスロポエチン	血液粘稠度増加, 血管内皮機能障害, 細胞内 Na 濃度増加など
エストロゲン（経口避妊薬, ホルモン補充療法）	レニン基質の産生増加
交感神経刺激作用を有する薬物 フェニルプロパノールアミン, 抗うつ薬など	α受容体刺激, 交感神経末端でのカテコラミン再取り込みの抑制など
抗 VEGF 抗体医薬など	細小血管床の減少, NO 合成低下, 腎機能低下など

血管性高血圧

大動脈炎症候群（高安動脈炎）

- 原因不明の大血管炎であり 40％に高血圧を合併する. ①腎血管性高血圧, ②大動脈狭窄性高血圧, ③大動脈閉鎖不全性高血圧, ④大動脈壁硬化性高血圧などの要素がある.
- 発熱, 頸部・腹部血管雑音, 脈拍・血圧の左右差などで疑い, 早期の副腎皮質ステロイド, 免疫抑制剤を検討する.

■参考文献
❶日本高血圧学会. 高血圧治療ガイドライン 2014.

〈橘　元見〉

Ⅲ 一般外来・入院編

2. 慢性管理を要する疾患

20 ▶ 腎動脈狭窄症

■ POINT

① 腎動脈狭窄症の原因は，動脈硬化と線維筋性異形成が主なものである．
② 急な発症，あるいは治療抵抗性の高血圧，腎機能の急な低下，原因不明の心不全を診たら，腎動脈狭窄症の存在を疑い精査を進める．
③ 有意候かつ血行力学的に有意な腎動脈狭窄症は血行再建の適応である．
④ 血行再建に際しては，より低侵襲なカテーテル治療が選択される．

腎動脈狭窄症の原因

① 動脈硬化性腎動脈狭窄症
- 最多で約 90％を占める．

② 線維筋性異形成
- fibromuscular dysplasia（FMD）：残りの多くはこれで，比較的若年者に多い．

③ その他
- 大動脈炎，腎動脈解離などがある．

腎動脈狭窄症の病態

- 治療抵抗性高血圧と虚血性腎症による腎機能障害である．それらは高血圧性心不全や心血管障害，腎不全へと進展していく．

腎動脈狭窄症の診断

臨床症候
- 急な発症，あるいは治療抵抗性の高血圧，腎機能の急速な低下，原因不明の心不全を診たら本症を疑い精査を進める．

画像診断
- **腎動脈ドプラー**：まず行うべき検査である．以下が血行力学的な有意狭窄とされる[1]．
  - 最大収縮期血流速度（PSV）が 180cm/秒以上
  - 腎動脈 PSV/腹部大動脈 PSV 比（RAR）が 3.5 以上
- **MDCT angiography**：病変の存在の検出の他，複数腎動脈などの変異，腹部大動脈の状態など血行再建に際し有用な情報が得られるが，造影剤を用いるため腎障害例では施行しにくい．
- **MR angiography（MRA）**：非造影 MRA が腎障害例に有用である．
- **腎動脈造影**：以下が有意狭窄とされる．
  - 50～70％の狭窄で最大収縮期圧較差が 20mmHg 以上．
  - 本検査または血管内超音波で 70％以上の狭窄．

図1 PTRA前後のアンギオ像，腎動脈エコーを比較したもの

治療前 　　　　ステント留置中　　　　治療後

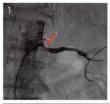
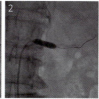
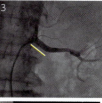

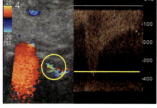
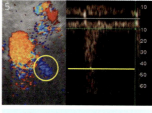

PSV: 3.60 m/s　RAR: 5.54　→　PSV: 0.44 m/s　RAR: 0.54

アンギオ像では狭窄が完全に解除されていることがみてとれる．腎動脈エコーではPSVが3.60から0.44m/secに，RARが5.54から0.54になり明らかな改善がみられる．

腎動脈狭窄症の治療	● 血行力学的に有意な腎動脈狭窄症で，原因不明の心不全，一側腎の萎縮を伴う急速進行性の高血圧，治療抵抗性の高血圧，進行性慢性腎機能低下，不安定狭心症を伴うものは血行再建の適応である[1]．それ以外は薬物治療が選択される．
血行再建と薬物治療の選択	
血行再建の方法	● カテーテル治療と外科手術の治療効果は同等と考えられているため，より低侵襲な前者が選択される．
カテーテル治療の適応	● 主な手技である腎動脈ステントの保険適応は，50％以上の症候性腎動脈狭窄症でPSVが180cm/秒以上，または収縮期最大圧較差が20mmHg以上の場合である．
カテーテル治療の実際	● 動脈硬化性狭窄に対してはステント留置が，FMDに対してはバルーン拡張単独による治療が一般的である．
	・治療の実際を図1に示す．

■参考文献

[1] 伊藤貞嘉，他．脳血管障害，慢性腎臓病，末梢血管障害を合併した心疾患の管理に関するガイドライン．日本循環器学会ホームページ公開のみ．

〈宗政　充〉

Ⅲ 一般外来・入院編

2. 慢性管理を要する疾患

21 ▶ 末梢動脈疾患

■ POINT

① 末梢動脈疾患は全身の動脈硬化性病変の一部分症であり，動脈硬化が末梢動脈にまで及んだ病態として捉える必要がある.

② 間欠性跛行と重症下肢虚血では治療の考え方が大きく異なる.

③ 末梢動脈疾患は予後不良であり，生命予後を改善するためには心血管疾患（虚血性心疾患や脳動脈疾患）の予防や早期発見が重要である.

末梢動脈疾患とは

- 末梢動脈とは心臓および冠動脈以外の動脈と定義され，末梢動脈疾患（peripheral artery disease: PAD）とは動脈硬化により末梢動脈の内腔が狭窄や閉塞して，組織の循環障害をきたした疾患である.
- PAD の 95％以上を閉塞性動脈硬化症（arteriosclerosis obliterans: ASO）が占めるため，PAD を ASO と同義に用いることが多い.

末梢動脈疾患の病態

- 50 歳以上の高齢男性に好発し，喫煙，高血圧，糖尿病，脂質異常症などの動脈硬化の危険因子を有しているものが多い.
- 動脈硬化が末梢動脈にまで及んだ全身の動脈硬化性病変の一部分症であり，心血管疾患（虚血性心疾患や脳動脈疾患）を合併していることが多い.
- 部位としては腸骨〜大腿動脈に多いが，糖尿病患者や透析患者では下腿の動脈も侵されやすい.
- 図 1 に動脈の解剖を示す.

診断

[臨床症状]

- 症状が発生するかどうかは活動レベルによって決まるため，無症候性患者が多い（無症候性：症候性＝3：1）.

①	無症状

- intermittent claudication（IC）
- しばらく歩くと下肢のだるさや痛みから歩けなくなり，休憩すると 10 分以内に軽減する症状である.

②	間欠性跛行

- 症状は腓腹部に局在することが最も多いが，大腿部や臀部に及ぶこともある.
- 同様の症状を呈する疾患として腰部脊柱管狭窄症は頻度が高く，PAD と合併することも多いために注意が必要である.

③	重症下肢虚血

- critical limb ischemia（CLI）
- 重篤な血流障害により引き起こされる下肢の安静時疼痛

図1 動脈の解剖

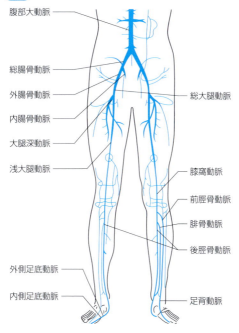

や，潰瘍や壊疽などの虚血性皮膚病変を指す．
- 虚血性安静時疼痛は，一般的に足関節血圧が 50mmHg 未満，または足趾血圧が 30mmHg 未満の場合に生じる．
- 潰瘍や壊疽を有する患者において，足関節血圧が 70mmHg 未満，または足趾血圧が 50mmHg 未満であれば，CLI が示唆される．

[身体所見]

① 視診
- 皮膚に現れる血流障害の徴候（チアノーゼ，蒼白，脱毛，爪の萎縮や肥厚），潰瘍や壊疽の有無を観察する．

② 触診
- 大腿動脈，膝窩動脈，足背動脈，後脛骨動脈の拍動の強さ（0：消失，1：減弱，2：正常），左右差，スリル，皮膚温低下の有無を確認する．
- 足背動脈（正常でも 5％は触知せず）ないしは後脛骨動脈が触知可能であれば，90％以上の確率で PAD を除外できる．

Ⅲ 一般外来・入院編

検査

[機能検査]

① ABI

ankle-brachial pressure index（足関節上腕血圧比）

- ABI は足関節血圧/上腕血圧で，健常肢では足関節血圧が上腕血圧よりも 10〜20mmHg 高いために ABI が 1.0 以上となるが，PAD 患者では ABI が低下する．
- 1.00〜1.40 が正常値，0.91〜0.99 は境界域，0.90 以下で PAD と診断することができ，1.41 以上は糖尿病患者や長期透析患者らの動脈の石灰化が著明な患者にみられる．

② 運動負荷試験

- ABI は正常値〜境界域だが跛行を呈する患者の PAD スクリーニング目的と PAD の重症度を評価する目的で行われる．
- スクリーニングの場合は初めに安静時 ABI を測定し，間欠性跛行が生じるまでトレッドミル（2.4km/h，勾配 12％）で歩行を行い，負荷後 ABI が 15〜20％低下していれば PAD と診断できる．
- 重症度評価は表 1 の Rutherford 分類に準ずる．

表1 重症度分類（Fontaine 分類と Rutherford 分類）

Fontaine 分類		Rutherford 分類			
度	臨床所見	度	群	臨床所見	客観的基準
Ⅰ	無症状		0	無症状	トレッドミル運動負荷試験あるいは反応性充血試験正常
間欠性跛行 Ⅱ	間欠性跛行	0	1	軽度の跛行	トレッドミル運動負荷試験終了可，運動後の AP＞50mmHg しかし安静時に比して AP が最低 20mmHg 下降
Ⅱa	無跛行距離＞200m	Ⅰ	2	中等度の跛行	1 群と 3 群の中間
Ⅱb	無跛行距離＜200m		3	重度の跛行	トレッドミル運動負荷試験終了不能および運動後の AP＜50mmHg
重症下肢虚血 Ⅲ	虚血性安静時疼痛	Ⅱ	4	虚血性安静時疼痛	安静時 AP＜40mmHg，足関節あるいは中足骨 PVR の平坦化あるいは波高の激減 TP＜30mmHg
Ⅳ	潰瘍/壊疽	Ⅲ	5	小さな組織欠損（＊1）	安静時 AP＜60mmHg，足関節あるいは中足骨 PVR の平坦化あるいは波高の激減 TP＜40mmHg
			6	大きな組織欠損（＊2）	5 群と同じ

標準的トレッドミル運動負荷試験は 2.4km/h，勾配 12％にて 5 分間である．
AP：足関節圧，PVR：容積脈波測定，TP：足趾血圧，TM：中足骨
（＊1）足部全体の虚血に難治性潰瘍，限局性壊疽を伴う．
（＊2）中足骨部に及び足部の機能回復は望めない．

③ **TBI** — toe-brachial pressure index(足趾血圧/上腕血圧比)
- 動脈の石灰化が非常に強い場合に有用で，0.6未満を異常値とする．

④ **SPP** — skin perfusion pressure(皮膚灌流圧)
- レーザドプラ法で皮膚灌流圧を測定する検査で，CLIの評価に有用である．
- CLIではSPP<30mmHgとなり，潰瘍治癒のためにはSPP≧40mmHgが必要とされる．

[画像検査]

① **下肢動脈エコー**
- 機能検査の次に行われる検査で，病変部位や重症度を評価することができる．
- 狭窄部では最高血流速度(PSV)を測定し，2m/秒以上で狭窄を疑う．
- 総大腿動脈，膝窩動脈，前脛骨動脈，後脛骨動脈の血流波形パターン(図2)から，それより中枢側の病変の存在や重症度を評価できる．Ⅰ型は中枢側に狭窄なし，Ⅲ/Ⅳ型はその中枢側に重度狭窄や閉塞性病変の存在が疑われる．また最高血流速度に到達する時間(AcT)が120msec以上で中枢側の狭窄が疑われる．

② **造影CT**
- 腹部を含めた下肢全体の撮像が可能であり，病変部位，狭窄の程度，周囲臓器との関係，特に3次元画像は診断価値が高い．

> **図2** 血流波形の分類（松尾 汎，他編．超音波エキスパート9 末梢動脈疾患と超音波検査の進め方・評価．医歯薬出版; 2009[2]）より）

波形

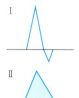

Ⅰ型
急峻な立ち上がりの収縮期の山と，
それに続く逆流成分を伴う正常波形

Ⅱ型
ピークの形成はあるが収縮期の山の幅
が正常より広くなり，内部エコーがみ
られ，逆流成分が消失した波形

Ⅲ型
収縮期の山はなだらかとなり，
ピークの形成がないもの

Ⅳ型
緩やかな連続波形

Ⅲ 一般外来・入院編

③ 単純 MRA
- 欠点としては石灰化によるアーチファクト，放射線被曝，造影剤腎症があげられる．
- 放射線被曝がなく造影剤も必要とせず，無侵襲性に下肢動脈の画像診断が可能という点で優れている．
- 石灰化によるアーチファクトを生じないため，びまん性に石灰化した血管を検査する際に有用である．

④ 血管造影
- 動脈の狭窄，閉塞部位と範囲，側副血行路の状態，末梢 run-off などを正確に診断できる．
- 脈管検査のゴールドスタンダードであり，血行再建術や外科手術の術式を決定するためには，現時点では不可欠な検査である．

重症度分類
- 臨床症状で分類した Fontaine 分類と臨床症状に足関節血圧や足趾血圧，運動負荷試験による歩行距離など客観的指標を取り入れた Rutherford 分類がある（表 1）．

治療法
- 保存的治療（禁煙，運動療法，薬物療法）と血行再建術（血管内治療，外科手術）がある．
- 治療法は，重症度（Fontaine 分類，Rutherford 分類）や患者の全身状態や希望により選択される．

[重症度に応じた治療の考え方]
- 無症候の場合は，保存的治療が選択され，血行再建術の適応はない．
- 間欠性跛行の場合は，治療目標が跛行症状の改善であり，通常は保存的治療から開始される．保存的治療で改善しない例，早急な改善を希望される例では血行再建術が適応となるが，基本的には膝窩動脈以遠の病変は治療の適応とならない．
- 重症下肢虚血の場合は，治療目標が救肢であり，何らかの治療介入を行わない限り救肢できないことが多いために血行再建術の絶対適応である．膝窩動脈以遠の病変に対しても治療を要する場合が多い．

[保存的療法]

① 薬物療法
- 薬物療法の主目的は間欠性跛行の改善，血行再建術後の開在性の向上，全身の血管イベント抑制にある．
- シロスタゾールは 6 つのプラセボ対照不作為化二重盲検試験で有効性が高いことが示され，間欠性跛行の第一選択薬である．また内膜増殖抑制作用による，血行再建

- 術後の開存性向上も報告されている.
- CAPRIE 試験で症候性 PAD 患者における心血管死のリスクを減少させる効果はアスピリンよりクロピドグレルが優れていることが示され,血管イベント抑制の第一選択はクロピドグレルである.
- 表 2 に代表的な薬剤を示す.

表2 代表的な薬剤

	一般名	商品名	用法用量
間欠性跛行	シロスタゾール	プレタール	200mg/分 2
	サルポグレラート	アンプラーグ	300mg/分 3
	リマプロスト	オパルモン,プロレナール	30 μg/分 3
心血管イベント予防	クロピドグレル	プラビックス	75mg/分 1
	アスピリン	バイアスピリン	100mg/分 1
	イコサペント酸エチル	エパデール	1800mg/分 2

② 運動療法
- 運動時間は 1 回 30 分以上,頻度は週 3 回以上,期間は 6 カ月以上継続して行う.
- 跛行を生じるのに十分な強度（修正 Borg 指数 Score 8/10:かなりきついレベル）までの歩行と安静を繰り返して行う.

［血行再建術］

① 血管内治療
- ステント治療は腸骨動脈と大腿動脈病変が適応であり,膝窩動脈以遠の病変にはステント治療の適応がなく,バルン拡張のみが適応となる.
- 総大腿動脈や膝窩動脈は,下肢屈曲による金属疲労でステント fracture が起こりやすいこと,バイパス術の吻合部となりうることから non-stenting-zone とよばれ,ステント留置は避けるべきである.

② 外科手術
- 手術術式は血栓内膜切除術とバイパス術（図 3）に大別される.
- 血栓内膜切除術は閉塞した動脈を切開して器質化血栓を内膜および中膜の一部とともに切除する方法で,切開した動脈は直接縫合閉鎖するか,自家静脈あるいは人工血管を用いてパッチ閉鎖する.

［TASC 分類（図 4-①, ②）］
- 血行再建術において血管内治療あるいは外科手術のいずれを選択すべきかを病変形態から推奨した分類である.
- TASC A および B 型病変では血管内治療が推奨され,C

21 末梢動脈疾患

III 一般外来・入院編

図3 バイパス術（内野 敬, 他. Prog Med. 1999; 19: 302-7[3] 図 4, 5 より）

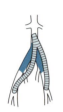 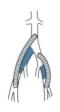 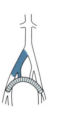 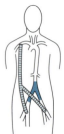

a 大動脈－大腿動脈バイパス術（Yグラフト）　　b 大動脈(腸骨)－大腿動脈バイパス術　　c 大腿－大腿動脈交差バイパス術　　d 腋窩－大腿動脈バイパス術

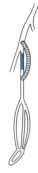 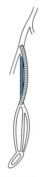 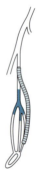 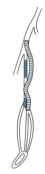

a 大腿動脈－膝上部膝窩動脈バイパス術　　b 大腿動脈－膝下部膝窩動脈バイパス術　　c 大腿動脈－脛骨動脈バイパス術　　d 大腿動脈－膝下部膝窩動脈 sequential バイパス術

型病変ではリスクを考慮して判断，D型病変の第一選択は外科的治療である．

① **大動脈－腸骨動脈領域**
- 血管内治療の初期成功率，長期開存率ともに良好であるが，この領域での動脈破裂や遠位塞栓といった合併症は死亡や下肢切断につながることを認識しておく必要がある．

② **大腿－膝窩動脈領域**
- この領域における血管内治療は，初期成功率が良好である一方，これまでは長期成績が課題であった．しかし，浅大腿動脈の血管内治療は新たなデバイスの登場により長期成績が向上している．
- 新たなデバイスとしては，長区域病変においてバイパス術に匹敵する成績をもつステントグラフト（VIABAHN®），血管内に異物を残さずに再狭窄の原因で

380

図 4-① 大動脈腸骨動脈病変の TASC 分類（TASC Ⅱより）(TASC Ⅱ Working Group. 下肢閉塞性動脈硬化症の診断・治療方針Ⅱ. メディカルトリビューン; 2007[1] より)

A 型病変 CIA の片側あるいは両側狭窄 EIA の片側あるいは両側の短い（≦3cm）単独狭窄	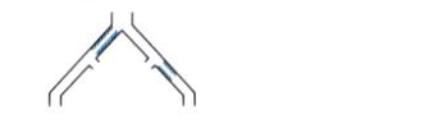
B 型病変 腎動脈下部大動脈の短い（≦3cm）狭窄 片側 CIA 閉塞 CFA には及んでいない EIA での 3〜10cm の単独あるいは多発性狭窄 内腸骨動脈または CFA 起始部を含まない片側 EIA 閉塞	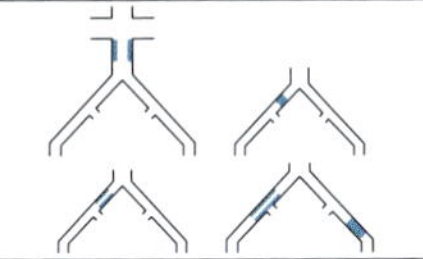
C 型病変 両側 CIA 閉塞 CFA には及んでいない 3〜10cm の両側 EIA 狭窄 CFA に及ぶ片側 EIA 狭窄 内腸骨動脈および / または CFA 起始部の片側 EIA 閉塞 内腸骨動脈および / または CFA 起始部あるいは起始部でない，重度の石灰化片側 EIA 閉塞	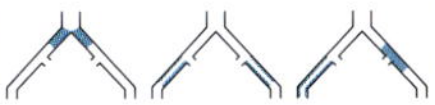
D 型病変 腎動脈下部大動脈腸骨動脈閉塞 治療を要する大動脈および腸骨動脈のびまん性病変 片側 CIA，EIA および CFA を含むびまん性多発性狭窄 CIA および EIA 両方の片側閉塞 EIA の両側閉塞 治療を要するがステントグラフト内挿術では改善がみられない AAA 患者，あるいは大動脈または腸骨動脈外科手術を要する他の病変をもつ患者の腸骨動脈狭窄	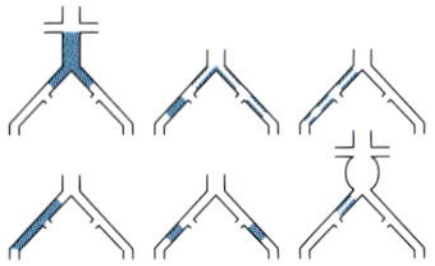

CIA：総腸骨動脈，EIA：外腸骨動脈，CFA：総大腿動脈，AAA：腹部大動脈瘤

ある血管平滑筋細胞の過剰増殖を抑制する薬剤コーティッドバルン（IN.PACT Admiral®），薬剤の持続的な放出と耐久性の向上によってステント留置後の再狭窄を予防する薬剤溶出性ステント（Eluvia®）があげられる.
- バルン拡張で重篤な解離がなく良好に拡張されれば再狭窄予防目的の薬剤コーティッドバルンで薬剤塗布を行う. 重篤な解離や不十分な拡張となればステントやステントグラフトを挿入する.

③ 膝窩動脈以遠の領域
- 通常は自家静脈グラフトによるバイパス術が第一選択となるが，全身状態が悪い症例では侵襲の低さから血管内治療を行うことも多い.
- 短期的な下肢救済率と生命予後はバイパス術と血管内治療は同等である.

予後
- 5 年生存率は間欠性跛行の患者で約 70%，重症下肢虚血の患者で約 40% と非常に悪い.
- 死因は心血管イベントが多く，虚血性心疾患が 40〜

III 一般外来・入院編

図 4-② 大腿膝窩動脈病変の TASC 分類（TASC Ⅱ より）（TASC Ⅱ Working Group. 下肢閉塞性動脈硬化症の診断・治療方針Ⅱ. メディカルトリビューン; 2007[1] より）

A 型病変 単独狭窄≦10cm 長 単独狭窄≦5cm 長	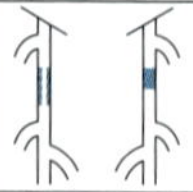
B 型病変 多発性病変（狭窄または閉塞），各≦5cm 膝下膝窩動脈を含まない≦15cmの単独狭窄または閉塞 末梢バイパスの流入を改善するための脛骨動脈に連続性をもたない単独または多発性病変 重度の石灰化閉塞≦5cm 長の単独膝窩動脈狭窄	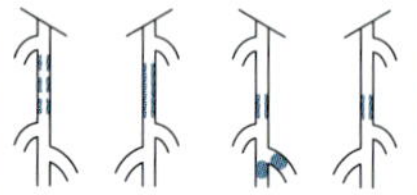
C 型病変 重度の石灰化があるかあるいはない，全長＞15cm の多発性狭窄または閉塞 2 回の血管内インターベンション後に，治療を要する再発狭窄または閉塞	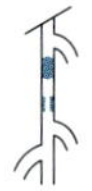
D 型病変 CFA または SFA（＞20cm，膝窩動脈を含む）の慢性完全閉塞 膝窩動脈および近位三分枝血管の慢性完全閉塞	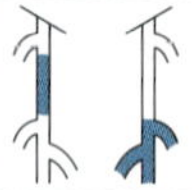

CFA：総大腿動脈，SFA：浅大腿動脈

60%，脳動脈疾患が 10〜20%，大動脈瘤破裂が 10〜20%を占める．

- 生命予後を改善するためには虚血性心疾患や脳動脈疾患の早期発見と動脈硬化のリスクファクターの管理，抗血小板薬投与による心血管イベントの予防が重要である．

■参考文献

1. TASC Ⅱ Working Group/ 日本脈管学会 訳. 下肢閉塞性動脈硬化庄の診断・治療指針Ⅱ. 1 版. 東京: メディカルトリビューン; 2007.
2. 井上正義, 丸上永晃, 平井都始子, 他. 今日の末梢動脈疾患における IVR と超音波の活用. In: 松尾 汎, 他編. 超音波エキスパート 9 末梢動脈疾患と超音波検査の進め方・評価. 1 版. 東京: 医歯薬出版; 2009. p.26-37.
3. 内野 敬, 石丸 新. 血行再建術の現況. Prog Med. 1999; 19(2): 302-7.

〈荒井靖典，中濱 一〉

2. 慢性管理を要する疾患

22 ▶ 頸動脈狭窄症

■ POINT

① 頸動脈狭窄症は脳梗塞の原因となる.
② 頸動脈エコーが評価に有用である.
③ 頸動脈狭窄症と冠動脈疾患との合併に留意する必要がある.
④ 血行再建に際しては, 頸動脈内膜剥離術が gold standard であるが, 本手術のハイリスク例に対し頸動脈ステント留置術が行われている.

頸動脈狭窄症の病態

- **頸動脈狭窄症は, 脳梗塞の原因となる**: 頸動脈から剥離したプラークが塞栓を引き起こす. また, 高度狭窄となると支配領域の脳血流が低下し, 境界領域の虚血を生じうる.

Polyvascular disease としての頸動脈狭窄症

- 頸動脈狭窄症は全身性動脈硬化症の一部分症である. 特に冠動脈疾患の存在に留意する必要がある.

頸動脈狭窄症の診断

- 頸部血管雑音を聴取することがあるが, 全例で聴取できるわけではない.
- **頸動脈エコー**: まず行うべき検査である. 症候を呈した症例だけでなく, スクリーニング検査で無症候例が発見されることも多い.

臨床症候

画像診断

- ①狭窄率の評価: NASCET 法と ECST 法がある (図1). 過去の研究では NASCET 法が基準のものが多い. また, プラークのエコー輝度にも注目する.
- ②最大収縮期血流速度 (PSV) と径狭窄率: ドプラエコーで PSV が 200cm/秒以上で NASCET 法で 70%以上の狭窄と判断する.
- **MRI**: 過去の脳梗塞の有無に加え, Black-blood 法にて不安定プラークの診断も可能である.
- **MDCT angiography**: 病変の存在の検出の他, 大動脈弓での分岐の状態, 動脈硬化の状態など主に頸動脈ステント留置術 (CAS: carotid artery stenting) に際し有用な情報が得られる.
- **脳血流シンチグラフィー**: 脳血流予備能, 術後過灌流症候群のリスク評価に用いる.

III 一般外来・入院編

2 慢性管理を要する疾患

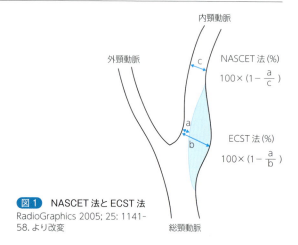

図1 NASCET 法と ECST 法
RadioGraphics 2005; 25: 1141-58. より改変

頸動脈狭窄症の治療

薬物治療
- 抗血小板薬を投与し，症候性脳梗塞を予防する．同時に動脈硬化の危険因子の管理も行う．

頸動脈内膜剝離術
- CEA (carotid endarterectomy)：全身麻酔下で頸動脈を直接切開し，頸動脈プラークと血管内膜とを取り除く．頸動脈狭窄が高度な場合に内科治療よりも脳梗塞の予防効果が高いことが大規模試験で証明されており，本症の治療の gold standard といえる．

頸動脈ステント留置術 (CAS) carotid artery stenting (図2)
- 頸動脈の狭窄部位にステントを留置し広げる．CEA ハイリスク例（表1）に有効性が証明されており[1]，日本では過半数の本症患者に CAS が行われている．

無症候性頸動脈狭窄に対する血行再建
- 症候性狭窄については薬物治療に加えて上記血行再建を行うことに異論はないが，無症候性頸動脈狭窄に対する

表1 現在の本邦の CAS の保険適応
CEA ハイリスク群で，症候性病変で 50% 以上，無症候性病変で 80% 以上の狭窄病変

CEA 高ハイリスク群
80 歳以上の高齢者
CEA 再狭窄病変
技術的な CEA 困難例〔高位病変（C2 以上），tandem lesion など〕
重篤な心疾患
重篤な呼吸器疾患
対側内頸動脈閉塞例
対側喉頭神経麻痺例
頸部放射線照射後

図2 実際のCASの手技: 70歳代男性（症候性狭窄）

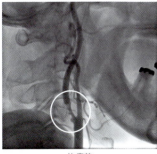

治療前　　　　　　　ステント留置 (direct stenting)

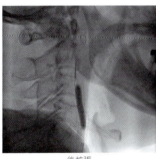
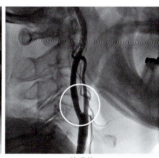

後拡張　　　　　　　治療後

血行再建については未だ明確な結論がなく，今後の検討課題である．

■参考文献
1. Yadav JS, Wholey MH, Kuntz RE, et al. Protected carotid-artery stenting versus endarterectomy in high-risk patients. N Engl J Med. 2004; 351: 1493-501.

〈宗政　充〉

Ⅲ 一般外来・入院編

2. 慢性管理を要する疾患

23 ▶ 奇異性脳塞栓と卵円孔

■ POINT

① 卵円孔開存に関連した奇異性脳塞栓再発予防を目的とするカテーテル卵円孔閉鎖術の有効性が確認され，国内でも導入の動きが進んでいる．

② 若年成人で既知の脳塞栓のリスクがない患者では，卵円孔開存の存在を念頭に経食道エコーなどの評価を行う必要がある．

卵円孔開存（PFO）と奇異性脳塞栓の関係	・卵円孔を介して静脈血栓が左心系に流入し，脳梗塞を始めとする全身動脈の塞栓症を引き起こすことが奇異性脳塞栓の発症メカニズムのひとつである．

・近年の 3 つの RCT で卵円孔をカテーテル閉鎖することで，その後の脳塞栓発症を低下させることが証明された．しかしながら，カテーテル治療が薬物療法に置き換わるものではなく，患者の年齢・背景によっては抗凝固・抗血小板療法は継続する必要がある．

PFO の診断	① コントラストエコーを用いた心房レベルでの右左短絡の確認

　右肘静脈に 18〜20 G の留置針を確保し，生理食塩水，被験者の血液，少量の空気を用手的に撹拌し静脈内に一気に注入する．検査中に十分なバルサルバ負荷がかかっていることが必須である．経食道心エコーによる鎮静下での評価ではバルサルバ負荷が不十分なことがあるため，経胸壁心エコーあるいは経頭蓋ドプラー法によるスクリーニングも重要である．

② 経食道心エコーによる卵円孔開存の形態評価

　経食道心エコーは卵円孔開存の形態評価に有用である．心房壁と大動脈壁の間のスリットが認められる場合，心房中隔瘤が認められる場合には PFO が存在する可能性は高い．また安静時から微小な左右短絡を認める場合には PFO の存在が確定する．

PFO のカテーテル治療	・2017 年現在，国内には PFO を閉鎖する専用閉鎖栓は承認されていない．本治療に用いられる閉鎖栓は Amplatzer PFO device もしくは Gore Cardioform device である．前者はすでに米国 FDA で承認を受けている．

・カテーテル閉鎖術は，現在国内で実施されている心房中隔欠損症のカテーテル閉鎖術と同様である．全身麻酔あ

るいは局所麻酔下に経食道心エコーもしくは心腔内エコーでモニターしながら心房内に閉鎖栓を留置する. 留置後はクロピドグレル1〜3カ月, アスピリン6カ月内服する.

〈赤木禎治〉

III 一般外来・入院編

2. 慢性管理を要する疾患

24 ▶ 神経調節性失神

(neurally mediated syncope: NMS)

POINT

① 一般的に脳貧血と言われ，原因不明の失神の大半を占める.

② 失神前に高率に吐き気，動悸，発汗などの前兆（自律神経症状）を伴うことが多い.

③ 病状を説明し予兆を理解してもらうことで失神の予防が可能になる．誘因となる生活習慣の改善は重要である.

機序

- 立位になることで下肢末梢静脈のうっ滞が起こり，心臓への静脈灌流が低下し，動脈圧も低下するため圧受容体反射により，交感神経の緊張と迷走神経の抑制が生じる．さらに，立位を続けることで，左室の機械的受容器を刺激（カラウチ状態と認識），中枢を介して逆に交感神経活動の低下による血管拡張と迷走神経亢進による心抑制が生じる.

- 主たる症状で以下のタイプに分類される（表1）.

表1 神経調節性失神のタイプ分類

分類	
Type 1: 混合型 (mixed type)	徐脈と血圧低下の両者を伴う. 心拍数は初め増加するが，最終的には減少する．しかし，通常40/分以下には低下しない. 40/分以下になっても10秒以下である．洞停止はあっても3秒以内.
Type 2: 心抑制型 (cardioinhibitory type) (Type 2A,2B)	一過性の徐脈（洞性徐脈，洞停止，房室ブロック）により脳虚血をきたして失神発作を呈する．心拍数は初め増加するが，最終的には40/分以下が10秒以上あるいは，3秒以上の洞停止が起こる. Type 2A: 血圧は初め上昇するが，心拍数の減少よりも先に低下する. Type 2B: 血圧は初め上昇するが，心拍数の急激な減少時またはその後に血圧80mmHg以下に低下.
Type 3: 血管抑制型 (vasodepressor type)	徐脈を伴わず，一過性の血圧低下のみにより脳虚血をきたし失神発作を呈する．心拍数は次第に増加し，血圧の低下や失神をきたしたときでも心拍数の減少は10%程度である.

- 長時間の立位あるいは，痛み刺激，不眠，疲労，排尿，排便，恐怖などの精神的・肉体的ストレスなどを誘因として発症する.

診断	・診断には詳細な病歴聴取が有用である．前駆症状として嘔気，冷汗，頭痛，頭重感，眼前暗黒感，腹痛，複視を伴うことが多い．失神時間は約 1 分以内で後遺症を残さない．生命予後は良好である ・Head-up-tilt（チルト）試験（詳細は検査項目参照）：電動式（手動式）チルトテーブルに患者を固定し，30 秒かけて傾斜角 60～80°にして，20～40 分間保持する．誘発されなければ，イソプロテレノール負荷などを行う．収縮期血圧が 20 mmHg 以上低下することで診断する．
治療	・病態を説明し，誘因（脱水，長時間立位，飲酒など）を避けるように指導する． ・前駆症状出現時の失神回避法（しゃがみ込む，横になる，足を動かす，足を交差させて組むなど）を指導する． ・誘因となる薬剤（α遮断薬，硝酸薬，利尿薬）の中止，減量を考慮する． ・薬物治療：失神タイプにより選択する． ・表 2 に薬物療法の作用機序と投与例を示す．

表2 薬物療法の作用機序と投与例

作用機序	投与例
①心収縮力の抑制により，心室の機械受容体の活動亢進の抑制	β遮断薬 （ビソプロロール 2.5mg/日など）
②血管収縮作用により反射性血管拡張に拮抗して血圧低下を防止する．	α交感神経刺激薬（塩酸ミドドリン 4mg/日 分 2）
③遠心性副交感神経活動亢進による徐脈と血圧低下の予防	ジソピラミド 200～300mg/日 分 2～3，抗コリン薬
④循環血液量を増加させ静脈還流低下を予防	塩分摂取，鉱質コルチコイド（フルドロコルチゾン 0.02～0.1mg/日 分 2～3）

＊β遮断薬は心抑制型では症状を増悪させる．

・弾性ストッキング着用
・起立調節訓練法（チルト訓練）
・チルト試験で心抑制型発作が誘発され，治療抵抗性の再発性失神患者にはペースメーカー植込みも考慮する．

■参考文献

❶日本循環器学会ガイドライン 失神の診断・治療ガイドライン. 2007.

❷今泉 勉, 監. 失神の診断と治療. 東京: メディカルレビュー社; 2006.

❸今泉 勉, 編. 臨床医のための循環器自律神経機能検査法. 東京: メディカルレビュー社; 1997.

〈谷山真規子，伊藤 浩〉

Ⅲ 一般外来・入院編

2. 慢性管理を要する疾患

25 ▶ 妊娠と出産

■ POINT

① 妊娠，分娩，産褥期を通して，循環動態はダイナミックに変化する．
② 基礎心疾患，残存病変による妊娠・出産に対するリスク評価は可能であり，妊娠前カウンセリングは重要である．
③ エビデンスは限られており，診療ガイドラインを参考に診療にあたる．

疾患の解説

- 比較的単純な短絡疾患（心房中隔欠損や心室中隔欠損）の術後症例では，一般健常人と比較しほぼ同等のリスクと考えることができる．しかし既に多数の患者が妊娠可能年齢に達している Fallot 四徴症術後の患者では右室流出路機能不全を合併していることが多く，安全な妊娠出産が可能か判断に迷うことがある．
- Fontan 術後の妊娠・出産症例が増加していく可能性が高い．Fontan 術後患者の妊娠・出産では，心機能管理のみならず，不整脈管理，抗血栓療法の必要性，出血性合併症の管理など，数多くの問題点が存在する．
- このような多岐にわたる心疾患の妊娠・出産リスクを評価するうえで比較的容易に分類できるスコアが報告されている．現在用いられる代表的なリスク判定スコアを 2 つ示す．いずれも共通した項目が多く，総合的に判断する必要がある（表 1，2）．

治療のための 診断と検査

- できるだけ妊娠前に評価を行っておくことが大切である．経胸壁心エコー図にしても妊娠後のエコー評価は困難になることが多い．妊娠前に運動負荷試験を行って，妊娠・出産が可能かどうか判断する指標とする試みも行われたが，明確なカットオフポイントがあるわけではない．
- 妊娠中の動悸や息切れは非常に頻度の高い症状であるため，妊娠前からの不整脈評価は重要である．
- 診療で用いやすい指標は経時的な BNP 値変化である．健常の妊婦でも妊娠中は循環血漿量の増加により妊娠の中期以降上昇する．個々の患者で妊娠前の値との変化，臨床症状との関連性など総合的に判断する．一般的に妊娠中の BNP 値が 100 を超えると何らかの心イベントをきたす可能性が高くなると報告されている．

治療の一般方法

- 妊娠中の治療は個別に対応するしかないが，母体のみならず胎児移行性を考えて薬剤を選択する必要がある．
- 妊娠 15 週頃までの胎児の器官形成には，催奇形性の可能性があるワルファリン，アンジオテンシン変換酵素阻

表 1 Modified WHO 分類を用いた母体心血管リスク評価
（わが国独自の内容を追加）[1]

Modified WHO 分類 妊娠リスクカテゴリー	母体の危険因子
WHO クラス I 母体死亡リスクの増加なし 母体罹病リスクなし，あるいは軽度増加	単純型の軽症肺動脈狭窄，PDA，僧帽弁逸脱 良好な修復術後である単純型先天性心疾患（ASD，VSD，PDA，肺静脈灌流異常） 単発性の心房あるいは心室期外収縮
WHO クラス II（妊娠していなければ問題とならないレベル） 母体死亡リスクの軽度増加 母体罹病リスクの中等度増加	未修復の ASD，VSD Fallot 四徴症心内修復術後 ほとんどすべての不整脈
WHO クラス II〜III （個々の状態による） 母体死亡リスクの中等度増加 母体罹病リスクの中等度増加	軽度の左心室機能低下 HCM 自己弁あるいは生体弁の弁膜症で WHO 分類 I か IV 以外 Marfan 症候群（大動脈拡大なし） 大動脈二尖弁を伴う大動脈疾患（大動脈径＜45mm） 大動脈縮窄症術後
WHO クラス III 母体死亡リスクの有意な増加 母体の重症罹病リスクの有意な増加 ※妊娠禁忌まではいかないが，個々の状態により WHO 分類 IV と同等のこともある．熟練した専門家のカウンセリングが必要．継続の場合は，妊娠全経過中，分娩，産褥期と，心臓・産科ともに集中かつ専門的経過観察が必要	機械弁（わが国では WHO クラス IV） 体心室右室 Fontan 術後 未修復のチアノーゼ性心疾患（チアノーゼの程度による） そのほかの複雑性先天性心疾患 Marfan 症候群（大動脈径 40〜45mm） 大動脈二尖弁を伴う大動脈疾患（大動脈径 45〜50mm）
WHO クラス IV きわめて高い母体死亡リスク きわめて高い母体の重症罹病リスク 〜妊娠禁忌〜 ※妊娠したら人工妊娠中絶を検討すべき．継続の場合はクラス III に準ずる	肺動脈性肺高血圧（いかなる原因でも） 高度な左心室機能低下（LVEF＜30％，NYHA 心機能分類 III〜IV） 周産期心筋症の既往と左心室機能低下の残存 重症僧帽弁狭窄，症候性の重症大動脈弁狭窄 Marfan 症候群（大動脈径＞45mm） 大動脈二尖弁を伴う大動脈疾患（大動脈径＞50mm） 未修復の重症大動脈縮窄症

PDA: 動脈管開存，ASD: 心房中隔欠損，VSD: 心室中隔欠損
（文献 3 を参考に作表）

害薬，アンジオテンシン II 受容体拮抗薬，エンドセリン受容体拮抗薬の処方は原則禁忌である．
- これらの処方を中止し，他の薬剤に変更する場合にも，変更することによって新たに生じる不利益（ヘパリンなど

III 一般外来・入院編

表 2A CARPREG II SCORE[2)]

危険予測因子	点数
妊娠前の心イベント（心不全，狭心症，不整脈，脳虚血発作）	3
NYHA 心機能分類 III または IV，あるいはチアノーゼ（SpO_2<90%）	3
機械弁置換術後	3
体心室機能低下（EF<40%）[*1]	2
高度左室流入路弁あるいは流出路狭窄[*2]	2
肺高血圧の合併	2
冠動脈疾患の合併	2
高度の aortopathy	2
過去に治療介入受けていない病変	1
妊娠評価の受診の遅れた患者	1

[*1] 心筋症の項も参照（とくに HCM，拘束型心筋症，周産期心筋症）
[*2] 心臓超音波検査で僧帽弁有効弁口面積<$2cm^2$，大動脈弁口面積<$1.5cm^2$，最大左室流出路圧較差>30mmHg

表 2B リスクスコアと母体中の心血管イベントの発生率

リスクスコア値	予測される母体心イベント発生率
0〜1	5%
2	8%
3	15%
4	20〜25%
5 以上	40〜45%

注射薬の使用法，不十分な治療効果に伴う合併症の可能性）を含めて患者本人および配偶者，家族に十分なインフォームドコンセントを実施する必要がある（各薬物療法については日本循環器学会ガイドライン　心疾患患者の妊娠・出産の適応，管理に関するガイドライン 2018 年改訂 [3] の表 19 から 27 を参照）.

■引用文献

[1] Regitz-Zagrosek V, Roos-Hesselink JW, Bauersachs J, et al. 2018 ESC Guidelines for the management of cardiovascular diseases during pregnancy. Eur Heart J. 2018; 39: 3165-241.
[2] Silversides CK, Grewal J, Mason J, et al. Pregnancy outcomes in women with heart disease: The CARPREG II Study. J Am Coll Cardiol. 2018; 71: 2419-30.
[3] 日本循環器学会 / 日本産科婦人科学会合同ガイドライン. 心疾患患者の妊娠・出産の適応，管理に関するガイドライン（2018 年改訂版）.

〈赤木禎治〉

3 ▶ 心臓リハビリテーション

■ POINT

① 心臓リハビリテーション（心リハ）は activity of daily life（ADL）の改善
  だけでなく再発防止や生命予後改善を目指す，エビデンスのある積極的治療
  である．
② 心リハは多職種により行われるチーム医療であり，運動療法のほか生活，栄
  養，服薬指導など多くの包括的，多面的なプログラムを含む．
③ 運動処方は可能な限り心肺運動負荷試験で得られる運動強度で設定する．
④ 栄養指導は冠危険因子是正だけでなく，低栄養状態や筋力改善のための指導
  も行われる．

心リハとは **心リハの定義**	● 心臓リハビリテーションとは，心血管疾患患者の身体的・心理的・社会的・職業的状態を改善し，基礎にある動脈硬化や心不全の病態の進行を抑制あるいは軽減し，再発・再入院・死亡を減少させ，快適で活動的な生活を実現することをめざして，個々の患者の「医学的評価・運動処方に基づく運動療法・冠危険因子是正・患者教育およびカウンセリング・最適薬物治療」を多職種チームが協調して実践する長期にわたる多面的・包括的プログラムをさす[1]．
心リハの有効性	● 虚血性心疾患および慢性心不全患者に対して，1）運動耐容能改善，2）心不全症状の軽減，3）狭心症発作の軽減，4）冠危険因子の改善，5）虚血性心疾患の予後の改善，6）心不全の長期予後の改善，7）心理的側面：不安・抑うつ，QOL の改善に有効である．その他骨格筋，血管内皮機能，自律神経機能，炎症，凝固線溶系など生体に良い影響を及ぼす[2]．
心リハの適応疾患	● 保険診療（心大血管疾患リハビリテーション料）で心リハ開始後 150 日間認められている．1. 急性心筋梗塞，狭心症，開心術後，大血管疾患（大動脈解離，解離性大動脈瘤，大血管術後），2. 慢性心不全（左室駆出率 40% 以下，最高酸素摂取量が基準値 80% 以下または BNP が 80pg/mL 以上），3. 間欠性跛行を呈する末梢動脈閉塞性疾患．
心リハの **時期的区分の理解**	● 第Ⅱ相後期回復期以降が外来リハビリとなり，心リハ開始 150 日終了時期に相当する． ・ 第Ⅲ相維持期は保険診療外でのリハビリであり普及は遅れている[3]．

区分	第Ⅰ相	第Ⅱ相		第Ⅲ相
	急性期	前期回復期	後期回復期	維持期
場所	ICU/CCU	循環器一般病棟	外来	地域の運動施設
目的	日常生活へ復帰	社会生活へ復帰	社会生活へ復帰	快適な生活再発予防

重複障害

● 高齢化を迎え心臓病患者において脳血管障害（認知症を含む），呼吸器，腎臓，筋骨格系障害など複数の障害を有している患者が増えており，心臓だけでなく総合的に患者を診ることが重要である．

運動指導の要点

● a）病歴の聴取，b）身体所見，c）検査所見の評価，d）治療方針の確認を行う．理学療法士などリハスタッフとカンファレンスなどを通じて情報を共有する．

① 病態, リスク評価

② 運動耐容能の評価

● 酸素が摂取，輸送，消費されていく過程において，運動耐容能は酸素輸送能（心ポンプ機能，血管拡張能など）と酸素利用能（骨格筋の量，質など）からなる総合的に判断された運動能力を指す．評価法には Borg スケールによる自覚症状，Mets 表を用いる Specific Activity Scale，6 分間歩行試験，心肺運動負荷試験（CPX）から得られる指標などがあるが客観性では CPX が優れている．

③ 運動処方

● 有酸素運動とレジスタンストレーニングがある．心リハ中は監視型トレーニングを基本とする．

a）CPX から得られる嫌気性代謝閾値（AT）から至適運動強度（有酸素運動レベル）を決定する方法．AT 以下での運動は，乳酸が増加せず疲れを残しにくい，カテコラミンの増加が少なく不整脈などの悪影響が少ないなど心疾患の運動療法に適している．エルゴメーターを用いて運動を行う場合には AT の 1 分前のワット数や AT 時の心拍数を用いる．

b）CPX を用いない場合は Karvonen 法による計算式や Borg スケールで運動強度を決定する．

Karvonen 法＝（最大心拍数－安静時心拍数）×K＋安静時心拍数

K＝0.2～0.6 ＊最大心拍数は予測値（220－年齢）でなく実測値をできるだけ使用する．

Borg スケール 11（楽である）～13（ややきつい）を目安にする（表 1）．

計算式から得られた心拍数を運動処方に用いる場

合，安全域の狭い予備能が低下している患者やβブロッカー内服患者は，設定強度が AT レベル以上になっていないかどうか注意する．

表1 Borg スケール表

Borg スケール	自覚症状
20	もうだめ
19	非常にきつい
18	
17	かなりきつい
16	
15	きつい
14	
13	ややきつい
12	
11	楽に感じる
10	
9	かなり楽に感じる
8	
7	非常に楽である
6	（安静）

c) レジスタンストレーニングの運動強度：レジスタンストレーニングは抵抗荷重を用いて筋力，筋持久力の増強をはかるトレーニングである．上肢は 1 回反復最大負荷（1RM: 1 repetition maximum）の 30〜40％，下肢は 50〜60％で処方，Borg スケールで 11〜13 を上限とする．10〜15 回を 2〜4 セット週 2〜3 回が推奨されている．Valsalva 効果を避けるため息を吐きながら行う[4]．

【その他心肺運動負荷試験を理解するための用語】

ランプ負荷
（直線的漸増負荷）

● CPX プロトコールは 1 分間当たり 10〜20W ずつ負荷を直線的に増やすランプ負荷を用いる．多段階負荷試験と比べデータが得られやすく，短時間に，比較的安全に検査が可能である．

$\dot{V}O_2$, Peak $\dot{V}O_2$, Maxmal $\dot{V}O_2$

● $\dot{V}O_2$ は 1 分間，体重 1kg あたりの酸素摂取量で単位は mL/min/kg である．年齢性別毎の基準値がある．運動負荷で増加するが CPX 検査で得られた最高の酸素摂取量が Peak $\dot{V}O_2$ である．これ以上負荷をかけても $\dot{V}O_2$ が上昇しない真の限界点である最大酸素摂取量 Maxmal $\dot{V}O_2$ との間には Peak $\dot{V}O_2$ ≦ Maxmal $\dot{V}O_2$ の関

係があり区別する．Peak $\dot{V}O_2$ は運動耐容能の指標であり，重症度や予後と関連することが知られている．運動療法により Peak $\dot{V}O_2$ や後述の AT の改善，すなわち予後の改善が期待される．

- 日本では心移植の適応の1つに $\dot{V}O_2$ 14 以下が用いられる．

メッツ (Mets)

- $\dot{V}O_2$ は日常労作のエネルギー所要量の単位としても利用される．健康な 40 歳白人男性 (体重 70kg) の座位安静時の酸素摂取量 $\dot{V}O_2$ は1メッツ (3.5mL/min/kg) と定義され，日常活動において，ある労作が1メッツの何倍の酸素摂取量を要する強度を示す．CPX 求めた Peak $\dot{V}O_2$ を 3.5 で除すればメッツを計算できる (メッツ表)．

AT（嫌気性代謝閾値）

- 有酸素運動レベルでは好気性エネルギー産生によりグルコースがピルビン酸を経由し ATP が産生されるが，この場合酸素摂取量と二酸化炭素排泄量はおおよそ同じである．AT レベル以上になり嫌気性エネルギー産生が加わるとピルビン酸は乳酸へ変化し，さらに乳酸が重炭酸に緩衝され，二酸化炭素が産生されることで二酸化炭素排泄量が増加する．運動耐容能をよく表し，重症度や予後と関連する．11mL/kg/min 以下で予後が悪いとされる (表 2)．

表2 **Weber & Janicki 分類** (Weber KT, Janicki JS. Am J Cardiol. 1985; 55: 22A-31A)

クラス	重症度	Peak $\dot{V}O_2$	AT
A	Mild to none	>20	>14
B	Mild to moderate	16〜20	11〜14
C	Moderate to severe	10〜16	8〜11
D	Severe	6〜10	5〜8
E	Very severe	<6	<4

$\Delta\dot{V}O_2/\Delta WR$

- 1W 仕事が増加した時の酸素摂取量の増加量を示す．正常値は 10mL/min/W 前後で心不全や心筋虚血に伴うポンプ機能低下とともに低値を示す．生命予後と関係する (図 1)．

VE vs $\dot{V}CO_2$ slope

- 運動時の換気効率の指標である．心不全時の浅くて速い呼吸と関係することが知られている．血流換気不均衡に伴う死腔換気増加や化学受容体感受性亢進などにより高値を示す．心不全の重症度の指標であり 34 以上は予後が悪いことが知られている．

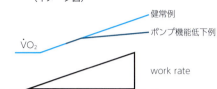

図1 ランプ負荷に対する $\dot{V}O_2$ の応答（$\Delta \dot{V}O_2/\Delta WR$）（イメージ図）

栄養指導の要点

- 虚血性心疾患の2次予防としての栄養指導は冠危険因子の是正が中心となる．また心不全時の減塩指導も重要である．悪液質を伴った重症心不全患者例やサルコペニア，フレイルといった筋力の低下した高齢者に対しては栄養状態の改善を目的とする栄養指導が重要である．

必要エネルギー量（kcal）の求め方

- 間接熱量測定法により実測が可能であるが一般には基礎代謝量を算出し，活動係数，ストレス係数を乗じることで推測することが多い．
  ① 簡易式　体重 1kg あたり 25〜30kcal で計算
  ② Harris-Benedict の式
    W：体重（kg），H：身長（cm），A：年齢（歳）
  男性　66.5＋13.7W＋5.0H－6.76A
  女性　655.1＋9.56W＋1.85H－4.68A
  活動係数：自力歩行不可能 1.2，軽労作 1.3，
  　　　　　中労作 1.4〜1.5，重労作 1.5〜2.0
  ストレス係数：（例）大手術 1.2，小手術 1.1，
  　　　　　　　褥瘡 1.2〜1.6，重症感染症 1.5〜1.8

標準体重の求め方

- 身長 (m)^2×22 を標準体重±15％を標準体重域とする
- Body Mass Index（BMI, kg/m^2）を 18.5〜24.9kg/m^2 の範囲でコントロールする．
- 目標体重は標準体重の±10％を目安にする．

食事療法の一般的注意点

- 食塩相当量(g)＝表示ナトリウム量(g)×2.54 で計算できる．
- 塩分摂取量は 24 時間蓄尿から計算可能である．
  塩分摂取量(g/日)
  ＝尿中ナトリウム(mEq/L)×1 日尿量(L/日)÷17
- 塩分制限は 6g 未満/日を基本とするが，高齢者など極端な減塩により食欲が低下することがあるため注意する．
- 野菜，果物の適切な摂取はナトリウムの排泄を促すが腎機能障害にはカリウムの摂り過ぎに注意する．ワルファリン内服中はビタミンKの摂取に注意する．グレープフ

III 一般外来・入院編

ルーツジュースはカルシウム拮抗薬の作用を増強するので注意する.

- 飽和脂肪酸やトランス脂肪酸は心疾患の有無に関わらず摂取過剰に注意する. 特にマーガリン, ショートニングに多く含まれているトランス脂肪酸の摂取量に注意する.

- 第6次改定日本人の栄養所要量 (厚生省) では, 1. 飽和脂肪酸 (S), 一価不飽和脂肪酸 (M), 多価不飽和脂肪酸 (P) の望ましい摂取割合はおおむね3:4:3を目安とする. 2. ω6系多価不飽和脂肪酸 (リノール酸) とω3系多価不飽和脂肪酸 (αリノレン酸) の比は, 健康人では4:1程度を目安とする. とされている. ω3系は青魚に豊富に含まれているが推奨量1日3g以上を魚だけで摂ることは現実には難しい. ω6系に偏った摂取はアレルギーや心臓病の発症と関係があるとされ, 食用油ではω3系の比率の多いものが望ましいとされる.

脂質管理
- 肥満, メタボリックシンドローム, 2型糖尿病, 高トリグリセライド (中性脂肪) 血症を有する場合は, 摂取エネルギーを制限する必要があるが, 高LDLコレステロール血症の方は, より飽和脂肪酸やコレステロールの摂取量に注意する必要がある

  1. 体重を適正 (標準体重=身長(m)×身長(m)×22) に保つ.
  2. 脂肪の摂取量を総エネルギーの25%以下に制限する.
  3. 飽和脂肪酸の摂取量を総エネルギーの7%以下に制限する.
  4. n-3系多価不飽和脂肪酸の摂取量を増やす.
  5. コレステロール摂取量を1日300mg以下に制限する.
  6. 虚血性心疾患の二次予防にLDL 100mg/dL以下 HDL 40mg/dL以上 TG 150mg/dL以下を目指す.

糖尿病管理 [5]
- 摂取エネルギー量の目安 標準体重×身体活動量
- 25~30: デスクワークなど軽労作, 30~35: 立ち仕事が多い労作, 35~: 力仕事が多い重労作.
  体格や身体活動量などを考慮して適切なエネルギー摂取量を決定し, 管理する.
- 3大栄養素は炭水化物を指示エネルギー量の50~60%, 蛋白質を標準体重あたり1.0~1.2g残りを脂質から摂取する.
- 合併症予防の観点からHbA1c目標値を7.0%未満とす

図2 血糖コントロール目標

	コントロール目標値		
目　標	血糖正常化を目指す際の目標	合併症予防のための目標	治療強化が困難な際の目標
HbA1c (%)	6.0 未満	7.0 未満	8.0 未満

る. 対応する血糖値としては空腹時血糖 130mg/dL 未満, 食後 2 時間血糖値を 180mg/dL 未満とする（図 2）.

アルコール摂取

アルコールは少量であれば動脈硬化に対して予防的に働くことが知られている. また赤ワインに含まれているポリフェノールには抗酸化作用があることが知られているが摂取量を自分でコントロールできない場合は禁酒とする. 心筋梗塞 2 次予防では 1 日純アルコール 30g 以下,

糖尿病を有するもの, 中性脂肪のコントロールを要するもの, 高尿酸血症を留意する場合 25g 以下に制限する. お酒の 1 単位とは, 純アルコールに換算して 20g. この 1 単位を各種アルコール飲料に換算すると, ビールは中びん 1 本（500mL）, 日本酒は 1 合（180mL）, ウイスキーはダブル 1 杯（60mL）, 焼酎 0.6 合（110mL）となる.

表3 お酒の 1 単位（純アルコールにして 20g）（公益社団法人アルコール健康医学協会）

ビール	（アルコール度数 5 度）なら	中びん 1 本	500mL
日本酒	（アルコール度数 15 度）なら	1 合	180mL
焼酎	（アルコール度数 25 度）なら	0.6 合	約 110mL
ウイスキー	（アルコール度数 43 度）なら	ダブル 1 杯	60mL
ワイン	（アルコール度数 14 度）なら	1/4 本	約 180mL
缶チューハイ	（アルコール度数 5 度）なら	1.5 缶	約 520mL
アルコール量の計算式	お酒の量（mL）×［アルコール度数（%）÷100］×0.8 例）ビール中びん 1 本　500×［5÷100］×0.8＝20		

サルコペニア/フレイルについて

加齢とともに筋量低下, 筋力低下（握力）, 身体機能の低下（歩行速度）をきたす病態が注目されている. 高齢者の心疾患者に合併しやすいことや心不全の再入院が多いなどから注目されている. 分岐鎖アミノ酸やビタミンD を加えた十分なエネルギー補給とレジスタンストレーニングが有効とされている.

Ⅲ 一般外来・入院編

■参考文献
① 日本心臓リハビリテーション学会ホームページ http://www.jacr.jp/web/
② 心血管疾患におけるリハビリテーションに関するガイドライン（2012 年改訂版）.
③ 心血管疾患におけるリハビリテーションに関するガイドライン（2012 年改訂版）.
④ 日本循環器学会. 心血管疾患におけるリハビリテーションに関するガイドライン 2012.
⑤ 科学的根拠に伴う糖尿病診療ガイドライン 2013　糖尿病治療ガイド 2014-2015.

〈岡　岳文〉

4. リスク因子のコントロール

1 ▶ 2型糖尿病, インスリン抵抗性

■ POINT

① 2型糖尿病とメタボリックシンドロームの基礎病態はインスリンの効きにくい体, すなわちインスリン抵抗性である. インスリン抵抗性は動脈硬化, 心不全, 心房細動の危険因子である.

② 心血管事故のハイリスク群であるため早期の治療介入が必要であり, 生活習慣の改善が必須である.

③ インスリン抵抗性を改善（ピオグリタゾン, メトホルミン）させ, 食後高血糖をターゲットとした治療（α-グルコシダーゼ阻害薬, DPP-4阻害薬）の組み合わせであれば, 低血糖なく早期の治療介入が可能である.

2型糖尿病とメタボリックシンドロームの基盤にあるインスリン抵抗性

- 2型糖尿病とメタボリックシンドロームはカロリー過剰あるいは運動不足による内臓脂肪, 異所性脂肪の蓄積を基盤とした生活習慣病である.
- 日本におけるメタボリックシンドロームの診断には, 内臓脂肪の蓄積（内臓脂肪面積：男女ともに$\geq 100cm^2$に相当）が必須条件で, それに加えて, 血圧・血糖・血清脂質のうち2つ以上が基準値を超えていることが条件（表1）.

表1 メタボリックシンドロームの診断基準

必須項目	（内臓脂肪蓄積）ウエスト周囲径*	男性$\geq 85cm$ 女性$\geq 90cm$
選択項目 3項目のうち 2項目以上	1. 高トリグリセリド血症 かつ/または 低HDLコレステロール血症	$\geq 150mg/dL$ $> 40mg/dL$
	2. 収縮期（最大）血圧 かつ/または 拡張期（最小）血圧	$\geq 130mmHg$ $\geq 85mmHg$
	3. 空腹時高血糖	$\geq 110mg/dL$

*内臓脂肪面積. 男女ともに$\geq 100cm^2$に相当

- WHOでは糖尿病, 耐糖能障害やインスリン抵抗性のどれか一つに加えて, 以下の項目の2つを満たすこととしている.
  ①高血圧：$\geq 140/90mmHg$
  ②脂質異常症（TG↑, HDL-C↓）
  ③腹囲増大〔ウエスト：ヒップ比> 0.90（男）；> 0.85（女）または BMI$> 30kg/m^2$〕
  ④微量アルブミン尿：$\geq 30mg/gCrn$.
  すなわち, インスリン抵抗性の存在が必須項目である.

- インスリン抵抗性があると内臓脂肪細胞からの抗動脈硬化作用のあるアディポネクチンの分泌が低下し，炎症性サイトカイン（tumor-necrotic factor-α：TNF-α）やフィブリノゲン，アンジオテンシノゲンなどの分泌が亢進する．
- インスリン抵抗性それ自体が動脈硬化を促進し，心血管事故の危険因子である（図1）．インスリン分泌不全が生じると2型糖尿病が発症し，高血糖が病的プロセスを加速する．

図1 2型糖尿病の病態と動脈硬化危険因子との関係

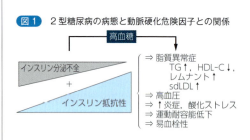

- インスリン抵抗性があると早期から食後高血糖（glucose spike，>140mg/dL）が必発であり，食後高血糖は動脈硬化や心血管事故のリスク因子となる（図2）．
- メタボリックシンドロームや糖尿病は心不全（拡張不全）と心房細動のリスクでもある．

図2 食後高血糖と動脈硬化，心血管事故との関係

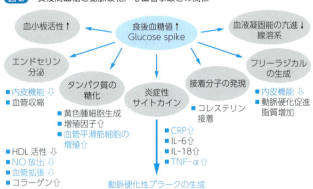

どのように診断する？	・空腹時血糖値 126mg/dL 以上，75g 経口糖負荷試験 2 時間値 200mg/dL 以上，随時血糖値 200mg/dL 以上，HbA1c（NGSP）6.5％以上のいずれかにより，糖尿病型と判定する. 詳細な診断基準などについては，糖尿病診療ガイドライン 2016[1] を参照.
問診	・生活習慣: 飲酒，食事量と内容，運動習慣，喫煙，体重の推移，感覚障害など
家族歴	・心血管疾患の既往，生活習慣病の有無，近親婚など
動脈硬化性疾患のチェック	・狭心症症状，間欠性跛行，(一過性) 片麻痺，構語障害など
理学的所見	・身長，体重，腹囲，body mass index（BMI），血圧（左右差）
血液・尿検査	・血糖値，HbA1c，インスリン値，総コレステロール，LDL-C，TG，HDL-C，クレアチニン，BUN，アルブミン，AST，ALT，γ-GT，BNP，高感度（hs）CRP，T3，T4，TSH，尿糖，尿蛋白（アルブミン定量）

合併症の診断	・心電図，運動負荷心電図，冠動脈 CT（冠動脈石灰化スコア，造影では狭窄），心エコー図
冠動脈疾患	・頸動脈エコー，脳動脈 MRI
脳血管疾患	・足関節-上腕血圧比（ABI），脈波伝播速度（baPWV，CAVI），血流依存性血管拡張反応（FMD）
末梢動脈疾患	

心血管事故の予防を目指した治療	・摂取カロリーの制限と塩分制限そして有酸素運動を増やすことで，肥満を解消し，適正体重を目指す．これでも十分な改善が認められない場合に薬物療法を考慮する.
	・130/80mmHg 未満，尿蛋白が 1g/日以上なら 125/75mmHg 未満を達成する.
厳重な血圧管理	
脂質異常症の管理目標	・スタチンを投与する．LDL-C 120mg/dL 未満，冠動脈疾患の既往あれば 100mg/dL 未満を目標とする.
生活習慣の改善	・SU 剤やインスリン製剤を積極的に用いて血糖値(HbA1c)を降下させると腎障害，網膜症などの細小血管障害は減少したが，心血管事故をほとんど減少させることはできなかった．逆に，低血糖リスクが上昇する.
	・治療ターゲットはインスリン抵抗性と食後高血糖である．この両者をターゲットとする糖尿病治療薬は低血糖を生じるリスクがきわめて低く，血糖値の正常化が可能となる.
インスリン抵抗性を改善させる薬剤	・メトホルミン: 2 型糖尿病治療の第一選択薬と言われている．細胞の ATP 減少時に活性化する AMP 活性化

Ⅲ 一般外来・入院編

プロテインキナーゼを活性化させ，糖，脂質，蛋白質の異化を亢進する．肝臓の糖新生抑制，消化管からの糖吸収抑制作用もある．一次予防では心血管事故の予防効果が指摘されている．体重減少効果もあり，低血糖リスクがほとんどない．用量依存性に効果が高まることから，2000mg 以上まで増量することもある．尿排泄であるため，腎機能低下例では減量，造影剤使用時には中止する必要がある．

- ピオグリタゾン：糖代謝に関わる核内転写因子 PPARγ（peroxisome proliferator-activated receptor γ）の活性化を介して，インスリン感受性を改善させるとともに，内臓脂肪を減少させる効果がある．脂質異常症の改善効果も強い．糖尿病治療薬の中で唯一心血管事故の二次予防効果が認められている．低血糖リスクはほとんどなく，軽症糖尿病例でも使用しやすい．腎臓における Na 再吸収を促すため心不全を悪化させるリスクがあるが，7.5mg/d，15mg/d までの投与にとどめておくことと，サイアザイド，アルドステロン拮抗薬で対処可能である．

食後高血糖を改善する薬剤

- α-グルコシダーゼ阻害薬：小腸におけるブドウ糖の吸収を遅延させることにより，食後高血糖を抑制する．単独では低血糖のリスクはない．HbA1c の低下効果は強くないものの，心血管事故の抑制効果が認められており，耐糖能異常患者へも適応がある．

- DPP-4 阻害薬：摂食後，小腸下部の L 細胞から分泌される GLP-1（glucagon-like peptide-1）は膵 β 細胞からのインスリン分泌を増強し，食後のグルカゴンの分泌を低下させ，肝臓における糖新生を抑制し，食後の血糖値上昇を抑制する作用がある．その GLP-1 を分解する dipeptidyl peptidase-4（DPP-4）を阻害し GLP-1 の作用を持続させる薬剤が DPP-4 阻害薬である．GLP-1 の血中濃度を保つことにより，食後高血糖を抑制する効果がある．GLP-1 は膵ランゲルハンス島の保護作用を有することから，長期的な血糖管理についても期待できる．さらに，抗炎症効果や脂質異常症改善効果も認められている．

- GLP-1 受容体作動薬の皮下注射薬もある．

- SGLT2 阻害薬：近位尿細管におけるナトリウム・グルコース共役輸送体（SGLT2）によるブドウ糖の再吸収を抑制し，尿中へのブドウ糖排泄を促し，血糖値を低下させるものが SGLT2 である．インスリン分泌に

依存しない作用機序のため，低血糖の心配が少ない上に，体重減少効果，Na 利尿による血圧低下，体重および中性脂肪低下効果がある.

- SGLT2 阻害薬は Na 利尿とともに浸透圧利尿を有し，糖尿病患者の心不全入院の予防に有用である. そして，糖尿病患者の心血管死亡と総死亡を低下させることから積極的使用が推奨されるようになった. 特に二次予防で有効である. 脱水が心配される患者では水分の補給を行えばよい.
- SGLT2 阻害薬は近位尿細管の Na とブドウ糖の再吸収を抑制するため，酸素需要を低下させる. さらに腎血流の改善効果と相まって強力な腎保護効果を示す.

インスリン分泌を促進あるいはインスリンの補充

- スルホニル尿素（SU）薬: 長時間作用型で血糖降下作用は強いものの，食間に低血糖を生じるリスクがある. また，SU 剤とインスリンを中心とした強化血糖降下療法は腎症，網膜症といった microvascular disease の軽減には有効であるものの，心血管事故の予防効果は確認されていない.
- GLP-1 受容体作動薬（リラグルチド，セマグルチド）は，二次予防で心血管イベントの予防効果が認められた.
- インスリン: 1 型糖尿病，2 型糖尿病でもインスリン分泌能が極端に低下した患者が適応となる. 導入に関しては糖尿病専門医にコンサルトするとよい.

■参考文献
❶日本糖尿病学会, 編著. 糖尿病診療ガイドライン 2016. 東京: 南江堂; 2016.

〈伊藤　浩〉

Ⅲ 一般外来・入院編

4. リスク因子のコントロール

2 ▶ 高血圧

■ POINT

① 高血圧は心血管事故の最大のリスク因子の一つである.

② 心血管事故の予防には降圧薬の種類よりも降圧それ自体が重要である. 140/90mmHg 未満を達成し, 維持する. 糖尿病, 慢性腎臓病患者では 130/80mmHg 未満を維持する必要がある.

③ 冠動脈疾患の予防のためには ACE 阻害薬が第一選択薬となる.

高血圧の定義	• 高血圧は無症状であるが, 心血管事故そして心不全の最大のリスク因子である. 収縮期血圧で 140mmHg あるいは拡張期血圧で 90mmHg を越える症例には治療介入を考慮する必要がある.
高血圧の診断のポイント	• 高血圧の診断や重症度評価に迷ったら家庭血圧を参考にする. 家庭血圧は診察室血圧から収縮期, 拡張期血圧とも 5mmHg 引いた値で判定する. • 臓器障害が進行する高血圧性緊急症(>220/120 mmHg)か診断する. • 冠危険因子の有無と臓器障害の有無（左室肥大, 微量アルブミン尿, eGFR など）によるリスク層別化を行う. • 二次性高血圧の除外（原発性アルドステロン症, 腎動脈狭窄など） • 変動する血圧パターンそれ自体が心血管イベントと関連することから, 血圧変動パターンを評価する.
仮面高血圧（逆白衣高血圧）	• 外来血圧は正常だが, 家庭血圧は高血圧. 心血管イベントリスクは 2〜3 倍.
早朝高血圧	• 起床 1 時間以内の家庭血圧値が >135/85mmHg

表1 高血圧診断のリスク層別化

リスク層	血圧分類	Ⅰ度高血圧 140-159/ 90-99mmHg	Ⅱ度高血圧 160-179/ 100-109mmHg	Ⅲ度高血圧 ≧180/ ≧110mmHg
リスク第一層 (予後影響因子がない)		低リスク	中等リスク	高リスク
リスク第二層 (糖尿病以外の 1〜2 個の危険因子, 3 項目を満たす MetS のいずれかがある)		中等リスク	高リスク	高リスク
リスク第三層 (糖尿病, CKD, 臓器障害/心血管病, 4 項目を満たす MetS, 3 個以上の危険因子のいずれかがある)		高リスク	高リスク	高リスク

2 高血圧

Non-dipper と riser	● 正常では就寝後，睡眠時午前 3〜4 時頃に最低となった後，徐々に上昇し，覚醒に伴い急峻に増加する日内変動を示す（dipper）．夜間血圧下降の少ない（non-dipper）タイプ，逆に夜間血圧が上昇を示す（riser）タイプでは臓器障害の頻度が高く，心血管事故のリスクが高い．
白衣高血圧	● 家庭血圧は正常だが，外来血圧が高血圧を示す患者．将来，持続的な高血圧に移行し，心血管イベントが増加するリスクがあるので，定期的経過観察が必要である．

診察と検査のポイント

○ いつからどの程度の血圧が続いているか？
  • 家庭血圧を計測していればその経過
  • 治療歴はあるか？　降圧薬の種類と継続期間，中止例ではその理由

問診で聞くべきこと
  • 身長，休重（最近の推移），腹囲
  • 冠危険因子の有無: 糖尿病，脂質異常症，喫煙，肥満
  • 生活習慣（運動，食事の内容と量，塩分摂取量，ストレス，飲酒）

睡眠障害のチェック
○ 睡眠が足りているか？　いびきをかくか？　昼間に眠くなることはないか？
  • 労作時の胸痛，息切れ，倦怠感
  • 心悸亢進，発汗，顔面蒼白（褐色細胞腫）
  • 家族歴（高血圧，糖尿病，心筋梗塞，脳卒中など）
  • 検査による臓器障害の評価
    • **必須の血液・尿検査**: 尿素窒素，クレアチニン (eGFR)，尿酸，電解質 (Na, K, Cl)，HbA1c，中性脂肪，HDL-C，LDL-C，AST，ALT，γ-GTP，尿蛋白（微量アルブミン）
    • 胸部 X 線，心電図
  • 臓器障害のチェック
    • **血管機能**: 足関節-上腕血圧比（ABI），脈波伝播速度（baPWV, CAVI），血流依存性血管拡張反応（FMD），頸動脈エコー，腎動脈エコー
    • **心臓**: 左室心筋重量係数（125g/m^2 でハイリスク），左房容量係数，僧帽弁血流速波形，僧帽弁輪移動速度
  • **二次高血圧のスクリーニング**: 血漿レニン活性，アルドステロン，コルチゾール，尿中・血中カテコラミン 3 分画，T3, T4, TSH，腎臓，副腎のエコーまたは MDCT

初診時の対応
  • 高血圧の罹病歴と重症度，冠危険因子の集積，臓器障害の有無から患者のリスク層別化を行い治療方針の決定を行う．
  • 生活習慣の改善は必要である．① 6g/日未満の減塩，②

Ⅲ 一般外来・入院編

野菜・果物の積極的摂取，飽和脂肪酸を控え魚を積極的に摂取，③肥満患者では減量，④中等度強度の有酸素運動を 30 分/日以上，⑤禁煙.

- 低リスク群で 3 カ月の生活指導で 140/90mmHg 未満にならなければ降圧治療開始する.
- 中等度リスク群で 1 カ月の生活指導で 140/90mmHg 未満にならなければ降圧治療開始する.
- 高リスク群では直ちに目標血圧値を目指した降圧治療を開始する.

降圧薬の選択

- 降圧薬による心血管事故の予防効果は降圧薬の種類によらず，降圧それ自体による. 降圧治療の主たる目的は目標血圧を達成，維持することである.
- 推奨薬はサイアザイド，カルシウム拮抗薬，ACE 阻害薬，アンジオテンシンⅡ受容体拮抗薬（ARB）
- 治療を開始して 1 カ月経っても目標血圧を達成しないようであれば, 増量するか, 1 剤追加する. 配合剤(ARB+CCB または ARB＋サイアザイド) はアドヒアランス向上に有効. さらに 1 カ月治療して目標血圧を達成しないようであれば，薬剤の増量かもう 1 剤追加する. 経時的に血圧を計測して，目標血圧を達成するまで薬剤調整する.
- 推奨薬で目標血圧を達成できないようであれば，あるいは副作用で使用できない場合も，推奨薬以外の降圧薬（β遮断薬, 直接レニン阻害薬, アルドステロン拮抗薬, α遮断薬など）を選択する.
- このような治療戦略でも目標血圧を達成できない患者は

表2 推奨降圧薬

合併症	ACEi	ARB	CCB	サイアザイド	β遮断薬
狭心症	●				●
心筋梗塞後	●	○			●
心不全	●			●	●
心肥大	●	●	●		
CKD, 蛋白尿 (−)	●				
CKD, 蛋白尿 (+)	●	●	●	●	
糖尿病, MetS	●	●			△

ACEi = ACE 阻害薬，CCB ＝カルシウム拮抗薬，CKD ＝慢性腎臓病，
MetS ＝メタボリックシンドローム，
β遮断薬（推奨されるのはカルベジロールとビソプロロール）
●: 適用，○: ACE 阻害薬に忍容性がない場合に
△: ビソプロロールとカルベジロールに心筋梗塞抑制と生命予後改善効果あり.

表3 心疾患合併症

心臓合併症	治療方針
労作狭心症	β遮断薬，CCB ACE阻害薬は心事故予防に有用
冠攣縮性狭心症	CCB，降圧が不十分であればACE阻害薬，ARBを追加
心筋梗塞後	β遮断薬，ACE阻害薬 ACE阻害薬に忍容性ない時にARB 低心機能ではアルドステロン拮抗薬あるいはサイアザイド追加
HFrEF	β遮断薬，ACE阻害薬またはARB 重症例ではアルドステロン拮抗薬あるいはサイアザイドを追加
HFpEF	収縮期圧130mmHg未満を目指した降圧 CCB, ACE阻害薬，ARBが心肥大の退縮に有用 利尿薬 突然死予防に少量β遮断薬が有効なことも

HFrEF: heart failure with reduced ejection fraction（収縮不全）
HFpEF: heart failure with preserved ejection fraction（拡張不全）

表4 慢性腎臓病合併例

	降圧目標	第一選択薬
糖尿病（＋）	130-180mmHg未満	RA系阻害薬
糖尿病（−）		
蛋白尿　無	140/90mmHg未満	RA系阻害薬，Ca拮抗薬，利尿薬
蛋白尿　有	130/80mmHg未満	RA系阻害薬

・蛋白尿：軽度尿蛋白（0.15g/gCr）以上を「蛋白尿あり」と判断する
・GFR 30mL/分/1.73m^{2}未満，高齢者ではRA系阻害薬は少量から投与を開始する
・利尿薬：GFR 30mL/分/1.73m^{2}以上はサイアザイド系利尿薬，それ未満はループ利尿薬を用いる
・糖尿病，蛋白尿（＋）のCKDでは，130/80mmHg以上の場合，臨床的に高血圧と診断する

高血圧専門家へのコンサルトも考慮する.

臓器障害を合併するハイリスク高血圧の治療

・冠動脈疾患，糖尿病，CKD患者はハイリスクであり，降圧目標も130/80未満とされている.
・β遮断薬は心筋梗塞，狭心症，心不全，頻脈を伴う高血圧患者では積極的適応があり，生命予後の改善に有効である.

β遮断薬の役割

・β遮断薬はβ1選択性の高いビソプロロールとα，β遮断薬のカルベジロールの2種類から選択する.
・心筋梗塞や心不全患者にビソプロロール1.25〜2.5mg/日，カルベジロールで5〜10mg/日の投与で，生命予後の改善が認められる.

〈伊藤　浩〉

III 一般外来・入院編

4. リスク因子のコントロール

3 ▶ 脂質異常症

■ POINT

① コレステロール，中性脂肪のいずれかが高値，HDL-C が低値を示す状態．

② メタボリックシンドロームや 2 型糖尿病は中性脂肪の高値と低 HDL-C 血症が特徴的な diabetic（atherosclerotic）dyslipidemia を示し，心血管疾患のハイリスク．

③ スタチンは対象患者によらず心血管リスクを約 30％程度低下させる．

④ 食後（非空腹時）高脂血症もリスクである．

⑤ ω3-多価不飽和脂肪酸の摂取は心血管事故の予防に重要である．

脂質異常症がなぜ問題となるか？	・コレステロール，中性脂肪のいずれかが高値，HDL-C が低値を示す状態であり（表1），動脈硬化が進行し，心血管疾患が増加する．

表1 脂質異常症の診断（動脈硬化性疾患予防ガイドライン 2012 年版より）

高 LDL コレステロール血症	140mg/dL 以上
低 HDL コレステロール血症	40mg/dL 未満
高トリグリセライド血症	150mg/dL 以上

・過栄養と運動不足という生活習慣を基盤とし，メタボリックシンドローム，2 型糖尿病，慢性腎臓病に合併することが多い．

・LDL-C は Friedman の式に基づいて算出される．

・LDL-C（mg/dL）＝TC-HDL-C-TG/5（TG が 400mg/dL 未満）

・ただし，TG が 400mg/dL を越える時には non-HDL-C（＝TC-HDL-C）を算出し，LDL-C＋30 を基準とする．

臨床的に問題になる脂質異常症とその病態

家族性高コレステロール血症 (familial hypercholesteremia: FH)	・LDL に対する受容体の欠損で，肝臓や末梢組織がコレステロールを取り込むことができないために，血液中のコレステロールが異常高値（ホモで LDL-C 260mg/dL 以上，ヘテロで 180mg/dL 以上）を示す疾患である（表2）．FH のヘテロ接合体患者は 500 人に 1 人，ホモ接合体患者は 100 万人に 1 人の頻度で認められ，わが国における FH 患者総数は，25 万人以上と推定されている．特に，ホモ FH は若年で動脈硬化性疾患を発症するハイリスクである．

410　JCOPY 498-13427

| 表2 | 成人（15歳以上）のFH診断基準 |

1. 高LDL-C血症（未治療時のLDL-C 180mg/dL以上）
2. 腱黄色腫（手背，肘，膝などの腱黄色腫あるいはアキレス腱肥厚）あるいは皮膚結節性黄色腫
3. FHあるいは早発性冠動脈疾患の家族歴（2親等以内の血族）

・続発性高脂血症を除外した上で診断する．
・2項目が当てはまる場合，FHと診断する．
・皮膚結節性黄色腫に眼瞼黄色腫は含まない．
・アキレス腱肥厚は軟線撮影により9mm以上にて診断する．
・LDL-Cが250mg/dL以上の場合，FHを強く疑う．
・すでに薬物治療中の場合，治療のきっかけとなった脂質値を参考とする．
・早発性冠動脈疾患は男性55歳未満，女性65歳未満と定義する．
・FHと診断した場合，家族についても調べることが望ましい．

インスリン抵抗性に伴う脂質異常症
(diabetic dyslipidemia)

● メタボリックシンドロームや2型糖尿病に多い脂質異常症である．高脂血症とHDL-Cの低下を伴い，small dense LDL（sdLDL）とレムナントが増加する．sdLDLは長時間血液中に漂い粒子サイズが小さいため血管壁に移行すると，酸化LDLとなりマクロファージに貪食される．レムナントも血管壁のマクロファージに貪食され，動脈硬化プラークの形成に寄与する．レムナントは血管内皮障害作用，凝固能亢進作用も有し，心血管事故の発症に関与する．さらに，HDL-C値の低下は末梢（動脈硬化巣含む）から肝臓へのコレステロール逆転送を低下させ，動脈硬化巣のコレステロール蓄積を促進する．

食後（非空腹時）高脂血症

● 空腹時と食後の中性脂肪値は異なる．正常人で食後4時間，メタボリックシンドロームや2型糖尿病では食後6～8時間にピークとなる．食後（あるいは非空腹時）の中性脂肪値が高いほど，心血管事故が多くなることが知られている．

・非空腹時中性脂肪が200mg/dL以上ではレムナントコレステロールが40mg/dL以上であり，ハイリスクである．

慢性腎臓病に伴う脂質異常症(renal dyslipidemia)

● 中性脂肪の軽度上昇と，HDL-Cの低下，そしてsdLDLとレムナントの増加を伴い，心血管事故のリスクとなる．

必須多価不飽和脂肪酸のバランス異常

● 多価不飽和脂肪酸は体内で生理活性物質になる必須栄養素でありω3（n-3）系（魚油など）とω6（n-6）系に分類される（図1）．ω6系に対するω3系脂肪酸の摂取比率低下が心血管事故の増加につながると言われている．

その他の脂質異常症を生じる基礎疾患

● 内分泌疾患（甲状腺機能低下症など），薬剤性（ステロイド，経口避妊薬など），肝・腎疾患（ネフローゼ，原発性胆汁性肝硬変など）がある．

III 一般外来・入院編

図1 脂肪酸は主に4種類に分類される

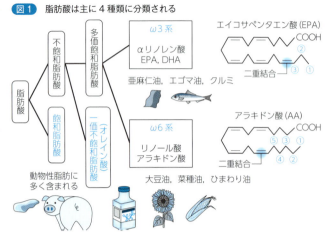

どのように診断する？		
問診	•	動脈硬化性疾患のチェック：狭心症症状，間欠性跛行，(一過性) 片麻痺，構語障害など．
	•	生活習慣：飲酒，食事量と内容，運動習慣，喫煙，体重の推移など．
	•	家族歴：心血管疾患の既往，生活習慣病の有無，近親婚など．
理学的所見	•	身長，体重，腹囲，血圧（左右差）．
	•	FH に特異的：アキレス腱肥厚（X 線軟線撮影で確診），黄色腫，角膜輪．
	•	末梢動脈触知，血管雑音．
臨床検査のポイント	•	スクリーニング検査：総コレステロール，LDL-C，TG，HDL-C，脂肪酸4分画（EPA/AA），非空腹時の中性脂肪（200mg/dL 越えればリスクが高い），血糖値，HbA1c，アルブミン，AST，ALT，γ-GT，T3，T4，TSH．
	•	動脈硬化のチェック―血管機能：足関節-上腕血圧比（ABI），脈波伝播速度（baPWV，CAVI），血流依存性血管拡張反応（FMD，頸動脈エコー，腎動脈エコー，MDCT による冠動脈石灰化の評価．
	•	病態検索のための特殊検査：リポ蛋白分画，アポ蛋白（AⅠ，AⅡ，B，CⅡ，CⅢ，E），リポ蛋白（a）〔LP (a)〕，レムナント様リポ蛋白コレステロール（RLP-C），MDA-LDL，sdLDL．

【ワンポイントアドバイス】……………………………

①アポB100は肝臓で作られるVLDL，アポB48は小腸粘膜で作られるカイロミクロンの1粒子に1つ含まれ，リポ蛋白を識別する指標になる．

②EPA/AA：ω3系とω6系の多価不飽和脂肪酸の摂取比率．0.3～0.4未満になると心血管イベントが増加することが指摘されている．

…………………………………………………………………

3
脂質異常症

どのように治療するか

- 生活習慣（食習慣と運動習慣）の改善：肥満を解消し，適正体重を目指す．食物線維は腸管での脂肪吸収の抑制をもたらす．未精製穀類（玄米や大麦など），大豆（豆腐，納豆など），野菜類，海藻類，果物類，イモ類などの植物性食品があげられる．動物脂肪に多く含まれる飽和脂肪の摂取を減らす（総エネルギー比4.5%以上7%）．ハードマーガリン，ショートニングなどに含まれるトランス型不飽和脂肪酸の過剰摂取は心血管事故リスクを増加させるので避けるようにする．

- ω3多価不飽和脂肪酸を含む食品の摂取あるいは薬剤の投与：魚類，特に青魚やそれに含まれるω3系多価不飽和脂肪酸に中性脂肪値低下作用，血圧低下作用，血小板凝集抑制作用，内皮機能の改善などがある．これらの食品を積極的に摂ることあるいは薬剤としての投与も推奨される．

- スタチンに加えたEPA製剤の高用量投与（1.8g/日）は二次予防での有効性が期待される．

- リスク層別化し，絶対リスクが高い患者ほどスタチンを用いてLDL-Cを低下させる．特に，糖尿病，慢性腎臓病（CKD），非心原性脳梗塞，末梢動脈疾患（PAD）および危険因子の重積患者はハイリスクであり，スタチンを用いてLDL-C<120mg/dLを達成する．冠動脈疾患の既往例ではLDL-C<100mg/dLを達成する．ちなみにnon-HDL-Cでの目標値はLDL-Cのそれに30mg/dLを加えた値である．

- 管理目標値に到達しない場合はストロングスタチン（アトルバスタチン，ピタバスタチン，ロスバスタチン）の投与，スタチン増量，多剤併用を考慮する．スタチンに追加する薬剤としては，併用でのLDL-C低下作用の強さを考えた場合，エゼチミブ，ナイアシン（リポ蛋白合成阻害薬）そしてω3多価不飽和脂肪酸となることが多い．腎機能低下例以外はフィブラートの原則禁忌が解除

JCOPY 498-13427　　　　413

された.

- 選択的 PPAR-d モジュレーターであるペマフィブラートは，少量で強い中性脂肪低下効果がある.
- ハイリスク群では LDL-C が正常であってもスタチン投与が推奨されている. スタチンは対象疾患によらず心血管事故を 20％以上低下させることができるからである.
- 家族性高コレステロール血症患者 (FH) はリスクが高いため LDL-C 70mg/dL 未満を目指す. ストロングスタチンとエゼチミブの併用が基本であるが，それでも達成できない場合には PCSK9 阻害薬（アリロクマブ，エボロクマブ）の皮下投与の追加を検討する.
- FH でなくても急性冠症候群あるいは糖尿病に末梢動脈疾患，慢性腎臓病，非心源性脳梗塞を合併する患者は LDL-C 70mg/dL 未満を目指す. スタチン，エゼチミブで達成できないときは PCSK9 阻害薬の追加も考慮される.
- ホモ FH に対する薬物治療が無効な場合には，血漿中のコレステロールを吸着する LDL アフェレーシスを考慮する.
- 中性脂肪を 150mg/dL 未満に，HDL-C を 40mg/dL 以上にすることも大切である. 高脂血症患者にはフィブラート，エゼチミブ，ω3 多価不飽和脂肪酸 (EPA, DHA)，ニコチン酸を考慮する. 中性脂肪を低下させることができれば，HDL-C を増加させることができる.
- 腎不全患者ではスタチンとフィブラートの併用で横紋筋融解が増える可能性があるので注意する必要がある.

〈伊藤　浩〉

4. リスク因子のコントロール

4 ▶ 慢性腎臓病

■ POINT

①慢性腎臓病（chronic kidney disease: CKD）は患者数が 1,300 万人以上いる国民病である.

②CKD 患者は心血管事故や心不全のハイリスク群であり, eGFR が低下するほど心血管事故, 総死亡が増加する.

③微量アルブミン尿は初期 CKD の診断において有用な指標である.

④心血管事故の予防には ACE 阻害薬, ARB を第一選択薬とした厳格な降圧, スタチンと β 遮断薬の積極的使用が推奨される.

慢性腎臓病 (CKD) の定義	①尿異常, 画像診断, 血液, 病理で腎障害が明らか（特に 0.15g/gCr 以上の蛋白尿（30mg/gCr 以上のアルブミン尿の存在が重要）.

②GFR の低下（<60mL/分 /1.73m^2）, のいずれか, または両者が 3 カ月以上持続するものである. 尿中クレアチニン値で補正しているのは, クレアチニンの尿排泄量はおよそ 1g/d で一定しており, 補正することにより随時尿から 1 日の蛋白, アルブミンの排泄量が推定できるからである.

• CKD は早期の治療介入を行い腎障害の進行を抑制し, 心血管事故の発症予防を目指す目的で作られた概念である. 生活習慣病（高血圧, 糖尿病など）や, メタボリックシンドロームとの関連も深く, 20 歳以上の成人の 8 人に 1 人, 患者数にして 1,300 万人以上いる.

腎障害を どう評価する？	• 糸球体濾過率（GFR）と尿中アルブミン量から腎障害の程度を評価する.

• GFR は血清クレアチニン値と性別・年齢から換算される推定 GFR (eGFR) で代用されることが多い. CKD の腎機能による重症度分類においては, 糸球体濾過量 (GFR) <60mL/分/1.73m^2 の G3a〜G5 が CKD に該当する（表 1）. 筋肉量の極端に少ない場合には血清シスタチン C の推算式（eGFRcys）がより適切である.

• メタボリックシンドロームや 2 型糖尿病では糸球体濾過圧が亢進しており, 病気が進行するまで eGFR の低下が認められない. 微量アルブミン尿が糸球体障害を早期に検出する指標となる.

• CKD の重症度評価は原因（Cause: C）, 腎機能（GFR: G）, 蛋白尿（アルブミン尿）による CGA 分類で評価す

III 一般外来・入院編

表1 CKD の重症度分類 （CKD 診療ガイド 2012 より）

原疾患	蛋白尿区分		A1	A2	A3
糖尿病	尿アルブミン定量 (mg/日)		正常	微量アルブミン尿	顕性アルブミン尿
	尿アルブミン/Cr 比 (mg/gCr)		30 未満	30～299	300 以上
高血圧 腎炎 多発性嚢胞腎 移植腎 不明 その他	尿蛋白定量 (g/日)		正常	軽度蛋白尿	高度蛋白尿
	尿蛋白/Cr 比 (g/gCr)		0.15 未満	0.15～0.49	0.50 以上
GFF 区分 (mL/分/ 1.73m²)	G1	正常または高値 ≥90			
	G2	正常または軽度低下 60～89			
	G3a	軽度～中等度以下 45～59			
	G3b	中等度～高度低下 30～44			
	G4	高度低下 15～29			
	G5	末期腎不全 (ESKD) <15			

重症度は原疾患・GFR 区分・蛋白尿区分を合わせたステージにより評価する．CKD の重症度は死亡，末期腎不全，心血管死亡発症のリスクを緑 のステージを基準に，黄 ，オレンジ ，赤 の順にステージが上昇するほどリスクは上昇する．

ることが推奨されている．

- CKD の死因は心血管事故が多く，腎保護だけではなく生命予後に関わる心血管事故の予防が極めて重要である．
- CKD 患者で心血管事故が増加する要因として，高血圧，電解質異常の他に，炎症・交感神経亢進・レニン-アンジオテンシン活性の亢進，酸化ストレスの亢進状態が関与する（図1）．

診断のポイント

- 動脈硬化性疾患のチェック：狭心症症状，間欠性跛行，(一過性) 片麻痺，構語障害など．

問診

- 生活習慣：飲酒，食事量と内容，運動習慣，喫煙，体重の推移など．
- 家族歴：心血管疾患の既往，生活習慣病の有無など．

理学的所見

- 身長，体重，腹囲，血圧 (左右差)．
- 末梢動脈触知，血管雑音．

臨床検査のポイント

- スクリーニング検査：クレアチニン，シスタチン C，総コレステロール，LDL-C，TG，HDL-C，脂肪酸 4 分画

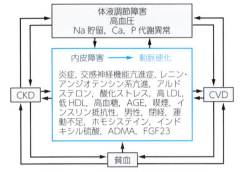

図1 CKDと心血管疾患（CVD）の関連（CKD診療ガイド2012より）

AGE：終末糖化産物，ADMA：非対称性ジメチルアルギニン，FGF23：線維芽細胞増殖因子23

(EPA/AA)，非空腹時の中性脂肪が200mg/dL越えればリスクが高い．

- 動脈硬化のチェック―血管機能：足関節-上腕血圧比（ABI），脈波伝播速度（baPWV, CAVI），血流依存性血管拡張反応（FMD，頸動脈エコー，腎動脈エコー，MDCTによる冠動脈石灰化の評価．
- 病態検索のための特殊検査：尿中アルブミン，クレアチニン定量．

CKD患者の治療

- 治療目標は腎機能低下の予防（透析回避）と心血管事故の予防である．
- 生活習慣の改善（禁煙，減塩，肥満の改善など）が基本である．
- CKD患者の血圧の管理目標は130/80mmHg以下である．高齢者においては140/90mmHgを目標に降圧し，腎機能悪化や臓器の虚血症状がみられないことを確認し，130/80mmHg以下に慎重に降圧する．
- 糖尿病患者および0.15g/gCr以上（アルブミン尿30mg/gCr以上）の蛋白尿を有する患者において，第一選択の降圧薬はACE阻害薬とアンジオテンシン受容体拮抗薬（ARB）である．
- 高度蛋白尿（0.50g/gCr以上）を呈する若年・中年の患者では，尿蛋白0.50g/gCr未満を目標としてACE阻害薬とARBを使用して治療する．
- ACE阻害薬やARB投与時には，血清クレアチニン値の

Ⅲ 一般外来・入院編

上昇（eGFR の低下）や高 K 血症に注意する.
- 糖尿病では血糖を HbA1c 6.9%（NGSP）未満に管理する.
- CKD の進行と心血管事故の予防のためにスタチンを用いて LDL コレステロールは 120mg/dL 未満にコントロールする.
- CKD 患者は交感神経が亢進した状態であり, 心血管事故と心臓突然死の予防に β 遮断薬が有用である. β1 選択性（心臓選択性）の高いビソプロロールあるいは脂溶性の α β 遮断薬であるカルベジロールを投与するとよい.
- CKD 患者の貧血では, 消化管出血などを除外し, 血清鉄が不足していないことを確認する. 腎性貧血に対する赤血球造血刺激因子製剤（erythropoiesis stimulating agent：ESA）を使用し Hb 10g/dL を維持するようにコントロールする.
- CKD ステージ G3a より, 高 K 血症, 代謝性アシドーシスに対する定期的な検査を行う.
- 患者には腎障害性の薬物投与を避け, 腎排泄性の薬剤は腎機能に応じて減量や投与間隔の延長を行う.

腎臓内科への コンサルト ポイント

- 以下の項目のいずれかがあれば, 腎臓内科医にコンサルトするのが望ましい.
①尿蛋白 0.50g/gCr 以上または検尿試験紙で尿蛋白 2+ 以上.
②蛋白尿と血尿がともに陽性（1＋以上）.
③ GFR の低下 40 歳未満　＜GFR 60mL/分/1.73m^2
　　　　　　40 歳～70 歳 ＜GFR 50mL/分/1.73m^2
　　　　　　70 歳以上　　＜GFR 40mL/分/1.73m^2

〈伊藤　浩〉

4. リスク因子のコントロール

5 ▶ 睡眠障害の病態─診断と治療

■ POINT

① 循環器疾患に関連するのは閉塞性睡眠時無呼吸（obstructive sleep apnea: OSA）と心不全患者に認められる中枢性睡眠時無呼吸（central sleep apnea: CSA）である.

② OSA は肥満, 高血圧, 糖尿病患者に多く認められ, それ自体が心血管イベントのリスクとなる.

③ 睡眠障害の診断と病態評価には睡眠ポリソムノグラフィーが必須である.

④ OSA の治療には持続陽圧呼吸が有効である.

睡眠呼吸障害とは	• 睡眠呼吸障害（sleep disordered breathing: SDB）は日常生活に支障をきたす, 睡眠および覚醒の障害であり, その中に, 睡眠呼吸障害が含まれる. 自覚症状の有無に関わらず, 睡眠ポリソムノグラフィー（PSG）で 1 時間平均の無呼吸あるいは低呼吸の回数（apnea hypopnea index: AHI）が 5 回以上あるものを, 睡眠呼吸障害という. • 無呼吸は 10 秒以上呼吸が停止する状態, 低呼吸は呼吸は止まらないものの, 気流が 30％以上低下する呼吸の浅い状態が 10 秒以上続き, 3〜4％以上の酸素飽和度の低下や覚醒が起こることを指す.
分類 **閉塞性睡眠時無呼吸** **中枢性睡眠時無呼吸**	◦ obstructive sleep apnea（OSA）: 睡眠中に出現する上気道（咽頭部）の狭窄, 閉塞が 10 秒以上持続したもの. 吸気努力にも関わらず低呼吸あるいは無呼吸を生じる. 原因として, 肥満による気道への脂肪沈着, 扁桃肥大, 鼻中隔彎曲症, アデノイド, 小顎症などによる上気道の閉塞, 気道を構成している筋肉の保持する力の低下. ◦ central sleep apnea（CSA）: 心不全や, 脳卒中で比較的多くみられ, 上気道の閉塞なしに, 無呼吸のエピソードが反復する. 吸気努力が, 気流停止している時間全てで消失している. 中枢性 CO_2 化学受容体の感受性変化・循環遅延などが原因. チェーン・ストークス呼吸（Cheyne-Stokes respiration: CSR）は基本的に中枢性無呼吸に伴う呼吸パターンであり, 周期的な低呼吸あるいは, 無呼吸と過呼吸が交互にみられる.
混合性睡眠時無呼吸	◦ 無呼吸イベント開始部分で吸気努力が消失し, その後, 吸気努力が出現する.
睡眠時低換気症候群	◦ 肺胞低換気による睡眠中の $PaCO_2$ の異常な上昇と高度

JCOPY 498-13427　　　419

Ⅲ 一般外来・入院編

の低酸素血症をきたす．低酸素血症は肺性心，肺高血圧症，日中傾眠，多血症をもたらす．高度の肥満（BMI≧30），胸壁の拘束性障害，神経筋疾患，甲状腺機能低下症，慢性閉塞性肺疾患（COPD），脳幹あるいは高位脊髄障害，原発性中枢性肺胞低換気症候群などでみられる．

症状と徴候

- 睡眠中のいびき無呼吸と日中の傾眠
- 集中力低下，疲労，ドライマウス，起床時の頭痛，夜間頻尿，性的不能，不眠症
- 高血圧，不整脈，浮腫，多血症

OSAと心血管疾患

- OSA は高血圧，肥満，糖尿病患者に多く認められ，それ自体が心血管事故のリスクとなる．
- 高血圧患者の 30〜40％は OSA を合併する．治療抵抗性高血圧，仮面高血圧，夜間高血圧，早期高血圧，若年の拡張期（優位）高血圧に多い．
- 冠動脈疾患患者の 35〜40％に OSA を合併する．AHI が 10 以上の OSAS を合併する急性冠症候群の予後は不良である．
- OSA は以下の機序で心血管事故を増加させる．①低酸素による交感神経活性の亢進，②気道閉塞と努力性吸気による胸腔内圧の低下とそれに伴う右室流入血流の増加と，左室流入障害，体血管の収縮が，高血圧の誘因となる．胸腔内圧が陰圧の状況下で直接の左室壁への陰圧と体血圧を維持するために後負荷が増大し，左室肥大を生じる．さ

図1 OSA から心血管疾患へ (Shamsuzzaman SM, et al. JAMA. 2003; 290: 1906-14)

OSA	病態生理	心血管系疾患
・低酸素血症 ・無呼吸後の酸素化 ・高 CO_2 血症 ・胸腔内圧変動 ・頻発する覚醒反応	・交感神経亢進 　血管収縮 　カテコールアミン増加 　頻脈 　心血管系日内変動 ・血管内皮障害 ・酸化ストレス ・炎症反応 ・凝固能亢進 ・代謝異常 　レプチン抵抗性 　肥満 　インスリン抵抗性	・高血圧 ・うっ血性心不全 　収縮障害 　拡張障害 ・不整脈 　徐脈 　房室ブロック 　心房細動 ・虚血性心疾患 　心筋梗塞 　狭心症 　夜間 ST 低下 ・脳血管障害

図2 中枢性無呼吸の病態生理

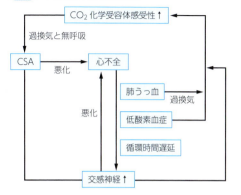

らに，無呼吸直後の覚醒が副交感神経を抑制する（図1）．
- 不整脈：SDBにより反復する無呼吸と呼吸再開，低酸素血症と覚醒反応による急激な自律神経の変動を介し，伝導障害を悪化させ，重症徐脈性不整脈（洞徐脈，洞停止，房室ブロックなど）を引き起こす．OSAは心房細動の独立した危険因子である．SDBは心筋の再分極にも影響を与え，夜間就寝中の心室期外収縮そして稀に心室頻拍の誘因となる．
- 心不全では特にチェーン・ストークス呼吸を伴う中枢型SDB頻度が高い．CSAはそれに伴う低酸素と交感神経の亢進により心不全状態を悪化させる（図2）．
- 重症のOSAS患者が12～20％の頻度で慢性肺高血圧症や，右心不全を起こすことが報告されている．

診断

- 確定診断には終夜睡眠ポリグラフ検査（polysomnography: PSG）検査が必須である（詳細はⅠ-5.12.睡眠ポリグラフ検査の項を参照）．
- 昼間の眠気やいびきなど症状があり，AHIが5以上か，または，症状の有無に関わらずAHIが15以上のSDBをSASと診断する．PSGで得られたパターンからOSA，CSAの鑑別を行う．
- 重症度については，AHI 5～15回/時（軽症），15～30回/時（中等症），30回/時以上（重症）．

III 一般外来・入院編

OSA の治療

- 肥満に対する減量など生活習慣の改善を指導する.
- 持続気道陽圧法 (CPAP) が最も強力な治療法である. 気道閉塞圧よりも高い圧力をかけて気道閉塞を防ぐものである. 簡易モニターで AHI が 40 以上あるいは 40 未満でもフル PSG で AHI が 20 以上あれば保険適用となる.
- 自動的に CPAP の圧を最適化する auto CPAP, そして鼻のみ覆うマスクが主流である.
- CPAP は心血管イベントの抑制と心不全患者では心機能の改善と入院回避が可能であることが報告されており, 重症例では積極的に治療を考慮する.
- CPAP に忍容性のない症例も少なくない. CPAP の適応にならない軽症例では歯科に依頼して口内装具も用いられる. AHI が 5 以上で自覚症状がある症例で保険適用である.

CSA の治療

- 心不全患者の病態の一環として起きる症状であるため, レニン-アンジオテンシン-アルドステロン系阻害薬や β 遮断薬などによる心不全治療を強化する.
- Adaptive servo ventilator (ASV) は患者の呼吸パターンに同調して吸気時に滑らかに圧力を供給する装置であり, 効率良く CSA を治療できるとともに忍容性が高い.
- 呼気終末陽圧 (PEEP) により胸腔内圧が上昇し, 静脈灌流が減少し肺うっ血が改善し, 吸気時の pressure support により呼吸筋の疲労軽減, 呼吸回数の減少が得られる. その結果心不全症状が改善し, 交感神経活性の抑制が得られる. 心不全入院の予防に有用である.
- 夜間の CSA を抑制するために pressure support を強力にかけるような ASV の使い方は心事故を増やす可能性があり, 推奨されない.
- 夜間酸素吸入は心不全患者の状態の安定化に有用である.

■参考文献

❶日本循環器学会　循環器領域における睡眠時無呼吸障害の診断・治療に関するガイドライン. 2010.
❷麻野井英次, 編. 睡眠時無呼吸症候群―循環器科医必須知識. 東京: メジカルビュー社; 2008.
❸榊原博樹, 編. 睡眠時無呼吸症候群診療ハンドブック. 東京: 医学書院; 2010.
❹松浦雅人, 編. 睡眠とその障害のクリニカルクエスチョン 200. 東京: 診断と治療社; 2013

〈谷山真規子, 伊藤　浩〉

4. リスク因子のコントロール

6 ▶ 腫瘍循環器学
(onco-cardiology あるいは cardio-oncology)

POINT

① がんに対する治療が進歩し，がん患者生命予後が改善しつつある．その一方，がん患者の心血管事故が非担がん患者と比べ増加している．

② 分子標的薬に代表されるがん治療の進歩に伴い，従来では認めなかった心毒性や血管障害（高血圧・心筋梗塞）症例が増加している．

③ そのため担がん患者の心血管疾患合併症例への適切な治療や予防法の開発が必要である．

腫瘍循環器学とは	・以前より腫瘍が凝固能を亢進させ血栓形成を促進させること（トルソー症候群）や抗がん薬に心毒性があることが知られており，腫瘍と心血管疾患に関わりがあると認識されていた．

・近年，担がん患者においてがんによる予後が改善する一方，心血管事故が非担がん患者と比べ増加している．また，分子標的薬に代表されるがん治療の進歩に伴い従来では認めなかった心毒性を示す症例が増加している．

・腫瘍循環器学はがんと循環器疾患を同時に診療するという新しい概念である．

・腫瘍循環器学は担がん患者の心血管疾患に関するスクリーニングを行い，心血管疾患合併症例への適切な治療や予防法を開発することを目的としている．

抗がん薬による心毒性

・抗腫瘍作用は DNA 複製阻害など腫瘍の DNA に不可逆的な障害を起こすことによるとされる．一方心毒性の明確な機序は不明だが，抗腫瘍作用とは異なり酸化ストレスの増加によるものと考えられている．

アントラサイクリン系抗がん薬

・心毒性には急性期に生じるものと慢性的に進行するものとがある．前者は用量非依存性であり一過性の心毒性で改善するが，後者は用量依存性で不可逆的に心機能を低下させ心不全を発症させることがある．累積アントラサイクリン系抗がん薬投与量を 450mg/m^2 以下に抑えることで症状出現の危険性は約 3％となる．

・心毒性に対する特異的な治療法はない．心機能低下を生じた症例に対して一般的な心不全の治療が行われているが，心機能の回復は困難であることが多い．抗がん作用を最大限に保ちながら心毒性を最小限にするように，投与量をコントロールすることが重要になってくる．

トラスツマブ

・トラスツズマブによる抗腫瘍作用は ErbB2 受容体への

結合による抗体依存性腫瘍細胞障害や直接的腫瘍細胞増殖抑制作用が考えられている．トラスツズマブにより心機能低下が生じる機序は不明である．ただし心特異的 ErbB2 欠損マウスの実験で ErbB2 が心機能低下を呈する拡張型心筋症を予防するのに不可欠であることがわかり，トラスツズマブによる心機能低下は ErbB2 シグナルを抑制した結果と考えられる．

- 心機能低下症例でもトラスツズマブの使用を中止することにより心機能の回復が期待でき，β遮断薬やアンジオテンシン変換酵素阻害薬を使用する一般的な心不全に対する治療によりほとんどの症例で心機能が回復する．

血管新生阻害薬
- 血管新生阻害薬は腫瘍の栄養血管を阻害することで抗腫瘍作用を示すもので，抗 VEGF（ベバシズマブなど）やチロシンキナーゼ阻害薬（スニチニブなど）がある．循環器系に対する副作用として，高血圧症・心筋梗塞・血栓塞栓症などが報告された．血管新生阻害薬による心血管系の副作用は NO やプロスタサイクリン（PGI₂）産生障害や血管内皮機能障害が原因と考えられている．

- 血管新生阻害薬による心毒性に対しては特定の治療法はない．そのため現状では抗がん薬による有害事象に関する世界共通の評価基準である Common Terminology Criteria for Adverse Events（CTCAE）に従い，抗がん薬投与の減量または中止を考慮する．また個々の病態に応じて各ガイドラインに準じた治療を行うことになる．

がん関連静脈血栓塞栓症
- がん関連静脈血栓塞栓症の発生頻度は 1〜8％で非がん患者に比べ 4〜7 倍高く，年々増加している．がん関連静脈血栓塞栓症はがん患者の死因の約 1 割を占め，がんによる死亡に次いで第 2 位の死因となっている．

- がん患者は腫瘍による静脈圧迫や血管への直接浸潤，凝固活性物質の放出などにより病的血栓の要因（Virchow の 3 徴）が助長されており，易血栓性を呈する．

- がん関連静脈血栓塞栓症の治療は抗凝固療法であり，欧米では低分子ヘパリンが第一選択薬である．しかし日本では静脈血栓塞栓症に対し低分子ヘパリンの適応がないため，未分画ヘパリン・直接経口抗凝固薬・ワルファリンが選択可能である．近年直接経口抗凝固薬（エドキサバンなど）は低分子ヘパリンと治療成績や出血合併症に遜色ないと報告されている．国際血栓止血学会ガイドラインでは，出血リスク少なく抗がん剤と薬物相互作用がない場合は直接経口抗凝固薬を推奨している．

〈吉田賢司〉

IV 治療編

1. 薬物療法

1 ▶ 抗血小板薬

■■ POINT

① 冠動脈疾患や末梢血管疾患の治療に抗血小板薬が用いられている.

② 特に経皮的冠動脈インターベンション（PCI）に対してステント留置を受けた患者は,抗血小板薬2剤併用療法（dual antiplatelet therapy: DAPT）が必要となる.

③ DAPT は通常アスピリンとチエノピリジン系抗血小板薬を投与する.

④ DAPT を続ける期間はなるべく短くするべきだが,個々の症例の血栓症リスク・出血リスク・ADL など,総合的に考えて DAPT 期間を判断する.

⑤ 症例によっては抗凝固薬と併用が必要で,出血性合併症の危険性が高まる.

アスピリン	**手術前中止時に推奨されている期間: 7～10 日**

- 血小板は刺激を受けると,細胞膜リン脂質からアラキドン酸を遊離し,シクロオキシゲナーゼなどの酵素反応を経て,血小板凝集作用を有するトロンボキサン A2 を生成する.アスピリンは,シクロオキシゲナーゼを不活化することにより,トロンボキサン A2 の生成を抑制,血小板凝集が抑制される.

- アスピリン喘息やサリチル酸系薬剤過敏症の既往がある患者には禁忌となる.

- PCI 後の血栓予防の適応が添付文書上認められているのはアスピリンのみである.

チエノピリジン系 （チクロピジン, クロピドグレル, プラスグレル）	**手術前中止時に推奨されている期間: 7～10 日**

- 冠動脈ステント留置後に,アスピリンとチクロピジンによる DAPT が行われることでステント血栓症が減少するというエビデンスが示された.

チクロピジン

- チクロピジンには無顆粒球症,血小板減少,肝機能障害など重篤な副作用が報告されており,継続処方例を除き新規処方されることはまずない.

クロピドグレル

- チクロピジンに比して安全性が高いため PCI 後の DAPT において主流となった.

- 脳血管疾患や下肢慢性閉塞性動脈硬化症においてもエビデンスがあり,PCI 後症例で DAPT 終了後にアスピリンではなくクロピドグレルを続けることもある.

- 肝臓の CYP で代謝された産物に薬効があるため,CYP 遺伝子多型によって効果がばらつくことが報告されている.

プラスグレル

- クロピドグレルよりも代謝効率がよく即効性があること,

遺伝子多型の影響を受けにくいことが特徴である.

- 海外で行われた急性冠症候群患者を対象にプラスグレルとクロピドグレルの有用性を比較した TRITON-TIMI38[1] 試験にて, プラスグレルの方が心血管イベントは有意に低下したものの出血性合併症の発生率が有意に上昇した.
- この試験結果を受けて日本では投与量を減らして試験が行われ, 出血イベントを増やすことなくクロピドグレルに比して心血管イベントを抑制することに成功している.

チカグレロール (P2Y12ADP 受容体選択的阻害薬)

手術前中止時に推奨されている期間: 3〜4 日

- わが国では 2017 年 11 月の時点でチカグレロールの使用は限定的となっているが, 欧米のガイドラインではプラスグレル同様に即効性があること, プラスグレルに比して出血性合併症が少なかったことから急性冠症候群に対して第一に選択される薬剤となっている.
- ADP 受容体へ可逆的に拮抗するため, 薬剤投与後比較的速やかに薬効が切れる.
- ATP と似た構造をしているため, 息苦しさなど特有の副作用が出ることがある.

その他の薬剤

- PDEⅢ阻害薬, cAMP 濃度上昇→血小板凝集抑制.

手術前中止時に推奨されている期間: 2〜3 日

- 主に下肢閉塞性動脈硬化症や脳血管疾患にエビデンスのある薬剤で, 間欠性跛行に対する薬物治療には class 1 の適応をもち, 浅大腿動脈へのステント開存に有効とされる薬剤でもある.

シロスタゾール

- 末梢血管拡張作用や内膜増殖抑制作用など多様な作用をもつが, 脈拍増加や頭痛などの副作用が起きることもあり, うっ血性心不全症例には禁忌となっている.

サルポグレラート → 5-HT$_2$ (セロトニン) レセプター拮抗薬

手術前中止時に推奨されている期間: 1〜2 日

- 主に下肢閉塞性動脈硬化症に用いられる.

リマプロスト → 経口プロスタグランジン E$_1$ 誘導体, ベラプロスト (経口プロスタサイクリン PGI$_2$ 誘導体)

手術前中止時に推奨されている期間: 1〜2 日

- 主に下肢閉塞性動脈硬化症に用いられるが, 前者は腰部脊柱管狭窄で, 後者は原発性肺高血圧症などでも使用される.

イコサペント塩酸エチル → EPA 製剤 (血小板膜の EPA 含有量増加による)

- 下肢閉塞性動脈硬化症の症状軽快や, 脂質異常症の是正,

イコサペント塩酸/アラキドン酸比 (EPA/AA) の是正に用いられる.

- JELIS study にてスタチンに上乗せして用いることで冠動脈疾患の1次・2次予防に有効であることが示された.
- EPA による抗血小板作用は魚食を中心とした食生活を送ることでも得られる程度のものであり, 術前に中止する必要はないという意見もある.

主な薬剤の使用例

- Primary PCI の前にアスピリン 81〜200mg を可能ならかみ砕いて内服, さらにクロピドグレル 300mg またはプラスグレル 20mg の内服を行う.
- その後はアスピリン 81〜100mg とクロピドグレル 75mg, またはプラスグレル 3.75mg の内服を 12 カ月間継続することが推奨される.

急性冠症候群に対する Loading

- アスピリン 81〜100mg とクロピドグレル 75mg, またはプラスグレル 3.75mg の内服を 6 カ月間継続することが推奨される.

安定狭心症に対する DAPT

- 時間的余裕があるのであれば, 抗血小板薬導入後に出血・副作用の有無を確認してから PCI を行う方がよい.

DAPT の継続期間

- 急性冠症候群においては 12 カ月, 安定狭心症においては 6 カ月での DAPT から単剤への移行が推奨されている. 留置されたステントの種類や病変のタイプ, すなわち分岐部病変 (とくに 2-stent procedure となったもの), 多枝病変, 病変長が長かったもの, 慢性完全閉塞病変だったもの, Follow up の冠動脈造影にて PSS (peri-stent contrast staining) が認められたものなど, ステント血栓症の危険があるものについては DAPT 期間の延長が考慮される.
- DAPT 試験[2] でも, 1 年間の DAPT で出血性合併症のなかった症例を, 『アスピリン単剤の群』と『DAPT (アスピリン＋クロピドグレルまたはプラスグレル) 継続の群』とに分け, 18 カ月観察したところ, DAPT 継続群の方がステント血栓症, 心筋梗塞発症が対照群に比して少ないことが報告された. しかしながら出血性合併症や全死亡は DAPT 継続群にて多かった.
- DAPT を続けることは相応の理由があれば許容されるものと思われるが, 漫然とした DAPT 継続は避けられるべきである.
- わが国でも STOPDAPT 研究や STOPDAPT-2 研究が発表され, 2 世代薬剤溶出性ステント留置症例において

IV 治療編

表1 PCI後のACS患者もしくは安定狭心症患者における抗凝固療法と抗血小板薬の併用

塞栓リスク	CHA₂DS₂-VASc=1				CHA₂DS₂-VASc≥2			
出血リスク	HAS-BLED 0~2		HAS-BLED ≥3		HAS-BLED 0~2		HAS-BLED ≥3	
Clinical setting	Stable CAD	ACS	Stable CAD	ACS	Stable CAD	ACS	Stable CAD	ACS
期間 4W	OAC or AC	OAC	OC or AC	OAC	OAC	OAC	OAC or OC	OAC or OC
6M	OAC		OC or AC		OAC	OAC	OC or AC	
12M	O AorC or AC	O AorC	O AorC	OAC or AC	O AorC	OAC or AC	O AorC	O AorC
12M>	O							

O: 経口抗凝固薬, A: aspirin, C: clopidogrel, CAD: coronary artery disease, ACS: acute coronary syndrome

(Lip GYH, et al. Eur Heart J. 2014; 35: 3155-79[3]より)

DAPT期間が1カ月でも安全である可能性が証明された. 欧米でも高齢かつ出血リスクの高い第3世代薬剤溶出性ステント留置症例においてDAPT期間を1カ月でも安全であるという報告が相次いでいる（SENIOR trialなど）.

- DAPTを行う際には消化管出血のリスクが高くなるため, PPI併用が望ましい.

心房細動合併症例について

- PCI急性期には, 心房細動に対する抗凝固療法＋DAPTにて, いわゆるtriple therapyが必要となるが, これは出血リスクの増加を意味する.
- Triple therapyの期間をいかに短くするかが課題となっているが, 最近のESC guidelineでは心房細動症例にて, 出血リスク（HAS-BLED score）やCHA₂DS₂-VASc score, 急性冠症候群か安定狭心症かどうかで分類し, アスピリン, クロピドグレル, 抗凝固薬の3剤のうちどれをどの期間用いるか細分している（表1）.
- 最近ではRE-DUAL試験やAUGUSTUS試験などPCI後に1週間以内に3剤併用からDOACとクロピドグレルの2剤に減じても問題ないことが報告され, 注目されている.
- 最終的にはPCI後12カ月を経過したらワルファリンあるいはDOAC単剤での治療が勧められている.
- LMT病変や再発した心筋梗塞症例, 近位部の分岐部病変などの場合はDOAC＋単剤の抗血小板薬投与続行が考

慮されるとなっており，症例ごとの出血リスクや病変性状に応じて薬剤を決定する必要がある．

- 抗凝固薬と抗血小板薬が併用される場合も PPI 使用が望ましい．

■参考文献

[1] Wiviott SD, Braunwald E, McCabe CH, et al. Prasugrel versus clopidogrel in patients with acute coronary syndromes. N Engl J Med. 2007; 357: 2001-15.

[2] Mauri L, Kereiakes DJ, Yeh RW, et al. Twelve or 30 months of dual antiplatelet therapy after dug-eluting stents. N Engl J Med. 2014; 371: 2155-66.

[3] Lip GYH, Windecker S, Huber K, et al. Management of antithrombotic therapy in atrial fibrillation patients presenting with acute coronary syndrome and/or undergoing percutaneous coronary or valve interventions: a joint consensus document of the European Society of Cardiology Working Group on Thrombosis, European Heart Rhythm Association (EHRA), European Association of Percutaneous Cardiovascular Interventions (EAPCI) and European Association of Acute Cardiac Care (ACCA) endorsed by the Heart Rhythm Society (HRS) and Asia-Pacific Heart Rhythm Society (APHRS). Eur Heart J. 2014; 35: 3155-79.

〈吉田雅言〉

Ⅳ 治療編

1. 薬物療法

2 ▶ 抗凝固薬

(direct oral anticoagulant: DOAC)

■ POINT ■

① 未分画ヘパリンは血栓塞栓症の治療および予防に頻用されるが，重大な副作用であるヘパリン起因性血小板減少症（heparin-induced thrombocytopenia: HIT）に注意する．

② DOAC はワルファリンよりも安全性が高く，管理も容易であり，CHADS₂ 1 点以上で推奨される．

③ ワルファリンは CHADS₂ 2 点以上での推奨だが，同等レベルの適応であれば DOAC を優先する．

④ DOAC 開始時は，必ず腎機能と体重を確認し，CCr を算出する．

| 経静脈薬 | ・アンチトロンビン（AT Ⅲ）と結合して種々の凝固因子の活性を抑制し，抗凝固作用を示す． |

未分画ヘパリン
・心筋梗塞や肺塞栓などの血栓塞栓症の治療および予防目的で頻用される．他，DIC の治療や，血液透析および血管カテーテル挿入時などの血液凝固の防止にも使用される．

急性冠症候群
・アスピリン内服と同時に静注（80U/kg または 3,000〜5,000U）する．

・ACT（活性化全血凝固時間）を指標として，PCI 施行時は 250〜300 秒となるよう適宜静注する．

・PCI 後は 6 時間毎に確認し，150〜200 秒となるよう調節する．

・APTT（活性化部分トロンボプラスチン時間）を指標とする場合，正常値の 1.5〜2.5 倍を目標にする．

・ACT，APTT の延長がみられない場合，AT Ⅲを確認し，低下していれば AT Ⅲ製剤を投与する．

・投与期間に一定の見解はないが，早期離床のため 2 日以内とする場合が多い．突然の中止はトロンビンを活性化して易血栓性となる可能性があり，漸減して中止する方法が推奨される（6 時間毎に半減）．

急性肺塞栓症
・重症例では速やかに未分画ヘパリンを投与する．5,000U を急速静注し，24 時間あたり 30,000U 以上を持続点滴するか，80U/kg を急速静注し，18U/kg/時で持続点滴する．APTT を指標に，1.5〜2.5 倍となるよう調節する．持続点滴の変わりに 1 日 2 回の皮下投与する方法も有効である．

出血への対応
・未分画ヘパリン使用下で止血困難な出血をきたした場合，

図1 HIT発症の機序

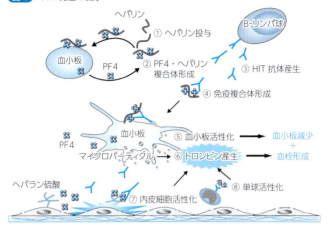

HITの発症機序
- ヘパリン起因性血小板減少症（heparin-induced thrombocytopenia: HIT）は，未分画ヘパリンの重大な副作用である．
- 臨床的に問題となるのは immune-mediated HIT（タイプⅡ）であり，ヘパリン-血小板第4因子（PF4）複合体に対する自己抗体（HIT抗体）が免疫複合体を形成し，血小板活性化とトロンビン産生を惹起する．その結果，血小板減少と血栓形成を引き起こす（図1）．

HITの病態
- 通常ヘパリン投与開始後5日から10日の間に発症する．
- HIT抗体を保持している患者にヘパリンを再投与した場合，1日以内に急激に発症し得る．
- HIT抗体が陰性化するまで100日程かかるため，ヘパリン中止後長期間経過しても発症し得る．
- 適切な診断と治療を行わなければ発症患者の30〜50%に血栓塞栓症をきたし，死亡率は5%に及ぶ．

HITの診断と治療
- ヘパリン投与後5日目以降に血小板数の減少（投与前に比べ30%以上減少，または1万/μL未満まで減少），あるいは血栓塞栓症を認め，HITが強く疑われた場合，全てのヘパリン投与をただちに中止する．ヘパリンフラッ

（硫酸プロタミンで中和する．ヘパリン1,000Uに対し10〜15mgを静注する．血圧低下を伴う場合，速やかに輸液および昇圧剤投与を行う．心エコー，CT，内視鏡検査などで出血源を同定し，止血処置を行う．必要に応じて輸血を行う．）

IV 治療編

1 薬物療法

図2 HITの診断と治療

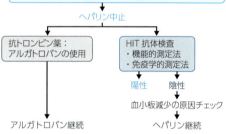

シュおよびヘパリンコーティングカテーテルなども使用不可である．HIT抗体検査の結果を待つことなく，早期にアルガトロバンを開始し，血小板数が回復するまで継続する（図2）．

アルガトロバン：ノバスタンHI®

- トロンビンの作用を選択的に阻害し，フィブリン生成，血小板凝集，血管収縮を抑制する．
- 血栓治療：$0.7\mu g/kg/min$ で持続静注を開始，APTTを指標に1.5〜3倍（100秒以下）に調節する．出血リスクがある患者では，1.5〜2倍に調節する．
- PCI施行時：$0.1mg/kg$ を静脈内投与し，$6\mu g/kg/min$ を持続静注する．術後継続が必要な場合は，血栓治療時と同様に調節する．
- 血液透析施行時：
  - 開始時：10mg を回路内投与，
    開始後：維持量 25mg/h（7mg/kg/min）で開始．
  - 凝固時間の延長，回路内凝血などを指標に増減する（5〜40mg/h）．

フォンダパリヌクス：アリクストラ®

- 合成Xa阻害薬．急性肺塞栓症における有効性と安全性は未分画ヘパリンと同等とされる．
- 1日1回皮下注で投与し，体重によって投与量を決定する（50kg未満：5mg，50kg以上100kg未満：7.5mg，100kg以上：10mg）．術後の静脈塞栓症予防では，術後24時間以上経過し，止血確認後に1日1回2.5mg皮下注する．投与期間は2週間までとする．中等度の腎機能障害（CCr 30mL/min以上50mL/min未満）や高齢者，低体重では1.5mgを使用する．

| エノキサパリン: クレキサン® | ・低分子ヘパリン．術後の静脈塞栓症予防で使用し，1日2回2,000U皮下注する．
・中等度の腎機能障害や高齢者，低体重では1日1回とする． |
|---|---|
| 経口薬 | ・経口抗凝固薬は作用機序から，ワルファリンとDOAC (direct oral anticoagulants) に大別される．
・DOACには直接トロンビン阻害薬（ダビガトラン）と，Xa阻害薬（リバーロキサバン，アピキサバン，エドキサバン）の2種類がある（図3）． |

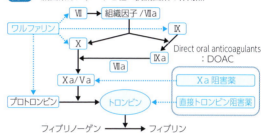

図3 凝固系カスケードと経口抗凝固薬の作用点

| 抗凝固療法の適応：心房細動 | ・日本循環器学会のガイドラインでは，DOACはCHADS₂スコア1点以上，ワルファリンは2点以上で推奨されている．同等レベルの適応がある場合，ワルファリンよりもDOACが優先される．
・DOACの適応は非弁膜症性心房細動（nonvalvular atrial fibrillation: NVAF）に対してであり，僧帽弁狭窄および人工弁置換後症例（valvular atrial fibrillation: VAF）はワルファリンのみが適応となる．大動脈弁狭窄や僧帽弁閉鎖不全はNVAFである． |
|---|---|
| DOACの利点 | ・DOACの最大の利点は，ワルファリンと比較して，頭蓋内出血の発症が少ないことである（図4）．
・機序は，頭蓋内に多く分布する第VII因子をDOACが阻害しないこととされる．
・固定用量で使用できる，効果発現および消失が速い，他剤との相互作用が少ない，食事制限が必要ないなどの利点があり，管理が容易である．エビデンスから消化管出血が懸念されるが，内視鏡検査によるスクリーニングや，PPI併用で予防できる． |
| 出血時の対応 | ・重篤な出血や緊急手術等により中和が必要な場合，ワル |

IV 治療編

図4 DOACの有効性と安全性 (Lancet. 2014; 383: 955-62 より改変)

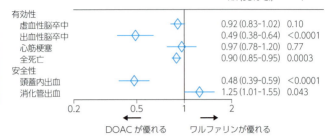

- 適切な抗凝固療法を継続するには，薬剤選択，適正使用，アドヒアランス維持，高血圧の管理が重要である．

薬剤選択
- 同等レベルの適応（CHADS₂ 2点以上）であれば，ワルファリンよりも DOAC を優先する．
- 75歳未満かつ，creatinine clearance（CCr）50mL/min 以上であれば，いずれの DOAC も安全に使用できる．DOAC の使い分けについて，直接比較した試験はないが，1日2回の薬剤が有効性，安全性に優れるとされる．アドヒアランスは1日1回の薬剤が優れる．高齢，腎機能低下，低体重，抗血小板薬併用例といった出血ハイリスク例のエビデンスは乏しいため，減量基準を守って慎重に使用するか，ワルファリンの弱め（PT-INR 1.6〜2.0）コントロールを考慮する．

適正使用
- DOAC の用法用量，減量基準を遵守する．安易な減量は控える．
- 年齢，体重，腎機能を確認し，CCr を算出してから用量を決定する．ダビガトランは CCr 30mL/min 未満，他の DOAC は CCr 15mL/min 未満で禁忌となる．
- 肝機能障害の有無，消化管出血の既往，併用薬剤などの出血リスクも評価する．内服中は定期的に CCr と Hb 値を測定し，不顕性出血に注意する（表1）．

ファリンではビタミンK（ケイツーN®）10mg を生理食塩水に溶解し，緩徐に静注する．緊急度が高い場合，新鮮凍結血漿や第IX因子複合体，第VII因子製剤を投与する．DOAC には確立した中和剤はないが，今後強力な薬剤が使用可能となる見込み．内服直後であれば胃洗浄や活性炭による吸着を考慮する．ダビガトランは血液透析も有効である．

表1 各DOACの特徴

	ダビガトラン	リバーロキサバン	アピキサバン	エドキサバン
機序	直接トロンビン阻害	直接Xa阻害	直接Xa阻害	直接Xa阻害
通常用量	150mg 1日2回	15mg 1日1回	5mg 1日2回	60mg 1日1回
減量用量	110mg 1日2回	10mg 1日1回	2.5mg 1日2回	30mg 1日1回
減量基準	・CCr 30 〜50mL/min ・70歳以上 ・消化管出血の既往 ・P糖蛋白阻害薬併用 上記があれば減量を考慮	・CCr 15〜50mL/min ・75歳以上かつ体重50kg以下の場合, CCr 50mL/min以上でも10mg考慮可	・血清Cr値1.5mg/dL以上 ・体重60kg以下 ・80歳以上 上記2つ以上に該当する場合	・体重60kg以下 ・CCr 30〜50mL/min ・P蛋白阻害薬併用
禁忌	CCr 30mL/min未満	CCr 15mL/min未満	CCr 15mL/min未満	CCr 15mL/min未満
半減期	12〜17時間	5〜13時間	8〜15時間	6〜11時間
腎排泄	80%	40%	25%	50%

2 抗凝固薬

アドヒアランス維持
- DOACは半減期が半日程のため,アドヒアランス不良では十分な予防効果を発揮できない.
- 特に1次予防では,患者の血栓塞栓症に対する認識が乏しく,継続は難しい.患者・家族への頻回説明,多職種(薬剤師,看護師)からのアプローチ,一包化およびお薬カレンダーの使用,残薬の確認などが求められる.アドヒアランス不良の場合,ワルファリンへの切り替えを考慮する.

高血圧の管理
- 頭蓋内出血が少ないDOACにおいても,降圧不十分な場合,脳出血を発症する危険性が高まる.
- 心房細動症例では,収縮期血圧が140mmHg未満となるよう厳格にコントロールする.

ワルファリン:ワーファリン®
- 間接的にビタミンK依存性凝固因子(II, VII, IX, X)を抑制する.
- 年間脳梗塞発症率を68%減少させる.用量調節が可能で,50年間の豊富な使用経験がある.
- 肝臓のCYP2C9で代謝され,ビタミンK含有食品(納豆,青野菜),薬剤,遺伝子多型に強い影響を受ける.PT-INRを指標に至適域にコントロールする.
- 入院中は3〜4日毎,外来では1〜2週間毎に0.25〜0.5mgで増減する.

Ⅳ 治療編

1 薬物療法

2 非薬物療法

※各 DOAC のエビデンスと特徴

- いずれもワルファリンとの比較. 頭蓋内出血は 4 剤とも有意に低下.

ダビガトラン: プラザキサ®

- RE-LY: CHADS$_2$ 1 点以上を対象. 1 日 2 回 150mg と 110mg の 2 用量.
- 脳卒中および全身性塞栓症は 150mg で有意に低下, 110mg で同等.
- 出血リスクは, 150mg で同等, 110mg で有意に低下.
- APTT を指標として, 施設基準上限の 2 倍以上であれば減量または他剤への切り替えを考慮する.
- 上部消化器症状を訴えることがあり, PPI を併用する.

リバーロキサバン: イグザレルト®

- ROCKET-AF: CHADS$_2$ 2 点以上を対象. 1 日 1 回 20mg（減量基準あり）.
- J ROCKET-AF: 1 日 1 回 15mg（減量基準あり）で日本人のエビデンス.
- いずれも脳卒中/全身性塞栓症がワルファリンと同等.
- 静脈血栓塞栓症の治療および再発予防にも適応あり.
- 初期 3 週間 15mg 1 日 2 回, 以後は 15mg 1 日 1 回.

アピキサバン: エリキュース®

- ARISTOTLE: CHADS$_2$ 1 点以上を対象, 1 日 2 回 5mg（減量基準あり）.
- 脳卒中/全身性塞栓症, 大出血, 全死亡を有意に低下.
- 高齢, 腎機能低下, 低体重などのハイリスク例でも一貫して低下.
- 腎排泄 25％と低く, 腎機能低下例にも使用しやすい.

エドキサバン: リクシアナ®

- Engage AF TIMI 48: CHADS$_2$ 2 点以上を対象, 1 日 1 回 60mg（減量基準あり）.
- 脳卒中/全身性塞栓症は, わずかに有意差なし. 心血管死を有意に低下.
- CCr 80mL/分以上の症例では, 脳卒中/全身性塞栓症がワルファリンより増加.
- 心房細動以外に静脈血栓塞栓症の治療および再発予防, 術後（下肢整形外科領域）の静脈血栓塞栓症の予防の 3 分野で適応がある. 術後予防の投与法は 30mg 1 日 1 回のみ.

〈大河啓介〉

1. 薬物療法

3 ▶ β遮断薬

■ POINT

① β遮断薬の適応は，慢性心不全，虚血性心疾患，頻脈性不整脈，高血圧であり，循環器疾患のほぼ全域をカバーできる薬剤である．

② β遮断薬は，心機能改善効果だけでなく，優れた心血管イベント抑制効果，生命予後改善効果を有する．

③ 循環器医にとっては，必要な患者を見出し，適切にβ遮断薬を使用できることは，必須のスキルである．β遮断薬の作用，副作用を十分に理解し，その使用に習熟していなければならない．

心不全に対する β遮断薬

- β遮断薬は慢性心不全患者（収縮不全）の死亡率を約30%程度低下させる．その効果は年齢，性別，糖尿病の有無にかかわらず，また左室駆出率（lVEF）低下の程度によらず有効であることが明らかとなっている．

- 慢性心不全の予後改善効果を有するβ遮断薬の特徴として，脂溶性で内因性交感神経刺激作用（ISA）を有さず，長時間作用型であることがあげられる．

- 現在，我が国で心不全に保険適応があるβ遮断薬はα遮断効果を併せ持つカルベジロールとβ1（心臓）選択性の高いビソプロロールの2剤である．

- 軽症例では外来での導入が可能であるが，重症（NYHA Ⅲ度）以上や高度心機能低下がある患者では入院の上，循環器内科医の管理のもと導入すべきである．

- β遮断薬導入の際には，原則的には心不全が代償されていることが必須である．導入前に，水分貯留（肺うっ血，浮腫）がないこと，低心拍出の症状がないことを確認する．

- 心不全が代償されていない場合は，利尿薬，強心薬などを用い，心不全を改善させた後に，導入を行う．

- 導入の際には，心不全増悪の可能性があるため少量から開始し（カルベジロール 1.25〜2.5mg/日，分 2，ビソプロロール 0.3125〜0.625mg/日，分 1）緩徐に漸増する必要がある．重症度にもよるが，増量は1〜2週間程に1回，1.5〜2倍程度増量する．

- 忍容性に注意しながら，可能な限り漸増する．目標はカルベジロール 20mg/日，ビソプロロール 5mg/日である．

- 導入時，増量後は，自覚症状，脈拍，血圧，身体所見（Ⅲ音，ラ音，浮腫など），胸部X線写真などから心不全の

IV 治療編

1 薬物療法

2 非薬物療法

増悪がないか慎重にフォローする. 心エコー図や BNP 測定などを適宜追加する.

冠動脈疾患に対するβ遮断薬

- 数多くの大規模臨床試験により, β遮断薬は心筋梗塞の急性期治療薬としてだけではなく, 慢性期の二次予防においても有効であることが明らかとなっている.
- β遮断薬による二次予防効果はハイリスク群, すなわち心不全, 心機能低下, 心室性不整脈を有する症例や再灌流療法が行われていない症例で, より顕著である.
- β遮断薬は狭心症患者の, 症状緩和, 運動耐用能改善だけでなく心血管イベント抑制効果を有することが示されている. したがって, 血行再建後もβ遮断薬を継続することが望ましい.
- 器質的狭窄と冠攣縮のいずれもが関与した狭心症では, β遮断薬は単独で用いず, Ca 拮抗薬や亜硝酸薬を併用する.
- 用いるβ遮断薬の種類と用量, 注意点は, 心不全の場合と同様である.

不整脈に対するβ遮断薬

- かつては, ジギタリス製剤や非ジヒドロピリジン系 Ca 拮抗薬 (ベラパミル, ジルチアゼム) が用いられることが多かったが, 近年ではβ遮断薬の使用頻度が増加している (運動時の過度な頻脈予防, 心保護, 生命予後改善, 突然死予防などを期待して).

心房細動の脈拍コントロール

- ビソプロロール, カルベジロールが用いられることが多い. 心拍数低下作用はビソプロロールの方が強い.

心室性不整脈

- β遮断薬は他の抗不整脈薬と比べると直接的な作用は弱いものの, 催不整脈作用がほとんどない. 慎重に投与すれば, 器質的心疾患を有する症例, 心機能低下例でも使用しやすい. ただし, 致死的心室性不整脈のリスクが高い症例では, アミオダロンとの併用, 植込み型除細動器の適用が考慮される.
- 予後良好な右室流出路起源の特発性心室性頻拍, 心室性期外収縮においては, 不整脈を完全に抑制することは困難であるが, 自覚症状の緩和に有効である.

降圧薬としてのβ遮断薬

- β遮断薬の降圧効果は緩徐であり, 合併症のない高血圧患者に第一選択薬として単独で用いられる機会は極めて限定的である.
- 心不全, 虚血性心疾患 (労作性狭心症, 心筋梗塞後), 頻脈性不整脈を有する患者では単独もしくは多剤と併用し

438 **JCOPY** 498-13427

て積極的に用いる.

**併存疾患と
β遮断薬**

糖尿病とβ遮断薬

- 糖尿病患者においても，心不全，心筋梗塞患者に対する β遮断薬の予後改善効果は明らかである（非糖尿病患者 よりむしろβ遮断薬の恩恵が大きい）.
- 糖代謝を悪化させる，低血糖をマスクするなどの懸念か ら糖尿病患者に対するβ遮断薬投与を躊躇してはならな い.
- 血管拡張性β遮断薬であるカルベジロールはα遮断効果 により骨格筋血流を増加させ，インスリン抵抗性を改善 することから，新規糖尿病発症を増加させないことが示 唆されている.
- カルベジロールは肝代謝であり糖尿病性腎症，慢性腎臓病 でも使いやすいことなどから糖尿病患者では第一選択薬 とされることが多い.
- β遮断薬投与中の糖尿病患者に使用する経口糖尿病治療 薬としては，インスリン抵抗性を増強させない薬剤，低 血糖をきたしにくい薬剤を選択することが望ましい.

**気管支喘息，
慢性閉塞性肺疾患
（COPD）とβ遮断薬**

- 近年，COPD においてもβ遮断薬は予後改善効果を有す る可能性があるとする研究結果が相次ぎ注目されている.
- β_1 選択性が高いビソプロロールは，短期的には僅かに 呼吸機能を悪化させるものの，軽症から中等症の気管支 喘息患者には投与できる．また全ての重症度の COPD 患者にも投与可能である.
- β遮断薬の導入は，少量より開始し，呼吸機能悪化がな いことを確認しながら漸増していく.
- 喘息発作のコントロールが不良な時期にはβ遮断薬の導 入は行わない.

〈橋本克史〉

IV 治療編

1. 薬物療法

4 ► ACE 阻害薬・ARB

POINT

① ACE 阻害薬，ARB は，心，脳，腎保護効果を有する．
② 冠動脈疾患，心不全患者では ACE 阻害薬を第一選択とする．
③ ACE 阻害薬は誤嚥性肺炎予防に有効である．

ACE 阻害薬・ARB の作用

- 図 1 に ACE 阻害薬・ARB の作用機序を示す．
- AT_2 受容体は心筋梗塞後，血管障害などの際に発現し，血管拡張作用，細胞増殖抑制作用，細胞外基質の産生抑制など AT_1 受容体に拮抗する作用を有する．
- ARB 使用時にはアンジオテンシン II が増加する．増加したアンジオテンシン II は AT_2 受容体を介し，臓器保護的な作用を発揮すると考えられている．
- ACE 阻害薬には，アンジオテンシン II の合成低下に加え，ブラジキニンの増加作用を認める．
- ブラジキニンは B_2 受容体を介し，プロスタサイクリンや一酸化窒素（NO）などの血管拡張因子の産生を増加させる．

ACE 阻害薬・ARB のエビデンス

- ACE 阻害薬・ARB は，多数の大規模臨床試験などから，以下の効果を有することが明らかにされている．
①心筋梗塞発症抑制，心筋梗塞後の予後改善

図 1　ACE 阻害薬・ARB の作用機序

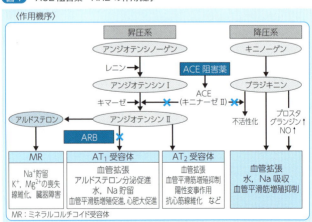

MR：ミネラルコルチコイド受容体

②心不全発症抑制，心不全の予後改善
③左室肥大の退縮
④慢性腎臓病（CKD）の進展抑制，CKD 患者の心血管イベント抑制
⑤脳卒中発症・再発抑制
⑥新規糖尿病発症抑制
⑦高齢者の誤嚥性肺炎予防（ACE 阻害薬のみ）

ACE 阻害薬間の違い

- ACE 阻害薬の各薬剤間では降圧効果に若干の差が認められるものの，臓器保護効果に明らかな差は認められない．
- 短時間作用型のカプトプリルは 1 日 3 回投与．それ以外は 1 日 1 回投与．
- テモカプリル，トランドラプリルやベナゼプリルは胆汁排泄型であり，腎機能低下例でも比較的使用しやすい．
- 通常，我が国で用いられる降圧薬の用量は欧米に比して低い用量設定（1/3〜1/4）されているが，ペリンドプリル，イミダプリルは欧米と同程度の用量で使用できる．

ARB 間の違い

- ACE 阻害薬と同様に，ARB の各薬剤間では降圧効果に若干の差があるものの，臓器保護効果に明らかな差は認められない．
- ロサルタン，イルベサルタンは尿酸トランスポーターを阻害することにより，尿酸低下作用を有する．
- テルミサルタンやイルベサルタンは PPARγ 活性化作用を有し，インスリン抵抗性や脂質代謝の改善効果が示唆されている．しかし，臨床的有用性に関しては未だエビデンスの蓄積が十分ではない．

ACE 阻害薬とARB の使い分け

- 一般的な高血圧治療では，降圧の方法如何にかかわらず，十分な降圧を得ることこそが予後改善につながる．同等の降圧効果が得られるのであれば，ACE 阻害薬と ARB 間に大きな差異はなく，薬価，忍容性など考慮し選択する（ACE 阻害薬を降圧目的に用いる場合，降圧不十分例ではペリンドプリル，イミダプリルなど欧米と同程度の用量で使用できる薬剤を選択する）．
- 心筋梗塞後の二次予防においては，ACE 阻害薬は降圧を超えた冠動脈疾患予防効果（血管内皮の NO 産生亢進，動脈硬化巣の matrix-metalo proteasa 抑制など）を有しているため，心筋梗塞後の患者では ACE 阻害薬を第一に使用すべきである．

IV 治療編

- 慢性心不全患者に対しては，禁忌を除きすべての患者に対する ACE 阻害薬の使用が推奨されている（無症状の患者，高血圧がない患者も含む）．ARB は ACE 阻害薬に忍容性のない患者に対し投与する．
- ACE 阻害薬は誤嚥性肺炎予防効果を有する（ARB にこの効果はない）．誤嚥性肺炎の既往や誤嚥性肺炎の危険（脳梗塞後など）がある高齢者の降圧には ACE 阻害薬の使用が推奨される．

副作用と投与にあたり注意すべき病態

- ACE 阻害薬の特徴的な副作用として空咳がある．
  ① 空咳に関しては日本人で多く認められ，20～30% 程度に認められる．
  ② ACE 阻害薬の空咳対策
    - 副作用として，空咳を強調し過ぎないこと．
    - ACE 阻害薬の臓器保護効果などベネフィットも十分説明すること．
    - 空咳は薬の副作用によるものではあるが，放置しても肺に器質的な変化が生じることはなく，しばらくすると自然消失する可能性があることを十分に説明する．
    - 眠前投与に変更してみる．
    などがあげられる．
- ACE 阻害薬と ARB に共通した注意点
  ① 妊婦，授乳婦への投与は禁忌である．
  ② 血管性浮腫
    - 血管性浮腫とは，真皮深層の一過性限局性浮腫である．口唇，眼瞼，顔面，首に生じやすい．喉頭に出現した場合は，窒息をきたし生命に危険が及ぶこともあり注意が必要である．
    - ARB でも稀ではあるが生じる．
    - 治療は，原因薬剤の中止，対処療法である．通常，72 時間以内に消失すると言われている．
  ③ 腎機能悪化
    - アンジオテンシンⅡの抑制によって腎糸球体輸入細動脈に比して輸出細動脈が特異的に拡張することにより，糸球体濾過圧が低下し，一時的に腎機能悪化を認めることがある．
    - 特に両側腎動脈狭窄，または単腎で一側腎動脈狭窄例では急速な腎機能低下を認めることがある．
    - このような病態が予想される患者（動脈硬化が強い高齢者や腎萎縮の見られる患者など）では，少量よ

り開始し，頻回に観察することが重要である．

④高カリウム血症

- アルドステロン産生の減弱により高カリウム血症が出現することがある．
- 心不全や腎機能低下がある場合に，より高カリウム血症はきたしやすい．
- K＞5.5mEq/L では中止を検討する．
- 心筋梗塞後，慢性心不全，CKD 患者で，生命予後もしくは腎予後改善を期待し投与している場合は，K 制限，他のカリウム排泄に影響する薬剤（アルドステロン拮抗薬，NSAIDs など）の中止，K 吸着薬の投与などを行い，可能な限り継続する．
- 高リスク患者では，少量より開始し注意深く漸増する．開始後，増量後 1〜2 週で，腎機能，血清 K 値をチェックする．

〈橋本克史〉

Ⅳ 治療編

1. 薬物療法

5 ▶ Ca 拮抗薬

■ **POINT**

① Ca 拮抗薬は，ジヒドロピリジン系と非ジヒドロピリジン系に大別される．

② Ca 拮抗薬は，降圧薬，抗狭心症薬，抗不整脈薬として用いられる．

③ 降圧目的では，長時間作用型ジヒドロピリジン系薬剤が用いられる．

④ ジヒドロピリジン系 Ca 拮抗薬は降圧作用が強く，禁忌，副作用が少ないため，様々な症例で第一選択薬として用いられる．

Ca 拮抗薬の分類

- Ca 拮抗薬は，ジヒドロピリジン（DHP）系と非ジヒドロピリジン系に分けられる．

非 DHP 系
- 非 DHP 系薬剤はベラパミル，ジルチアゼムがあり，上室性頻脈性不整脈や，狭心症に用いられる．
- 非 DHP 系薬剤は，降圧効果が弱く，降圧を主たる目的とする場合の第一選択薬とはならない．
- 陰性変時作用，陰性変力作用を有するため，徐脈，重篤な心不全では禁忌である．

DHP 系
- DHP 系 Ca 拮抗薬は血管平滑筋に直接作用して血管を拡張し降圧効果を発揮する．
- DHP 系 Ca 拮抗薬は，各種降圧薬の中で降圧効果が最も強く，臓器血流が保たれるため，臓器障害合併例や高齢者でも使用しやすい．
- 臨床用量では心抑制はほとんど認められない．
- 現在，主として用いられるのは長時間作用型 DHP 系 Ca 拮抗薬である．

【ワンポイントアドバイス】

短時間作用型 DHP 系 Ca 拮抗薬のリスク
- かつて，短時間作用型 Ca 拮抗薬が心筋梗塞による死亡を増加させるリスクが指摘された．その機序として，短時間作用型 Ca 拮抗薬の高用量投与による急激な血管拡張に伴う交感神経系亢進が関与するものと考えられている．

長時間作用型 DHP 系 Ca 拮抗薬

- 長時間作用型 Ca 拮抗薬は，降圧効果が緩徐で交感神経系亢進をきたしにくい．
- 近年の長時間作用型 Ca 拮抗薬を用いた大規模臨床試験の結果から，Ca 拮抗薬の安全性への懸念は払拭された．
- 多数の臨床試験のデータを用いたメタ解析などにより，冠動脈疾患と脳卒中などの心血管イベント発生を降圧効

果に依存して低下させることが示されている.

代表的 Ca 拮抗薬の特徴

【DHP 系】

アムロジピン

- 優れた降圧効果と，Ca 拮抗薬中，最も長い半減期（約 36 時間）を有しているため，持続して安定した降圧効果が得られる.
- 多くの大規模臨床試験が実施され，有効性，安全性に関するエビデンスが豊富.
- 通常 2.5〜5mg を 1 日 1 回服用. 効果不十分な場合は 1 日 10mg まで増量できる.

ニフェジピン徐放製剤

- 降圧作用が強力であり，他の薬剤ではコントロール不良な症例で用いられることが多い.
- 冠動脈拡張作用も強く，冠攣縮性狭心症にも繁用される.
- 高血圧症では通常 20〜40mg を 1 日 1 回服用する. ただし，1 日 10〜20mg より開始し，漸次増量する. 1 回 40mg 1 日 2 回まで増量できる（狭心症では 1 日 1 回 60mg まで）.
- 高血圧緊急症に短時間作用型のニフェジピンカプセルを噛み砕いて服用するのは禁忌（過度な降圧や反射性頻脈が生じることがあるので）.

シルニジピン

- シルニジピンは他の Ca 拮抗薬と同様に血管平滑筋の L 型 Ca チャネルを遮断する以外に，交感神経終末にある N 型 Ca チャネルを遮断する.
- N 型 Ca チャネルを遮断すると，交感神経終末からのノルアドレナリンの分泌が抑制される. それにより，降圧に伴う反射性頻脈の抑制や，早朝高血圧，寒冷ストレス，精神ストレスなどによるストレス性血圧上昇などの交感神経亢進による血圧上昇を抑制することが期待できる.
- 腎では輸入細動脈，輸出細動脈ともに拡張させることにより糸球体内圧を低下させ腎保護的に作用する（L 型 Ca チャネルのみの遮断では輸入細動脈のみ拡張し糸球体内圧が上昇する可能性あり）.
- 通常 5〜10mg を 1 日 1 回朝食後に服用. 効果不十分な場合は 1 日 1 回 20mg まで増量できる.

アゼルニジピン

- L 型 Ca チャネルを遮断する以外に，心臓では洞結節や Purkinje 線維などの自動能を有する細胞に存在する T 型 Ca チャネルを遮断する. よって降圧に伴う反射性頻脈の抑制が期待できる.
- 腎臓では T 型 Ca チャネル遮断により輸入細動脈，輸出細動脈いずれにも拡張するためシルニジピンと同様，腎保護効果が期待できる.

Ⅳ 治療編

1 薬物療法

2 非薬物療法

ベニジピン
- 通常 8mg もしくは更に低用量から開始，1日1回朝食後に投与する．効果不十分な場合は1日1回 16mg まで増量できる．
- L型，N型，T型 Ca チャネルを遮断する．降圧効果は比較的緩やか．
- 冠攣縮性狭心症において，他の Ca 拮抗薬に比しベニジピンは予後を改善させるとのメタ解析の報告あり．そのため，冠攣縮性狭心症に用いられることが多い．
- 高血圧症に対しては通常1日1回 2～4mg を朝食後経口投与する．1日1回 8mg まで増量することができる．
- 狭心症に対しては通常，1回 4mg を1日2回朝・夕食後経口投与する．

【非 DHP 系】

ジルチアゼム
- 冠動脈の拡張作用が強く降圧作用は弱いので（軽症～中等症の本態性高血圧に保険適用はあり），血圧が高くない冠攣縮性狭心症患者でよく用いられる．
- 血管拡張作用以外に，洞結節，房室結節など刺激伝導系抑制作用あり，発作性上室性頻拍の予防や副伝導路を有さない心房細動の脈拍コントロールに用いられる（ただし，内服薬には不整脈の保険適用はなし）．
- 持効性製剤があり，1日1回投与が可能．

ベラパミル
- 降圧作用は乏しく，基本的には抗不整脈薬としてのみ用いられる．
- ジルチアゼムと同様に発作性上室性頻拍の予防や心房細動，心房粗動の脈拍コントロールに用いられる．
- 原則的に1日3回投与が必要．

注意点，副作用
- グレープフルーツジュースに含まれる成分が，小腸上皮細胞にある代謝酵素 CYP3A4 の機能を不活性化するため，消化管吸収時のカルシウム拮抗薬の代謝が減少し，吸収が増加する．結果，血中濃度が上昇し，過度の降圧をきたす可能性がある．
- 副作用としては，動悸，頭痛，顔面紅潮，浮腫，歯肉増殖などがあるが，重篤な副作用は少ない．

〈橋本克史〉

1. 薬物療法

6 ▶ ミネラルコルチコイド受容体拮抗薬(MRA)
古典的経路以外のアルドステロンの多面的効果と薬剤効果

POINT

① アルドステロンにはレニン-アンジオテンシン系の支配を受ける副腎とは別に心臓，血管，脳にも受容体が存在し，病態の進行に関与する.

② アルドステロンに拮抗する薬剤はミネラルコルチコイド受容体拮抗薬(MRA)ともよばれ，降圧，利尿効果以外に多面的効果により心肥大を抑制し，血管機能を改善し，心臓突然死を減少させる.

③ MRA は収縮不全患者の生命予後を改善する.

④ 高カリウム血症に注意する必要がある.

**多面的効果を
もつ
アルドステロン**

- アルドステロンはレニン-アンジオテンシン系の下流にあり，腎集合管における Na 再吸収を行う．それ以外に，アルドステロン受容体である鉱質コルチコイド受容体(mineral corticoid receptor: MR)）は心臓，血管，脳にもユビキタスに存在する.

- アルドステロンは，MR を介して心筋の線維化やリモデリングの促進および末梢血管抵抗の上昇に関与しており，さらにその活性化は酸化ストレスの亢進，血管における炎症の進行，血管内皮機能障害や組織の線維化をきたすことが示唆されている.

- 心不全症例では慢性的にアルドステロン濃度が上昇しており，心肥大や心筋不全の進行や心室性不整脈の発生に関与し，生命予後を悪化させる.

**心不全患者に
対する大規模臨床
試験からみた
MRA の有用性**

- EMPHASIS-HF 試験：NYHA Ⅱ度以上，EF 30%以下の慢性収縮心不全患者において，エプレレノン 25〜50mg/日を追加群は対照群に比べて全死亡(HR 0.76，95% CI 0.62〜0.93，p＝0.008)，全入院(HR 0.77，95% CI 0.67〜0.88，p＜0.001)，心不全による入院(HR 0.58，95% CI 0.47〜0.70，p＜0.001)をいずれも低下させた[1].

- TOPCAT 試験：NYHA Ⅱ〜Ⅲであるが EF 45%以上の拡張不全患者に対して，スピロノラクトン(平均 25mg/日)を投与したところ，心不全増悪による入院を有意に抑制したが，心血管死の減少は認められなかった[2].

IV 治療編

1 薬物療法

MRA の適応

① 心不全

- ESC のガイドライン（2016 年改訂）では ACE 阻害薬/ARB，β遮断薬を投与しても NYHA Ⅱ以上の症状を有する EF 35%以下の収縮不全症例に対して投与することを推奨している（Class Ⅰ）[3]．予防的観点から，今後さらに軽症の心不全への適応が考慮されている．
- 拡張不全患者（HFpEF）に対する MRA に関しては十分なエビデンスはなく，急性・慢性心不全治療ガイドライン（2017 年版）では，考慮可（Class Ⅱb）の位置づけである[4]．
- 拡張不全患者（HFpEF）に対する MRA の投与効果に関しては十分なエビデンスがそろっていないが，慢性心不全治療ガイドライン（2010 年版）では，NYHA Ⅲ～Ⅳの症例に対して投与することを考慮してよい(Class Ⅱa)としている[4]．

② 高血圧

- 低レニン性高血圧や治療抵抗性高血圧に対して有用である．
- 心不全や心筋梗塞の既往をもつ高血圧症例に対して他の降圧薬とともに併用投与することが推奨される．
- エサキセレノンは，半減期が長く，他の MRA と比較して 24 時間に及ぶ降圧効果が高い．

投与方法について

- スピロノラクトン，エプレレノンともに，25mg/日で投与開始とし，25～50mg/日を維持量とする．
- 高 K 血症に注意をし，場合によっては 12.5mg/日へ減量する．腎不全を合併する心不全では血清 K 値が 5.5 mEq/L まで投与可能であるが，頻回のモニターが必要である．
- 非ステロイド系 MRA であるエサキセレノンは，2.5mg を 1 日 1 回経口投与する．効果不十分な場合は，5mg まで増量することができる．

各薬剤の違いと注意点

- スピロノラクトン，エプレレノンは慢性心不全および高血圧症に保険適応を取得しているが，エサキセレノンは高血圧にしか適応を取得していない．エサキセレノンは高血圧を合併した心不全に対しては投与可能である．
- スピロノラクトンの投与では，男性の女性化乳房や陰萎，月経痛などの内分泌的副作用が出ることがあるが，エプレレノン・エサキセレノンは MR への選択性が非常に高いため，内分泌性副作用が出にくい[5]．

■参考文献

1. Zannad F, McMurray JJ, Krum H, et al. Eplerenone in patients with systolic heart failure and mild symptoms. N Engl J Med. 2011; 364: 11-21.
2. McMurray JJ, O'Connor C. Lessons from the TOPCAT trial. N Engl J Med. 2014; 370: 1453-4.
3. ESC guideline. Acute and Chronic Heart Failure (2016年 改訂).
4. 日本循環器学会ガイドライン　慢性心不全治療ガイドライン (2017年版).
5. 高血圧治療ガイドライン 2019年版.

〈戸田洋伸，伊藤　浩〉

Ⅳ 治療編

1. 薬物療法

7 ▶ 利尿薬の使い方

■ POINT

① 心不全においてうっ血症状を有する場合には，症状改善のため利尿薬は必須である．

② ループ利尿薬，サイアザイド系利尿薬，アルドステロン拮抗薬，バソプレシン V_2 受容体拮抗薬の特徴を理解し，単独投与ないしは必要に応じて併用投与とする．

③ 長時間作用型ループ利尿薬の有効性を知る．

④ 水利尿のトルバプタンは体液貯留のある心不全患者には早期から使用されるようになった．

⑤ 糖尿病治療薬である SGLT-2 阻害薬は，利尿作用をもち，心不全改善効果を有する．

心不全における利尿薬の位置づけ	・利尿薬は心不全患者における体液貯留およびうっ血の改善に必須である[1]． ・ACE 阻害薬・ARB，β 遮断薬の長期予後改善効果を明らかにした多くの大規模臨床試験において，ほとんどの患者において利尿薬が基礎治療薬として併用されている． ・利尿薬の過剰投与にて様々な有害事象を生じうるため，必要最小限の使用にとどめる必要がある．

利尿薬の種類・特性・使用方法を理解する

ループ利尿薬について

・腎における各利尿薬の作用機序を図 1 に示す．いずれの薬剤も Na の再吸収を抑制することにより利尿を得ている[2]．

・Henle ループ上行脚における $Na^+/2Cl^-/K^+$ 共輸送の阻害により，Na の再吸収を抑制する．

・急性心不全において，ループ利尿薬の静注投与は即効性かつ強力な利尿作用をもつため，前負荷・うっ血の軽減に大変有用である．

・慢性心不全においては，主に経口投与で浮腫や胸水の改善に用いられる．

・ループ利尿薬はレニン-アンジオテンシン（RA）系や交感神経系などの神経体液因子の活性化を招くため，ACE 阻害薬・ARB，β 遮断薬との併用が重要である．

【ワンポイントアドバイス】...

短時間作用型ループ利尿薬と長時間作用型ループ利尿薬の使い方

・短時間作用型ループ利尿薬であるフロセミドは作用持続時間が 4～6 時間と短く，体液量や血圧の変動から，神

図1 腎における各利尿薬の作用機序（ハーバード大テキスト 心臓病の病態生理 第2版．17章435頁より改変）

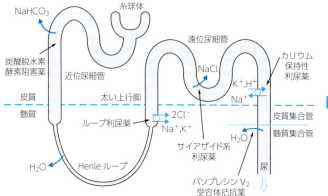

- 経体液因子の活性化を招きやすい．
- 急性期において，フロセミド1回静注に抵抗性がある場合には，持続静注を考慮する．
- 長時間作用型ループ利尿薬であるアゾセミドは，循環動態変動作用が緩徐であり，神経体液因子への影響が少なく，フロセミドと比較して心不全の予後を改善したという報告がある（J-MELODIC試験）[3]．
- 利尿効果はフロセミド40mg（経口投与）とアゾセミド60mgが同等とされており，利尿状況を見ながら変更を行う．

サイアザイド系利尿薬
- 遠位尿細管におけるNa^+/Cl^-共輸送の阻害により，Naの再吸収を抑制する．
- ループ利尿薬ほど利尿作用は強くないが，脳卒中抑制効果，食塩感受性高血圧に対する効果があり，第一選択の降圧薬として用いられる．
- ループ利尿薬が効きにくくなった心不全に対して，少量サイアザイド利尿薬（フルイトラン™ 1mg/日など）を併用することで顕著な利尿効果が得られることが多い．

アルドステロン拮抗薬
- 主に集合管で生理的Na再吸収と拮抗する．K排泄を抑制し，低K血症のリスクを減らす．
- 利尿効果は緩徐かつ弱く，ループ利尿薬やサイアザイド利尿薬による低K血症の予防のため，併用投与を行うことが多い．
- 慢性心不全（収縮不全を伴う心不全）の予後改善薬であ

IV 治療編

1 薬物療法

表1 各種利尿薬の使用方法

分類名	一般名	商品名	投与方法	作用発現時間 (hr)	作用持続時間 (hr)	通常の使用量	国内で承認された最大用量	主な副作用
ループ利尿薬	フロセミド	ラシックス	経口	1	6	10~40mg/日	120mg/日	低Na血症 低K血症 低Mg血症 高Ca血症
			静注	5~15min	2~6	10~40mg/日	1000mg/日	代謝性アルカローシス 高尿酸血症
	アゾセミド	ダイアート	経口	1	12	15~60mg/日	120mg/日	高血糖 皮膚炎
	トラセミド	ルプラック	経口	1	6	2~8mg/日	8mg/日	光線過敏症 耳鳴り・難聴
サイアザイド利尿薬	トリクロロメチアジド	フルイトラン	経口	2	12~24	0.5~2mg/日	8mg/日	低Na血症 低K血症
	インダパミド	ナトリックス	経口	1~2	16~36	0.5~2.0mg/日	2mg/日	低Mg血症 高Ca血症
	ヒドロクロロチアジド	ニュートライド (主にARBとの合剤で使用される)	経口	2	12	6.25~25mg/日 (合剤として用いられる用量は6.25~12.5mg)	200mg/日	代謝性アルカローシス 高尿酸血症 高血糖 皮膚炎 光線過敏症
抗アルドステロン薬	スピロノラクトン	アルダクトン	経口	24~48	48~72	12.5~50mg/日	150mg/日	高K血症 女性化乳房 (エプレレノンではみられない)
	エプレレノン	セララ	経口	2	24	25~50mg/日	100mg/日	
	エサキセレノン	ミネブロ	経口	1	24	1.25~2.5mg/日	5.0mg/日	
	カンレノ酸カリウム	ソルダクトン	静注	データなし	48~72	100~200mg/日	600mg/日	
バソプレシンV2受容体拮抗薬	トルバプタン	サムスカ	経口	2~4	9~12	3.75~15mg/日	15mg/日	高Na血症 肝機能障害

るため，うっ血がない場合にも使用される.

バソプレシン V₂ 受容体拮抗薬（トルバプタン）

- 腎の髄質集合管に存在するバソプレシン V_2 受容体を阻害することで水の再吸収を抑制し，強力な水利尿作用を発揮する.
- 心不全の予後不良因子である低 Na 血症を是正する水利尿薬.
- 通常の Na 排泄系利尿薬による心不全治療と比較して，血行動態への影響が少なく神経体液性因子の活性化を生じにくく，腎機能の悪化も生じにくい.
- 通常の Na 排泄系利尿薬を投与下でもうっ血の改善が得られない利尿薬抵抗性心不全症例に対して投与すると効果が得られることが多い. 特に，低 Na 血症で尿浸透圧が亢進している患者で有効性が高いとされている. 最近では，心不全の急性期から用いると有効であると言われている.
- 心不全急性期から積極的に投与することで，腎機能を悪化させることなく，心不全症状を速やかに改善することが可能となる.
- 長期予後改善効果は証明されていない（EVEREST 試験）[4].
- 副作用として口渇・高 Na 血症があるため，十分な飲水をさせることが重要.

・各種利尿薬の使用方法（表 1）

■**参考文献**

❶日本循環器学会ガイドライン　慢性心不全治療ガイドライン（2017 年版）.
❷ハーバード大学テキスト心臓病の病態生理 第 2 版. 東京；メディカル・サイエンス・インターナショナル. 2004.
❸Masuyama T, Tsujino T, Origasa H, et al. Superiority of long-acting to short-acting loop diuretics in the treatment of congestive heart failure. Circ J. 2012; 76: 833-42.
❹Konstam MA, Gheorghiade M, Burnett JC Jr, et al. Effects of oral tolvaptan in patients hospitalized for worsening heart failure: the EVEREST Outcome Trial. JAMA. 2007; 297: 1319-31.

〈戸田洋伸，伊藤　浩〉

Ⅳ 治療編

1. 薬物療法

8 ▶ スタチン

■ POINT

① スタチンは LDL-C 値を低下させ，心血管事故を予防するために最も有効な薬剤であり，脂質異常症治療の基本となる．

② 患者ごとに，リスクの層別化を行い，脂質管理目標値を決定する．

③ 欧米のガイドラインでは冠動脈疾患の既往例，末梢動脈疾患，糖尿病患者では LDL-C の値によらずスタチン投与が推奨されている．

④ 重篤な合併症である横紋筋融解症には十分注意をはらう．

スタチンとは

- スタチンは，肝臓でのコレステロール合成における律速酵素である HMG-CoA 還元酵素を阻害することで，肝臓でのコレステロール合成を抑制する．
- 本邦で，使用可能なスタチンは，プラバスタチン，シンバスタチン，フルバスタチン，アトルバスタチン，ピタバスタチン，ロスバスタチンの6種類である．後3者は前3者に比べ LDL-C 値低下作用が強く"ストロングスタチン"とよばれている（前者3剤はスタンダードスタチンとよばれる）．
  ① 通常用量でスタンダードスタチンは LDL-C 値を15～20%，ストロングスタチンは30～40%低下させる．
  ② スタチンは他の薬剤に比べ LDL-C 値低下効果が強く，動脈硬化性疾患予防のエビデンスが豊富であることより，高 LDL コレステロール血症の第一選択薬である．

スタチンの 適応と管理目標

- 患者の背景（冠動脈疾患の既往の有無，性別，年齢，危険因子の数と程度）によりリスクの層別化を行い，管理目標値を設定する（図1）．

〈リスクの層別化〉

① step 1: 冠動脈疾患の既往がある→二次予防（管理目標 LDL-C＜100mg/dL）
　　↓
② step 2: 一次予防の高リスク病態（下記(1)-(4)）のいずれかがある→カテゴリーⅢ（管理目標 LDL-C＜120mg/dL）
　　(1)糖尿病
　　(2)慢性腎臓病（CKD）
　　(3)非心原性脳梗塞
　　(4)末梢動脈疾患（PAD）
　　↓

454

図1 冠動脈疾患絶対リスク評価チャート（一次予防）

性別，年齢，喫煙，血清コレステロール値，収縮期血圧から絶対リスク
（10年間の冠動脈疾患による死亡確率）を評価し，カテゴリーを決定する．
（文献1より改変引用）

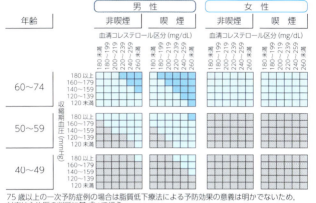

75歳以上の一次予防症例の場合は脂質低下療法による予防効果の意義は明かでないため，
対応は主治医の判断に基づいて行う

③ step 3：その他の一次予防

性別，年齢，喫煙，血清コレステロール値，収縮期血圧から絶対リスク（10年間の冠動脈疾患による死亡確率，図1参照）を評価し，カテゴリーを決定する．
　　カテゴリーⅠ（管理目標 LDL-C＜160mg/dL）
　　カテゴリーⅡ（管理目標 LDL-C＜140mg/dL）

- 急性冠症候群，喫煙，糖尿病，慢性腎臓病（CKD），非心原性脳梗塞・末梢動脈疾患（PAD），主要リスク因子の重複などがある場合はより厳格な管理（管理目標 LDL-C＜70mg/dL）も検討する．
- AHA/ACCガイドライン2013では，①アテローム性動脈硬化症の臨床症状，②LDL-C値≧190mg/dL（ヘテロFH），③糖尿病患者，④非糖尿病ハイリスク患者にはLDL-C値によらずスタチンを投与することが推奨されている．

IV 治療編

1 薬物療法

2 非薬物療法

スタチンの使い方

- 一次予防→生活習慣の改善では不十分な場合，スタチン投与を考える.
- 二次予防→生活習慣の是正とともに，早期からのスタチン投与を行う.
  - ①どのスタチン（スタンダード or ストロング）を用いるかは，投与前の LDL-C 値と管理目標値から判断する.
  - ②二次予防，一次予防の高リスク群では，最初からストロングスタチンを用いることが多くなる.
  - ③目標達成までスタチンを適宜増量するか，他剤との併用を考慮する.
  - ④二次予防，一次予防の高リスク群ではスタチンの増量を躊躇しない（ただし，副作用には注意）.

スタチンの副作用

- スタチンの重篤な副作用に横紋筋融解症がある.
- 腎機能障害，高齢者，他剤との併用（特にフィブラート系薬剤）時は特に注意すること.
- 事前に患者への説明，外来での筋痛の有無の問診，定期的な CPK，腎機能，肝機能のチェックが必要である.

■参考文献

❶動脈硬化学会, 編. 動脈硬化性疾患予防ガイドライン 2012 年版. 動脈硬化学会. 2012.

〈橋本克史〉

1. 薬物療法

9 ω-3 多価不飽和脂肪酸

POINT
① ω-3 多価不飽和脂肪酸は心血管イベント発症抑制効果を有する.
② 各種ガイドラインで高純度 ω-3 多価不飽和脂肪酸の積極的投与が推奨されている.

ω-3 多価不飽和脂肪酸とは

- 脂肪酸は二重結合の有無により不飽和脂肪酸,飽和脂肪酸に分類される.
- 不飽和脂肪酸のうち二重結合を 2 個以上有するのが多価不飽和脂肪酸である.
- 多価飽和脂肪酸は二重結合の始まる位置により ω-3 系と ω-6 系に大別される.
- ω-3 系の代表が青魚に多く含まれるエイコサペンタエン酸 (EPA), ドコサヘキサエン酸 (DHA) であり ω-6 系の代表がアラキドン酸 (AA) である (図 1).
- 多くの疫学, 臨床研究により, ω-3 多価不飽和脂肪酸の心血管疾患リスク減少効果が証明されている.

図1 脂肪酸の分類

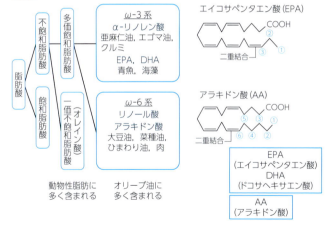

Ⅳ 治療編

1 薬物療法

2 非薬物療法

ω-3 多価不飽和脂肪酸の多彩な作用	• 中性脂肪低下
	• HDL-C 増加
	• Small dense LDL 低下
	（Small dense LDL は酸化 LDL の材料となり，通常の LDL に比べ高い動脈硬化惹起性を有する）
脂質代謝改善	• 血小板凝集抑制作用
抗動脈硬化作用	• 抗炎症作用
	• 血管内皮機能改善作用
その他の作用	• 抗不整脈作用
	• 自律神経機能改善作用
	• 認知機能低下抑制作用
	• アディポネクチン合成促進
どのような症例に高純度ω-3 多価不飽和脂肪酸製剤を投与するか	• スタチンにおける LDL-C 値のような，明確な開始基準値，管理目標値はない．
	• 以下の症例が適応である．
	①冠動脈疾患既往例，脳梗塞既往例，末梢動脈疾患患者
	②糖尿病，メタボリックシンドロームなどの心血管イベント発症高リスク患者

表1 各種ガイドラインにおけるω-3 多価不飽和脂肪酸の位置付け

動脈硬化性疾患予防ガイドライン 2012 年版
◆ EPA の位置付け
高リスクの脂質異常症においては EPA の投与を考慮することは妥当である．
（推奨レベルⅠ，エビデンスレベル A）

脳卒中治療ガイドライン 2009 年版
◆ 脳梗塞慢性期
脳梗塞再発予防（脂質異常症）
1. 脳梗塞の再発予防に脂質異常症のコントロールが推奨される（グレード C1）．
2. 高用量のスタチン系薬剤は脳梗塞の再発予防に有効である（グレード B）．
3. 低用量スタチン系薬剤で脂質異常症を治療中の患者において，EPA 製剤の併用が脳卒中再発予防に有効である（グレード B）．

循環器疾患における抗凝固・抗血小板療法に関するガイドライン 2009 年版
◆ 心血管患疾高リスクの一次予防
クラスⅠ
高リスクの脂質異常症におけるエイコサペンタエン酸エチル投与の考慮
◆ 慢性末梢動脈疾患
クラスⅠ
1. 心血管事故発生リスクの低減を目的としたアスピリン 81～162mg の投与
2. 心不全のない間欠性跛行症例に対するシロスタゾールの投与
3. 高コレステロール血症を合併する患者における冠動脈事故発生リスクの低減を目的としたエイコサペンタエン酸エチルの投与の考慮

心筋梗塞二次予防に関するガイドライン 2011 年版
クラスⅠ
1. 高 LDL コレステロール血症にはスタチンを投与する（エビデンスレベル A）．
2. 高 LDL コレステロール血症にはスタチンに加え高純度 EPA 製剤も考慮する（エビデンスレベル B）．

③迷う症例では EPA/AA 比を測定し EPA/AA 比が低い例（EPA/AA＜0.4）では高純度 EPA 製剤の投与を考慮する.

- 高純度ω-3多価不飽和脂肪酸の投与を推奨している各種ガイドラインを示す（表 1）.
- 低用量のω-3多価不飽和脂肪酸を投与しても心血管イベントを抑制しなかったとの報告もあり，心血管イベント抑制を目標とする場合は高用量（EPA で 1.8g/日程度）の投与を考慮する.

〈橋本克史〉

IV 治療編

1. 薬物療法

10 ▶ 抗不整脈薬の使い方
Ⅰ群薬，Ⅲ群薬をどう使う？

POINT
① 抗不整脈薬使用にあたっては，治療必要性についてまず検討する．
② 基礎心疾患の有無，心機能により使用可能な薬剤が決まってくる．
③ 副作用として，心機能抑制，徐脈，QT 延長に注意が必要である．

不整脈の分類

- 抗不整脈薬の分類として古くからVaughan-Williams (VW) 分類が用いられている．これは抗不整脈薬の主な作用から4種類に分類したもので，イオンチャネルの遮断作用，交感神経遮断作用から分けられている（下表）．

```
Ⅰ群   Na チャネル遮断薬
        Ⅰa  キニジン，プロカインアミド，ジソピラミド，
            シベンゾリン，ピルメノール
        Ⅰb  リドカイン，メキシレチン，アプリジン
        Ⅰc  ピルジカイニド，フレカイニド，プロパフェ
            ノン
Ⅱ群   β遮断薬
            プロプラノロール，ナドロール，アテノロー
            ル，メトプロロール，ビソプロロール
Ⅲ群   K チャネル遮断薬
            アミオダロン，ソタロール，ニフェカラント
Ⅳ群   Ca チャネル遮断薬
            ベラパミル，ベプリジル
```

- 同じ群に分類された薬剤同士でも作用が異なることから，1990年代に各薬剤のもつ複数薬理作用や作用点を考慮したシシリアン・ガンビットが提唱された（不整脈薬物治療に関するガイドライン．p.6, 表 2）[1]．この分類では VW 分類で大まかに分けられていたイオンチャネルに対する作用を細かく分類し，複数のチャネルや担体に対する作用，自律神経系の修飾作用を示したものであった．

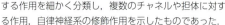

- VW 分類は簡便に抗不整脈薬をグループ分けできることもあり，シシリアン・ガンビット分類で得られた抗不整脈薬の様々なチャネル，受容体への作用を VW 分類にフィードバックしながら，現在も用いられている．

Ⅰ群抗不整脈薬

- Ⅰ群抗不整脈薬はナトリウム（Na）チャネル遮断作用を主作用とする薬剤で，Na チャネルの遮断作用の強さや結合・解離動態から，さらに a〜c の3群に分類される．
- Ⅰa 群抗不整脈薬は Na チャネル遮断作用が中程度で，

心拍数が比較的速い状態で，伝導ブロックを起こす．キニジン，ジソピラミド，プロカインアミド，シベンゾリン，ピルメノールなどが含まれる．

- Ｉb群抗不整脈薬（リドカイン，メキシレチン）は正常組織の Na チャネルへの作用はほとんどみられず，脱分極した組織で著明な伝導障害を起こす．
- Ｉc群抗不整脈薬はフレカイニド，ピルジカイニド，プロパフェノンが含まれ，通常の心拍数の組織においても強い伝導障害をきたし，QRS 幅の延長をきたす．

Ｉa群

- Ｉa群抗不整脈薬の多くはカリウム（K）チャネル遮断作用を有するものが多く，この作用が前面に出た場合，QT 延長から多形性心室頻拍（Torsades de pointes）をきたすことがある．特に高齢者，女性で多く，肝・腎機能障害，徐脈，低 K 血症などが増悪因子となる．また強い Na チャネル遮断作用により，Na-Ca 交換機構を介し細胞内カルシウム（Ca）が減少するため，心筋収縮力を抑制することがある．このため，心機能の低下した心不全患者では用いることができない．
- キニジン，ジソピラミド，プロカインアミドは抗コリン作用が強く，消化器症状や高齢者では前立腺肥大による排尿障害が多くみられる．高齢者では洞不全症候群や房室ブロックによる徐脈をきたすことがある．Ｉa群抗不整脈薬を使用する際は，元々の心機能の程度・基礎心疾患の有無，電解質異常の有無，肝腎機能障害などに注意し，使用開始後は心拍数，心電図の QRS 幅，QT 間隔，心不全について注意を払う必要がある．

Ｉb群

- Ｉb群抗不整脈薬は Na チャネルへの結合解離が早く，心機能への影響は少ない．速い心室頻拍に対し有効な場合が多い．心筋に対する作用からの副作用は少なく，心機能にほとんど影響を与えず，QT 延長作用は示さない．
- 低心機能や器質的心疾患がある場合でも，比較的安全に使用可能であるが，不整脈抑制作用は弱い．活動電位長を短縮することから先天性 QT 延長症候群（3 型）の治療に用いられる．

Ｉc群

- Ｉc群抗不整脈薬は強力な Na チャネル遮断作用を有し，洞調律の状態でも PQ，QRS 幅を延長させる．フレカイニドでは QT 延長が報告されているが，ピルジカイニドは QT 延長作用はない．抗コリン作用は有さない．
- 心機能抑制作用が強く，低心機能患者では使用できない．基礎心疾患のある患者では，予想外に著明な QRS 延長作用があらわれ，洞調律から心拍数の遅い心室頻拍をき

IV 治療編

たすことがある。高齢者では虚血性心疾患が潜在している可能性もあり、徐脈などの副作用も多く、使用には注意が必要である。
- 上室・心室性不整脈に有効であるが、基礎心疾患のない症例に使用するのが原則で、臨床的には心房細動の停止・予防に用いられる場合が多い。使用開始後は心電図でQRS幅の延長に注意が必要となる。

Ⅲ群抗不整脈薬

- Ⅲ群抗不整脈薬はKチャネル遮断作用により不応期を延長させ、不整脈回路を遮断することにより抗不整脈作用を発揮する。我が国で使用可能なⅢ群薬はアミオダロンとソタロールである。
- アミオダロン、ソタロールはKチャネル遮断作用以外にもβ受容体遮断作用を有し、アミオダロンは静注ではNa遮断作用も不整脈停止・予防に有効と考えられている。心機能に与える影響は少なく、上室性、心室性のいずれの不整脈にも有効である（保険適用は限られているので使用には注意が必要である）。
- 通常Ⅳ群薬に分類されるベプリジルもKチャネル遮断効果を使用して、心房細動予防・停止に積極的に用いられる。
- アミオダロンは十分な効果を示すのに2～3週間程度かかるため、初期投与量は常用量よりも多い。静注薬を使用する場合は低血圧がしばしばみられ、維持量で開始する場合もある。いずれの薬剤もQT延長をきたすが、これは不応期を延長させ、不整脈治療に用いるため、必発であるが、著明な延長（QTc>500ms）は多形性心室頻拍を起こす可能性があり、減量・中止を考慮する必要がある。
- アミオダロンの副作用として肺障害、特に間質性肺炎が重要で、1～17%に発生する。間質性肺炎の予防・早期発見のため、呼吸音の聴診、胸部X線、肺拡散能、KL-6・アミオダロン血中濃度測定、胸部CTなどを適宜行う必要がある。肝障害、甲状腺機能障害も発生する。
- アミオダロンは、重篤な副作用もあるが難治性不整脈の治療効果が高く、副作用の発生の有無をモニターしながら使用すべきである。ソタロールはβ受容体遮断作用が強く、徐脈、心不全増悪をきたすことがある。

Ⅳ群薬

- カルシウム（Ca）拮抗薬であるベラパミルが用いられる。ベラパミルは房室伝導を抑制する効果により、発作性上室頻拍の停止や心房細動の心拍数コントロールに用いら

れる．Ca拮抗薬感受性を有する心房頻拍や特発性心室頻拍では頻拍を停止させることができる．ベプリジルはIV群薬に分類されるが，抗不整脈作用はKチャネル遮断薬としての効果が主体であるため，使用中はQT延長の出現に注意が必要である．

抗不整脈薬の使用

- 抗不整脈薬は不整脈の予防，停止のために用いられるが，使用前に，対象となる不整脈が治療必要かどうかを検討する必要がある．自覚症状の乏しい，心機能に影響を与えない期外収縮は，治療不要の場合がほとんどである．
- 心房細動では抗凝固療法の必要性が予後に重要であり，心機能が正常で心拍数のコントロールされている場合，抗不整脈薬による積極的な予防がQOL改善に繋がるかどうかが必要性のポイントとなる．
- 心房細動予防で導入された抗不整脈薬が，心房細動が慢性化した後も漫然と継続されている場合もあり，副作用のリスクの面からも，中止すべきである．
- 実際に抗不整脈薬投与適応となる場合，基礎心疾患の有無，心機能が抗不整脈薬の選択に重要である．I群薬は基本的に基礎心疾患のない例に適応となり，基礎心疾患がある場合はアミオダロン，ソタロールが選択される．この他にも，患者の肝・腎機能，併用薬，電解質など，全身に注意を払う必要がある．
- 心房細動の洞調律化・再発予防では器質的心疾患として，肥大心，不全心，虚血心があげられ，これらに該当しない場合はIa群，Ic群薬を中心として使用する．持続性心房細動ではベプリジルが考慮される．器質的心疾患がある場合はアミオダロン，ソタロールが選択される〔心房細動治療（薬物）ガイドライン．p.38, 図14〕[2].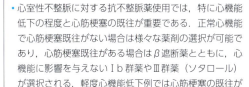
- 心室性不整脈に対する抗不整脈薬使用では，特に心機能低下の程度と心筋梗塞の既往が重要である．正常心機能で心筋梗塞既往がない場合は様々な薬剤の選択が可能であり，心筋梗塞既往がある場合はβ遮断薬とともに，心機能に影響を与えないIb群薬やIII群薬（ソタロール）が選択される．軽度心機能低下例では心筋梗塞の既往がない場合はIb群，ソタロールが選択されるが，心筋梗塞既往がある場合はメキシレチン，III群薬（ソタロール，アミオダロン）が適応となる．心機能低下が中等度以上の場合，メキシレチン，アミオダロンが選択される（不整脈

Ⅳ 治療編

薬物治療に関するガイドライン．p.28, 図16）[1]．いずれの場合でも，Ⅲ群薬・ベプリジルは第二選択以降の薬剤である．

- 投与開始後は，心電図でのQRS，QT延長の有無，めまいや失神といった症状の出現，採血，胸部X線のチェックを行い催不整脈作用や心不全の増悪に注意すべきである．

■参考文献

1. 児玉逸雄，他．循環器病の診断と治療に関するガイドライン（2008年度合同研究班報告）．不整脈薬物治療に関するガイドライン（2009年改訂版）．
2. 井上　博，他．循環器病の診断と治療に関するガイドライン（2012年度合同研究班報告）．心房細動治療（薬物）ガイドライン（2013年改訂版）．

〈森田　宏〉

1. 薬物療法

11 ▶ 硝酸薬，ニコランジル

■ POINT

① 硝酸薬は血管平滑筋の弛緩作用が強い．

② 冠動脈拡張作用があり，冠動脈攣縮性狭心症に適応がある．

③ 心不全では静脈拡張による前負荷の軽減が症状の軽快に有用である．

④ ニコランジルは一酸化窒素（NO）と ATP 感受性 K チャネル開口作用を併せ持つ．冠動脈疾患と心不全に適応がある．

硝酸薬とは	• 硝酸薬とは，ニトログリセリン，硝酸イソソルビド（ISDN）を意味する． • 硝酸薬が一酸化窒素（NO）に変換され，血管平滑筋に作用し，血管平滑筋の弛緩を引き起こす． • 硝酸薬は全身静脈系の拡張（前負荷の軽減）および冠動脈の拡張をもたらす． • 硝酸薬の中でもニトログリセリンは，広範な細動脈の拡張を生じ，血圧の低下（後負荷の軽減）をもたらす． • ニトログリセリンの抗狭心症効果は冠動脈拡張と心負荷の軽減によりもたらされる．
硝酸薬の適応は	• 急性非代償性心不全においては，主に血圧上昇を伴う心不全に使用し，全身の血管（特に静脈系）を拡張することで central volume shift を解除し，速やかに呼吸器症状を改善する． • 冠動脈疾患を背景にもつ心不全はよい適応である． • 最も多く用いられるのは，狭心症症状の改善目的である．
硝酸薬の実際の使用方法 ① **急性非代償性心不全**	• 末梢血管の確保までの間に，呼吸管理（適切な酸素投与）と並行してニトログリセリンのスプレー剤を 2 push ずつ投与する．効果は 3 分以内に表れるため，血圧を見ながら 15 分ごとに噴霧を繰り返す（症状改善，肺水腫の進展予防）． • 末梢血管が確保されたら，静注薬（ニトログリセリンないしは ISDN）に変更し，持続投与（量の設定）を開始し，血圧モニタリングを継続する． 　例）硝酸イソソルビド注：2〜5mg/時間で開始し，血圧を見ながら増減を行う．10mg/時間まで増量可． • 硝酸薬の持続静注は薬剤耐性を生じるため，24〜48 時間以内には他の血管拡張薬へ切り替えることが望ましい[1]．

11
硝酸薬，ニコランジル

Ⅳ 治療編

1 薬物療法

2 非薬物療法

② 冠動脈疾患

- 冠動脈疾患を背景とした心不全においては，冠動脈の血行再建による虚血解除が必須である．
- 急性の狭心症発作にはニトログリセリンあるいは，速効性硝酸イソソルビドが第一選択（Class Ⅰ）である[2]（その際には舌下錠ないしはスプレー剤を用いる）．
- 狭心症発作の長期管理に関しては，長時間作用性の硝酸薬である硝酸イソソルビド錠，またはニトログリセリンないしは硝酸イソソルビドの貼付剤が有効である．
- 通常の労作性狭心症のみならず，冠攣縮性狭心症にも有効であるため，第1選択である Ca 拮抗薬にて狭心症発作のコントロールが不十分の際に，第2選択として硝酸薬が用いられる（Class Ⅱa）[3]．

硝酸薬の使用上の注意点

- 耐性を生じやすいため，1日の中でも休薬時間を設けるようにする．狭心症患者に対して処方する時には労作狭心症ならば昼間のみ，冠攣縮性狭心症ならば夜間から早朝に効くように投与タイミングを調整する．
- 勃起不全治療薬（シルデナフィルやバルデナフィルなど）服用後24時間以内の投与は過度の血圧低下をきたしうるため硝酸薬の投与を避ける．

ニコランジルの作用機序と使用方法

- ATP 感受性 K チャネル開口薬と一酸化窒素（NO）の作用を併せ持つ薬剤であり，動静脈の拡張作用と冠動脈拡張作用をもつ．
- 急性冠症候群において，再灌流の補助としてのニコランジルの静注内投与は冠微小循環と壁運動改善に有効との報告がある（Class Ⅱb）．
- Ca 拮抗薬に抵抗性の冠攣縮性狭心症にニコランジルを併用することで症状の改善が得られることがある（Class Ⅱa）．
- 急性心不全患者にニコランジルを静注すると動静脈が拡張し，心負荷を軽減することができる．交感神経を亢進させず，腎血流を増加させることも利点である．

※急性冠症候群の再灌流補助薬としてのニコランジル投与の実際

- PCI 直前にニコランジル静注（4〜6mg）の単回投与を行う．
- PCI 中〜PCI 後24時間以内において，ニコランジルを6mg/時間で持続静注
- slow flow/no reflow 現象が見られたときに，2mg の冠動脈内投与を行う（心室性不整脈出現に注意しながら30秒以上かけて緩徐に冠動脈内投与）．

※急性非代償性心不全に対するニコランジルの投与方法

- 通常の成人には，12mg を 5 分間程度かけて静注し，引き続き 6〜12mg/時間で持続静注を開始する．その後の投与量は血圧の推移および患者の病態・体格に応じて，1 時間あたり 0.05〜0.2mg/kg の範囲で調整する．

■参考文献

❶佐藤幸人，編．あなたも名医！　ゼッタイ答えがみつかる心不全．東京: 日本医事新報社; 2014.
❷急性冠症候群ガイドライン（2018 年改訂版）
❸冠攣縮性狭心症の診断と治療に関するガイドライン（2013 年改訂版）.

〈戸田洋伸，伊藤　浩〉

1. 薬物療法

12 ▶ 強心薬

■ POINT

① 心不全治療において強心薬の使用は限定的である.

② 心不全の機序を理解し，静注強心薬を使用する場合もできるだけ短期にとどめる.

③ 強心薬の慢性投与は生命予後を悪化させる危険があり，極めて限定的である.

心不全治療における強心薬の位置づけ

- ドパミン，ドブタミン，ノルアドレナリンなどの強心薬は短期的には血行動態や臨床所見の改善に有効であるが，心筋酸素需要を増大し，心筋 Ca 負荷を誘導するため，頻脈性不整脈，心筋虚血などによって生命予後を不良にすることがある[1].

- 心原性ショックあるいは臓器低灌流の所見が見られる場合には，昇圧目的にドパミンないしはノルアドレナリンを使用する.

- 肺うっ血を合併する心不全においてポンプ失調があれば血管拡張薬と併用する.

- 慢性心不全の増悪の薬物治療は利尿薬や血管拡張薬を主に使用し，改善が乏しい場合にのみ強心薬の併用を考慮する[2].

- 重症心不全，難治性心不全において，根治的治療法が選択できない場合に，症状緩和，QOL の維持目的に使用される.

各静注強心薬の特徴，使用方法について（図1）

- 血管拡張作用があるため収縮期血圧が比較的保たれた低心拍出量性心不全が適応.

- $5\,\mu g/kg/分$以下で末梢血管拡張作用，肺毛細血管圧低下作用（β_2 受容体刺激作用），$5\,\mu g/kg/分$以上で陽性変力作用（β_1 受容体刺激作用）をもたらす.

ドブタミン

- ドブタミン開始は，不整脈の悪化に注意を払い，血圧維持が不十分の場合にはノルアドレナリンとの併用を考慮する.

- 初期投与量 $0.5\sim2.0\,\mu g/kg/分$，$0.5\sim20\,\mu g/kg/分$で持続投与（通常の心不全治療では，$5\,\mu g/分$以下で使用する）．中止時は漸減し，最少量・最短期間を心がける.

- ドブタミン開始後に血行動態の評価を行い，改善がない場合には，他の心不全治療薬（PDE-Ⅲ阻害薬など）との併用を考慮する.

ドパミン

- 収縮期血圧の低下した心原性肺水腫や心原性ショックに対して適応.

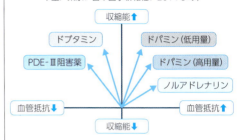

図1 急性心不全における各静注強心薬の作用（佐藤幸人，編. あなたも名医！ ゼッタイ答えがみつかる心不全. 東京；日本医事新報社；2014 より）

- 投与量別の投与効果を知った上で使用する．
  - 低用量（2μg/kg/分以下）：腎血流増加による利尿効果〔ドパミンシナプス後（DA1）受容体刺激〕．
  - 中等量（2～10μg/kg/分）：陽性変力作用，心拍数増加（β1受容体刺激作用）．
  - 高用量（10～20μg/kg/分以上）：血管収縮・昇圧作用（α1受容体刺激作用）．
- 心不全患者に対する低用量ドパミンの腎臓保護効果は，近年の臨床試験からは否定的である．
- 初期投与量 2.0～3.0μg/kg/分，最大投与量 6.0～8.0μg/kg/分（それ以上の用量を用いる場合には，ノルアドレナリンの併用を考慮する）．

ノルアドレナリン
- 内因性カテコラミンであり，β1刺激による陽性変力作用・陽性変時作用および，末梢のα受容体刺激による強力な末梢血管収縮作用を示す．
- 他の強心薬の使用ならびに循環補正を行っても，心原性ショックの状態からの離脱が困難な場合に使用する．
- 0.03～0.3μg/kg/分で開始し，持続投与する．

PDE-Ⅲ阻害薬
- 心筋細胞のホスホジエステラーゼ（PDE）を阻害することで cAMP の分解が抑制され細胞内 Ca^+ 流入をもたらし，心筋収縮力を上昇させる．
- 血管拡張作用と強心作用を併せ持つため，急性心不全において心拍出量増加と肺毛細管圧低下作用を得ることができる．
- β受容体を介さないため，β遮断薬継続下でも強心効果が得られる．
- 血圧低下や不整脈に注意しながら，必要最少量を最短期間で使用する．

IV 治療編

- 腎排泄の薬剤であるため腎機能低下症例においては，少量より投与する．
- ミルリノン: 0.05〜0.25μg/kg/分で開始し，0.05〜0.75μg/kg/分で持続静注．
- オルプリノン: 0.05〜0.2μg/kg/分で開始し，0.05〜0.5μg/kg/分で持続静注．

各経口強心薬の特徴，使用方法について

ジギタリス

- 症候性の慢性心不全（NYHA II以上）において，QOL改善薬として用いる場合がある（生命予後改善効果はない）．
- 低用量（血中濃度 0.8ng/mL 以下で維持）の使用に限り，血行動態の改善および心不全の再入院予防が期待できる〔高用量（血中濃度 1.0 ng/mL 以上）では死亡率を上昇させる（AFFIRM 試験）〕．
- 頻脈性心房細動を有する心不全患者の心拍数コントロール目的に用いる場合がある．しかし，心拍数コントロールとしてはβ遮断薬が望ましい．
- 長期予後改善効果はなく，米国では推奨されていない．
- 使用の際には，血中濃度に注意をはかり，中毒症状に注意をする．
- 投与量: ジゴキシン維持量 0.125〜0.25mg/日 分 1

経口 PDE-III阻害薬

- 症候性の慢性心不全（NYHA II以上）において，QOL改善薬として用いる場合がある．
- ピモベンダン投与により慢性心不全患者の運動耐用能の改善は得られたが，死亡率は増加した（EPOCH 試験）．
- NYHA II以上で，①他の薬剤で症状の改善が得られない場合，②β遮断薬導入困難症例，③静注強心薬からの離脱が困難症例に，不整脈の出現に注意を払いながらピモベンダンの追加を考慮する．
- 投与量: ピモベンダン　1.25〜5.0 mg/日

■参考文献

[1] 日本循環器学会ガイドライン　急性心不全治療ガイドライン（2017 年改訂版）.

[2] 日本循環器学会ガイドライン　慢性心不全治療ガイドライン（2010 年版）.

[3] Wyse DG, Waldo AL, DiMarco JP, et al. A comparison of rate control and rhythm control in patients with atrial fibrillation. N Engl J Med. 2002; 347: 1825-33.

[4] The EPOCH Study Group. Effects of pimobendan on adverse cardiac events and physical activities in patients with mild to moderate chronic heart failure: the effects of pimobendan on chronic heart failure study (EPOCH study). Circ J. 2002; 66: 149-57.

〈戸田洋伸，伊藤　浩〉

1. 薬物療法

13 ▶ 肺血管作動薬

POINT

① 肺高血圧症治療薬はプロスタグランジン I₂ 系，エンドセリン系，一酸化窒素系の 3 系統に分類できる．

② 肺高血圧症治療薬の適応は，肺高血圧症の 1 群と 4 群に限定される．4 群で適応となるのは 1 薬剤のみである．

③ 各症例の病態，重症度，薬剤の投与経路，併用薬などを考慮して投与薬剤を決定する．

④ 開始後は病状の改善，副作用を注意深く観察し，速やかな治療増強を検討する．

肺高血圧症治療薬の種類と機序

- 肺高血圧症の主な原因は，肺動脈のリモデリングに基づく狭窄・閉塞により肺血管抵抗や肺動脈圧が上昇することであると考えられており，肺血管拡張作用をもつ PAH 治療薬が開発されている．
- ①プロスタグランジン I₂ の減少，②血管収縮・細胞増殖促進作用をもつエンドセリンの増加，③血管拡張作用をもつ一酸化窒素産生系の障害，の 3 つの要因が病態に関与している（図 1）．
- 日本では 1999 年以後肺高血圧症治療薬が順次使用可能になり，2019 年 5 月現在，11 種類の薬剤がある（表 1）．

図1 肺高血圧症治療薬とその作用機序

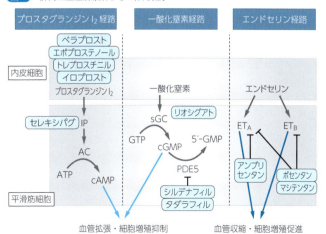

Ⅳ 治療編

表1 肺高血圧症治療薬 (2019 年 5 月現在)

薬剤名	投与経路	投与回数 1日投与量など	特徴・使用方法の詳細	副作用・注意点
プロスタグランジン系				
ベラプロストナトリウム	経口	1日3回 120~360μg	1日量120μgずつ漸次増量 徐放性があるため、分割や粉砕を行わない。	単独での効果は大きくないため、軽症例で、また、他の肺高血圧治療薬との併用薬のひとつとして用いる。
エポプロステノール	持続静注 粉末の製剤を専用溶解液で溶解		血中半減期は約6分。溶液のpH>10. 中心静脈カテーテルを留置して投与。遮光。1日1回の溶液交換が必要。毎日0.5~2.0ng/kg/minから開始し、毎日0.5~2.0ng/kg/min増量し以後漸増し、1年で約60ng/kg/min、2年で約80ng/kg/min程度に。静脈圧が拡大する場合もある。	肺高血圧症治療薬の中で最も強力。急激な停止により低血圧、投与量によりショックの危険性がある。頭痛、嘔吐などが出現する。ワルファリンの併用により肺出血のリスクが高くなる。血小板減少と長期投与で中枢神経機能亢進に注意。
トレプロスチニル	持続静注/皮下注 水性懸濁液の製剤を生理食塩水溶液で希釈		半減期約3時間。溶液のpH 6程度。常温下での安定性が高く、薬液調整が2日に1回でよい。薬液調整が簡便にできる。0.625~1.25ng/kg/minから開始し、症状に応じて適宜増量し最適投与速度を決定する。pHが低いため、静注では血管痛に注意。	静注時の副作用はエポプロステノールに比較して経皮下注時は投与時の疼痛が強いため、刺入部位の変更や局所麻酔薬・鎮痛薬の局所投与を行う。
イロプロスト	吸入	1日6~9回 1回5.0μg	血中半減期8~9分。携帯型吸入器が必要。	副作用は頭痛、咳嗽など。
セレキシパグ	経口	1日2回 最高用量1回1.6mg.	プロスタサイクリン受容体作動薬。活性代謝物MRE-269の血中半減期は約8時間。1回0.2mgから0.2mgずつ着増して維持用量を決定する。	副作用は頭痛、下痢、下顎痛など。
エンドセリン系				
ボセンタン	経口	1日2回 125~250mg	エンドセリン受容体AとBの両方に対して拮抗作用をもつ非選択的エンドセリン受容体拮抗薬	肝障害の発現が多い。投与開始後3ヵ月は2週に1回、その後も月1回の肝機能検査が必要。貧血、血圧低下にも注意。シクロスポリン、グリベンクラミドとの併用禁忌。
アンブリセンタン	経口	1日1回 5~10mg	エンドセリン受容体Aに対する選択的拮抗薬	末梢性浮腫の頻度が高い。膠原性血合併症例に慎重投与。免疫抑制剤との併用が可能。
マシテンタン	経口	1日1回 10mg	非選択的エンドセリン受容体拮抗薬 ボセンタンの化学構造を改良し、受容体結合時間が増強	肝機能障害の発生が少ない。低用量で有効とされる。
一酸化窒素系				
シルデナフィル	経口	1日3回 60mg	ホスホジエステラーゼ5阻害薬	亜硝酸剤との併用禁忌。56時間作用型であり内服後早朝に頭痛が生じやすい。
タダラフィル	経口	1日1回 40mg	長時間作用型ホスホジエステラーゼ5阻害薬	亜硝酸剤との併用禁忌。シルデナフィルよりも作用時間が長く、薬効の持続時間も長い。
リオシグアト	経口	1日3回 3.0~7.5mg	可溶性グアニル酸シクラーゼ刺激薬	唯一慢性血栓塞栓性肺高血圧症にも適応がある。ホスホジエステラーゼ5阻害薬、亜硝酸剤との併用禁忌。

肺高血圧症
治療薬の
適応と副作用

- 肺高血圧症治療薬の適応は，1群肺動脈性肺高血圧症（PAH）と，4群慢性血栓塞栓性肺高血圧症（CTEPH）に限定される[1]．
- PAH は，何らかの原因により肺動脈が狭窄し，肺高血圧を呈する．
- PAH では，各症例の患者背景や病態，重症度を把握し，薬剤の投与経路（内服/注射），併用薬，使用経験などを考慮して投与薬剤を決定する．症状の経過や副作用の有無をフォローしながら薬剤の変更，増量，併用を行う[2]（詳細は「Ⅲ-2. 18. 肺高血圧症」を参照）．
- 副作用としては頭痛，発赤などが共通して出現するため，適宜対症療法を行う（表1）．頭痛は短時間作用型の薬剤ほど強いが，併用薬剤の内服時間を変更・調整したり鎮痛剤を用いたりして対処する．
- PAH 治療薬投与開始後に酸素化の悪化，肺水腫が出現した場合は，肺静脈閉塞症/肺毛細血管腫症の可能性があるため，ただちに中止し，治療経験豊富な施設に相談する．
- CTEPH は器質化血栓により肺動脈が狭窄し，肺血流シンチグラフィで区域性血流欠損を示す（詳細は「Ⅲ-2. 18. 肺高血圧症」を参照）．
- CTEPH に関しては，「外科的治療不適応または外科的治療後に残存・再発した CTEPH」に対してリオシグアトのみが適応となっている．

■参考文献

1. 福田恵一，伊藤　浩，植田初江，他．肺高血圧症治療ガイドライン（2017年改訂版）．http://www.j-circ.or.jp/guideline/pdf/JCS2017_fukuda_h.pdf.
2. 松原広己．薬物療法．新肺高血圧症診療マニュアル（伊藤　浩・松原広己編集），東京：南江堂；2017: 110-133.

〈小川愛子〉

IV 治療編

2. 非薬物療法

1 ▶ 経皮的冠動脈インターベンション（PCI）

■ POINT

① 経皮的冠動脈インターベンション（percutaneous coronary intervention: PCI）の適応は心筋虚血が証明された冠動脈病変である.

② PCI は事前に治療戦略を立てることが大切. シンプルかつ安全な施行を心がける.

③ PCI の合併症を熟知し, 適切なトラブルシューティングを身につける.

④ 被曝, 造影剤軽減に努める

**PCI と
その術者になる
ための基準**

- Percutaneous coronary intervention (PCI) は経皮的に動脈に挿入したカテーテルを介して, バルーンあるいはステントを用いて冠動脈の狭窄・閉塞を血管内から広げる治療法.

- 本来, PCI は, 年間 PCI 400 件以上の施設で年間 75 件以上施行している術者が行うべきとされている（JCS ガイドライン）. それは, PCI は成功率・安全性も非常に高いが, いったん合併症が生じれば致命的となる可能性があるからである.

PCI の適応

- 待機的 PCI は, 単に細く見える冠動脈病変（解剖学的有意狭窄）にではなく, 心筋虚血を生じる冠動脈病変（機能的有意狭窄）に行う.

- 以下の心筋虚血の診断により, 機能的有意狭窄を証明する.

　① 運動負荷心電図, 運動あるいはドブタミン負荷心エコー図検査

　② 心臓核医学検査（運動・薬物負荷 Tl もしくは Tc シンチ）

　③ Fractional-flow reserve (FFR)：血管病変の血行動態的狭窄度

- FFR とは：アデノシン 3 リン酸（ATP）を冠注（右冠動脈 30μg, 左冠動脈 50μg）もしくは持続静注（150μg/kg/min で 2 分間）し冠動脈血流を最大として, 狭窄前と後の血圧を比較したものである. FFR 0.8 もしくは 0.75 未満を陽性とし PCI 適応とする. 薬物負荷を行わず血行動態的狭窄度を判断する指標として iInstant ware-free ratio (iFR) が提唱され, 0.90 未満が PCI 適応と報告されている.

PCI のよび方：
ad hoc と
elective

- CAG と PCI を同時に行うことを ad hoc PCI とよび，CAG と PCI を別々のタイミングで行うことを elective/delayed PCI とよぶ．患者の informed consent を考えると elective PCI が基本である．

表 1　Ad hoc PCI と Delayed PCI

	メリット	デメリット	勧められる状況
Ad hoc PCI	カテ回数・入院日数減	治療方針がPCIに流れる	ACS (STEMI等)心臓 CT 後
Delayed PCI Elective PCI	患者への治療方針の十分なICPCI 方略準備安全な DAPT導入	カテ回数・入院日数増	上記以外

DAPT: Dual AntiPlatelet Therapy（アスピリン＋P2Y12 受容体拮抗薬）

PCI の
基本手技

- 穿刺：橈骨動脈，上腕動脈，大腿動脈が用いられる．穿刺部を広くイソジン消毒する．イソジンが十分渇いた後に，滅菌シーツを患者にかける．局所麻酔を行い，動脈にシースを挿入，ヘパリンを注入する．

表 2　穿刺部位とシースサイズ

	最大シースサイズ	メリットとデメリット
橈骨動脈	男性 7F，女性 6F	出血リスクが最も少ない．動脈閉塞リスク
上腕動脈	7F	出血リスク大　歩行制限なし．
大腿動脈	8F 以上	出血，肺塞栓リスク大．歩行制限止血デバイス使用可能

フレンチ(F)÷3＝ミリメートル(mm)
(i.e.: 6F は 6÷3=2mm)

- 造影：シースからガイディングカテテル（GC）を挿入し責任冠動脈に引っかけ，冠動脈内に硝酸薬を注入し，コントロール撮影を行う．
- ワイヤー操作：GC 内にガイドワイヤー（GW）を挿入し，責任病変を通過させ，先端を十分遠位に留置する．
- バルーンカテーテルの挿入と拡張：至適サイズのバルーンカテーテルを GW に沿わせる形で冠動脈内に挿入し，病変部位で拡張不良部位がなくなる圧で拡張し，その後減圧して抜去する．
- ステントの挿入：バルーン表面に薬剤溶出性ステントを

1　経皮的冠動脈インターベンション（PCI）

IV 治療編

載せたカテーテルを病部まで挿入する. 留置部位を造影で確認後, ステントを適当な大きさになるまで拡張後, 減圧する. ステントの端が十分に拡張するよう, カテーテルは動かさず同様の拡張を 3 回行う.

- 確認造影と止血: GW を抜去し最終撮影を行う. シースを抜去し, 止血デバイスもしくは用手圧迫で止血を行い, 手技終了となる.

PCI に必要な知識

- ヘパリン調整は ACT (activated clotting time: 活性化全血凝固時間) を用いて: 未分画ヘパリン投与量は初回 70〜100 単位/kg を bolus 投与し, ACT を 250〜300 秒にキープするよう推奨されている. 30 分〜1 時間毎に ACT を測定し随時ヘパリン (1000〜3000 単位) を静脈投与する. なお, 初回投与量は年齢, 体重, 抗凝固薬内服などにより適宜増減する.
- ガイディングカテーテル (GC): シースから冠動脈入口部までをつなぐ管. 外径 5F〜8F. GC の選択では, 冠動脈にエンゲージできることはもちろん, 十分なバックアップフォースを得ること (各種デバイスを押す力が手元から病変までダイレクトに伝わること) が重要である.
- GC 圧波形のチェックが必要: 術者は GC 圧が大動脈の血圧波形であることを確認する. 特に, GC が冠動脈に楔入 (wedge) した状態で造影剤を注入すると冠動脈に解離を形成する危険性がある.
- GC の操作に注意: GC を強く推すと (ストロングバックアップ), GC が大動脈弁を押さえつけることで重症

表3 ガイディングカテーテルの種類 (先端形状は図 1 参照)

	先端形状	コメント
左冠動脈	JL3.5 もしくは 4.0	一般的
	SL3.5 もしくは 4.0 〔JL の ST (short-tip) タイプ〕	ストロングバックアップ時に JL より同軸となり解離形成リスクが低い
	EBU3.5 もしくは 4.0	バックアップ系
	IL3.5	橈骨用. JL より強いバックアップ. 左右両用
右冠動脈	JR3.5 もしくは 4.0	一般的
	AL1ST SAL1.0	バックアップ系. 男性は Al 1ST, 女性は SAL1.0
	IL3.5	橈骨用. バックアップ系

3.5 もしくは 4.0 という数字は GC 先端第 1 カーブから第 2 カーブの長さ(cm).

図1 GC の種類（先端形状）

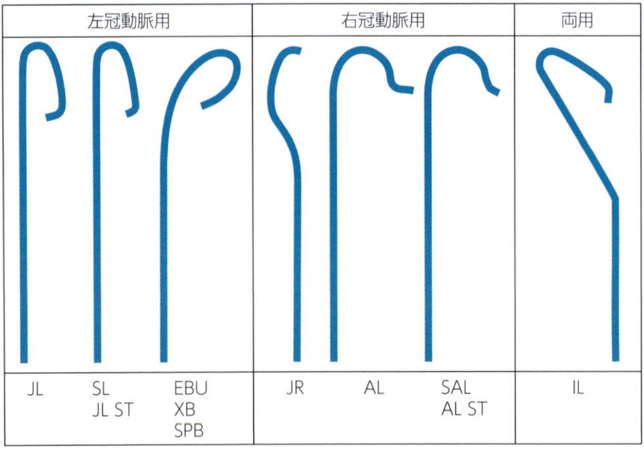

左冠動脈用			右冠動脈用			両用
JL	SL JL ST	EBU XB SPB	JR	AL	SAL AL ST	IL

表4 ガイドワイヤー（GW）の種類: 通常，直径 0.014 インチで先端加重が軽く柔軟なフロッピータイプが使用される.

GW タイプ	商品名	特徴
フロッピータイプ	ランスルー NS エクストラフロッピー ランスルー NS ウルトラフロッピー Sion Sion blue	1st チョイス 先端 0.014 インチ 血管穿孔リスクは低い
フロッピータイプ・ポリマージャケット	ランスルー NS ハイパーコート Sion black	ステント側枝の選択等
フロッピータイプ・先端シェーピング	XTR，XTA，Wizard78	先端が柔らかく，0.010，0.0078 と細い．CTO にも使用
CTO 用ガイドワイヤー	Gaia NEXT シリーズ Miracle シリーズ Conquest シリーズ	

表5 バルーンカテーテルの種類: ガイドワイヤーとの関係

OTW タイプ (over-the-wire: OTW)	GW の通過する内腔がカテーテル先端から手元まで続いている. マイクロカテーテルのように GW の操作性に優れ，バルーンの通過性にも優れるが，バルーンカテの出し入れが煩雑.
Monorail タイプ	GW 腔が先端から約 25cm までであり，現在の殆どのバルーンカテーテルがそうである. カテの出し入れが容易.

IV 治療編

表6 バルーンの性質による分類

	メリット	使用に適した病変
セミコンプライアンスバルーン (セミコン)	通過性に優れる	高度狭窄病変 ステント側枝の拡張
ハイプレッシャーバルーン (ノンコンプライアンス)	高圧拡張に優れる 高圧でもバルーン径変化が小さい	セミコンでは十分広がらないような硬い病変 ステント再狭窄
スコアリングバルーン	面でなく線に圧が掛かるため狭窄病変に綺麗に割が入り,綺麗な解離を作ることができる	セミコンでは十分広がらないような硬い病変 ステント内再狭窄

AR が出現しショックとなることがある.PCI 中に原因不明の血圧低下が生じたときは,GC を通常の位置に引き戻す.

- 薬剤溶出性ステント(drug-eluting stent: DES): ステント内再狭窄を低減できる.生体適合性・生体吸収性ポリマーを搭載する第2世代 DES により,ステント血栓症などの問題が解決されてきた.

- その他の PCI 関連物品

① Y コネクター(+30cm 程度の耐圧延長チューブ): GC に接続.入り口が2つあり,一つはガイドワイヤー(GW)を含むデバイスの止血弁付き入り口,もう一つは圧ライン兼造影剤注入ライン.

②(ガイドワイヤー)イントロデューサー: GW を Y コネクターに挿入する際に使用する全長20cm 程度の細いステンレスの筒.

③トルカー: GW 手元に装着し,冠動脈内での GW の細かい操作に用いる.

④インデフレーター: バルーン,ステントをインフレート(拡張)・デフレート(収縮)する道具.通常2倍希釈造影剤を10〜15mL 程度使用する.

⑤バックロックシリンジ: バルーン,ステントに接続し陰圧にすることでエアー抜きを行うバックロック付きシリンジ.最初に,ステントは必ず大気圧とする.

PCI に用いる特殊デバイス

- ロータブレータ(Rotablator): 高度石灰化病変に対し行う高速回転ドリル.回転ドリル(バー)の前面には20〜30μm のダイアモンド粉が付着しており,14万〜20万回転/分で石灰化病変を切削する.

- ロータブレータ先端のバーサイズは1.25〜2.5mm までの8種類ある.

表7 ステントの種類

ベアメタルステント (Bare Metal Stent: BMS)	薬剤が塗られていないステンレス製ステント. 6カ月後 ISR30%も 以降の ISR が少ない.		KANAME MULTI-LINK8 Liberte Integrity S-stent

薬剤溶出性ステント (Drug Eluting Stent: DES)	新生内膜増殖を抑制する薬剤を, ポリマーを使用してBMSに塗ったステント. 6～8カ月後 ISR 5～10%	第1世代 DES	Cypher
			  (Sirolimus Eluting stent: SES)
			Taxus
			  (Paclitaxel Eluting Stent: PES)

		以降の第2世代 DES	Xience Alpine
			  (Cobalt Chrome Everolimus Eluting Stent: CoCr EES)
			Promus Premier Promus Element
			Synergy
			  (Platina Chrome Everolimus Eluting Stent: PtCr EES)
			Resolute Onyx
			  (Zotarolimus Eluting Stent: ZES)
			Nobori, BMX-J
			  (Biolimus Eluting Stent: BES)
			Ultimaster
			  (Cobalt Chrome Sirolimus Eluting Stent: CoCr SES)
			BioFreedom
			  (Biolimus Coated Stent, Drug Coated Stent: DCS)

生体吸収性スキャフォールド (BioResorvable Scaffold: BRS)	ポリ乳酸等を使用したプラットフォームに, ポリマーを使用して薬剤を塗ったもの. 最終的に血管内に異物が残らない.		ABSORB (日本未発売)
カバードステント	BMS の内・外を PTFE 膜で覆ったステント. 止血困難な血管穿孔に緊急使用		GRAFTMASTER

・ロータブレータの合併症: 切削した組織破片による末梢塞栓が生じ, 冠血流が低下することがある. 以下の血管拡張薬の冠動脈注入が有効である. 硝酸薬(硝酸イソソルビド 1～2mg), ニトロプルシド (30～50μg), ベラ

IV 治療編

1 薬物療法

2 非薬物療法

パミル（50 μg），ニコランジル（5 分以上かけて 1mg 緩徐投与）．右冠動脈に施行する時には，塞栓に伴う一時的徐脈に備え，予め右室ペーシングリードを挿入しバックアップペーシングを行う．

- エキシマレーザー（excimer laser coronary angioplasty: ELCA）：血栓などの組織を紫外線レーザーで蒸散させるデバイスであり，主に血栓性病変，in-stent restenosis 病変に応用されている．

- エキシマレーザーサイズ：レーザービームを照射幅サイズから 0.9mm（GC サイズ：6F），1.4mm（6F），1.7mm（7F），2.0mm（8F）．1.7mm と 2.0mm には同心タイプ（C）と偏心タイプ（E）がある．

- エキシマレーザーの注意点：血液や造影剤がある状態でレーザーを照射するとバブリングが生じ血管障害をきたすため，照射中の生食フラッシュが必要．生食フラッシュスピードは 1.6〜2.0mL/秒が推奨されている．

- 薬剤溶出性バルーン（drug eluting balloon: DEB, drug coated balloon: DCB）：DES のバルーン版．日本で入手可能な Sequent Please は，セミコンバルーンにパクリタキセルがコーティングされており，ステント内再狭窄（ISR），小血管の新規病変に対する治療として用いる．患部で 7〜14atm，30〜60 秒拡張することで血管壁に薬剤を浸透させる．

PCI の特殊テクニック

- 分岐部病変では側枝の保護が重要：左主幹部〜左前下行枝病変での左回旋枝，主病変へのステントが大きな側枝を跨ぐ場合や，ステント留置によって側枝に高度狭窄が出現する場合は，側枝の保護が必要となる．

- 分岐部病変への PCI 手技：本幹と側枝に GW を挿入し，側枝を跨いでステント留置する．側枝の手前を至適サイズバルーンで拡張（proximal optimization technique: POT）し，その後本幹と側枝を同時に至適サイズバルーンで拡張（kissing balloon technique: KBT）する．

- 慢性完全閉塞（chronic total occlusion: CTO）は 3 カ月以上完全閉塞したままの病変をいう．閉塞部の冠動脈ルートが不鮮明であり硬く，floppy タイプの GW では通過しないため，種々の合併症が起こる可能性がある難関病変である．

- CTO へのアプローチには 2 種類ある．通常の PCI と同様に順方向性に GW を進める順行性アプローチと，側副血行路から病変の遠位に GW を進める逆行性アプロー

チ（retrograde approach）がある．

- マイクロカテーテル（MC）というOTWカテーテルはGW操作性を上げるために用いられる．
- CTO病変を克服するためのワイヤー操作法
    - パラレルワイヤー法（シーソーワイヤー法）：順行性アプローチで用いる．1本目のGWを指標として，2本目のGWで真腔を目指す方法を交互に繰り返す．
    - キッシングワイヤー法：順行・逆行の両方向から次第にGWを近づけていく方法．
    - CART（controlled antegrade and retrograde subintimal tracking）：順行性と逆行性にGWを偽腔に進め，両GWが近づいたポイントに逆行性からバルーンを進め拡張することで順行性と逆行性の偽腔をつなぎ，順行性にGWを通過させる方法．
    - Reverse CART法：順行・逆行の両方向からGWを進め，両GWが近づいたポイントに順行性からバルーンを進め拡張することで順行性と逆行性の腔をつなげ，逆行性にGWを通過させる方法．両方向からGWを真腔に進め可能な限り近づけ，順行性に細径バルーンで拡張し逆行性GWを通過させる方法をComtemporary Reverse CARTとよぶ．
    - ナックルワイヤー法：CTO部位へ逆行性GW挿入後に，GWを反転させ，鈍的に血管内を裂きながら腔内を進めていく方法．血管外に出る可能性は低いが，偽腔が広がる可能性があるため真腔を捉えることが困難となる．
- CTOに対するワイヤー操作の選択：順行性手技が基本であるが，困難な場合は逆行性に変更し，reverse CARTでGWを通過させ，逆行性GWと順行性マイクロカテーテルを進めて順行性GC内に誘導するとよい．その後，通常の順行性手技でバルーン拡張，ステント留置を行う．

**PCIのトラブル
シューティング**

- PCIの合併症に対するトラブルシューティングでは平常心を失わないことが一番重要である．トラブルには必ず原因があり，必ず解決法がある．余裕があれば，落ち着いて冠動脈造影を見直し原因を同定，対応する．

**GWが
進まないとき**

- 決して無理にGWを押さない．進まなくなった場所にGWを置いたまま造影を行い，原因を追及する．

Ⅳ 治療編

表8 GW不通過の原因とその対応

不通過の原因	対応
偽腔への迷入	GWを僅か抜いて正しいルートに誘導する.
高度屈曲	GW先端角度を強く小さくする. マイクロカテーテルを併用する.
高度狭窄	マイクロカテーテルを併用する. 先端サイズの小さいGWへ変更する.

血管内超音波 (IVUS)が冠動脈内から抜けないとき

決して無理にIVUSを引っ張らない. 以下の対処法を試してみるとよい.

- 引っかかりのないところまで押し進め, IVUSを回転させてGWのexit portの向きを変えて抜く.
- IVUSを通しているGWにバルーンを乗せて, 引っかかっているステントストラット部位を拡張する (GCサイズ: 7F以上)
- IVUSを通しているGWを引っかかっている部位の中枢側まで抜く.
- IVUSのシャフトにメス刃を軽く当て, 中心のイメージングコア以外を切断, イメージングコアを抜去し, 通常のGWを逆向きに挿入, IVUSを回転させながら抜去する.

ステントが進まないとき

Buddy wire法: 2本のGWを挿入しステントと病変の当りを変える. 2本目のGWとして, グランドスラム (シャフトが硬い), wiggle (シャフトがうねっている) が有効なことがある.

- GCエクステンションカテ (GUIDEPLUS, Guideliner, Guidezilla): Monorailタイプの子カテ. 冠動脈内に深く挿入することで強いバックアップフォースを得る (図2).
- アンカーバルーン法: Buddy wireの状態とし, 片方にバルーン, 片方にステントを乗せる. 病変の遠位側でバルーンを広げることで, バックアップフォースを得る方法 (図3).

血管破裂

バルーン拡張, ステント拡張した直後などの確認造影時には念頭に入れておく合併症である. デフレートしたバルーンをGC内に置いたまま造影するとよい. 万一血管が損傷していた場合は, そのバルーンを使用し直ちに止血に入ることができるからである. 以下の対処法がある.

- バルーンによる低圧拡張 (2〜4atm) による止血 (10分)
- パーフュージョンバルーンによる長時間止血 (10〜20分)

図2 GCエクステンションカテ（GCEx.）(中国四国ライブ in 倉敷 2012. 資料集より改変）

Guiding catheter（GC）エクステンションカテは，Guideliner, Guidezilla が使用可能．
モノレールタイプのいわゆる子カテである．冠動脈内に導入する際は，まずそのまま進めてみて，困難な場合は下図のようにバルーンによるアンカーを利用して遠位側まで導入する．

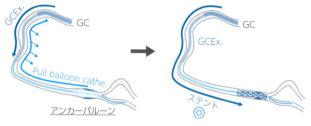

図3 アンカーバルーン法（中国四国ライブ in 倉敷 2012. 資料集より改変）

Buddy wire とし，片方にバルーン，片方にステントを乗せる．
病変遠位部でバルーンを拡張しアンカーとする．
ステントが乗った GW を強く引っ張りながら，ステントを進める．

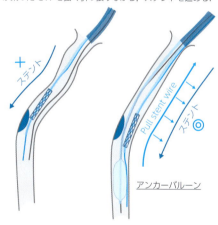

- ヘパリン中和（2分毎の GC 内生食フラッシュ）
- カバードステントによる破裂部の血管内からの被覆
- 小枝先端から出血している場合には枝の塞栓術：脂肪織，コイルなど．

IV 治療編

PCI 後にすべきこと

- 最終冠動脈造影で確認すべきこと：冠動脈の造影遅延の有無，ステント留置後の indentation（拡張不良）・前後の解離の有無，ステント留置部からの側枝の状態，GW による末梢穿孔をチェック．ガイドワイヤーを抜いて行う．
- 止血は用手圧迫による止血が最も確実で安全な方法である．橈骨動脈，上腕動脈では TR バンド，セーフブリードといった圧迫止血デバイスが，大腿動脈では，パークローズ，アンギオシール，エクソシールといった止血デバイスが用いられることがある．
- PCI 直後の 12 誘導心電図を必ず記録し，翌朝まではモニター心電図で観察する．翌朝，感染，貧血，腎機能悪化，心筋逸脱酵素，12 誘導心電図をチェックする．

PCI 後に気を付ける合併症

- ステント血栓症（stent thrombosis: ST）は発症時期により原因が異なる．
  - 早期ステント血栓症（1 カ月まで）：Early ST
    急性ステント血栓症（24 時間以内）：Acute ST
    亜急性ステント血栓症（1 日〜1 カ月まで）：Subacute ST（SAT）
  - 遅発性ステント血栓症（1 カ月〜1 年まで）：Late ST（LST）
  - 超遅発性ステント血栓症（1 年以降）：Very Late ST（VLST）
    Early ST は不十分な抗血小板療法やステント拡張不全の問題，LST や VLST はポリマーや薬剤による汎血管炎や中膜壊死などの可能性がある．
- ステント内再狭窄（in-stent restenosis: ISR）：DES を使用しても 5%前後の症例で ISR が生じる．治療としては，DES そして薬剤溶出バルーンが用いられることが多い．
- 造影剤腎症（contra induced nephropathy: CIN）：ヨード造影剤投与後，72 時間以内に Cr 値が 0.5mg/dL 以上または 25%以上増加した状態．CKD 患者，高齢者では特に注意が必要．一般的に可逆的で，3〜5 日後にピークに達し，7〜14 日後に前値に戻る．
- 造影剤腎症の予防が大切である．
  ①造影剤投与量を最小限に．
    Cigarroa の式：最大造影剤投与量＝5×体重/Cr
    （mL）（上限 300mL）
  ②術前に飲水を促し，等張性輸液（生食・ビカーボンな

ど）を PCI 前 6〜12 時間前から 1mL/kg/h で投与.
〔PRESERVE（NEJM2017）では生食とビカーボン投
与に有効性は見いだせなかった. しかし本研究では投
与プロトコールを指定していない.〕

③ PCI 時の血液透析併用: 内頸静脈から右房（RA）にブ
ラッドアクセスカテを挿入し, 冠静脈洞から到達する
造影剤を血液透析で可及的に除去する. エビデンスは
ないが, 経験的には大変有用な方法である.

- 造影剤腎症発症後の治療法としては,
①低用量カルペリチド（0.025〜0.05μg/kg/min, 血
圧低下に十分注意）
②溢水状態となれば一時的に限外濾過あるいは血液透析.

- コレステロール塞栓症（cholesterol embolism）: カ
テーテル操作に伴い動脈壁のプラークが破綻し, 末梢動
脈の閉塞をきたし, 腎不全を始め多臓器障害をきたす疾
患である. Blue-toe 症候群ともよばれる. 発熱, 関節
痛, 全身倦怠感, 好酸球増多, CRP 上昇, 血清補体の低
下や血沈亢進など, 血管炎類似所見あるいは下肢の網状
皮斑, チアノーゼなどの皮膚症状が認められることもあ
る. 確定診断には皮膚および腎生検などによる病理診断
が必要である.

- コレステロール塞栓症の治療としては, ①スタチン投与,
②末梢循環障害にプロスタングランジン点滴, ③ステロ
イド内服（プレドニゾロン 0.5mg/kg/日で開始, Cr・
好酸球数・症状をみながら 1〜2 週間毎に 5mg ずつ漸
減）, ④ LDL アフェレーシスがあるが, 有効性が確立さ
れたものはない.

- 患者および医療従事者の被曝低減: 患者の被曝低減のみ
ならず, 術者・カテ室内にいる医療従事者の被曝低減に
努める.

〈細木信吾〉

IV 治療編

2. 非薬物療法

2 ▶ Structural intervention

POINT

① 外科手術の代替療法としての治療と外科手術が困難な症例に対する治療を区別する.
② 心腔内の構造物を閉鎖する治療と弁に対する治療に大別される.
③ ハートチーム医療が重要である

Structural heart disease に対するインターベンションとは

- Structural heart disease（構造的心疾患）の治療としてのカテーテルインターベンション（structural intervention）が注目されている.
- 以下の, 6 領域に分けると考えやすい.
  ①先天性心疾患: 心房中隔欠損症, 心室中隔欠損症, 動脈管開存症など
  ②構造的心疾患（狭義）: 卵円孔開存症, 左心耳
  ③心筋症: 閉塞性肥大型心筋症
  ④後天性心疾患: 大動脈弁狭窄症, 僧帽弁狭窄症, 僧帽弁閉鎖不全症, 弁周囲逆流など
  ⑤後天性大血管疾患: 胸・腹部大動脈瘤, 急性・慢性肺塞栓
  ⑥異常血管: 冠動脈瘻, 肺動静脈瘻など

各論

① 先天性心疾患

- **心房中隔欠損症（atrial septal defect: ASD）**
  Amplatzer septal occluder (St. Jude Medical 社) もしくは Occlutech Figulla Flex II (Occlutech 社) などを使用する. 解剖学的に適する症例に対するカテーテル閉鎖の適応は外科手術に準ずる. 解剖学的な適応は主に経食道心エコー図法によって評価される欠損孔および周囲縁の形態により評価される.

  ASD に対するカテーテル閉鎖の対応については, 日本循環器学会. 先天性心疾患, 心臓大血管の構造的疾患（structural heart disease）に対するカテーテル治療のガイドライン. 循環器病ガイドシリーズ 2014 年度版. p.20, 21 を参照.

  ＊術後 1 カ月間のクロピドグレルと 6 カ月間のアスピリン内服など一定期間の抗血小板薬内服が推奨されている.

- **心室中隔欠損症（ventricular septal defect: VSD）**
  米国において体重 5kg 以上の症例に対して形状の適し

た筋性部 VSD に対する Amplatzer Muscular VSD Occluder（St. Jude Medical 社）は認可されているが，本邦では未承認である．

- **動脈管開存症（patent ductus arteriosus: PDA）**
本邦ではコイルもしくは Amplatzer Duct Occluder（St. Jude Medical 社）によるカテーテル閉鎖が認可されている．左右短絡を有する中等度より大きいものや聴診上心雑音が聴取されるものは閉鎖適応とされる．明らかな心雑音を認めない小さな PDA についての閉鎖適応は明確にされていない．

　＊ASD とは異なり治療後の抗血小板薬内服は不要である．

- **その他**
開窓 Fontan 術後の開窓部の閉鎖（試験閉鎖で適応を判断），大動脈縮窄症（縮窄部収縮期圧≧20mmHg）に対するバルーン形成・ステント留置術，右室流出路狭窄症（収縮期圧で≧40〜50mmHg）に対するバルーン形成術などを必要とする症例は成人領域でも遭遇する可能性がある．

② 構造的心疾患（狭義）

- **卵円孔開存症（patent foramen ovale: PFO）**
奇異性塞栓症（主に奇異性脳塞栓），片頭痛との関連性が指摘されており，これらの予防もしくは治療として閉鎖術が施行されることがある．PFO のカテーテル閉鎖用デバイスである Amplatzer PFO Occluder（St. Jude Medical 社）が本邦でも潜因性脳梗塞の 2 次予防として認可される見込みである．PFO 自体は正常成人の約 20％に認めるとされるが，多くの場合に病的意義はない．その他，潜水病や高山病との関連性が指摘されている．

- **左心耳閉鎖**
左心耳は心房細動に伴う虚血性脳卒中発症において血栓形成の重要な部位である．これに対して血管内アプローチで左心耳閉鎖を行う方法が登場しており，脳梗塞の高リスクかつ長期の抗凝固療法が困難な患者群において，長期抗凝固の代替療法となる．Amplatzer Amulet™（St. Jude Medical 社）が今後本邦で認可される見込みである．WATCHMAN™（Boston Scientific 社）

　＊術後一定期間（45 日間）のワルファリン療法，その後は抗血小板薬内服が必要とされる．

IV 治療編

③ 心筋症

- **閉塞性肥大型心筋症（hypertrophic obstructive cardiomyopathy: HOCM）**

HOCM に対する外科的中隔心筋切除術と経皮的中隔心筋焼灼術（percutaneous transluminal septal myocardial ablation: PTSMA）を合わせて中隔縮小治療（septal reduction therapy: SRT）とされる．この SRT の適応は薬剤抵抗性の心不全症状（NYHA Ⅲm～Ⅳ度），狭心症状または失神があり，安静または負荷で左室-大動脈間圧較差 50mmHg 以上が適応基準の基礎条件である．

PTSMA は左室流出路閉塞の原因となる肥厚した中隔心筋を灌流する冠動脈（通常，左冠動脈前下行枝から分枝する中隔枝）に高濃度エタノールを注入して局所の心筋壊死を作り，閉塞を解除する治療である．房室ブロックの他，急性心筋梗塞に伴う合併症に注意する．

＊実績ある術者による外科的治療は PTSMA より優れるため，特に若年～中年患者は中隔心筋切除術が勧められている．

HOCM に対する治療として PTSM の選択については，日本循環器学会．先天性心疾患，心臓大血管の構造的疾患（structural heart disease）に対するカテーテル治療のガイドライン．循環器病ガイドシリーズ 2014 年度版．p.92, 93 を参照．

- **大動脈弁狭窄症（AS）**

成人 AS に対するバルーン大動脈弁形成術（balloon aortic valvuloplasty: BAV）は大動脈弁位でバルーンを短時間膨らませて，狭窄した大動脈弁を開大する治療法である．短期効果しかないが，弁置換術への橋渡しとして用いられることがある．大腿動脈からの逆行性アプローチと経静脈的に心房中隔穿刺を介して行う順行性アプローチ（イノウエバルーンを使用）がある．

経カテーテル大動脈弁植込み術（TAVI）[transcatheter aortic valve replacement: TAVR という表現が用いられる場合もある]の適応は一般的な弁置換術に準じるが，現時点では，対象は外科的弁置換術が高リスクの患者群が対象である．が，今後外科手術が中等度の患者群にも適応が拡大される見込みである．

AS に対する TAVI の適応については，前出と同様に日本循環器学会．先天性心疾患，心臓大血管の構造的疾患（structural heart disease）に対するカテーテル治療の

ガイドライン. 循環器病ガイドシリーズ 2014 年度版. p.68 を参照.

主に経大腿・腸骨動脈アプローチもしくは経心尖部アプローチにより施行される. SAPIEN 3 (Edwards Lifesciences 社) と Evolute R (Medtronic 社) が本邦では承認されている. 二尖弁は原則適応外である.

* 術後は 3～6 カ月間のクロピトグレルおよび無期限のアスピリン内服が推奨されている.

- **僧帽弁狭窄症（MS）**

  経皮的経静脈的僧帽弁交連切開術（percutaneous transvenous mitral commissurotomy: PTMC）は本邦の Inoue らにより実用化され確立された構造的心疾患に対する経カテーテル治療である. 薬物治療下において NYHA Ⅱ度以上の症状があり, 僧帽弁口面積が 1.5cm^2 以下の場合に, PTMC の至適性（Wilkins スコア 8 点以下がよい適応）, 僧帽弁逆流の程度, 左房内血栓の有無などを考慮した上で適応が考慮される. イノウエバルーン（東レ）が用いられる.

  MS に対する PTMC の推奨については, 日本循環器学会. 先天性心疾患, 心臓大血管の構造的疾患（structural heart disease）に対するカテーテル治療のガイドライン. 循環器病ガイドシリーズ 2014 年度版. p.72 を参照.

- **僧帽弁閉鎖不全症（MR）**

  米国 FDA に承認された MitraClip システム（Abbott Vascular 社）が本邦でも臨床応用可能となっている. 一次性 MR（僧帽弁逸脱）に対して僧帽弁前尖と後尖をクリップ固定する経皮的システムであり, 心不全症状を伴う高度 MR（≧Ⅲ）を有するが, 弁修復の必要性が高いにも関わらず外科的手術が困難な症例が対象となる. 本邦においては僧帽弁逸脱による MR のみならず, 機能性 MR に対しても適応が認められている.

- **弁周囲逆流（paravalvular leak: PVL）**

  溶血や心不全を伴う症候性の PVL を有し, かつ外科手術が高リスクである症例に対して, 動脈管や血管の閉鎖栓を転用し, 経皮的 PVL 閉鎖が施行される場合がある. 本邦では PVL に対して承認されたデバイスはない. また, 無症候性の PVL に対して外科的・経皮的 PVL 閉鎖術は施行すべきではない.

⑤ 後天性大血管疾患

● **大動脈瘤**

本邦でもステントグラフトを用いた治療が可能となって

おり，胸部大動脈では 55mm 以上，腹部大動脈では男性 55mm 以上・女性 50mm 以上の動脈瘤に対して適応が考慮される．

ステントグラフト治療の解剖学的適応については，日本循環器学会．先天性心疾患，心臓大血管の構造的疾患（structural heart disease）に対するカテーテル治療のガイドライン．循環器病ガイドシリーズ 2014 年度版．p.83, 85 を参照．

TEVAR（胸部大動脈ステントグラフト内挿術）や EVAR（腹部大動脈ステントグラフト内挿術）に大別される．Landing zone とよばれる正常径大動脈と接合部分を動脈瘤の中枢・末梢の両側にみつけることが重要である．

- **急性肺塞栓**

〈カテーテル血栓溶解療法〉

カテーテルを用いた肺動脈への局所血栓溶解療法（rt-PA 遺伝子組換え組織プラスミノーゲン活性化因子投与）は末梢静脈投与と比べ治療効果に有意差を認めないが，カテーテルを血栓内に埋め込んでの注入やパルススプレーなどの工夫をして施行されることがある．

〈カテーテル血栓吸引・破砕術〉

ガイディングカテーテルなどを用いた血栓吸引術や肺動脈にも応用可能な経皮的血栓除去用カテーテルが用いられることがある．また，破砕術では血栓を細かくすることで総表面積を増やし血栓溶解薬の効果が増強されることが期待される．ピッグカテーテルを回転させて破砕する方法やバルーンカテーテルにより塊状血栓を押しつぶす方法が用いられる．

- **慢性肺血栓塞栓症**

区域動脈の末梢側に内膜肥厚や線維化組織が存在する末梢型慢性肺血栓塞栓症に対しては肺動脈血栓内膜摘除術が難しいため，バルーン肺動脈拡張術（balloon pulmonary angioplasty: BPA）が施行される．肺出血や肺水腫の合併症には十分注意する必要があり，一度に治療する病変を制限するなどの工夫をして施行する．

⑥ 異常血管

- **冠動静脈瘻**

無症状でも有意な短絡量（Qp/Qs≧1.3）を有する症例で閉鎖の適応が考慮される．ただし，還流部位が左心系か右心系かに注意する必要がある．冠動脈の盗血現象を認め，狭心症状などを呈することもあり，治療を要することがある．カテーテル閉鎖はコイルやプラグ（Amplatzer Vascular Plug: AVP）を用いて施行される.

- **肺動静脈瘻**

肺動脈が静脈と異常吻合をきたす病態であり，右左短絡をきたし，奇異性塞栓の原因となる．遺伝性出血性毛細血管拡張症（hereditary haemorrhagic telangiectasia: HHT）に合併していることが多い．流入肺動脈径3mm以上がカテーテル閉鎖治療のよい適応であるが，手技的に可能であればそれ以下であっても治療が考慮される．コイルやプラグを用いて施行される.

- **体肺側副動脈**

先天性心疾患に合併して主に主要動脈系から肺動脈へ側副動脈を認めることが少なくない．これらは単心室症例でのGlenn術後やFontan術後，Fallot四徴や肺動脈閉鎖兼VSD，その他右左短絡が著明な場合などに閉鎖が考慮される．やはり，コイルやプラグを用いて施行される.

- **ハートチーム医療**

Structural heart diseaseに対するインターベンションでは，カテーテル治療医，心臓血管外科医，麻酔科医，画像診断医，多種コメディカルを含めたハートチームで各症例を診断・治療していくことが重要とされている．甚大な合併症をきたす可能性のある手技もあり，バックアップ体制を確保することが重要である.

■参考文献

❶日本循環器学会．先天性心疾患，心臓大血管の構造的疾患（Structural heart disease）に対するカテーテル治療のガイドライン．循環器病ガイドシリーズ2014年度版．2015.

〈木島康文〉

IV 治療編

2. 非薬物療法

3 ▶ カテーテルアブレーション

■ **POINT**

① カテーテルアブレーションには，主に高周波アブレーション，冷凍凝固アブレーションがある．

② アブレーションの対象となる部位は，リエントリー性頻拍であれば必須共通路，非リエントリー性で巣状興奮を示す頻拍であればその起源である．

③ 頻脈性不整脈発生の基礎となるトリガーと基質，そのどちらか一方あるいは両者へのアブレーション治療が必要となる．

④ アブレーションを適切に安全に行うためには十分な解剖学的知識の習得が重要である．

房室回帰性頻拍，WPW 症候群

- 房室回帰性頻拍（atrioventricular reciprocating tachycardia: AVRT）とは，心房，正常房室伝導路，心室および副伝導路を旋回するリエントリー性頻拍と定義される．

- 心房と心室の間に存在して房室間の伝導を生じる副伝導路はケント（Kent）束およびマハイム（Mahaim）束とよばれる．一般にケント束が存在する場合には WPW 症候群とよばれる．心房から心室への伝導を認める副伝導路では心電図において特徴的なデルタ波を認める．

- WPW 症候群に心房細動を合併すると，伝導性の良好な副伝導路によって心房筋から心室筋へ高頻度の電気興奮が伝播することにより心室細動へ移行し突然死を発症する場合がある．WPW 症候群における突然死の割合は約 0.15%/年と報告されている．

- 房室回帰性頻拍は，その旋回方向により 2 種類に分けられる．正常房室伝導路を順伝導し副伝導路において室房伝導してリエントリー性頻拍が維持される順方向性房室回帰性頻拍（orthodromic AVRT）が大半である．稀ではあるが正常房室伝導路を逆（室房）伝導し副伝導路において房室伝導して頻拍が維持される逆方向性房室回帰性頻拍（antidromic AVRT）もある．

- 頻拍発作の有無にかかわらず，WPW 症候群はカテーテルアブレーションの適応である．

- カテーテルアブレーションは，副伝導路が通常は房室弁輪部に存在しているので，房室弁輪部にアブレーションカテーテルを配置して通電し副伝導路の離断を試みる．

- 副伝導路の局在はまず心電図において詳細に予測が可能となっている（図 1）．また心内電位において，房室弁輪

492

図1 デルタ波の波形から推定する副伝導路の局在

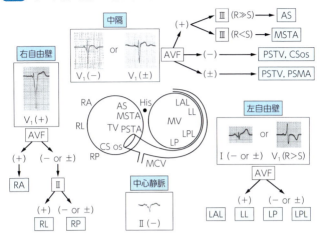

部に配置した多極カテーテルでも，その興奮伝導パターンから詳細に検討することが可能である．

- 房室伝導を認める WPW 症候群では，双極電位記録で心室興奮が最早期となる部位（連続した心房電位と心室電位が通常記録される），また単極電位記録ではいわゆる P-QS パターンを呈する部位が至適通電部位とされる（図2）．

房室結節リエントリー性頻拍

- 房室結節リエントリー性頻拍（atrioventricular nodal reentrant tachycardia: AVNRT）は，房室結節部に前方（上方）から進入する速伝路（fast pathway）と後方（下方）から進入する遅伝路（slow pathway）の二重伝導路，そして一部心房筋も含めたリエントリー性の頻拍であるとされる．
- 遅伝路を順行性に速伝路を逆行性に旋回する通常型房室結節リエントリー性頻拍（slow-fast, common type AVNRT），速伝路を順行性に遅伝路を逆行性に旋回する非通常型房室結節リエントリー性頻拍（fast-slow, uncommon type AVNRT）に分類される．頻拍発作がある症例はカテーテルアブレーションの適応である．
- 通常は遅伝路へのアブレーションによって高率に根治が可能である．具体的には特徴的な電位（Jackman 電

IV 治療編

図2 WPW症候群におけるアブレーション時の心内電位

ABL uniは単極電位記録，ABL biは双極電位記録を示す．非至適通電部位では単極電位はP-rSを示し，双極電位では心房波（A）と心室波（V）は離れている．一方，至適通電部位では単極電位はP-QSパターンを示し，双極電位ではAとVは一塊となっている．V波は点線で示すQRS（デルタ波）の開始地点よりも先行していることがわかる．このような部位での通電では治療が成功する可能性が高い．

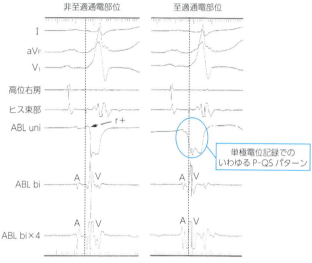

ABL: アブレーションカテーテル

位，Haissaguerre電位）が記録された部位を通電する方法（図3）と解剖学的に部位（後中隔部の冠状静脈開口部からその高位部）を決定し通電する方法があるが，両者を組み合わせて治療を進めていく．

心室期外収縮

- 心室期外収縮（premature ventricular contraction: PVC）の機序は，撃発活動，自動能亢進，そしてリエントリー性の可能性がある．また心筋症や虚血性心疾患などに器質的心疾患に合併する場合や，明らかな器質的心疾患を合併しない場合がある．
- 近年，心室期外収縮の総数が1日の総心拍数の10〜20%を超えると心機能が低下し，アブレーションにより心室期外収縮が治療されれば心機能も改善することが報告されている．

図3 通常型房室結節リエントリー性頻拍における一般的な通電部位とその電位

Map 1 は Jackman らの報告した slow pathway potential (Asp) で、低電位の心房興奮に続く sharp なスパイク状の電位で、冠静脈洞入口部前方の右房後中隔三尖弁輪部で記録される. Map 2 は Haissaguerre らの報告した slow potential (SP) で、より前方で記録され、ヒス束に近くなる.

HRA: 高位右房, HB: His 束電位, CSd: 遠位冠静脈洞電位, CSos: 冠静脈洞入口部

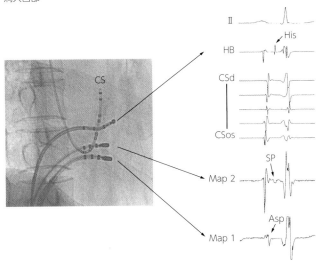

- 心室期外収縮に対するアブレーションでは、まずその波形からおおまかな起源の同定を試みることが重要である. 特に主要な心室期外収縮の起源として流出路があげられるが、アルゴリズムによっておおよその起源を予測することが可能である.
- 詳細な至適通電部位決定には、①ペーシングによって形成される心電図の QRS 波形による検討 (pace mapping での評価)、そして、②双極電位記録によって評価する心室期外収縮に対する先行度の検討 (activation mapping での評価)、が重要で、両者を組み合わせて通電部位を決定する (図 4). また単極電位記録でのいわゆる QS パターンも至適通電部位を決定する際に重要な所見である.

IV 治療編

図4　A, B: Pace mapping による検討

自然発生のPVC波形と非常に類似したQRS波形がペーシングによって再現されている．特に非リエントリー性のPVCに対するアブレーション時には有効通電となる可能性が高い所見の一つである．

C: 心室期外収縮 PVC 時の心内心電図

PVCの始まり（点線）から38ms先行する電位が双極電位記録（ABL bi）で記録されている．また同時に単極電気記録（ABL uni）では特徴的なQSパターンを示している．特に非リエントリー性のPVCに対するアブレーション時には有効通電となる可能性が高い所見の一つである．

A. 自然発生のPVC

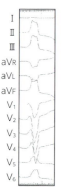

B. Pace mapping 波形

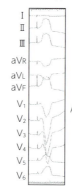

C. PVC 出現時の心内電位

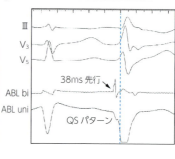

心室頻拍

- 持続性心室頻拍もやはりその機序は，撃発活動，自動能亢進，そしてリエントリー性の可能性がある．また心筋症や虚血性心疾患などの器質的心疾患に合併する場合や，明らかな器質的心疾患を合併しない場合がある．
- アブレーション時には，やはりまず心電図波形の検討からおおよその起源あるいは必須緩徐伝導路の出口をあらかじめ検討しておくことが重要である．
- 詳細な至適通電部位決定には，pace mappingでの評価およびactivation mappingでの評価に加えて，特に基質的心疾患に合併したリエントリー性心室頻拍の場合には不整脈基質の評価も非常に重要である．
- 具体的には，非頻拍時に心室の局所電位を評価し，リエントリー性心室頻拍の必須緩徐伝導路となり得る低電位領域やQRSに遅れたいわゆる遅延電位，多棘性の電位の有無を検討し，これらを参考に通電を行っていく．複数種類の心室頻拍を認める場合や，血行動態が不安定で心室頻拍中にactivation mappingを評価することが

図5 リエントリー性心室頻拍とエントレインメント

頻拍周期 TCL が 360ms の心室頻拍中に QRS に 60ms 先行する電位（Eg-QRS＝60ms）が得られ（MAP），同部から周期 330ms で連続刺激を行った際の心内心電図を示す．最終刺激から局所電位が次に出現するまでの時間（PPI, post pacing interval）は 360ms で TCL と一致した．また連続刺激中に刺激から QRS が形成されるまでの時間（St-QRS）は 60ms であり，これは Eg-QRS と一致していた．また連続刺激で形成される QRS 波形（■）と心室頻拍の波形（●）も一致していた（concealed fusion）．このような部位は回路の必須緩徐伝導路上である可能性が高く，アブレーションの至適部位と考えられる．

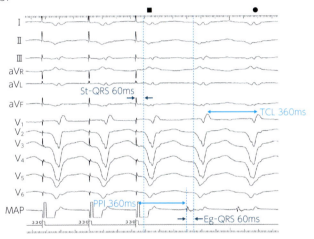

困難な場合には特に重要な方法である．
- 血行動態の安定したリエントリー性心室頻拍ではエントレインメントによる評価も有用である（図5）．

心房細動

- 心房細動（atrial fibrillation: AF）に対するアブレーションの基本的な考え方は，発作性心房細動発生のトリガーとなる心房期外収縮の約90％が肺静脈内部から発生しており，これを隔離することである．
- さらに肺静脈および肺静脈-左房接合部は心房細動中にリエントリーを形成する場合が多いとされ，肺静脈部からの巣状興奮は心房細動のトリガーかつ維持にも関与していることから，肺静脈へとつながる左房前庭部においてアブレーションを行い，肺静脈の電気的隔離を行う（図6）．ただし肺静脈部以外からの巣状興奮が心房細動のト

IV 治療編

図6　心房細動に対するカテーテルアブレーション法

A. 高周波カテーテルアブレーション：肺静脈前庭部を一カ所ずつ全周性に通電（丸で示す）し，肺静脈電位の隔離を行っている．
B. 冷凍凝固バルーンアブレーション（Arctic Front Advance™）：液化亜酸化窒素がバルーン内に充満し，バルーンに面する組織が冷凍凝固され，肺静脈隔離を行う．
C. SATAKE・HotBalloon システム™：高周波電流によりバルーン内充填液を加温され，バルーンと面する組織が熱伝導によって焼灼され，肺静脈隔離を行う．

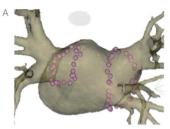

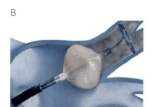

Arctic Front Advance™

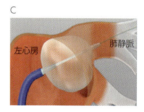

SATAKE・HotBalloon™

リガーとなる場合もあり，また左房前庭部への焼灼による肺静脈隔離のみでは特に持続性および長期持続性心房細動を維持する基質が完全に除去できない場合もあるため，様々な線状焼灼や異常な電位部への焼灼，自律神経節への焼灼なども行われているが，その有効性については未だ議論が分かれる．近年，バルーンでの冷凍凝固アブレーションによる肺静脈隔離が本邦でも使用可能となり発作性心房細動に対する良好な成績が報告されている．

カテーテルアブレーションの合併症

- カテーテルアブレーションに関する知識と経験の蓄積，3次元マッピングシステムやアブレーションカテーテル等の進歩に伴い，一般的な合併症の頻度は徐々に減少しつつある．主要な注意すべき合併症としては，心臓穿孔・

心タンポナーデ，血栓または空気塞栓症による脳梗塞・心筋梗塞，穿刺部を含む様々な血管損傷，高周波通電に伴う刺激伝導系の傷害・房室ブロック，放射線障害，感染症，そして稀ではあるが死亡などがあげられる．日本不整脈学会のカテーテルアブレーション委員会が集計し報告した2008年から2010年の治療症例における合併症の頻度と治療成績も参考にされたい．

・近年，急速に治療数が増加している心房細動へのカテーテルアブレーションであるが，1995年から2006年までの世界162施設における32,569人，45,115回のアブレーション治療での合併症に関する報告では，32人（0.098％）の死亡例が報告されている．死亡原因は，心タンポナーデが8人，脳梗塞が5人，左房食道瘻が5人，重度肺炎が2人，その他12人であった．心房細動アブレーションでは，左房食道瘻や肺静脈狭窄，横隔神経麻痺，胃不全麻痺など他のアブレーションでは通常認めない合併症の可能性があり注意が必要である．

■参考文献

❶大江 透. 不整脈 ベッドサイドから非薬物治療まで. 東京: 医学書院; 2007.

❷循環器病の診断と治療に関するガイドライン（2010-2011年度合同研究班報告）カテーテルアブレーションの適応と手技に関するガイドライン.

❸Cappato R, Calkins H, Chen SA, et al. Prevalence and causes of fatal outcome in catheter ablation of atrial fibrillation. J Am Coll Cardiol. 2009; 53: 1798-803.

〈永瀬 聡〉

Ⅳ 治療編

2. 非薬物療法

4 ▶ ペースメーカー

■ POINT

① ペースメーカー植込みが適応になるのは，主に洞不全症候群と房室ブロックなどの徐脈性不整脈である．

② 心房と心室を連携して収縮させる生理的ペーシングが推奨されている．

③ 条件付きであるが，MRI 対応のペースメーカーが使用されるようになってきた．

④ 閉塞性肥大型心筋症（HOSM）や神経調節性失神（NMS）においてペースメーカー治療される場合がある．

適応	・ペースメーカー植込みが適応になるのは徐脈性不整脈である． ・本来生体には，洞結節→心房結節間路→房室結節→ His 束→脚→ Purkinje 線維→心筋といった刺激伝導系が備わっている．そのいずれかが障害されると徐脈性不整脈が出現するが，主には洞不全症候群，房室ブロックである．
洞不全症候群	・適応になるのは主に徐脈による自覚症状が出現した場合である． ・心停止に伴うめまい，ふらつき，失神発作，また徐脈に伴う労作時呼吸困難，心不全などが主な徐脈に関する自覚症状としてあげられる． ・心室ペーシング（VVI）と比較すると心房心室順位ペーシング（DDD）の方が心房細動発症のリスクが少なく[1]，脳卒中イベントもなかった． ・VVI はリードが 1 本でシンプルだが，心房の収縮を無視しており，心房と心室が同時に収縮すると心房筋に負担がかかり，心房筋の進展ひいては不整脈の出現をきたす可能性が指摘されている． ・心房と心室を連携して収縮させる，生理的ペーシングが推奨されている． ・さらに，できるだけ心室ペーシングをせずに自己脈を優先するモードが好まれるようになってきた．心室をペーシングすると自己の刺激伝導系と比較すると多少なりとも dyssynchrony を引き起こし，長期にわたると心房細動などの発生が増加するからである[3]．

房室ブロック

- 房室ブロックに伴う自覚症状があるかどうかも，ペースメーカーを植込む大きな判断材料となる．His 束が障害されているかどうかも大きな判断材料である．
- His 束が障害されていると，補充調律が出現しない可能性があるため，自覚症状の有無にかかわらずペースメーカー植込みの適応と考えられる．
- 生理的ペーシングをするためには，DDD ペースメーカーが望ましい．
- 心室リードの位置は，心尖部よりも中隔が望ましいという文献も散見されるが決定的な効果の差異は示されていない．

リード挿入方法

- リード挿入の方法として橈側皮静脈のカットダウン，鎖骨下静脈穿刺，胸郭外鎖骨下静脈穿刺，エコーを用いた穿刺，double target 法などの方法がある．
- 鎖骨下静脈穿刺では，第一肋骨と鎖骨の間の肋鎖靱帯でリードにストレスがかかり，将来のリード損傷（図 1）の原因になると言われている．
- それに変わるのが胸郭外鎖骨下静脈穿刺であり，肋鎖靱帯でのストレスを避けることができる．

リード留置部位

- 通常リードが留置される部位は，心内波高値が十分得られ，刺激閾値が十分低く，解剖学的に袋小路でありリードがずれにくい場所が望ましい．

図1 肋鎖靱帯での断線

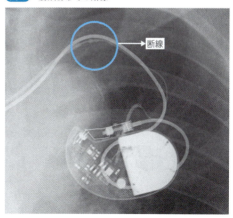

IV 治療編

図2 DDDペースメーカーで,右心耳と右室心尖部に留置されたリード

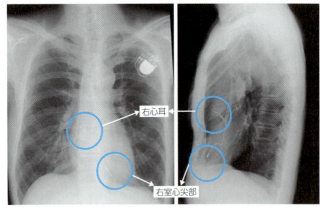

- 一般的には心房リードは右心耳,心室リードは右室心尖部に留置されることが多かった(図2).
- スクリューインリードの出現により,任意の部位に留置可能となったが,心房も心室も心筋穿孔のリスクがあるため,自由壁への固定時は強く押しすぎないように注意が必要である.

条件付きMRI対応ペースメーカー

- ペースメーカー植込み患者にMRIを施行すると,リードに過電流が流れたり,プログラムがリセットされたり,不適切なペーシングが出現する可能性があり,長い間禁忌であった.
- 本体,リードなどの改良により,ある条件を満たせばMRI施行が機種ごとに可能となった[4].
- 細かい条件が異なっており,十分条件を満たすかどうか事前に確認が必要である.
- 1.5テスラのみではなく,3テスラ対応のデバイスも出現している.

閉塞性肥大型心筋症(HOCM)に対するペーシング

- DDDモードで右室ペーシングすることにより,dyssynchronyを作りだし,左室流出路の圧較差を軽減させる治療がある.
- しかしながらM-PATHY試験を代表とするランダム化試験では,50%の患者において左室流出路の軽減が認められたが,運動耐容能の改善は認められなかったという結果[5]もあり,今のところ第一選択ではない.

- HOCM 患者において，ペーシングが第一選択の治療には至っていなが，侵襲的な心室中隔の削減治療（心筋切除やアルコール心筋焼灼術）の適応にならない患者においては，考慮するべき治療と言うことができる．

神経調節性失神（NMS）に対するペーシング

- NMS におけるペースメーカーの使用に関しては，失神の原因が心拍抑制や徐脈性のイベントによる症例に限られる．
- ペースメーカー治療は通常，孤立した心拍抑制や徐脈性の原因による失神症例には効果的である．
- しかしながら，心抑制による徐脈性要素と血管抑制による血圧低下の要素が，併せて起こっているケースが多いため，ペースメーカー植込みの適応がある患者でもペーシングにて充分な症状の改善が得られない場合もある．

■参考文献

[1] Kerr CR, Connolly SJ, Abdollah H, et al. Canadian Trial of Physiological Pacing: Effects of physiological pacing during long-term follow-up. Circulation. 2004; 109: 357-62.

[2] Healey JS, Toff WD, Lamas GA, et al. Cardiovascular outcomes with atrial-based pacing compared with ventricular pacing: meta-analysis of randomized trials, using individual patient data. Circulation. 2006; 114: 11-7.

[3] Sweeney MO, Bank AJ, Nsah E, et al. Minimizing ventricular pacing to reduce atrial fibrillation in sinus-node disease. N Engl J Med. 2007; 357: 1000-8.

[4] Gimbel JR, Bello D, Schmitt M, et al. Randomized trial of pacemaker and lead system for safe scanning at 1.5 Tesla. Heart Rhythm. 2013; 10: 685-91.

[5] Maron BJ, Nishimura RA, McKenna WJ, et al. Assessment of permanent dual-chamber pacing as a treatment for drug-refractory symptomatic patients with obstructive hypertrophic cardiomyopathy. A randomized, double-blind, crossover study (M-PATHY). Circulation. 1999; 99: 2927-33.

〈杉山弘恭，西井伸洋〉

IV 治療編

2. 非薬物療法
5 ▶ ICD, CRT（D）

① 植込み型除細動器
(implantable cardioverter-difibrillator: ICD)

POINT
① 植込み型除細動器（ICD）は心室頻拍，心室細動などの致死的な頻脈を治療する植込み型デバイス．
② 心臓再同期療法（CRT）は刺激伝導系の障害などにより，同期不全を起こしている心室に対し，2カ所からペーシングすることで再同期させる植込み型デバイス．

ICDの歴史
- 心機能が低下している患者は心室性不整脈による突然死が多いことが知られていた．しかしながら，抗不整脈薬投与が却って予後を悪化させることから突然死予防に植込み型除細動器（ICD）が第一選択とされている．

ICDの基本的な働き
- ペースメーカーと同様に徐脈に対するペーシング機能も備えている．
- 設定された脈拍数以上の心室頻脈を検出した場合に治療に入る．
- 一つは抗頻拍ペーシングであるが，リエントリー性の心

図1　心室頻拍に対する抗頻拍ペーシング

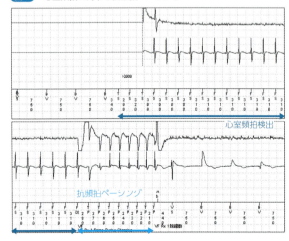

図2 心室細動に対する電気的除細動

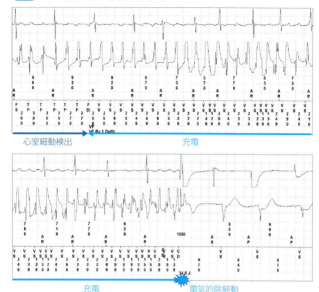

- 室頻拍に対し少し早いレートでペーシングを行い（図1），リエントリーの興奮間隙をなくすことにより頻拍を停止させようとするものである．
- 同じペーシング周期で刺激するバーストペーシングと，徐々にペーシング周期が短縮していくランプペーシングの2種類ある．
- もう一つは電気的除細動（図2）である．本体と右室コイル（SVCコイルがある場合はそれに加えて右室コイルとSVCコイル）で二相性で通電を行う（図3）．
- 体外式除細動器と比較して必要なエネルギー量は非常に少なく，近年はおよそ40Jである．
- 頻脈のレートによってzoneに分けて治療方法を変更することができる．近年は，できるだけ電気的除細動をさせないように抗頻拍ペーシングが先行するようなプログラムが推奨されている．

IV 治療編

1 薬物療法
2 非薬物療法

図3 本体と右室コイル間，上大静脈コイルと右室コイル間での電気的除細動

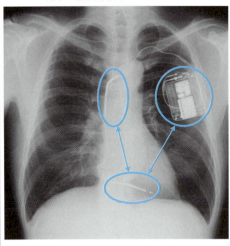

二次予防としてのICD

- 心室細動が捉えられた場合，血行動態の破綻する心室頻拍が捉えられた場合はいずれも Class I となっている．器質的心疾患に伴う心室頻拍が捉えられアブレーションや薬物療法でコントロールできたとしても，それらの治療の長期効果は不明であり Class IIa で ICD 植込みが推奨されている．
- Brugada 症候群，long QT 症候群に関しても心室細動が捉えられれば Class I である．

一次予防としてのICD

- 最初の心室性不整脈で命を落とす患者も多く存在し，high risk 群に対して一次予防目的で ICD を植込むことが増えてきている．
- Brugada 症候群に関しては，①突然死の家族歴，②失神発作の既往，③心臓電気生理検査での心室細動の誘発，以上3項目中2項目陽性であれば，Class IIa となっている．
- Long QT に関しては，Torsades de pointes または失神の既往があり β 遮断薬が無効の場合か，突然死の家族歴を認め，β 遮断薬が無効の場合，Class IIa となる．

ICD の合併症

- 不適切作動，感染，リード損傷，心筋穿孔などが主な合併症である．
- 不適切作動は ICD に特徴的で，遠隔モニタリングにより不適切作動を減らすことが可能である．また，上室頻拍を除外するアルゴリズムを使用することも有用である．

様々な ICD

- 着用型の ICD（wearable cardioverter defibrillator: WCD）もある．感染してデバイス抜去後，再植込みまでの期間や，ICD 植込みを迷っている間などに 3 カ月だけ使用可能である．
- 完全皮下型 ICD（S-ICD）も使用可能である．本体を左側胸部，リードを胸骨左縁の皮下に留置する．経静脈アプローチが困難な先天性心疾患患者，感染症例，小児などが適応となる．

② 心臓再同期療法
(cardiac resynchronization therapy: CRT)

CRT の歴史

- 以前より心機能の低下した症例の中で，QRS 幅が拡がっている患者群の予後が悪いことが知られていた．特に完全左脚ブロックの症例においては，心室中隔と側壁で収縮する時相がずれており（dyssynchrony），心機能をさらに悪化させることが明らかとなった．それを矯正するデバイスが CRT である．
- CARE-HF[4] にて，QRS 幅が 130ms 以上，LVEF 35% 以下の患者に CRT 導入により生命予後が改善することが示された．

CRT の基本的な働き

- CRT は電気的ずれを解消することにより心不全を改善する治療法である．
- 経冠静脈的に左室側壁にリードを留置することが可能になり，右室リードとともに左室を挟み込む形でペーシングすることにより左室間の収縮のずれを改善し，心臓収縮を同期させることにより，心機能改善に寄与する．
- この治療が長期にわたって効果的である理由のひとつに，心筋酸素消費量を減らして，心拍出量を増加させることがある[5]（図 4）．心拍出量を増加させるのにカテコラミンなどで心筋酸素消費量を増やすと，徐々に心筋が疲弊してくることが知られている．心不全の治療は心臓を休ませることが大切であるが，CRT は，心筋を休ませつつ

IV 治療編

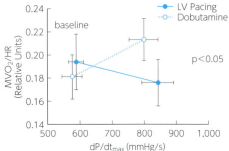

図4 心臓再同期療法にて心筋酸素消費量は増加させず，収縮能を改善している

心拍出量を増やすことができる，理にかなった治療と考えられる．

CRT の適応

- NYHA Ⅲ以上，LVEF 35％以下，QRS 幅 120ms 以上が主な CRT の適応ということになる．
- ICD 機能のない CRT-P か，それがある CRT-D の選択に関しては，CRT の適応がありかつ ICD の適応がある場合に CRT-D が適応される．
- NYHA Ⅱの症例に対しても CRT の心機能および生命予後改善効果が示され[6]，徐々に NYHA Ⅱの症例に対しても適応が拡大されつつある．ただし，その場合は左脚ブロック症例あるいは，QRS 幅が 150ms 以上など，条件が厳しくなる．

CRT に特徴的な合併症

- 左室リードが留置される場所に左側の横隔神経が走行している場合があり，それを刺激することで横隔神経刺激が出現することがある．術中に認められなくても立位や座位など姿勢が変化すると出現する場合がある．
- 4極リードが使用可能になり，ペーシング部位を複数選択できるようになり，横隔神経刺激を回避できる割合が上昇している．

遠隔モニタリングによる follow up

- テクノロジーの進歩により，患者が家に居ながらにしてデバイスに取り込んだ様々な情報を医療者側で確認できるようになった（図5）．
- このシステムにより，①安全にデバイス外来の回数を減らすことができる，②デバイス follow にかかる医師，患

図5 無線タイプの遠隔モニタリングシステム

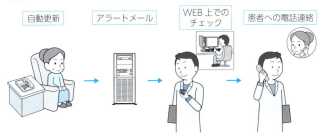

自動更新 → アラートメール → WEB上でのチェック → 患者への電話連絡

図6 エキシマレーザーシースによる，リード抜去術

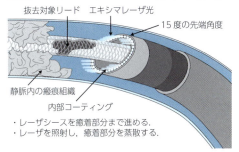

抜去対象リード　エキシマレーザ光
15度の先端角度
静脈内の瘢痕組織
内部コーティング

・レーザシースを癒着部分まで進める．
・レーザを照射し，癒着部分を蒸散する．

者双方の負担を減らすことができる，③不整脈イベントやデバイスの不具合を早期に捉えることができる，④生命予後を改善する可能性あり，ということが様々な報告ですでに証明されている．

- 効率的に運用するには，様々な業務を看護師や臨床工学技士などと連携し，多職種で分担することが望ましい．

デバイス感染

- リードを含むデバイスに感染を起こした患者は，その後の経過が非常に重篤となる場合がある．
- ポケット感染を起こした場合，創部の処置のみ行ったり，リードを切って対側に新規デバイスを植込んだりする場合があるが，高率に再発する．
- ポケット感染でもデバイス全抜去が Class I である．その背景には，エキシマレーザーシースを始めとしたデバイス抜去術の進歩にあると考えられる．
- エキシマレーザーシース（図6）は2010年から本邦で使用可能となっているが，通常のシステムと比較して成功率が有意に高いと報告されている[8]．

- また，エキシマレーザーシース以外もメカニカルシースなど様々な有用なシステム[9]が使用可能である．

■参考文献

1. Echt DS, Liebson PR, Mitchell LB, et al. Mortality and morbidity in patients receiving encainide, flecainide, or placebo. The Cardiac Arrhythmia Suppression Trial. N Engl J Med. 1991; 324: 781-8.
2. Connolly SJ, Hallstrom AP, Cappato R, et al. Meta-analysis of the implantable cardioverter defibrillator secondary prevention trials. AVID, CASH and CIDS studies. Antiarrhythmics vs Implantable Defibrillator study. Cardiac Arrest Study Hamburg. Canadian Implantable Defibrillator Study. Eur Heart J. 2000; 21: 2071-8.
3. Abraham WT, Fisher WG, Smith AL, et al. Cardiac resynchronization in chronic heart failure. N Engl J Med. 2002; 346: 1845-53.
4. Cleland JG, Daubert JC, Erdmann E, et al. The effect of cardiac resynchronization on morbidity and mortality in heart failure. N Engl J Med. 2005; 352: 1539-49.
5. Nelson GS, Berger RD, Fetics BJ, et al. Left ventricular or biventricular pacing improves cardiac function at diminished energy cost in patients with dilated cardiomyopathy and left bundle-branch block. Circulation. 2000; 102: 3053-9.
6. Linde C, Abraham WT, Gold MR, et al. Randomized trial of cardiac resynchronization in mildly symptomatic heart failure patients and in asymptomatic patients with left ventricular dysfunction and previous heart failure symptoms. J Am Coll Cardiol. 2008; 52: 1834-43.
7. Wilkoff BL, Love CJ, Byrd CL, et al. Transvenous lead extraction: Heart Rhythm Society expert consensus on facilities, training, indications, and patient management: this document was endorsed by the American Heart Association (AHA). Heart Rhythm. 2009; 6: 1085-104.
8. Wilkoff BL, Byrd CL, Love CJ, et al. Pacemaker lead extraction with the laser sheath: results of the pacing lead extraction with the excimer sheath (PLEXES) trial. J Am Coll Cardiol. 1999; 33: 1671-6.
9. Bongiorni MG, Soldati E, Zucchelli G, et al. Transvenous removal of pacing and implantable cardiac defibrillating leads using single sheath mechanical dilatation and multiple venous approaches: high success rate and safety in more than 2000 leads. Eur Heart J. 2008; 29: 2886-93.

〈西井伸洋〉

2. 非薬物療法

6 ▶ 人工呼吸器

■ POINT

① 自発呼吸がしっかりしている場合は，プレッシャーサポート換気（PSV）を選択する．
② 酸素毒性を避けるため，なるべく早く吸入酸素濃度 0.6 以下にする．
③ すべての患者で肺保護戦略を意識する．
④ 自発覚醒トライアル，自発呼吸トライアル成功で抜管を考慮する．

適応	・無呼吸 ・急性換気不全 ・差し迫った急性換気不全 ・重度の酸素化障害

人工呼吸器モード

・Continuous mandatory ventilation（CMV）：吸気をトリガーして強制換気を送るモード
・Continuous spontaneous ventilation（CSV）：自発呼吸を補助するモード．CPAP と PSV がある．

持続的強制換気
持続的自発換気

①持続気道陽圧（continuous positive airway pressure: CPAP）
・呼吸サイクルを通じて気道に陽圧をかける．人工呼吸器からの離脱が可能かどうかを評価するときに使用される．
②圧補助換気（pressure support ventilation: PSV）
・吸気努力を設定圧でサポートする．1 回換気量を確保するためには，15～30cmH$_2$O が必要である．

同期式間欠的強制換気

・Synchronized intermittent mandatory ventilation（SIMV）：間欠的に吸気をトリガーして強制換気を送るモード．強制換気と強制換気の間に自発呼吸を行うことができ，通常プレッシャーサポートを加える．

呼気終末陽圧

・Positive end-expiratory pressure（PEEP）：肺胞の closing pressure より高い圧をかけて，ガス交換を改善させ，atelectrauma を予防する．
・通常は 5～10cmH$_2$O で設定するが，無気肺などで肺胞のリクルートメントが必要な場合は，高い PEEP（20cmH$_2$O 程度）が必要なこともある．
・人工呼吸は右室の前負荷を減らし後負荷を増やし，左室の前負荷を減らし後負荷を減らす．その結果，通常は心拍出量を減らすが，左室拡張末期圧の上昇している心不全に対しては，むしろ改善効果が期待できる．

IV 治療編

1 薬物療法

2 非薬物療法

肺保護戦略	・もともとは急性呼吸促迫症候群（ARDS）患者の呼吸管理方法であるが，現在ではすべての人工呼吸器管理患者に行われている． ①一回換気量を 8mL/kg（予測体重）で開始し，2 時間かけて 6mL/kg に減らす． ②プラトー圧は 30cmH_2O 以下． ③ PEEP は 5cmH_2O より下げない． ④ pH 7.3 以上ならば PCO_2 の上昇は容認する（permissive hypercapnia）．
ウィーニング	・PO_2 が 60〜100mmHg を目標に吸入酸素濃度を下げていく．吸入酸素濃度が 0.5 まで下がったら PEEP を 2〜3cmH_2O 刻みに 5cmH_2O まで下げる． ・SIMV では設定換気回数を 2〜3 回/分ずつ下げる．PSV ではプレッシャーサポート圧を 2〜3cmH_2O ずつ下げる．
古典的抜管基準	・換気回数（RR）≦30〜35 回/分 ・一回換気量（VT）>5〜10mL/kg ・肺活量（VC）>10〜12mL/kg ・最大吸気陰圧（MIP）<−20cmH_2O（−25cmH_2O） ・分時換気量（VE）<10〜15L/分
自発覚醒トライアルと自発呼吸トライアル	①人工呼吸が必要になった原因が改善 ②ガス交換能が改善 　吸入酸素濃度が 0.5 以下，PEEP が 8cmH_2O 以下，PO_2 が 60mmHg 以上，分時換気量 12L/分以下 ③自発呼吸が可能 ④血行動態の安定 　以上を満たせば，SAT と SBT を経て抜管となる．

自発覚醒トライアル
・Spontaneous awakening trial（SAT）：すべての鎮静薬を最大 4 時間中止し，呼びかけ刺激に対して開眼すれば成功とする．

自発呼吸トライアル
・Spontaneous breathing trial（SBT）：気管チューブを T ピースにつなぎ，加湿した酸素を与える．30〜120 分耐えられる患者は抜管を考慮する．

人工呼吸器関連肺傷害 (ventilator-induced lung injury: VILI)	● 高濃度の酸素吸入により，活性酸素やフリーラジカルが産生され，肺傷害を惹起する．低酸素血症のある患者には，まず吸入酸素濃度を1.0にして，PO_2で55〜80mmHgを目標に吸入酸素濃度を下げる．なるべく早く吸入酸素濃度0.6以下を目標にするが，重症患者では達成できないこともある．
酸素毒性	
圧傷害	● Barotrauma: 過膨張による肺胞の破裂をきたし，縦隔気腫，気胸，皮下気腫などを生じる．
容量傷害	● Volutrauma: 一回換気量が大きいときに肺胞の過膨張によって引き起こされる．
Atelectrauma	● 肺胞の膨張と虚脱を繰り返すことにより，肺傷害の原因となる．
Biotrauma	● 肺傷害を起こすような人工呼吸によって，炎症性メディエーターが活性化され，肺傷害や全身性炎症反応症候群（SIRS）の原因となる．

トラブルシューティング	・挿管したが，PCO_2 が高い． ⇒頭部外傷がなければ，permissive hypercapnia で PCO_2 が50〜100mmHg は許容する． ・低心機能患者で，挿管しても血行動態が改善しない． ⇒鎮静を深くして自発呼吸をなくし，CMV モードに切り替える．血行動態悪化の原因に対する治療を行う．

■参考文献
❶Hess DR, Kacmarek RM. Essentials of Mechanical Ventilation. 3rd ed. New York: McGraw-Hill Education; 2014.
❷Marino PL. Marino's The ICU Book.4th ed. Philadelphia: Wolters Kluwer Health, Lippincott Williams & Wilkins; 2014.

〈福家聡一郎〉

2. 非薬物療法
7 ▶ 非侵襲的陽圧換気療法（NPPV）

POINT
① 非侵襲的陽圧換気療法 noninvasive positive pressure ventilation(NPPV) には CPAP, bilevel PAP, PSV, ASV がある.
② 急性心原性肺水腫には積極的に NPPV を使用し, 挿管を回避する.
③ 在宅 NPPV は慎重に適応を判断する.

NPPV とは
- 気管挿管を必要としない, フェイスマスク, 鼻口マスク, 鼻マスクなどを使用した陽圧人工呼吸の総称.

NPPV のモード
- Continuous positive airway pressure (CPAP): 呼吸サイクルを通じて気道に陽圧をかけ, 機能性残気量を減らす.
- 最初は CPAP 5cmH₂O に設定する.
- Bilevel positive airway pressure (bilevel PAP): 吸気と呼気で別々の陽圧が設定できる. モード（S/T モード: 自発, T モード: 時間), 呼吸回数, 吸気圧 (inspiratory positive airway pressure: IPAP), 呼気圧 (expiratory positive airway pressure: EPAP), 吸気時間を設定する. IPAP と EPAP の差が, プレッシャーサポート圧となる（図1）.

持続気道陽圧
二相式気道陽圧

- 最初は自発モード, 呼吸回数10回/分, IPAP 10 cmH₂O, EPAP 5cmH₂O に設定する.

圧補助換気
- Pressure support ventilation (PSV): 吸気努力を設定圧でサポートする. 通常は CPAP と併用する.
- 最初はプレッシャーサポート圧10cmH₂O, CPAP 5cmH₂O で開始する.

図1 CPAP, bilevel PAP, PSV の概念図

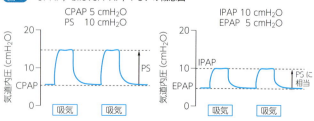

図2 ASVの概念図

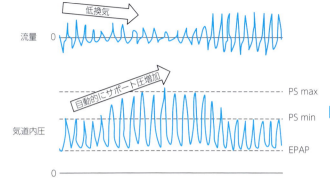

適応補助換気

- Adaptive servo ventilation (ASV): 慢性心不全に伴うCheyne-Stokes呼吸に対する専用のNPPVとして開発された在宅でも使用できる機器.
- 直近のフローもしくは換気量をモニタリングして患者の呼吸状態を評価し,それに応じてプレッシャーサポート圧を設定した範囲で1呼吸ごとに自動的に調節し,低換気時にサポート圧が増える.
- 交感神経緊張低下作用も期待できる.
- 急性心不全に対するNPPV治療や,鎮静下カテーテル検査・治療中の呼吸補助としても使用される.
- デフォルト設定で使用開始する.

患者選択

- 集中治療時に関しては,人工呼吸の必要があり,かつNPPVの禁忌がない患者を選択する.チェックリストを使用するとよい(表1).

表1 患者選択のチェックリスト

人工呼吸の必要性
1. 呼吸困難がある
2. P/F比*<200 かつ/または PCO₂>45mmHg

禁忌の除外
1. 致死的な呼吸不全ではない
2. 致死的な循環不全(ショックなど)でない
3. 昏睡,不穏,痙攣がない
4. 咳嗽反射が保たれている
5. 吐血,嘔吐がない
6. 喉頭浮腫,顔面外傷,最近の頭頸部手術がない

*PO₂(mmHg)とF_iO₂(吸入酸素濃度)の比で酸素化の指標
すべてを満たせば,NPPVを考慮する

IV 治療編

疾患別治療方針

急性心原性肺水腫

- 陽圧換気により胸腔内圧が上昇し，静脈還流低下による前負荷の減少，左室後負荷の減少をもたらし，血行動態が改善する．
- CPAP, bilevel PAP は酸素療法と比べ，有意な呼吸数減少，P/F 比上昇，血行動態の改善，気管挿管減少，死亡率の減少をもたらす．

【NPPV の開始時期】

- 急性非代償性心不全患者には，いたずらに酸素投与のみで様子をみるべきでなく NPPV を第一選択とし，積極的に早期に開始する．低酸素血症に呼吸困難を伴っていれば，直ちに開始すべきである．

慢性心不全における Cheyne-Stokes 呼吸

- 慢性心不全に Cheyne-Stokes 呼吸を合併していると予後不良である．NPPV による死亡率改善は示されてはいないが，Cheyne-Stokes 呼吸を抑制する治療により短期的には心機能改善が得られる．
- まずは心不全の薬物治療を適正に行い，次に Cheyne-Stokes 呼吸に対しての CPAP を考慮する．無呼吸低呼吸指数（AHI）の抑制効果が不十分な場合（AHI≧15）や忍容性が悪い場合は，bilevel PAP や ASV に切り替えを行う．

【実際の治療】

- 睡眠ポリグラフ検査で AHI≧15（保険診療では AHI≧20）の中等度の Cheyne-Stokes 呼吸を認める心不全患者が対象となる．
- まずは CPAP を導入する．
- 3 カ月後に CPAP 装着下での再検査で，AHI≧15 であれば ASV に切り替える．

閉塞性睡眠時無呼吸症候群（OSAS）

- 睡眠中に上気道を陽圧状態に保つことで，閉塞起点となる上気道軟部組織を押し上げ，気道の開存が維持される．CPAP で心血管イベント抑制効果および生命予後改善効果が期待できる．

【保険診療を考慮した実際の治療】

- 簡易モニターで AHI≧40 ならば CPAP を導入する．
- 次に，睡眠ポリグラフ検査で AHI≧20 ならば CPAP を導入する．
- CPAP に忍容性が不良であれば，口腔内装置を使用する．

■参考文献

❶日本呼吸器学会 NPPV ガイドライン作成委員会，編．NPPV（非侵襲的陽圧換気療法）ガイドライン．改訂第 2 版．東京：南江堂；2015.

❷Marino PL. Marino's The ICU Book. 4th ed. Philadelphia: Wolters Kluwer Health, Lippincott Williams & Wilkins; 2014.

〈福家聡一郎〉

Ⅳ 治療編

2. 非薬物療法

8 ▶ 大動脈内バルーンパンピング（IABP），インペラ，経皮的心肺補助装置（PCPS）

■ POINT

① 大動脈内バルーンパンピング（intra-aortic balloon pumping: IABP）は左室後負荷を軽減させ，拡張期血圧を上昇させる循環補助デバイスである．

② インペラは左心室から脱血した血液を直接大動脈へ送り出す，新しい経皮的/経血管的補助循環装置である．

③ 経皮的心肺補助装置（percutaneous cardiopulmonary support: PCPS）は循環動態が破綻した患者に緊急で使用する“最終兵器”である．

④ PCPS/IABP はいずれも，循環不全に対する姑息的な治療である．

① 大動脈内バルーンパンピング
(intra-aortic balloon pumping: IABP)

IABP の メカニズムと 期待される効果	・IABP は主に大腿動脈から経皮的にバルーンカテーテルを挿入し，下行大動脈に留置する．心電図モニターや動脈圧波形を用いて心周期と同期させ，収縮期にバルーンを拡張，拡張期に収縮させることによって次のような作用をもたらす． ①拡張期にバルーンを拡張させることによって動脈血を大動脈近位部にシフトさせる． ②急速にバルーンを収縮させることによって収縮期に大動脈内のボリュームを下げる． ・これらのメカニズムにより左室後負荷が軽減され，下記のような効果が期待される． ①収縮期血圧の約 20%の低下 ②拡張期血圧の約 30%の上昇 ③平均動脈血圧の上昇 ④心拍数の約 20%の低下 ⑤心拍出量の約 20%の増加
IABP の 冠血流に対する 作用	・上記メカニズムにより，IABP は拡張期に冠血流を増やすとされている． ・IABP の血行動態における効果の本質は左室後負荷の軽減であると考えられている．

IABP の適応

- IABP は一時的な循環補助として心原性ショックに対して適応があるとされてきた．以下にガイドラインを参考に病態別にその適応を検討した．

① 急性冠症候群による心原性ショック

- 2013 年に発表された IABP-SHOCK II 試験[1] においては，心原性ショックを呈した急性心筋梗塞患者に対する IABP の使用は 30 日後の生存率に差がないことから IABP は一時的な循環補助であり，"血行再建までの時間稼ぎ"として使用するべきである．

② 僧帽弁逆流症などに伴う急性左心不全

- 効果的であり特に僧帽弁逆流流による心不全には著効する．しかしながらあくまでも一時的な治療であり，僧帽弁に対する根治的治療までの"橋渡し治療"である．

③ ハイリスク症例に対する予防的使用

- 近年 IABP の予防的使用を否定する報告が相次いでいる．合併症のリスクを考えると，カテコラミンなどの循環作動薬の使用を優先するケースも多くなると考えられる．
- IABP 使用の禁忌
  - ①大動脈弁閉鎖不全（2 度以上）および重篤な AV シャント
  - ②大動脈解離および大動脈瘤
  - ③重症感染症
  - ④出血状態
  - ⑤高度の下肢閉塞性動脈硬化症
  - ⑥補助人工心臓適応時

② インペラ (Impella)

インペラの メカニズムと 期待される効果

- インペラは左心室から脱血した血液を直接大動脈へ送り出す，全く新しい経皮的/経血管的補助循環装置である．(2017 年 9 月保険収載)．
- 通常は大腿動脈より経皮的/経血管的にポンプカテーテルを左心室内に挿入・留置する．
- 左室内のポンプカテーテルより吸引した動脈血を上行大動脈に位置した吐出部から送り出すことにより，順行性の体循環を補助する．
- インペラ 2.5，インペラ 5.0 はそれぞれ最大補助流量が 2.5L/min，5.0L/min であり，後者では挿入に際して動脈のカットダウンを要する．
- 循環補助を行いつつ，左心負荷軽減，心筋循環改善により心機能改善効果が期待できる．

インペラの適応

- 心原性ショックなどの薬剤抵抗性の急性心不全
- IABP では十分な補助循環が困難な病態，心機能の改善に直接的に寄与しない PCPS では期待しにくい心機能

Ⅳ 治療編

の改善が求められる病態
- LVAD への短期的なブリッジ
- 以下にあげる疾患などの患者では有効性，安全性が確立していない．
- 大動脈弁狭窄，大動脈弁閉鎖不全，大動脈瘤・大動脈解離，閉塞性肥大型心筋症，左室内血栓，心房中隔欠損，心室中隔血栓，溶血や血球脆弱症を発症する可能性のある血液疾患，心タンポナーデ，右心不全

③ 経皮的心肺補助装置
(percutaneous cardiopulmonary support: PCPS)

**PCPS の
メカニズムと
期待される効果**

- PCPS は欧米では extracorporeal membrane oxygenation (ECMO) とよばれ，脱血カニューレを大腿静脈，送血カニューレを大腿動脈から挿入し，全身に言わば"逆行性に"血液を循環させることで循環補助を行う．回路には人工肺が付属しており，自己肺を介さず酸素化も改善できる．簡易型人工心臓の使用が一般的ではない本邦において PCPS は緊急で使用可能な循環補助デバイスにおける"最終兵器"である．
- PCPS 作動中は逆行性に血液を循環させるため，左室後負荷が増大する．ある程度自己心機能が改善すれば，血流は双方から還流される．
- PCPS は強力な循環補助デバイスであるが，IABP と同様，姑息的治療である．原疾患からの回復が期待できる場合に使用するべきであり，安易な使用は慎むべきである．

まとめ

- 本邦において代表的な循環補助デバイスである IABP，PCPS についてメカニズムとその効果に主眼をおいて解説した．
- 具体的な管理方法やトラブルシューティングについては表1〜4として簡潔にまとめており，そちらを参考にしていただきたい．
- いずれの循環補助デバイスも循環不全に対する姑息的治療であり，原疾患に対する治療が予後を規定する．
- 各経皮的補助循環の特徴と違いについては表5を参照していただきたい．

表1 IABP 管理の tips

管理内容	方法	コメント
①留置方法	透視を確認しながら大腿動脈からバルーンカテテルの留置を行う	緊急時を除いて，ベッドサイドでの挿入は避ける
②留置部位	**左鎖骨下動脈直下（1〜2cm 下）** にカテーテル先端を留置する	バルーンを十分陰圧にしてから，ひねらずに挿入する．無理に挿入しない
③バルーンサイズの選択	身長 150cm 以下 30mL 　　　150-160cm 35mL 　　　160cm 以上 40mL	大動脈の内径の大きさや年齢，性別などを考慮し適宜選択する
④同期方法	・心電図： 　最も一般的．体動が激しい場合，電気メス使用時などは非推奨 ・動脈圧： 　心電図トリガーが適さない場合に有効である ・ペーシング： 　ペーシング波形に合わせて同期 ・インターナル： 　心周期とは関係なく駆動する設定	心電図波形による同期が基本であるが，状態に応じて同期方法を選択する
⑤駆動回数	基本は心周期と 1：1 で駆動させるが，HR が早ければ 2：1 の設定とする	心拍数が 100bpm を超える場合は 2：1 のほうがよい
⑥抗凝固療法	未分画ヘパリン 10,000U/day〜を用いる	使用時は **ACT 150〜200** でコントロールする．特に 2：1 以下に同期回数を減らす場合は必須．1：1 では必須ではない
⑦安静	基本的に留置側の下肢は屈曲禁忌であり，ベッド上安静となる	長期留置時には栄養管理についても検討する
⑧感染予防	必須ではないが検討する	
⑨離脱	1：1 から 2：1 にして 6〜12 時間観察する．さらに 3：1 を数時間行う	心機能に応じて慎重に weaning することが求められる
⑩抜去	バルーンカテーテル挿入部を 15〜30 分間，用手圧迫止血する．止血後は枕子などを用いて止血を継続する	抗凝固療法を用いている場合は 2〜3 時間前に中止してから止血を行う

Ⅳ 治療編

表2 IABP 使用時のトラブルシューティング

合併症	対策
下肢の虚血	最も高頻度．足背動脈の血流をチェックし虚血が疑われた場合は，バルーンカテーテルの早期抜去，対側への入れ替えを行う．
動脈損傷	カテーテル挿入時に生じるため，挿入時には細心の注意を払う．出血がコントロールできなければ外科的に対応する．
出血	バルーンカテーテル抜去後の血腫や後腹膜への出血のリスクがある．貧血が進行する場合は画像検査を行い，適切に対処する．
血栓塞栓症	心周期と1：1の駆動であればまず認められないが，それ以外では要注意．特に抜去時には血液の逆流を確認するべきである．
神経障害	大動脈からの分枝血管の阻血，安静臥床による神経圧迫などによる．早期発見が重要である．
バルーンカテーテルの損傷	非常に稀．致死的となるため疑われた場合は直ちに駆動を止める．
血小板減少	比較的頻度が高い．しかしながら出血傾向となるほどの減少は認めず，バルーンカテーテル抜去とともに自然回復する．

表3 PCPS（ECMO）の適応と禁忌

PCPS の適応

①心原性ショック，心停止
②人工心肺離脱困難
③難治性重症不整脈
④急性肺塞栓症による循環不全（重症肺高血圧症も含む）
⑤重症虚血性心疾患に対する血行再建療法中の循環補助

PCPS の禁忌

①重症大動脈弁逆流症
②出血状態（易出血傾向含む）
③抗凝固法禁忌（術後や最近の脳血管障害既往など）
④重症感染症
⑤外傷
⑥重度の下肢閉塞性動脈硬化症
⑦予後不良患者

表4 PCPS（ECMO）管理の tips とトラブルシューティング

管理内容	方法	コメント
①準備	PCPS回路を生理食塩水でプライミングする	所要時間は3〜5分であり，緊急時は留置と同時並行で行う
②留置方法	透視を確認しながら送血カニューレを大腿動脈から挿入し，**総腸骨動脈〜外腸骨動脈近位部**に留置する．脱血カニューレは大腿静脈から**右房内**に留置する	緊急時を除いて，ベッドサイドでの挿入は避ける．また穿刺法の場合は可能な限り**エコーガイド下**に行う（少しでも留置時の合併症を避けるため）
③回路の接続	カニューレと回路を接続し，ロック付きシリンジを用いてカニューレ内の気泡を除去する	気泡が完全に除去できるまで鉗子の**クランプは解除しない**こと
④駆動	遠心ポンプの回転数を徐々に上げて，**血流量3.0L/min** を目標にする	脱血不十分であれば脱血回路が振動するため，輸血，輸液を行う
⑤機器管理	血液ガス分析を参考に酸素化の調整を行う．また遠心ポンプ内の血栓や人工肺の状態を監視する	医師，看護師，臨床工学技士のチームで対応する．一般的に人工肺，ポンプの使用限界は5〜7日である
（緊急事態）	PCPSポンプ緊急停止時は**送脱血回路をクランプ**し，胸骨圧迫する	電源のチェック，遠心ポンプの状態を確認する
⑥患者管理	**右上肢**の血液ガス分析は自己心機能，自己肺機能を反映する．そのほか血圧，心拍数などを参考に補助血流量を調整する	出血の有無，下肢虚血の有無などを適宜チェックする．時に下肢虚血は致命的になるため，必要であればエラスター針やシースを用いた**バイパスを作成する**
⑦抗凝固療法	未分画ヘパリン，アルガトロバン，ナファモスタットを使用	**ACT 200前後**で管理する
⑧安静	気管挿管管理および鎮静剤を使用する	受動体位変換を行う．下肢の腓骨神経麻痺に注意する
⑨感染予防	留置部はドレープで覆う．また出血がある場合は適宜消毒を行う	予防的抗菌薬の使用を考慮する
⑩離脱	**血液量500mL/min 以下**となると送血流量が不安定となり，血栓形成などのリスクがあがる．この程度まで減量できれば送脱血カニューレをクランプし，送脱血回路を連結した閉鎖回路を作成して血行動態を確認する	3〜5分程度観察を行い，下記の条件を満たせば離脱可能である ① **SBP 80mmHg 以上** ② **心係数 2.0L/min/m^2 以上** ③ **PaO_2, SvO_2 が保たれている**
⑪抜去	抗凝固を十分リバースして止血する．一般的には外科的な止血処置が必要	穿刺で留置した場合は用手圧迫での止血も可能である（時間はかかるが）

Ⅳ 治療編

表5 各経皮的補助循環の特徴と違い

	ECMO	IABP	Impella 2.5	Impella 5.0
カニューレサイズ	V: 18-28Fr A: 16-22Fr	6-8Fr	13Fr	22Fr
穿刺/留置部位	V: 大腿静脈/右房 A: 大腿動脈/総腸骨	大腿動脈/ 下行大動脈	大腿動脈/ 左室	大腿動脈/左室 ＊cutdown で 挿入
サポート	＞4.5L/min	0.5-1.0L/min	2.5L/min	5.0L/min
確立までの時間	＋＋＋	＋	＋＋	＋＋＋＋
ACT	200 前後	150-200	挿入時: 250-500 挿入後: 160-180	
溶血	＋＋	＋	＋＋	＋＋
下肢虚血のリスク	＋＋＋	＋	＋＋	＋＋
管理の複雑さ	＋＋＋	＋	＋＋	＋＋
1 回心拍出量	減少	やや増加	減少	
左室後負荷	増加	減少	不変	
冠血流	不明	やや増加	不明	
肺動脈楔入圧	減少	やや減少	やや減少	
末梢組織灌流	改善	やや改善？	改善	

■参考文献

❶Thiele H, Zeymer U, Neumann FJ, et al. Intra-aortic balloon counterpulsation in acute myocardial infarction complicated by cardiogenic shock（IABP-SHOCK II）: final 12 month results of a randomised, open-label trial. Lancet. 2013; 382: 1638-45.

〈江尻健太郎，中川晃志〉

2. 非薬物療法

9 ▶ 左室補助人工心臓 (LVAS)

POINT

① 植込み型左室補助人工心臓 (left ventricular assist system: LVAS) は心臓移植を前提としたブリッジ使用に限定される.
② 本邦の現状はドナーが少なく移植待機の期間は3年以上であり, 心臓移植を前提としない destination therapy 導入も期待されている.
③ LVAS 装着後は右心機能, 抗血栓療法, 感染症の管理が重要である.

左室補助人工心臓 (LVAS)

- LVAS は体外設置型と植込み型があり, きわめて左室機能の低下した重症心不全患者に対して左心室心尖部 (まれに左心房) から脱血し, ポンプを介して一定量の血液を上行大動脈 (時に下行大動脈) へ送血するシステムである.
- 40施設が認定植込み LVAS 実施施設となっている (2015年1月時点).

LVAS 適応

- 植込み型 LVAS の保険償還の要件は心臓移植へのブリッジ (心臓移植適応に準じた末期的重症心不全, INTERMACS profile 1～3) を前提としている.
- INTERMACS (J-MACS) profile については, 重症心不全に対する植込み型補助人工心臓治療ガイドライン表3, p.154を参照.
- 心臓移植登録に支障がない患者という観点から, 65歳未満, 臓器障害の可逆性 (肝機能は血清総ビリルビン 2.0mg/dL 前後, 腎機能は血清クレアチニン 2.0mg/dL 前後), 精神的構造などを勘案することが必須である.
- 植込み型 LVAS 装着には植込み実施施設内または関連する移植施設内で心臓移植適応委員会を開催し, 適応ありとの判断が必須である.
- 植込み型補助人工心臓の実施基準 (2010.11.16案) については, 前出と同様に重症心不全に対する植込み型補助人工心臓治療ガイドライン表4, p.155を参照.

① Bridge to transplantation (BTT)

- 心臓移植へのブリッジとしての使用方法.

② Bridge to candidacy (BTC)

- LVAS 植込みに際して, 腎機能障害や肝機能障害といった多臓器不全の合併が問題となり移植適応判定が直ちに下せない場合もある.
- LVAS 駆動後に臓器障害が改善する可能性があり, 将来的に移植新生可能な状態に到達したならば, そのとき移

IV 治療編

1 薬物療法
2 非薬物療法

③ Destination therapy（DT）（保険上は未承認）

植適応の判定をする目的での使用方法.
- 移植登録の可能性が全くない症例でも，重症心不全患者は内的治療だけでは予後が悪く，LVAS 治療が予後を改善することが知られている.
- 心臓移植適応のない末期心不全症例に対する LAVS 使用方法.

④ Bridge to bridge（BTB）

- 救命目的で体外設置型 LVAS を使用し，長期間の移植待機目的に植込型 LVAS へコンバートする使用方法.

⑤ Bridge to decision（BTD）

- 心原性ショックとなった重症心不全症例では移植適応を判断することは困難であり，移植適応判断ができるまでの救命手段として使用.

⑥ Bridge to recovery（BTR）

- 重症心不全患者で LVAS を装着することにより，心筋の reverse remodeling が生じ，自己の心機能が回復する症例がある.
- 劇症型心筋炎や産褥心筋症で心原性ショックとなった症例に体外設置型 LVAS を装着し，その後回復する場合も BTR とよぶ.

保険償還された LVAS（2015 年 1 月現在）

体外設置型（拍動流タイプ）
- Nipro（Toyobo），BVS-5000，AB-5000，EXCOR（小児用/臨床治験中）

植込み型（連続流タイプ）
- EVERHEART（2011 年 4 月），DuraHeart（2011 年 4 月），HeartMate II（2013 年 4 月），Jarvik2000（2014 年 1 月），HVAD（保険償還予定）

経皮的デバイス（1 週間程度の短期間左心補助用）
- Impella（保険償還予定）

LVAS 装着後の血栓予防

- 血栓コントロールは主にワルファリンに加えて，ほぼすべての症例でアスピリン（100mg）を併用する.
- PT-INR の目標値は体外設置型で 3.5〜4.0，植込み型で 2.0〜2.5 とタイプにより数値が異なる.
- 食事や感染の合併による PT-INR 値の変動に注意が必要である.
- ワルファリンとアスピリンで血栓コントロールができない場合は，ジピリダモール（300mg）やシロスタゾール（200mg）を併用する場合もある.
- クロピドグレルは出血時に止血困難が予想されるため，一般的には使用しない.

LVAS 関連 合併症と予防	◦ 抗血小板療法と抗凝固療法によるコントロール.
	◦ 広域スペクトラム抗菌薬を積極的に使用する.
① 脳梗塞, 脳出血	• ポケット感染や皮膚を貫通するコンディットやドライブ ライン感染症のコントロール.
② 感染症	
③ 右心不全	◦ 肺高血圧症の治療, ポンプ回転数の最適化, 至適中心静 脈圧管理と利尿薬調整.
④ 大動脈弁閉鎖不全症 (aortic insufficiency), 不整脈	◦ ポンプ回転数最適化, 最大限の内科的治療薬介入.

ガイドライン	• 重症心不全に対する植込み型補助人工心臓治療ガイドラ イン (JCS/JSCVS2013)

〈更科俊洋〉

9

左室補助人工心臓 (LVAS)

Ⅳ 治療編

2. 非薬物療法

10 ▶ 心臓移植

■ POINT

① 日本の心臓移植後の 10 年生存率は 90％を超え，欧米のレジストリーと比較しても予後は良好である．

② 心臓移植登録申請者数は増加傾向にあり，ドナーが不足しているため status 1 患者の待機期間は 4 年以上となっている．

適応の判定
(表 1)

- 各移植実施施設内検討会および日本循環器病学会の心臓移植委員会適応小委員会の 2 段階審査で承認されてから，本人および家族のインフォームドコンセントを経て，日本臓器移植ネットワーク移植患者待機リストに登録する．
- 心臓の原疾患に関しては，心内膜心筋生検による組織検査が必須で，他の治療余地のある二次性心筋症が否定されなければならない．
- 最大限の内科的治療と外科的治療がなされており，心臓移植以外の治療法選択の余地がないことが示されなければならない．
- 原則として，心臓移植医学的緊急度 status 1 を優先してドナー心を分配し，同順以内に複数の候補がいる場合は待機期間の長い者から優先される．

心臓移植の実施可能な施設
(2014 年 11 月時点)

- 成人のレシピエントへの移植 (9 施設)．
- 北海道大学病院，東北大学病院，埼玉国際医療センター，東京大学病院，東京女子医科大学病院，大阪大学病院，国立循環器病研究センター，岡山大学病院，九州大学病院．
- 小児 (11 歳未満) のレシピエントへの移植 (4 施設)．
- 東京大学病院，大阪大学病院，国立循環器病研究センター，東京女子医科大学病院．
- 臓器輸送体制に関しては，日本臓器移植ネットワークにてマニュアルが作成されている．

心臓移植におけるマージナルドナー

- ドナー不足の問題から現状ではマージナルドナーを積極的に受け入れて移植医療が実施されている．
- 心臓移植におけるマージナルドナーは，50 歳以上，4 時間以上の心筋虚血，心肥大，心停止後の心肺蘇生の既往，心機能低下 (左室駆出率 55％以下)，狭い左室腔 (左室拡張末期径 36mm 未満)，高用量の強心薬使用 (カテコラミン 10γ以上，ノルエピネフリン使用) などがある．

表1 心臓移植適応

心臓移植レシピエントの適応は以下の事項を考慮して決定する

I： 心臓移植以外に患者の命を助ける有効な治療手段がない

II： 移植治療を行わない場合，余命が見込めない

III： 移植手術後の検査と免疫抑制療法に心理的・身体的に十分耐えられる

IV： 患者本人が移植の必要性を認識し，これを積極的に希望すると共に家族の協力が期待できる

適応となる疾患（心臓移植の適応となる疾患は従来の治療法では救命ないし延命の期待がもてない重症心疾患とする）

I： 拡張型心筋症，および拡張相肥大型心筋症

II： 虚血性心疾患

III： その他（日本循環器病学会および日本小児循環器病学会の心臓移植適応検討委員会で承認する心臓疾患）

適応条件

I： 不治の末期的状態にあり，以下のいずれかの条件を満たす場合
- a) 長期間または繰り返し入院治療を必要とする心不全
- b) β遮断薬および ACE 阻害薬を含む従来の治療法では NYHA III度ないしIV度から改善しない心不全
- c) 現存するいかなる治療法でも無効な致死的重症不整脈を有する症例

II： 年齢は 65 歳未満が望ましい

III： 本人および家族の心臓移植に対する十分な理解と協力が得られること

除外条件

I： 絶対的除外条件
- a) 肝臓，腎臓の不可逆的機能障害（一般にクレアチニン 2.5 ～ 3.0mg/dL 以上，糸球体濾過値 40mL/min 未満は禁忌とされる）
- b) 活動性感染症（サイトメガロウイルス感染症を含む）
- c) 肺高血圧症（肺血管抵抗が血管拡張薬を使用しても 6 Wood 単位以上）
- d) 薬物依存症（アルコール性心筋疾患を含む）
- e) 悪性腫瘍
- f) HIV 抗体陽性

II： 相対的除外条件
- a) 腎機能障害，肝機能障害
- b) 活動性消化性潰瘍
- c) インスリン依存性糖尿病
- d) 精神神経症（自分の病気，病態に対する不安を取り除く努力をしても，何ら改善がみられない場合に除外条件となることがある）
- e) 肺梗塞症の既往，肺血管閉塞病変
- f) 膠原病などの全身性疾患

移植後の免疫抑制療法	・シクロスポリン A (ciclosporin A) またはタクロリムス (tacrolimus)，ミコフェノール酸モフェチル (mycophonolate mofetil) およびプレドニゾロン (prednisolone) の併用療法が標準的とされる．

IV 治療編

術後の注意点

① 感染症

- 拒絶反応を抑制するため生涯免疫抑制療法を必要とし，細菌，真菌，常在菌，原虫，ウイルスなどの日和見感染に注意が必要である．
- サイトメガロウイルスは心臓移植患者において急速に感染が重篤化するリスクがあり，移植心冠動脈病変（cardiac allograft vasculopathy: CAV）との関連も報告されている．

② 悪性腫瘍

- 移植 5 年目以降では皮膚やリンパ系悪性腫瘍発生が問題となる．
- 慢性活動性エプスタイン-バー-ウイルス感染は心臓移植患者にとって致命的となる移植後リンパ増多症を合併するリスクがある．

③ 虚血性心疾患

- 術後 2 年目以降における最大の死因は冠動脈疾患である．
- CAV の特徴は冠動脈内膜がび漫性，末梢性，求心性，進行性に肥厚するため，側副血行路が発達しない．
- 病変が心筋内動脈にまで至り，インターベンションや冠動脈バイパス治療は困難であり，再移植が唯一の治療法である場合も多い．
- 移植心は除神経心であり，狭心症に典型的な胸痛を訴えない．

④ 腎機能障害

- 腎機能障害進行の要因としては，右心不全による腎うっ血，体外設置型 LVAS のコンディットやドライブラインの感染症治療のための抗菌薬投与，疼痛緩和のための非ステロイド系抗炎症薬使用などがある．

⑤ 三尖弁逆流

- 心臓移植後は拒絶反応の確認目的に定期的な心内膜生検が必要である．
- 繰り返し生検を行うことで，三尖弁腱索断裂から三尖弁逆流を合併してくる．

⑥ その他

- 高血圧症，高脂血症，糖尿病などが合併症として重要である．

〈更科俊洋〉

2. 非薬物療法

11 ▶ 和温療法

POINT

① 和温療法により深部体温は約 1℃上昇する.

② 和温療法の急性効果として, 心臓に対する前・後負荷が軽減し, 心係数は増加する.

③ 慢性効果として, 心・血管内皮機能や心不全症状の改善, 神経体液性因子や酸化ストレスの減少, 自律神経の是正が認められる.

④ 和温療法の適応は, 拡張型心筋症や虚血性心筋症など収縮不全を伴う慢性心不全である.

和温療法とは？	・温熱が血管を拡張させ心臓に対する前・後負荷を軽減することに注目し, 1989 年, 和温療法が開発された[1]. ・和温療法には室温を 60℃に均一に管理できる遠赤外線乾式サウナ室 (和温療法器) を用い, 60℃の乾式サウナ室内に 15 分間入浴し, 出浴後に毛布による 30 分間の安静保温を追加する. ・和温療法により深部体温は, サウナ浴直後に 0.8〜1.2℃, 保温終了後に 0.5〜0.7℃上昇する. ・1 回の和温療法により, 肺動脈楔入圧・右心房圧・全身血管抵抗・肺動脈血管抵抗は減少し, 心臓に対する前・後負荷が軽減し, 心係数は増加する. ・慢性効果として, 心・血管内皮機能や心不全症状の改善, 心拡大や心室不整脈や神経体液性因子や酸化ストレスの減少, 自律神経の是正が認められる[2].
和温療法施行方法	・和温療法は, 和温療法器を用い, 以下の手順で行う. ①浴衣を着用せず, 和温療法前の体重を測定する. ②和温療法前の血圧と心拍数を測定する. ③和温療法前の舌下体温を測定する. ④和温療法器による 15 分間のサウナ浴を施行. ⑤和温療法器から出て, ベッド上で毛布に包まり安静保温を開始. ⑥保温開始時の舌下体温を測定し, 和温療法前に比べ 1.0〜1.2℃の体温上昇を確認する. ⑦安静保温を 30 分間施行. ⑧保温終了後の舌下体温を測定し, 和温療法前に比べ 0.5〜0.7℃の体温上昇を確認する. ⑨和温療法後の血圧と心拍数を測定する. ⑩浴衣を着用せず, 和温療法後の体重を測定する.

Ⅳ 治療編

⑪発汗（和温療法前後の体重差）に見合った水分を飲水する.

なお，③⑥⑧の舌下体温測定は，初回ならびに和温療法の体温上昇を確認したい時に行う.

- 和温療法は，入院で1日1回，週5回を2〜4週間施行することにより心不全に対する効果が得られる.
- 退院後は，外来において週1〜2回継続することにより和温療法の効果を維持できる.

適応と禁忌

- 和温療法の適応として心臓に関しては，拡張型心筋症や虚血性心筋症など収縮不全を伴う軽症から重症の慢性心不全に適応がある.
- また，和温療法は血管内皮型一酸化窒素合成酵素（eNOS）の発現を促進し一酸化窒素（NO）を増やすことより，NOの血管新生作用を介して閉塞性動脈硬化症にも有効性が示されている[3].
- 一方，発熱や活動性感染症がある場合には和温療法は禁忌である.
- 適応外症例としては，重症の大動脈弁狭窄症と閉塞型肥大型心筋症があげられる. その理由は，和温療法は心拍出量の増加と体血管抵抗を低下させるので，左室-大動脈間圧較差や心室内圧較差を増大させる恐れがあるからである.
- さらに，和温療法は血管新生作用を有しているので，増殖性糖尿病性網膜症や担癌患者も和温療法の適応を控えたほうがよいと考えている.

■参考文献

❶ Tei C, Horikiri Y, Park JC, et al. Acute hemodynamic improvement by thermal vasodilation in congestive heart failure. Circulation. 1995; 91: 2582-90.

❷ Miyata M, Tei C. Waon therapy for cardiovascular disease: innovative therapy for the 21st century. Circ J. 2010; 74: 617-21.

❸ Tei C, Shinsato T, Miyata M, et al. Waon therapy improves peripheral arterial disease. J Am Coll Cardiol. 2007; 50: 2169-72.

〈宮田昌明〉

索 引

■あ行

アガルシダーゼα	327
アガルシダーゼβ	327
アスピリン	280, 320, 425
アセチルコリン	282
アセチルコリン負荷試験	118
圧補助換気	514
アディポネクチン	402, 458
アドレナリン	155
アナフィラキシーショック	119
アピキサバン	223, 254, 433, 436
アポB100	413
アミオダロン	155, 213, 438, 462
アミロイドーシス	323
アルガトロバン	432
アルドステロン	447
アルドステロン拮抗薬	450
アンジオテンシンⅡ	440, 442
アンジオテンシンⅡ受容体拮抗薬	408
安定狭心症	427
アントラサイクリン心筋症	327
息切れ	232
異常自動能	137
一次救命処置	149
一次性MRのステージ分類	303
一次トリアージ	146
一時ペーシング	173
一酸化窒素	471, 532
イブプロフェン	320
イベント心電図	343
イベントレコーダー	33
インスリン抵抗性	401, 411, 439, 441
陰性U波	35
インペラ	519
植込み型除細動器	256, 264, 438, 504
植込み型ループ式心電計	33
植込み型ループレコーダー	256

右脚ブロック	36
右室収縮期圧	67
右室肥大	57
右室面積変化率	67, 273
右心カテーテル検査	101, 365
右心機能	273
右心不全	272, 360
うっ血肝	353
うっ血性心不全	313
診断基準	180
運動許容条件	249
運動耐容能	394
運動負荷心電図	34
エアウェイ	162
エイコサペンタエン酸	457
エキシマレーザー	480
エコーガイド下心嚢穿刺法	176
エコーガイド下穿刺法	171
エドキサバン	223, 254, 433, 436
エノキサパリン	433
エプレレノン	263, 448
エルゴノビン	282
エルゴノビン負荷試験	118
遠隔モニタリング	257
エンドセリン	471
エントレインメント	497
横紋筋融解症	456

■か行

カーディオバージョン	159
外腸骨動脈	375
ガイディングカテーテル	476
ガイドワイヤー	477
解剖	1
カウンターショック	159
核医学検査	93
拡張能	56
拡張不全	65, 266

加算平均心電図	39	脚枝ブロック	127
下肢深部静脈	81	急性右心不全	179, 275
下肢閉塞性動脈硬化症	42	急性冠症候群	186, 234,
仮性瘤	172		427, 430, 455
家族性高コレステロール血症	410	急性左心不全	519
下大静脈径	58	急性心筋炎	200
下大静脈フィルター	221	急性心筋梗塞	27, 186
カテーテル（検査）	8, 109	急性心原性肺水腫	178, 516
カテーテルアブレーション	492	急性心不全	178, 179, 197
カテーテルインターベンション	279	急性心膜炎	318
カテコラミン感受性多形性		急性大動脈解離	76
心室頻拍	37	急性肺血栓塞栓症	216
カリウムチャネル遮断作用	461	急性肺塞栓（症）	218, 430, 490
カルシウム拮抗薬	408, 462	急性非代償性心不全	178
カルシウムハンドリング	40	急性前負荷軽減試験	269
カルベジロール	437	急性無尿	226
冠拡張薬	282	救命の連鎖	149
間欠性跛行	374	胸骨圧迫	151, 157
間質性肺炎	462	強心薬	468
関節痛	311	胸痛	233, 237, 318
眼前暗黒感	237	胸部 X 線	17
感染性心内膜炎	74, 311	異常	248
完全皮下植込み型除細動器	256	胸部大動脈瘤	19
冠動静脈瘻	490	虚血性心疾患	253
冠動脈 AHA 分類	109	虚血判定基準	35
冠動脈 CT	268, 278	起立性低血圧	242
冠動脈解離	120	緊張性気胸	234
冠動脈狭窄度評価法の分類	116	筋肉痛	311
冠動脈血栓	187	空腹時血糖値	403
冠動脈石灰化	84	クッシング症候群	370
冠動脈造影	108	クリニカルシナリオ	183
冠動脈バイパス手術	190, 279	クロピドグレル	379, 425
冠微小循環障害	192	グロボトリアオシルセラミド	326
冠攣縮性狭心症	117, 281, 445	経食道心エコー図法	69, 301
冠攣縮誘発試験	281	頸動脈エコー	383
奇異性脳塞栓	386	頸動脈狭窄症	383
期外刺激法	133	頸動脈ステント留置術	384
気管内挿管	163	頸動脈内膜剥離術	384
基準値	5	経皮的冠動脈インターベンション	
偽性心室頻拍	338		190, 474
気道確保	162	経皮的心肺補助装置	518, 520
機能性僧帽弁逆流	261	経皮的僧帽弁交連切開術	310
奇脈	208, 319	経皮的大動脈弁植込み術	284, 291

経皮的大動脈弁形成術	292	サイアザイド系利尿薬	450
劇症心筋炎	200	最大運動強度	34
血液検査異常	249	在宅酸素療法	362
血管エコー	77	左脚ブロック	36
血管性浮腫	442	左室圧-容積関係	267
血管内イメージング	122	左室拡張能	63
血管内視鏡	122	左室拡張末期径	59
血管内超音波	122	左室機能	266
血管内皮型一酸化窒素合成酵素	532	左室駆出率	61, 266
血管肉腫	358	左室弛緩障害	64
血行動態	101	左室自由壁破裂	194
血栓症	353	左室充満圧	64
血栓溶解療法	190	左室心筋重量	62
血流依存性血管拡張反応	44	左室心筋重量係数	61
限外濾過	230	左室造影	108
嫌気性代謝閾値	394	左室相対的壁肥厚	61
健診	247	左室肥大	25
ケント束	492	左室壁運動	56
原発性アルドステロン症	369	評価	57
高カリウム血症	27, 443	左室補助人工心臓	525
抗凝固薬	254, 430	左室容積	62
抗凝固療法	160, 183, 365	左室流入血流波形	63, 308
後脛骨動脈	375	左心耳血栓	73
高血圧	247, 253, 406	左心耳閉鎖	487
管理	435	左房径	59
高血圧診断のリスク層別化	406	左房食道瘻	499
高血圧性急性心不全	178	左房容積	59, 62
抗血小板薬	254, 425	酸化ストレス	531
喉頭鏡	164	三尖弁輪部収縮期移動距離	68, 274
高拍出性心不全	178	酸素摂取量	395
抗頻拍ペーシング	504	酸素毒性	511
後負荷	104	酸素療法	182
後腹膜出血	172	時間領域解析	31
抗不整脈薬	460	ジギタリス	263, 333, 470
後壁梗塞	21	自己心拍再開	155, 156
呼気終末陽圧	511	脂質異常症	410
コルヒチン	320	死戦期呼吸	150
コレステロール塞栓症	485	持続気道陽圧	264, 514
混合静脈血	107	持続性心室頻拍	128
混合静脈血酸素飽和度	106	持続的強制換気	511
		持続的自発換気	511
■さ行		膝窩動脈	375
サイアザイド	229, 408	実質性肺水腫	19

櫛状筋	73	心原性失神	25, 241
失神	127, 237, 240	心原性ショック	178, 193, 519
失神回避法	389	人工呼吸	151
指定難病	361	人工呼吸管理	366
自己覚醒トライアル	512	人工呼吸器	511
自発呼吸トライアル	512	人工呼吸器関連肺傷害	513
ジヒドロピリジン系	444	心腔内血栓	355
自由行動下血圧	49	腎後性乏尿	226, 228
収縮期最高血流速度	77	心雑音	247, 311
収縮期最高血流速波形	80	心サルコイドーシス	90, 99, 214, 321
収縮性心膜炎	318	心室期外収縮	494
収縮能	56	心室細動	27, 504
収縮不全	266	心室性期外収縮	128
周産期心筋梗塞	252	心室中隔欠損	348, 486
重症下肢虚血	374	心室中隔壁穿孔	194
重症心室不整脈	212	心室内伝導障害	127
修正 MRC 息切れスケール	232	心室頻拍	25, 337, 504
周波数領域解析	32	心室捕捉	338
出血	430	心収縮力	104
出産	390	腎障害	314
腫瘍循環器学	423	腎性高血圧	368
順応性自動制御換気装置	265	心静止	155
硝酸イソソルビド	465	腎性乏尿	226, 228
硝酸薬	465	腎前性乏尿	226, 228
静脈	2	心臓	1
静脈血栓塞栓症	216	心臓 CT	286
食後高血糖	402	心臓 MRI	90, 274
食道破裂	234	心臓足首血管指数	45
徐脈性不整脈	30, 342, 500	心臓移植	528
自律神経	531	心臓植込み型電気的デバイス	256
シロスタゾール	378, 426	心臓カテーテル検査	361
心エコー図法	5, 56, 269, 285	心臓再同期療法	504, 507
心胸郭比	18	心臓腫瘍	355, 357
心筋炎	93, 138	心臓リハビリテーション	393
心筋虚血	93	身体所見	12
心筋疾患	321	心タンポナーデ	175, 208
心筋症	91, 138	心電図	5, 20, 23
心筋障害	10	心電図異常	248
心筋傷害マーカー	189	腎動脈	77
心筋生検	138	腎動脈狭窄症	372
神経・体液性因子	259	腎動脈ステント	373
神経調節性失神	53, 388, 503	腎内動脈	77
腎血管性高血圧	77	心囊液貯留	319

心嚢ドレナージ	175
心肺運動機能検査	47
心肺運動負荷試験	251, 394
心肺蘇生	127
心肺蘇生法	149
心拍再開後治療	156
心拍再開後のケア	153
心拍出量	66
心拍変動解析	31
心負荷	9
深部静脈血栓症	83, 216
心不全	12, 93, 226, 312, 447
X 線所見	18
腎不全	312
心房細動	22, 160, 271, 280,
	329, 355, 446, 463, 497
心房粗動	22, 128
心房中隔欠損	75, 347, 486
腎保護効果	445
心膜炎	318
心膜切開術	177
心膜ノック音	319
心膜摩擦音	318
睡眠呼吸障害	419
睡眠障害	407
睡眠ポリグラフ検査	50
スタチン	195, 410, 415, 454
スタンダードスタチン	454
ステロイド剤	323
ステントグラフト治療	207
ステント血栓症	484
ステント内再狭窄	484
ストロングスタチン	454
スピロノラクトン	448
スルホニル尿素薬	405
生活習慣	413
成人先天性心疾患	347
成人ネフローゼ症候群	246
正中神経損傷	172
線維筋性異形成	372
前脛骨動脈	375
前失神	240
全身性塞栓症	311, 313

喘息	439
浅大腿動脈	374
選択的肺動脈造影	365
先天性 QT 延長症候群	37
前負荷	104
造影剤アレルギー	119
造影剤腎症	484
造影心臓 CT 検査	86
早期再分極症候群	128
臓器保護効果	441
総頸動脈	78
総大腿動脈	375
総腸骨動脈	375
僧帽弁逸脱	56, 74
僧帽弁狭窄症	307, 441
僧帽弁血流速波形	269
僧帽弁乳頭筋断裂	194
僧帽弁複合体	298
僧帽弁閉鎖不全症	69, 261, 298, 489
僧帽弁輪部移動速度	64, 65
足関節/上腕血圧比	42, 376
足背動脈	375
ソタロール	462

■た行

体温管理療法	156
体外式経静脈ペーシング	173
体外式経皮ペーシング	173
大動脈解離	203, 234
大動脈内バルーンパンピング	
	191, 518
大動脈弁	284
大動脈弁逸脱	75
大動脈弁狭窄症	284, 488
大動脈弁自己弁温存術	297
大動脈弁置換術	290, 296
大動脈弁閉鎖不全	75, 293
大動脈瘤	489
大動脈瘤破裂	203
体肺側副動脈	491
多形性心室頻拍	214, 338
たこつぼ心筋症	197
多枝病変	279

索 引

ダビガトラン	223, 254, 433, 436
蛋白漏出性胃腸症	353
遅延電位	39
チカグレロール	426
致死性機械的合併症	194
着用型 ICD	507
中心静脈圧	228
中枢性睡眠時無呼吸	419
中性脂肪	410, 411
直接作用型経口抗凝固薬	330
治療抵抗性高血圧	372
陳旧性心筋梗塞	91
椎骨動脈	78
低体温	155
適応補助換気	515
テザリング	300
デバイス植込み	256
電気生理学的検査	127
電気的交互脈	209
電気的除細動	159, 212, 505
電気プログラム刺激	133
電極カテーテル	129
動悸	237
同期式間欠的強制換気	511
洞機能評価	131
洞機能不全	127
洞結節	21
橈骨動脈攣縮	172
動静脈穿刺	167
洞不全症候群	342, 500
動脈	2
動脈管開存症	350, 487
動脈硬化	10, 410, 412
危険因子	402
特発性左室起源心室頻拍	336
特発性心室細動	128
ドコサヘキサエン酸	457
ドパミン	468
ドブタミン	468
ドブタミン負荷	284
トラスツズマブ	328, 423
トランスサイレチン	324

トランスサイレチン型家族性アミ	
ロイドポリニューロパチー	326
トリアージ	141, 146
区分	146
トリガードアクティビティ	137
トルバプタン	263

■な行

内頸動脈	78
内腸骨動脈	375
内膜中膜複合体厚	78
ナトリウムチャネル遮断作用	460
難治性冠攣縮性狭心症	282
ニコランジル	465
二次救命処置	153
二次性 MR	303
二次性高血圧	368
二相式気道陽圧	514
ニトログリセリン	465
ニフェカラント	213
乳頭状線維弾性腫	358
妊娠	390
妊婦	390
熱希釈法	102
粘液腫	358
脳血管性失神	242
脳性ナトリウム利尿ペプチド	268
ノルアドレナリン	469

■は行

ハートチーム	491
肺うっ血	271
バイオマーカー	9
肺換気・血流スキャン	365
肺換気-血流シンチグラフィ	221
肺血管作動薬	471
肺血栓塞栓症	234
肺高血圧	104, 272, 360
肺静脈血流速波形	65
肺水腫	179, 473
肺体血流量比	106
肺動静脈瘻	490
肺動脈性肺高血圧症	275, 360

背部痛	204
肺保護戦略	512
白衣高血圧	407
播種性血管内凝固症候群	314
バソプレシン V_2 受容体拮抗薬	450
バッグバルブマスクの使用	163
発熱	311
バルーンカテーテル	477
バルーン肺動脈形成術	365
バルサルバ負荷	65
反射性失神	242
非 ST 上昇型 ACS	187
ピオグリタゾン	404
皮下型 ICD	507
光干渉断層法	122
非乾酪性類上皮細胞肉芽腫	321
腓骨動脈	375
非持続性心室頻拍	128
非ジヒドロピリジン系	444
非侵襲的陽圧換気療法	514
非心臓手術	252
非造影心臓 CT 検査	84
ビソプロロール	437
肥大型心筋症	92, 128, 139
左冠動脈	110
非致死的心筋梗塞	252
皮膚灌流圧	43, 377
非保護左主幹部病変	279
ピモベンダン	450
ヒラメ静脈	81
微量アルブミン尿	415
頻回刺激法	132, 133
貧血	271
頻発性・再発性心膜炎	318
頻脈性不整脈	30, 336
ファブリー病	326
ファロー四徴症	350
不安定狭心症	187
不安定プラーク	84
フォンダパリヌクス	222, 223, 432
負荷心筋血流シンチ	278
浮腫	244
不整脈	133, 136, 353

プラーク	78
破綻	186
ブラジキニン	440
プラスグレル	426
ブルガダ症候群	128
プレッシャーサポート換気	511
プローベ	70
プロスタグランジン	471
フロセミド	229
分岐部病変	480
ペースメーカー	256, 343, 500
設定の重要性	345
ベアメタルステント	479
平均左房圧	64
閉塞性睡眠時無呼吸	419
閉塞性睡眠時無呼吸症候群	516
閉塞性動脈硬化症	79, 374
閉塞性肥大型心筋症	488, 502
ヘパリン起因性血小板減少症	430
弁周囲感染	313
弁周囲逆流	489
弁膜症	56
房室回帰性頻拍	337, 492
房室結節リエントリー性頻拍	337, 493
房室中隔欠損	349
房室伝導評価	132
房室ブロック	127, 342, 500
発作性上室性頻拍	446
発作性上室頻拍	25
ホルター心電図	343
ポンプ失調	193

■ま行

末梢血管病変	311
末梢動脈疾患	374
慢性右心不全	275
慢性血栓塞栓性肺高血圧症	275, 365, 473
慢性腎臓病	415, 439, 455
慢性心不全	259, 266, 442, 516
急性増悪	179
慢性心膜炎	318

索 引

慢性肺血栓塞栓症	490
右冠動脈	111
ミネラルコルチコイド受容体	
拮抗薬	271, 447
未分画ヘパリン	222, 223, 430
脈が飛ぶ	237
脈波伝播速度	45
無症候性心筋虚血	277
無尿	226
無脈性電気活動	155
メタボリックシンドローム	401, 410
メッツ	396
メトホルミン	404
もやもやエコー	73
モンテプラーゼ	222

■や行

薬剤溶出性ステント	479
薬剤溶出性バルーン	480
薬物治療	279
薬物負荷誘発法	135
薬物療法	346
有酸素運動	394

■ら行

卵円孔	386
卵円孔開存症	487
ランジオロール	213
ランプ負荷	395
リアルタイム3次元経食道	
心エコー図	74
リウマチ性MS	309
リエントリー	39
リエントリー性不整脈	136
リドカイン	213
利尿	228
利尿薬	450
リバーロキサバン	223, 254, 433, 436
両心室ペーシング	256
輪状甲状靱帯穿刺	165
ループ式心電計	33
ループ利尿薬	229, 450
レートコントロール	332

冷汗	237
レジスタンストレーニング	394, 395
レニン・アンジオテンシン変換	
酵素阻害薬	195
ロータブレータ	478
労作性狭心症	277
肋鎖靱帯	471

■わ行

和温療法	531
ワルファリン	223, 254, 331,
	428, 430, 433, 435

■数字

2型糖尿病	401
5-killer chest pain	233, 234
6分間歩行試験	394
24時間血圧計	49
75g経口糖負荷試験	403
^{201}Tl負荷心筋シンチグラフィ	94

■A

α-グルコシダーゼ阻害薬	404
αガラクトシダーゼ	326
ABI（ankle brachial index）	
	42, 376
ACE阻害薬	408, 415, 440
ACHD（adult congenital heart	
disease）	347
ACLS EPサーベイ	142
ACLS（advanced cardiovascular	
life support）	153
ACS（acute coronary syndrome）	
	186
activation mapping	495, 496
ACT（activated clotting time）	476
Ad hoc PCI	475
AED（automated external	
defibrillator）	149, 152, 161
AF（atrial fibrillation）	329, 497
AFFIRM試験	470
Agatstonスコア	84
AHA/ACCステージ分類	262

索 引

AHI（apnea hypopnea index） 51
AH ブロック 132
Allen テスト 168
ARB 415, 440
AR（aortic regurgitation） 293
　機能的原因分類 293
　重症度分類 295
　ステージ分類 295
　内服治療 296
AS 488
ASD（atrial septal defect）
347, 486
ASV（adaptive servo ventilation）
265, 422, 515
asystole 155
AS（aortic valve stenosis） 284
　重症度 287
　ステージ分類 288
AVNRT（atrioventricular nodal
reentrant tachycardia） 493
AVRT（atrioventricular
reciprocating tachycardia） 492
AVSD（atrioventricular septal
defect） 349

■ B

β 遮断薬 195, 253, 271,
332, 409, 415, 437
Beck の 3 徴 208
bilevel PAP（bilevel positive
airway pressure） 514
BLS（basic life support） 149
blush score 191
BMS（bare metal stent） 479
BNP（brain natriuretic peptide）
268
Borg スケール 394
Braunwald の分類 187
Brugada 症候群 38
Bull's eye map 96
BURP 法 164

■ C

CABG（coronary artery bypass
graft） 190
CAVI（cardio ankle vascular
index） 45
Ca 拮抗薬 444
CEA（carotid endarterectomy）
384
CHA_2DS_2-VASc スコア 331
$CHADS_2$ スコア 331
Cheyne-Stokes 呼吸 516
CIEDs（cardiac implantable
electronic devices） 256
CKD（chronic kidney disease）
415, 455
　重症度分類 416
CMV（continuous mandatory
ventilation） 511
collapse sign 209
concealed fusion 497
COPD 439
CPAP（continuous positive
airway pressure） 264, 514
CPR（cardiopulmonary
resuscitation） 149, 157
CPX（cardio-pulmonary
exercise test） 47, 394
CRT（cardiac resynchronization
therapy） 256, 504, 507
CSV（continuous spontaneous
ventilation） 511
CS（clinical scenario） 183
CTEPH（chronic thrombo-
embolic pulmonary
hypertension） 365, 473
CTO（chronic total occlusion） 480
CVCI 165

■ D

D-dimer 205, 220
DAPT（dual antiplatelet
therapy） 280, 425

索 引

DeBakey 分類	203
delayed PCI	475
DES（drug eluting stent）	479
DHA	457
DOAC（direct oral anticoagulant）	330, 428, 433
door to balloon time	190
DPP-4 阻害薬	404
Dressler 症候群	211
DVT（deep vein thrombosis）	216

E

E/A	63
ECST（European carotid surgery trial）法	79, 383
EC 法	163
eGFR	415
Eisenmenger 化	107
elective PCI	475
electrical alternans	209
electrical storm	215
EMPHASIS-HF 試験	447
EPA	457
EPA/AA 比	459
EPA 製剤	426
EPOCH 試験	470
EPS（electrophysiological study）	127
EVEREST 試験	453

F

fast pathway	493
FDG-PET	98
FFR（fractional flow reserve）	278, 474
測定	117
Fick 法（式）	102, 396
fluorine-18 fluorodeoxy gluose PET	322
FMD（flow-mediated dilation）	44
Fontaine 分類	376
Fontan 手術	352
Forrester 分類	181

G

gallium-67 citrate シンチグラム	322
GLP-1 受容体作動薬	405

H

Harris-Benedict の式	397
HAS-BLED スコア	332
HDL-C	410
head-up tilt 試験	53, 389
HFpEF（heart failure with preserved ejection fraction）	266, 267
HIT（heparin-induced thrombocytopenia）	430
HMG-CoA 還元酵素	454
HOCM（hypertrophic obstructive cardiomyopathy）	488, 503
Holter 心電図	30

I

IABP（intra-aortic balloon pumping）	191, 518
管理	521
トラブルシューティング	522
ICD（implantable cardioverter defibrillator）	256, 264, 504
IE（infectious endocarditis）	311
IMT（intima-media thickness）	78
INTERMACS	525
IVC filter	221
IVUS（intra vascular ultra sound）	122

J

J-MACS	525
J-MELODIC 試験	451

K

Karvonen 法	394
KBT（kissing balloon technique）	480

索　引

Kussmaul 徴候　319

■ L

LVAS（left ventricular assist system）　525

■ M

MDCT（multi-detector row computed tomography）　84
mets　396
MOD 法　62
MRA　447
MRI　90
MRI 対応ペースメーカー　502
MR（mitral regurgitation）298, 489
　機能的原因分類　299
　手術適応　304
　Stage 分類　302
　吹く向き　300
MS（mitral stenosis）　307, 489
　重症度分類　308
　ステージ分類　308
MVO（microvascular obstruction）　192

■ N

napkin-ring sign　87
NASCET（north American symptomatic carotid endarterectomy trial）法　79, 383
NMS（neurally mediated syncope）　388, 503
no reflow　191
Nohria-Stevenson 分類　105, 182
non-dipper　407
non-stenting-zone　379
NPPV（noninvasive positive pressure ventilation）　514
NSTEMI　187
NT-proBNP　268
NYHA 分類　231, 262

■ O

ω-3 多価不飽和脂肪酸　410, 457
OCT（optical coherence tomography）　122
ODI（oxygen desaturation index）　51

■ P

pace mapping　495, 496
PAH（pulmonary arterial hypertention）　360
PAH 治療薬　362, 364, 366
PAT 法　146
PCI（percutaneous coronary intervention）　190, 279, 474
PCPS（percutaneous cardiopulmonary support）　518, 520
　適応　522
　トラブルシューティング　523
PDA（patent ductus arteriosus）　350, 487
PDE-Ⅲ阻害薬　469
PEA（pulseless electrical activity）　155
PEEP（positive end-expiratory pressure）　511
PET（positron emission tomography）　98
PE（pulmonary embolism）　216
PFO（patent foramen ovale）　487
planimetry 法　307
post pacing interval　497
POT（proximal optimization technique）　480
primary PCI　190
PSG（polysomnography）　50
PSV（pressure support ventilation）　514
PTAV（percutaneous transcatheter aortic valvuloplasty）　292
PTMC　310

543

索 引

PVL (paravalvular leak) 489
PWV (pulse wave velocity) 45

■ Q・R

QRS 波 22
QT 延長 461, 463
QT 延長症候群 128
QT 間隔 22
Q 波 189
riser 407
Rutherford 分類 376

■ S

S-ICD (subcutaneous implantable defibrillator) 256, 507
SaO₂ 103
Seldinger 法 168
septal bounce 209
SGA (supraglottic airway) 165
SGLT2 阻害薬 405
SIMV (synchronized intermittent mandatory ventilation) 511
slow flow 191
slow pathway 493
small dense LDL 458
sniffing position 162
spontaneous echo contrast 73
SPP (skin perfusion pressure) 43, 377
ST resolution 192
Stanford 分類 203
Starling の法則 105, 244
START 法 146
structural intervention 486
ST 下降 35
ST 上昇 35, 197
ST 上昇型急性心筋梗塞 189
surgeon's view 72
SvO₂ 103

■ T

TAPSE (tricuspid annular plane systolic excursion) 68

TASC 分類 379
TAVI (transcatheter aortic valve implantation) 284, 291
TCFA (thin-cap fibroatheroma) 124
TEE (trans-esophageal echocardiography) 69
tethering 261, 300
the revised Geneva rule 219
TIMI (thrombolysis in myocardial infarction) 血流分類 191
TIMI リスクスコア 187
TOF (tetralogy of Fallot) 350
TOPCAT 試験 447
triple airway maneuver 162
triple therapy 428
TTM (targeted temperature management) 156
TWA (T wave alternans) 39

■ V

VA-ECMO 222
Valsalva 手技 340
vena-contracta width 294, 301
V̇O₂ 395
volume central shift 179
VSD (ventricular septal defect) 348, 486
VTE (venous thromboembolism) 216
VW (Vaughan-Williams) 分類 460

■ W

WCD (wearable cardioverter defibrillator) 507
Wells rule 219
WHO 機能分類 364
Wilkins スコア 310
WPW 症候群 36, 127, 128, 492

循環器内科グリーンノート ©

発　行	2016 年 10 月 1 日　1 版 1 刷
	2018 年 3 月 20 日　2 版 1 刷
	2019 年 8 月 20 日　2 版 2 刷

| 編著者 | 伊　藤　　浩 |

発行者	株式会社　　中 外 医 学 社
	代表取締役　　青　木　　滋
	〒 162-0805　東京都新宿区矢来町 62
	電　話　　(03) 3268-2701 (代)
	振替口座　　00190-1-98814 番

印刷・製本／横山印刷㈱　　　　　　　　〈KS・YI〉
ISBN978-4-498-13427-0　　　　　　　Printed in Japan

JCOPY　＜(社)出版者著作権管理機構 委託出版物＞

本書の無断複製は著作権法上での例外を除き禁じられています．
複製される場合は，そのつど事前に，(社)出版者著作権管理機構
(電話 03-5244-5088，FAX 03-5244-5089，e-mail: info@jcopy.
or.jp) の許諾を得てください．

Note

Note

Note